名老中医之路

续编（第五辑）

主　编　张奇文　柳少逸　郑其国

编　委　（以姓氏笔画为序）

王永前　王默然　邓中光

田宝林　朱祥麟　李占永

张奇文　张振宇　张晓斐

张效霞　苑嗣文　柳少逸

郑书翰　郑启仲　郑其国

高秀兰　黄　辉　韩　琳

路喜善　熊　磊　蔡锡英

U0273862

中国中医药出版社

·北京·

图书在版编目（CIP）数据

名老中医之路续编．第 5 辑/张奇文，柳少逸，郑其国主编．—北京：中国中医药出版社，2016.1（2019.6重印）

ISBN 978 – 7 – 5132 – 3037 – 7

Ⅰ.①名…　Ⅱ.①张…②柳…③郑…　Ⅲ.①中医师 – 生平事迹 – 中国 – 现代②中医学 – 临床医学 – 经验 – 中国 – 现代　Ⅳ.①K826.2②R24

中国版本图书馆 CIP 数据核字（2015）第 301002 号

中 国 中 医 药 出 版 社 出 版

北京经济技术开发区科创十三街 31 号院二区 8 号楼

邮政编码　100176

传真　010 64405750

廊坊市祥丰印刷有限公司印刷

各地新华书店经销

*

开本 710 × 1000　1/16　印张 36.75　彩插 1　字数 500 千字

2016 年 1 月第 1 版　2019 年 6 月第 3 次印刷

书号　ISBN 978 – 7 – 5132 – 3037 – 7

*

定价　118.00 元

网址　www.cptcm.com

如有印装质量问题请与本社出版部调换（010 – 64405510）

版权专有　侵权必究

社长热线　010 64405720

购书热线　010 64065415　010 64065413

微信服务号　zgzyycbs

书店网址　csln. net / qksd/

官方微博　http：// e. weibo. com / cptcm

淘宝天猫网址　http：// zgzyycbs. tmall. com

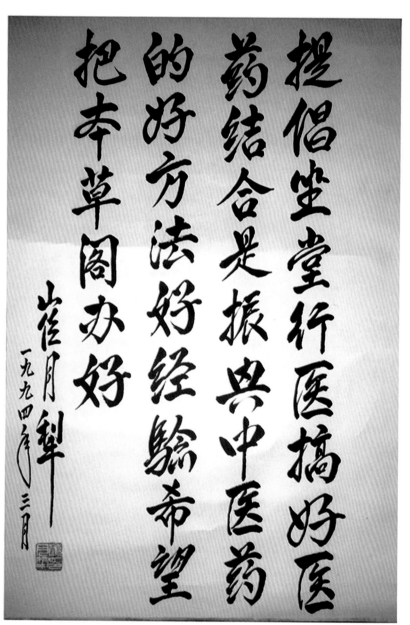

提倡坐堂行医搞好医药结合是振兴中医药的好方法好经验希望把本草阁办好

崔月犁

一九九四年三月

时任中华人民共和国卫生部崔月犁部长于1994年为张奇文同志办本草阁的题词

让中医药进社区、进乡村、进家庭，使其深深扎根于基层。

敬录习总书记的话

二〇一五年九九叟邓铁涛

首届国医大师、广州中医药大学终身教授邓铁涛（时年99岁）先生题词

习近书记在两当视察时的讲话，谈到
我们老中医心坎上了，我们盼望已久的
让中医药真正的进社区、进农村、进家
庭，在党中央的领导关怀下，已为时不
远。希望各级卫生行政部门把习近
书记的讲话落到实处，让村之、社之都
办好中医馆。解决广大群众看病难、
看病贵的问题，愚翘首以待，额首称庆。

九九叟朱良春敬题 乙未春

首届国医大师、南京中医药大学终身教授朱良春（时年99岁）先生题词落实习总书记在西安视察时的讲话，是医改工作之关键，只有让中医进社区、进农村、进家庭，才能从根本上解决广大人民看病难等问题。

宜度九十五岁中医路志正敬题 乙未春月

首届国医大师、中国中医科学院广安门医院主任医师路志正（时年95岁）教授题词

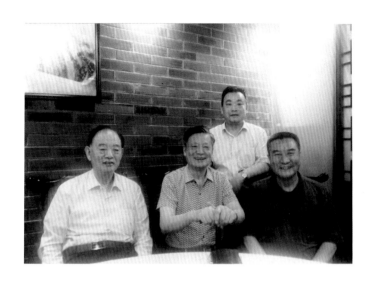

主编张奇文教授（左一）与国医大师王琦教授（左二）、
深圳市儿童医院朱锦善教授（左三）、河南中医学院
第一附属医院黄甡教授（后一）留影于北京

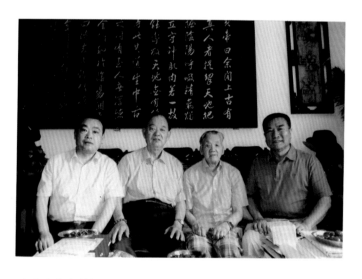

主编张奇文教授（左二）与首届国医大师路志正教授（左三）、
深圳市儿童医院朱锦善教授（左四）、河南中医学院
第一附属医院黄甡教授（左一）留影于北京

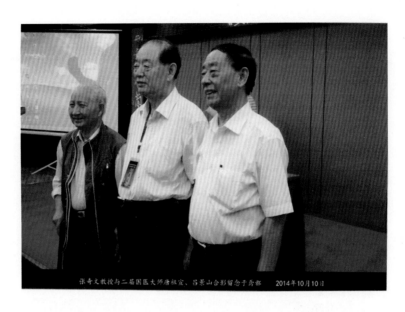

张奇文教授（左二）与第二届国医大师唐祖宣教授（左三）、
吕景山教授（左一）合影留念于鸢都

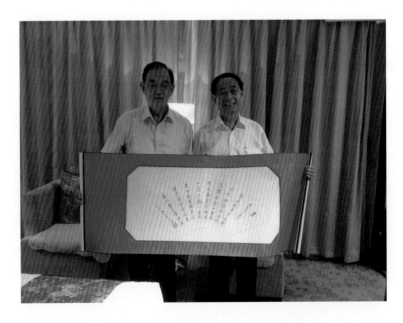

张奇文教授与第二届国医大师唐祖宣教授合影

序

张奇文先生为了振兴中医、培育人才，继承发扬中医的传统理论与不同流派的临床经验，在前读《名老中医之路》出版之后，再读新篇，且集名医之多，内容之精醇，又胜其于前，颇具新观，这是令人高兴的。

当下中医的继承与发展，已到关键时刻，近习近平总书记在视察西安大雁塔社区时说："开设中医科、中药店很全面现在发展中医药，很多患者喜欢看中医，因为副作用小、疗效好、中草药价格相对便宜。我们自己也喜欢看中医。"这是新时期以来党和国家最高领导人对中医事业发明确、最重要的指示，让我们看到了振兴中医的希望与信心，而中医要复兴，深

阴依赖。新时代，全国名老中医虽平事已高、疗平已群从、真宝贵临床经验、散落不为人知者多有之，作为主编之一的张奇文，有感于此，不惮焦思，于先生已有的资料基础上，广搜博采、遍访国内名家、历时数载、纂成《名老中医之路》共五集后又续出《续编》四册，洋洋近五百万言，可谓煌煌之作。此书的学术价值，医界名宿早已赞誉纷纭，请如著名国医大师邓铁涛先生、米良春先生，以及国内外诸多医界名家、如中日友好医院公万里、伦敦南序大学中医孔子学院郑书卿等，都对张奇文先生的中医学术研究及《名老中医之路》的编纂给予肯定的评价，正如邓铁涛先生所言：《名老中医之路》"是一部20世纪为

了领导和国家政策的支持以外，还需要跟上具体的措施。而张奇文先生续出版《名老中医之路》，正是恰逢其时，且必将产生与发挥巨大的影响与作用，这是可以期待的。

张奇文先生走访誉国内外的中医药名家、年届八十高龄、犹以高度的事业责任心、孜孜不倦，坚持中医学理论研究和临床经验的总结整理，废寝忘食，不惮改善老为状病之态、敬人居国之心、充塞着纪的生活空间，几乎日无暇隙，也的精神境界，实在令人感动，而其生中医学临床与研究方面的累累硕果、更是广为流传。我曾告林，《名老中医之路》，问世于20世纪的年代，此书每一出版、即不胫而走，被医界奉为必读之书，人人争阅，一纸洛

我名医的成才史；是历史学的新分支，是一部世界独有的中医教育史；也是一本20世纪中医传奇文字。因此这本巨著是小世纪青年中医和有志于发扬中医药学的人们的必读之书、是一部值得中医教育家和高等教育行政部门深入研究的重要著作。"信我断言：《名老中医之路》的实用与学术价值、已为社会与医学界所肯定、而祈出这本即将出版的《名老中医之路续编》、必将更上层楼、有力地推动中医的学在新时期的继承与发扬。

张奇文先生以中医事业为怀、数十年来孜孜砣砣为中医事业备斗不息、这是一种什么精神？一言以蔽之、这是爱人的精神！《论语》云："樊迟问仁、子曰爱人."

根据后来哲学家们的解释，爱人、就是践行仁道，什么是仁道？邪恶就辩论说，"泛爱讲众"就是仁道。医为救人而产生，而发展，中医数千年发展至今，就是救死扶伤的历史，就是爱人的历史，就是践行仁道的历史。古往今来，中医大家辈出，犹若朋星者，如华佗、如孙思邈、如李时珍等等。他们无不以仁为根，以爱为用，既是杰出的医药学家，又是伟大的仁道之文思想家。张奇文先生祖辈为鲁名医，幼承家训，渊源有育，其在心灵深处，月幼即交到为医救人的重阁，将仁道爱人的思想精神植根于心中，从而奠定了他的医学思想道路。张奇文先生的人生之路，是一条爱人爱国之路。古之医学大家，讲求医人居国、这与修身齐家治国平天下，走一脉相通的。张奇文又是一位志尚高远的医学家，他既喜爱民间，视平民百姓为亲人，又折身高层，任职省卫生厅的领导人，这都是他实现自己医人居国的夙愿。为了把中医的学术思想和中医的临床经验，推广发扬，他走遍了大江南北，求道访贤；又几度远涉重洋，向国外传播中医知识，协助外国政府为中医立法，设立中医机构。张奇文为当今中国将中医药学输出国门作出突出贡献。

古人有云："文章经国之大业，不朽之盛事。"医之为事，亦赖藉文章以传之后世。如何将中医药学传承不朽，发扬光大，既辉煌耀于当世，又泽被于后人，恰恰是张奇文先生一直为之不懈努力的愿景。编写《名老中医之路》，便是他这一心愿的实践之一。其济世救人之心，经国致远之志于此亦可见一斑矣！

余感基，值此《名老中医之路续编》梓版之际，爰缀数语，与作者共勉，以为序。

唐祖宣

二〇一五年三月十五日

唐祖宣，男，生于1942年3月，河南省邓州市人，中共党员，为邓州市中医药管理局局长、邓州市中医院院长，中医主任医师，中华全国中医学会血栓病分会副主任委员。历任邓州市、南阳市人大代表，河南省第八届人大代表，全国第七届、九届、十届人大代表。分别于1986年和1987年两次荣获"全国卫生文明先进工作者"称号；1986年被授予"国家级有突出贡献的中青年专家"；1991年和1997年连续两次被遴选为全国名老中医药专家学术经验继承工作指导老师；2014年6月被评为第二届国医大师。

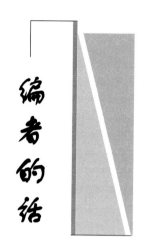

　　甲午岁末，乙未岁初，春节刚过，乍暖还寒，从西安大雁塔传来了振奋人心的消息：习总书记带着党对人民的关怀和厚爱，于节前探望二〇五所社区时，来到了位于社区一楼东侧的中医馆。习总书记讲："走过很多社区，但像这样在社区里办中医馆的就你们一家。开设中医科、中药房很全面，现在发展中医药，很多患者喜欢看中医，因为副作用小，疗效好，中草药价格相对便宜。像我们自己也喜欢看中医。"

　　习总书记上面的重要讲话，是小儿子张振宇从山东济南通过手机告知我的。这信息像温暖人心的春风，让我感到无比兴奋，深受鼓舞！简短的几句话，句句讲在了我的心坎上。我彻夜难眠，一连用手机发了50多条短信，传给我身边的学生和全国各地的中医界的朋友们。时年80岁的我，沉潜社区，问病乡里已22年，其中甘苦备尝，感慨万千。联想到20多年前已故去的原卫生部崔月犁部长曾给我题词："提倡坐堂行医，搞好医药结合，是振兴中医药的好方法，好经验，希望把本草阁办好。"这里说的"本草阁"就是我1993年在潍坊办起的第一个中医馆。不久，群众反映："本草阁，药不缺，质量好，名医多。"我将这一消息写信给崔老，他在回信中用毛笔亲自为我写来了题词，并盖了红印章，我一直保存至今。

22年来，我先办"本草阁"，后办"百寿堂"，与群众打成一片，每治好一个病人，都感到无比的喜悦，积累了大量的临床病例，带教了一批又一批的学生，口传心授，让他们耳濡目染，先学药，后学医，培养医药结合的实用型中医药人才，使他们扎根于基层，受到了广大群众的好评。我的服务宗旨是："弘扬中国医药，探索医药结合；面向人民群众，关心下岗待业；诚心济世活人，首重医风医德；坚持优质服务，做到是药不缺；严格遵古炮制，杜绝假冒伪劣。"晚年的我，白天看病，晚上写书，夜以继日，废寝忘食，几乎日无暇晷。主编出版的著作共12部，为传承中医药，做出了我应有的贡献。2014年我被山东省人力资源和社会保障厅、山东省卫生和计划生育委员会、山东省中医药管理局评为"山东省十大名老中医"之一。

在社区临床服务中，无数的事实，让我深深体会到：要以人为本，服务群众；中医为体，弘扬特色。坚持中医药原创思维，积极应用现代技术方法，提升中医药服务能力，彰显中医药特色和优势，把提升社区居民健康素质作为自己的出发点和落脚点。

农村和城市的基层社区是一个广阔的天地，在那里大有可为。目前找一个真正的中医看病，群众反映"很难"，希望有作为的国医大师、专家、教授到基层第一线，办老百姓负担得起的中医堂馆，听听群众的呼声，让中医药的优势充分体现出来。《名老中医之路续编》我们将继续编辑下去，除欢迎全国著名的中医药专家以及国外的名中医撰稿外，我们还希望从农村基层中自学成才、"滚爬出来"的名老中医和少数名族医为我们撰稿。

结合学习习总书记已出版的《之江新语》和对中医药的数次讲话，回忆自己过去走过的一段路程，借此次中国中医药出版社出版《名老中医之路续编》（第五辑）一书之际，展望未来，我坚信中医药将伴随着习总书记"一带一路"战略部署，中医馆、国医堂将遍布全国城乡各个社区，扎根基层，同时在异国他乡落地生根，走向世界，服务于世界各族人民，中医药学的明天将会更加美好！

张奇文

2015 年 7 月 1 日

于鸢都潍坊百寿堂求是斋

目录 CONTENTS

1

CONTENTS

CONTENTS

CONTENTS

父传师授　博取诸家

中国中医科学院医史文献研究所资深研究员　余瀛鳌

【医家简介】余瀛鳌（1933—　），江苏阜宁人，世医家庭出身，师承于父亲余无言先生和著名中医学家秦伯未先生。现任中国中医科学院学术委员会委员、研究员，北京中医药大学客座教授，博士研究生导师，中华中医药学会医史文献分会名誉主任委员，全国古籍领导小组成员。从事中医科研及临床工作六十余年，重视临床文献的整理与研究。审查医著60余种，编纂医著约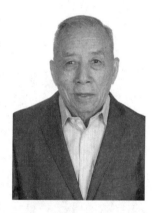30种，主编大型医著如《中华大典·医药卫生典》《中医大辞典》等，已刊行较有代表性的医著有《历代中医名著精华丛书》、《中国传统医学大系》、《中国科学技术典籍通汇·医学卷》、《中医文献词典》、《中医古籍新点新校新参考系列》、《新安医籍丛刊》、《现代名中医类案选》（有日译本）、《中医古籍珍本提要》、《宋以前医方选》、《中华文化通志·医药学志》等医籍，发表学术论文300余篇。1961年主办内蒙古包头市西学中班教学，从1978年开始指导硕士研究生，后又陆续指导博士、博士后，共指导培养研究生30名。现为"全国中医药传承博士后合作导师"，已培养博士后人员3名。并在全国性文献研究班（共2期）担任临床文献研究方面授课老师。2013年被评为"首都国医名师"，临床精于中医内科，主张辨证与辨病相结合，研究通治效方，尤长于治疗肝病、肾病、心脑血管病、泌尿生殖系疾病、糖尿病、癫痫等多种疑难病证。

世医家学　师授要领

我出生于一个世医家庭，先父无言公告曰：余氏先祖约在清代早期由安徽歙县迁至江苏阜宁县，比较明确的是先曾祖赞襄公业医于道光至光绪中期，诊务繁重，是阜宁县的名医，惜无医著存世。先祖父奉仙公（1860—1939）受教于先曾祖，熟读经典，旁及历代名著，早年即悬壶问世，诊治富于胆识，经方、时方择善而从，于伤寒、温病、疫病及内妇诸科疑难杂症多所致意，效验卓著，中壮年时即已名播千里，是晚清"苏北三大名医"之一（另两位是淮安张子平和兴化赵海仙）。40岁前后曾一度在南京行医，后因诊治逊清湖南记名提督董宝泉重症伤寒获效，受聘于提督府，为五品顶戴，主持诊疗并佐治戎机。回阜宁后，因该县与邻近诸县（包括宿迁、涟水、泗阳等）均有疫病流行，求诊者户限为穿，经过多年的探索、研究，使得先祖父在诊治疫病方面学验宏富、卓有心得。这在他晚年所撰《医方经验汇编》中，有充分的载述。该书所记述之疫病治验，在20世纪30年代曾有部分医案在上海《医界春秋》杂志连载，《医方经验汇编》全书则由先父余无言予以整理、刊行。先祖父对于疫病有丰富的诊疗经验，堪称是近代诊治疫病和伤寒温病卓有贡献的名家之一。奉仙公除精于诊疗外，复擅长书法、诗词吟咏，所撰《无聊斋诗集》，已大半散佚不传，但诗集中的名句，如"虚心竹有低头叶，傲骨梅无仰面花"作为他本人业医、为人的座右铭，为道中人所传颂、赞誉，也直接影响了我辈人的业医、处世、为人，他晚年给先父的信中说，"《医方经验汇编》中之医案，只不过是治验中的十分之二三而已"。

先祖父奉仙公生有二男，大伯不学医，先父无言公（1900—1963）作为先祖父的次男，原名余愚，字择明，别署不平。年少时即受教于先祖父，攻习经典医籍，选读各家名著，术业精进。1918年开始应诊，鉴于当时西医学东渐，并受时贤张锡纯的影响，于1920年去上海先后向俞凤宾博士和德医维都富尔学习西医内外科，1926年回家乡益林镇开办医院。1929年二次赴沪定居，先后与《医界春秋》主编张赞臣先生合办诊所，并与之共同创办《世界医报》。在当时汪伪政府采取限制、消灭中医政策的形势下，他站在保卫中医的立场上，为维护中医合法权益，推进中医教育，进行了不懈的努力。1934年应聘任中央国医馆名誉理事兼编审委员，在20世纪30～40年代十余年中，先父又是中医教育战线的一名辛勤工作者，他先后执教于上海的中国医学院、新中国医学院、中国医学专修馆、苏州国医研究院等，主讲《伤寒论》《金匮要略》和外科等课程。1937年先父与张赞臣先生创立上海中医专科学校，请陈无咎任校长，丁福保先生、张伯熙先生为副校长，他与时逸人先生掌教务。在执教中为培养中医后继人才呕心沥血，所著医籍颇多，其中以《伤寒论新义》《金匮要略新义》等尤为著名。在临证中，他先后带教的生徒较多。新中国成立后，先父看到党的中医政策得到落实甚为欣慰。1954年，他出席了华东及上海市中医代表会议，向大会秘书处提出改进中医工作提案四则。1956年春，受卫生部中医研究院之聘，他赴京工作，与于济道先生主持中医研究院编审室工作，室内有陈苏生、谢仲墨、耿鉴庭等中医名家。先父并受卫生部委托为首届"西学中"研究班主讲部分课程。1958年被调往北京中医学院任教，参加部分临床、教学工作及高干保健会诊，于1963年因脑溢血病故。

作为世医家庭出身的我，当然受到先辈们的一些影响。由于先父早年赴沪开业，我出生在上海，住家和诊所同在一处。我父亲的住处是一幢新楼，诊室比较宽敞，室内有几个书柜，其中有一个木质大书柜，书柜上题了一副对联。上联是：好古不求秦汉后；下联是：知医当在和缓①间。这实际上是标明了先父为医治学的渊薮，也就是说先父的治学重视早期的经典医籍打基础，为医诊病，崇尚古朴醇厚的医风。此副对联，我在小学、中学、大学阶段，每天都要看到，我排行偏小，上有三个姐姐，两个兄长，其中二姐（毕业于上海中医专科学校）和大哥都是学中医的，但他们早年回故乡行医。我高中毕业是在新中国建立初，当时没有中医高等院校，先父建议我先学西医，取得正规学历，以后有机会再学中医。1955年，我从上海第二医学院医疗系本科毕业后，分配到北京中央直属机关第二医院内科工作。是年冬，卫生部委托中医研究院主办第一届西医学习中医研究班，我遂报名参读，为期两年半，于1958年5月结业。在学习期间，即1956年，先父让我拜秦师伯未先生门下（当时秦师任卫生部中医顾问）。我接触中医诊疗最早是在高中时候，当时全国尚未解放，每逢暑期休假期间，我便坐在师兄旁协助为先父抄方，获悉了一些病名、药名。在西学中研究班学习期间，我有机会受教于全国诸多来京执教的名医。但对我学术、诊疗影响最大的主要是两位，即先父与先师伯未先生，他们二老长期在上海临诊，先父以经方驰名，先师则多以时方鸣世，他们各有所长，对我多强调要"勤求古训，博采众方"。1958年我被分配在中医研究院编审室工作，由于我偏爱中医临床文献，伯未先生认为，我在中医研究院工作，图书馆馆藏资源优越且丰富，遂向我们研究室主任建议，"应该让余瀛鳌在文献研究的基础上结合临床诊疗"，故我从1958年冬季开始，每周抽两个半天在广安门医院门诊部从事中医门诊工作。以后我在数十年中一直是文献研究与临床诊疗相结合。同时秦老出门诊，或外出会诊，我亦随从侍诊，先生有问必答。

在学术方面，我也深受父、师教诲，由于先父较早病逝，我受秦师的

---

① 和缓：指我国春秋晚期的名医医和和医缓。

影响更大。秦师指出，学问的增长，学术经验的丰富，主要靠"学习、钻研、积累、探索"这八个字。他说："一个临床医生不加强学习是十分可惜的，当医生和其他学科一样，有的在相当年轻时就在学术与临床方面取得了成就，成为名医；有的当了一辈子医生，经治的病人也很多，但效验就是提不高，学术上也缺乏长进，这是为什么？首先是重视学习不够，基础没有打好，不具备勤奋学习的基础，也就谈不上钻研。有些医生平时也比较注意学习，甚至从古书中抄录大量的资料，也就是说他注意到学术的积累，但由于缺乏探索精神，没有掌握临床中如何将这些学术资料加以分析鉴别和应用，也就难以取得更多的收获……这里需要强调的是，要打好中医理论基础，即学好《黄帝内经》《伤寒论》《金匮要略》等经典著作，还要加强文学和医古文方面的修养。因此这个基础就必须打得比较深广，应有计划、持之以恒进行艰苦的学习，钻研其义理所在。如果让提一个较高的要求，就是要学得深透一些，这样你再学习晋唐以降的各家著述，就会感到源流清晰，易学易用。"秦师在治学方面所强调的这八个字，对我数十年来的科研、医疗、教学起到重要的指导作用。

在学术方面，秦师精于《黄帝内经》（以下简称《内经》）研究，过去有多种《内经》类的编著，故在上海有"秦内经"之称。值得纪念的是，秦师在1929年出版《内经类证》，当他获悉我主要从事中医临床文献后，建议我将《内经类证》予以重订。他让我在阅习《内经》全文的基础上，将书中有关病证的阐述摘录在卡片上，并注明篇章出处（原著中病证条目未标明篇章）。我用了将近一年的时间，共摘录了一千多张卡片，将《内经类证》予以重订，全书分44个病类，311种病候，每类病证均写一篇按语，使《内经》中的病证能进一步"提纲挈领，揭示线索"，这是我们师生合作编撰的《内经》类著作，署名为：秦伯未原编，余瀛鳌重订。1962年4月在上海科学技术出版社刊行问世。秦师这种对于经典著作的启发性研究思路，使我在此后50余年的临床文献学习、工作和研究中受益匪浅。

教学相长　利人利己

我是"西学中"的成员，中医药受教主要是在 1955～1965 年。在首届"西学中"班得以聆听国内众多名医的精辟讲学，又因为是世医家庭，我先后又受到先父余无言和先师秦伯未先生较多的教诲，因此获益良多。1958 年我在"西学中"班结业后，分配至中医研究院的编审室（后来改名为文献研究室）工作，主要从事编写或审阅、修改中医药方面的论文和书稿，并在广安门医院每周出两次门诊。1960 年卫生部组织医疗队，让我院派一批医生去内蒙古包头市从事援助医疗工作。当时我被分配到内蒙古包头钢铁职工医院门诊和病房工作。这一年主要是医疗任务。次年春，我再次来到包头，并和卫生部中医司的路志正医师共同主办了一个西医学习中医进修班，全班约有 40 余名当地的西医参加学习。而担任教学任务的只有我们两个人，每人一天教学，一天带临床实习。包头市的领导安排我们俩在包钢专家招待所居住，这个"西学中"进修班的时间比较短（约 9 个月），要求我们择要的讲解中医药的主课。当时的路志正先生 40 岁左右，我还不足 30 岁，而学员们的年龄从 20 多岁到 30 多岁的都有。进修班的学员在这大半年中，既要学理论，还要跟着我们看门诊，我们确实是非常忙碌。晚上还要紧张备课，学习时间紧、任务重，对于我们也是一个难得的教学锻炼机会，这也是我担任教学的开始。返京以后，教学工作暂停，紧接着"文革"动乱，大家的工作都受到了影响。到了 1978 年，中医研究院成立了研究生部，班上王大鹏研究生愿意攻读中医文献专业。他在研究生班学习必读课后，经该班副主任方药中教授与我联系，由我和马继兴教授共同培养，而我二人分工明确，马老主讲的是基础文献，我主讲的是临床文献。这是中国医史文献研究所第一次培养文献专业研究生。在 1979 年我们又招收了 3 名，此后我先后陆续招收培养过硕士和博士研究生近 30 名。所攻读和培养方向均是临床文献专业。值得一提的是，中国医史文献研究所首次举办的全国性的中医文献研究班，名为"中医古典医籍进修高级班"。学员来自全国多个省市的文献专业人员，师资除我院、我所（王雪苔、程莘农、王伯岳、路志正、马继兴、余瀛鳌、李经纬、蔡景峰、马堪温、于文忠、赵璞珊、王致谱等）专家外，并邀请了北京中医学院（任应秋、王绵之、程士德、赵绍琴、刘渡舟、周笃文、钱超尘等）专家担任教学，为期一年半，学员加上旁听的研究人员有六十多人。其后在 1985 年又举办了一期。这两次文献高级班的课程涉及中医文献、医学史、各家学说和医古文等，为全国中医药行业培养了大批中医文献研究人才，我主讲的是中医临床文献。

我在担任中国中医科学院研究生院和北京中医药大学客座教授期间，也曾为学员们做过一些中医文献专题讲座。2007 年国家中医药管理局设立了"著名中医药专家学术经验传承博士后工作室"，聘任我为传承博士后合作导师，以我的学术研究和临床经验传承为培养方向，先后带了 3 名博士后研究人员。

我认为，中医药的学术经验传承，应根据从业人员不同的学历与经历，同中有异，区别对待。就我个人来说，读高中的时期，曾在上海跟随先父无言公抄过方，后来拜秦伯未先生为师，也曾跟诊抄方，或外出会诊。我在施诊带教实习时也有学生或侍诊者协助抄方或做问诊记录。在临床方面，我愿将个人临证摸索积累的治疗经验，扼要地向从学者介绍。其中我比较重视常见病、多发病的通治方研究，并根据证候变化加减化裁，在整个辨证论治过程中，注重将审因、辨证、辨病相结合，在处方前一定是要"立法"予以衡定。如治疗癫痫，立法为"潜镇止痫、化痰通络"；治疗肝硬化、脾大、腹水，立法为"调肝软坚、健脾利水"。确立了治疗大法，这样就比较容易"立方遣药"。又譬如我研究中医临床文献，为文献专业人员讲课时，就必须要认真研读中医古今临床文献，需在众多的名医名著中精选精读，阐述与提炼临床学术要点，特别是在评述该书学术特色方面，力求在临床实用性方面做出比较客观的评价。久而久之，数十年间粗略统计，我阅习的临床医籍约 3000 余种，其中涉及较多的是内科杂病方面的医籍著述。对历代医籍逐步形成了一定程度的鉴识能力，体会最深的是临床诊治疾患，应在精读精用经典名著的基础上，力求做到博采诸家之长。治学宜谦谨，诊疗求实效，这也是我对学生提出的基本要求。

对于一名中医师，临床经验不能单靠家传或师授，离不开向古人学习，但更离不开从临床中探索、学习，要不断地在临床实践中予以反复鉴别、积累。我在治疗脑血管后遗症方面，在采用经验方补阳还五汤时，应用于脑梗死（腔隙性脑梗死）和脑出血半身不遂有所不同，区别主要在于君药黄芪的剂量上。治疗因于脑梗死的半身不遂，必要时可加大生黄芪剂量；而对脑出血初发的病人，则加以控制剂量，如果不慎过用，往往会引起第二次出血，造成不可逆转的局面。补阳还五汤是清代王清任创拟于 1880 年。在此以前，中医治疗杂病中风都用其他方法，从张仲景之后对于中风半身不遂的辨证，一直从风从痰论治，而王清任却提出从补阳补气、活血通络论治，前者效果明显不如补阳还五汤。王氏可以将生黄芪剂量加大到 120 克。但是经我临床观察，认为这情况只适宜于脑梗偏瘫的患者，而对于脑出血的病人要慎用，以避免引起已经敛合的病灶重新破裂，造成第二次出血。在临床应用补阳还五汤，首先要区分是脑出血还是腔塞性梗阻，这就要参阅西医病理报告。西医的病理报告对于临床治疗具有重要的意义，因此对于本病来说，在实际临证过程中必须坚持辨病与辨证的结合。

再者，从早年的教学经历中，我深深体会到，一个学医者对自己的要求应该是"自强不息"，争取为社会多做贡献。我认为一个青壮年学子不可过多地依赖老师。我在青年时期，曾参与医院的门诊和病房工作，秦师向我提出："你在今天的门诊或者病房会诊中，如果感到诊疗患者的方治不太合适，或所治病证你比较陌生，就应在其后抽时间查阅文献或请教有经验的医生，不可放任自流，否则你学术经验的增长就成了一句空话。"我也以此转告我的学生们。应该说我做得不够理想，但回想我在"西学中"结业后不久，就在包头为该市"西学中"进修班主讲较多课程并带教临床实习，晚上还要备课学习，使我真正感受到"教学相长，利人利己"。后来在中医文献提高班，因为需要讲授中医临床文献，使我能够将临床各科的名医名著加深阅习、对比，并将之联系诊疗和编撰相关医籍，从而获益良多。

需予说明的是，由于目前我已届耄耋之年，为博士后做长篇大论的讲授，已受到精神体力上的限制，但是学术经验的传承又是博士后的主要教学任务，故在阐教经验方面，突出介绍自己的治学和学术经验，并希望后学能够博取诸家之长，使他们较快地成长并超越师辈，这也是我的衷心愿望。

诊疗生涯必当重视临床文献研究

业内的同行们都知道，中医文献的丰富多彩和博大精深是世所公认的，它主要包括基础医学和临床医学两大部分，其中的临床医学图书占85%～90%，根据薛清录教授主编的《中国中医古籍总目》统计，1949年以前的中医书籍即有13455种，1949年以后出版刊行的中医药图书亦"数以千计"，故古今合计的中医药图书，其中的临床文献亦逾万种，体现了临床医学文献的发展与提高。人所共知，东汉张仲景的《伤寒杂病论》，堪称是各科临床的基础。张仲景创立了比较规范的辨证论治体系和方法，并重视辨证与辨病相结合。书中有各科论治的"八纲""八法"和"治未病"等内容。有人将张仲景及后世在学术和临床方面影响卓著的医家，归纳为"四大家"。明代王纶《名医杂著》首先提出"外感法仲景，内伤法东垣，热病用河间，杂病用丹溪"。也就是说，把这四大家作为临床各家中最有代表性的学术流派。2011年1月，我在《中医基础医学杂志》发表了一篇论文——"试论中医学术流派中的主心骨"，其中引述清代王翰臣《万全备急方》中的一段话，他说医生诊病、立方、用药，能"神而明之者，则长沙、河间、东垣、丹溪诸大家"。清代最著名的临床家叶天士，也是以"四大家"的学术临床作为他临证处方的主线和指导要法。难能可贵的是，叶天士临证又不拘泥于"四大家"，而是博取历代名医诸家之长，同时又积累了个人的学术经验。所以我们既要学习具有代表性的名医流派和医著的学术经验，又要博取诸家之长。当然这种临证思维方法，我在学医早期阶段，受先父无言公和先师伯未先生影响较大。譬如我治疗肾病取法于张仲景，但又吸取近代医家的学术经验；治疗肝病中的肝炎，最初常以柴胡舒肝散加减施治，1960～1961年，我诊疗了多例流行性病毒性肝炎，起初用柴胡疏肝散，结果有效、有不效，令人不太满意。后来我写信请教业师秦伯未先生，他复函让我查看清代魏之琇《续名医类案》中的医案，其中治疗"肝燥胁痛"用的是一贯煎方。后来我从案例中获知，20世纪60年代初，当时正值三年困难时期，肝炎患者属于"肝燥胁痛"的病状较多，故此受到启发，在疏肝的同时，必须重视养肝柔肝。其后若干年，我治疗多种肝炎，往往又加上"三鸡"（鸡内金、鸡血藤、鸡骨草），对于改善患者临床症状和化验指标具有比较可靠的疗效。秦师告诫我，在诊治过程中如果遇到困难，疗效不理想，应该多读临床文献。

又如我在内蒙古包头市包钢职工医院参加医疗队期间，主管过一段时间病房，当时有些大叶性肺炎患者，我常用张仲景的麻杏石甘汤加减治疗，疗效相当可靠。后来又收治过一些病毒性肺炎，症状虽然与大叶性肺炎相似，但用治疗大叶性肺炎的方子疗效欠佳，当时在方中加入了现代药理研究有明显抗病毒作用的药物，治疗效果明显提高。自拟麻杏石甘汤加味方以宣肺清金、止嗽养阴。处方为：麻黄9克，杏仁12克，生石膏45

克，生甘草6克，黄芩12克，生地黄24克，板蓝根15克，忍冬藤12克（见李宝顺主编的《名医名方录》第一辑）。如病毒性肺炎患者高烧在39℃以上，宜一日服两剂。关于此方的加减应用，痰多者去生地黄，加川贝、黛蛤散；大便干燥，加大黄、瓜蒌仁；咽痛加玄参、桔梗；胸痛加枳壳、橘络。由于选方结合诊断、病候，使疗效得以显著提高。

又如治疗糖尿病，我比较赞赏近现代名家施今墨先生的方治，选药多用生黄芪、生地黄、熟地黄、苍术、玄参、葛根、山药等，但糖尿病患者除气阴虚等病因病机外，多数情况还兼有肾虚，张璐《张氏医通》治疗消渴病，常用沙苑子等补肾，我亦适当选用。如糖尿病患者内热严重，亦可选加黄芩、黄连等清热。祝谌予先生告诉我，他学习施老治糖尿病，为了避免合并症的发生，在方中往往多加活血通络药，收效甚佳。

我多年来治疗偏头痛的经验，也是结合研究临床文献加上实际诊疗、反复斟酌形成的成果，自拟方"柴芎蔓芷汤"，组成：柴胡、川芎、蔓荆子、白芷、秦艽、当归、生杭芍、菊花。临床中根据不同的症情予以加减变化。如有巅顶痛须加藁本，夹痰则加化痰药。此方的形成，我参阅了《兰室秘藏》的清空膏，《传信适用方》的杏芎散，《类证活人书》的柴胡半夏汤，《同寿录》的治头痛方，四方的方药予以综合考虑、加减变化而成。患者如果是偏头痛，柴胡基本上是必用，而方中的川芎、当归用量比较大。全方治重调肝、养血、祛风、通络以止痛。

综上所述，可见在诊疗过程中，多看中医临床文献，有利于提高临床疗效。最重要的是，我们的诊治思路得以拓宽，使在医疗实践中，能逐步学到圆机活法，这也体现了方治中的权变性。再者，在中医临床文献中，古今医案著作应该尽可能地参阅，我十分赞成章太炎先生对医案的评价，他说："中医之成绩，医案最著。欲求前人之经验心得，医案最有线索可寻。循此钻研，事半功倍。"近代医家周学海先生也曾说："每部医案中必有一生最得力处，潜心研究，最能汲取众家之长。"我在多年的临床文献研究中认识到："医案是中医文献研究中与中医临床结合得最为密切的科研领域"。因此，"中医医案是最值得我们认真学习、研究和总结"。中医学史上，影响较大的医案有《薛立斋医案》、江瓘《名医类案》、魏玉璜《续名医类案》、喻嘉言《寓意草》、叶天士《临证指南医案》、顾鬟云《花韵楼医案》、齐秉慧《齐有堂医案》等。明代江瓘《名医类案》提出医案著作的重大作用是"宣明往范，昭示来学"。清初李延昰谓："医之有案，如奕之有谱，可按而覆也。"清代俞震《古今医案按》指出，多读医案，可以指导医者辨证、立法，方治中的灵活变化，给习案者一隅三反的启示。中医临床诊疗的传承与创新，主要见于医案著作，我们从中既能学到诊疗中的定法与活法，又能见到诸多创新的治法。同时，医案还能重点反映医家的经验心得和方治特色，其中包含一般方书、论著所不易学到的临床见解和诊疗心得。从历代各家医案，我们还可以看到它的时代性特征，其中比较突出的是近现代的名家医案。这些医案在病名诊断方面也尽量地选用现代医学诊断病名，但这样的学术变化有利于西医的学习，有利于中西医结合，更有利于我国的传统医药面向世界，从而为国际临床医学交流和诊疗水平的提高贡献一份力量。

我对于常见病、多发病，比较重视通治效方的研究，但通治效方的形成，往往需要看很多的临床文献予以斟酌、定方。其中的加减法也需要参阅前人学术经验，往往在诊疗选用方面有一个试用的经历，而这个过程，中医临床文献的研习是起到重要作用的。所以我以数十年来临证探索的经历和体会提出：作为一名新时期的现代中医，诊疗生涯中必当重视临床文献的研习。

突出中医临床文献的研究和编著

中医药学作为我国传统文化气息浓重的科学，当前的重要任务是传承与创新。我这一辈子，主要精力和实干的内容则是中医临床文献，为此在中青年时期，我在中国中医科学院图书馆曾经泛阅古今临床医著三千余种，主编过多套中医临床医学丛书，并撰写、评述较多的医籍文献，可以说在传承方面做了若干工作，但缺乏创新的意念与水平。我希望后继者能在继承的基础上，多做一些学术临床创新的工作，使我国优秀、隽永的中医学更进一步有所提升。

我从事中医临床文献研究，始于20世纪50年代后期，当时在研究室内与有关学友共同编撰《伤寒论语译》《金匮要略语译》，使我对医圣张仲景的《伤寒杂病论》的临床价值加强了认识，也使我决心在今后学术工作中，增强对中医临床文献研究的旨趣，所以立志终生以从事临床文献研究为主项。当我将此心愿转告先父无言公和先师伯未先生后，他们认为我所工作的中医研究院具备博览医籍以及临床诊疗的两方面条件，因此都为我的选择表示赞同。此后，我便在中壮年时期撰写了大量论文，对于历代多种临床文献予以评介或荐读。中年以后，又能比较全面系统和摘要地编纂、整理中医临床名著，使我在临床文献的研究中积累了一些学术知识和诊疗经验。我对临床文献的编纂、整理和研究主要可分为以下几个方面：

1. 综合性编纂　主要是选取历代医籍中在学术和临床方面较有代表性的名著，其中又以经典名著为主，所选医籍具有影响深远的传世佳作，如我在1993年应全国古籍整理出版规划小组之请，参加任继愈先生作为总主编的《中国科学技术典籍通汇》的编纂整理。任先生找我面谈，让我领衔编纂《中国科学技术典籍通汇·医学卷》，我组织中国中医研究院有关专家共同整理编纂，全书共六个分册，所选古代名著，在学术和临床两个方面，都有一定的权威性。包括第一分册中的《黄帝内经》《难经》《神农本草经》《针灸甲乙经》《诸病源候论》；第二分册的《肘后备急方》《备急千金要方》；第三分册的《伤寒论》《金匮要略》《三因极一病证方论》《宣明论方》《脾胃论》《格致余论》《温热论》《温病条辨》《寿亲养老新书》；第四分册的《妇人大全良方》《小儿药证直诀》《外科正宗》《仙授理伤续断秘方》《银海精微》《重楼玉钥》《兰台轨范》；第五分册的《证类本草》；第六分册的《本草纲目》。以上所选典籍，在学术和临床方面，均有足够的规范性和代表性，较为重要的是，所择编的全部医籍均为中国中医科学院图书馆的珍贵版本之影印，最大程度地保持了刊本的原貌，减免了排印本的错讹。其中对每一部著作，整理者均写了一篇提要，对其中学术价值、编著特色和历史意义予以阐介。

2. 向作者荐读临床各科具有学术权威性的名著 有关岐黄医学现存的历代医籍中，绝大部分属于临床医学论著。我们要从中选取具有规范性、权威性和学术代表性以及对后世影响极为深远的名著，向读者做一个总体性的阐介，这是我从事中医临床文献研究近60年的夙愿。为此，我在数年前决定组织有关专家编写一部新书，书名为《中医临床必读名著30种》。我在近万种古今临床医著中精选30种，其中包括：综合类名著，选取《医学入门》《证治准绳》《寿世保元》《景岳全书》《医门法律》《医宗金鉴》；内科名著（含杂病、伤寒、温病、瘟疫），选取《伤寒杂病论》《黄帝内经素问宣明论方》《脾胃论》《丹溪心法》《温疫论》《温病条辨》；外科名著（含骨伤科），包括《刘涓子鬼遗方》《外科正宗》《疡医大全》《仙授理伤续断秘方》《伤科补要》；妇产科名著，选取《妇人大全良方》和《傅青主女科》；儿科名著，选取《小儿药证直诀》《幼科铁镜》；针灸推拿类名著，选择《针灸甲乙经》《针灸大成》《厘正按摩要术》；医案名著，选《名医类案》《续名医类案》《临证指南医案》。全书共分8类30种医籍。以上是极具临床文献代表性的名著，那么我们应该如何向读者介绍其诊疗价值和学术特色呢？我们对每一部名著，均从作者简介、内容概要、背景回顾、传承导读、必读理由、前贤点评、延伸阅读等不同的角度和层面，介绍了该书的学术全貌，尽可能恰当地阐论该书的学术精粹和方治特色。使读者能较快地阅习该书的学术精髓、要义，掌握学习方法，为提高读者临证水平打基础。

3. 去粗取精，融古汇今　历代名医名著，或有与先贤论述类同者，当然最为宝贵的是论著中的创新点和论治中的新法、新方，因此，需要我们做一些整理工作，重点在于"去粗取精"，突出介绍该书的证治精华，并适当介绍原著中立方遣药对后世的影响。如李东垣的补中益气汤功能补中益气、升阳举陷，是临床治疗脾胃病证的最常用名方之一，原治脾胃气虚而致身热有汗，渴喜热饮，头痛，恶寒，少气懒言，饮食无味等，但此方经后世不断地临床实践，几乎扩展到多个临床科别的病证。如内科的重症肌无力、肌萎缩等，外科的脱肛，妇科的崩漏，儿科的肌营养不良……均可用此方加减获效，并已有很多的临床报道。所以我在临床研究中，很重视古方的诊疗新用，并将之介绍给读者，真实目的在于"弘扬古方，阐介新用"。

鉴于上述的学术、诊疗思路，我先后主编过以下一些突出临床文献整理、研究的图书。如《历代中医名著精华丛书》(1998年科学出版社出版)，共选《外台秘要》《圣济总录》《古今医统大全》《普济方》《证治准绳》等10种；《中医古籍新点、新校、新参考系列》(2007年辽宁科学技术出版社出版)，共选《千金要方》《景岳全书》《医宗金鉴》《医学衷中参西录》等共10种；《中医古籍临床新用丛书》(2007年贵州科学技术出版社出版)，共选《太平惠民和剂局方》《张氏医通》《古今图书集成·医部全录》等10部名著中的学术经验，这套丛书对所选古籍中的名方，又突出以"临床新用"为重点。关于以上几套丛书，整理编纂方法，不是照录。因为这些书中有相当一部分是属于内容重复、缺乏新意的，为了有利于读者较为便捷地获取书中精粹，我们在精选方剂和扩充临床使用范围方面下了很大工夫，特别是将所选方剂中的现代临床应用作为阐论重点。我们从上述三套丛书的书名中也可获知，《历代中医名著精华》是所选医籍的"精华本"，《中医古籍新点、新校、新参考系列》中对所选医籍的书名

（原书名加"集要"二字）做了些改动，如《外台秘要集要》《圣济总录集要》《普济方集要》等，也就是说这套丛书是所选医籍的"集要本"，反映了我对中医临床文献新的编纂、整理方法。2013 年 8 月，《中医古籍新点、新校、新参考系列》丛书已被国家新闻出版总署和全国古籍整理领导规划小组选入"首届向全国推荐的优秀古籍整理图书"。

此外，我还参与主编和领衔主编过多种中医辞书，并在临床文献研究中，重视方剂学的研究，如我和安徽中医学院王乐匋教授主编《中国传统医学大系》，其中有方剂大成分册。还组织有关专家主编刊行过大型方书《宋以前医方选》《中医通治方精选》。在医案文献整理方面，回顾我在向秦师学习期间，秦师对我说他过去主编过《清代名医医案精华》，希望我着手编一部现代名医的医案选集。故在"文革"后不久，我约高益民教授，共同主编了《现代名中医类案选》（1983 年人民卫生出版社出版）。该书出版后在不长的时间内再版了 3 次，印数近 8 万册，并有日文本刊行问世。前几年，我又请陶广正教授做了一些补充，故重订本由我和高益民、陶广正共同主编，这是现代医案著作中较有学术影响的一种。

此外，我对地域医学也有所涉猎，如以安徽省为主的新安地区（包括安徽省所属歙县、祁门、休宁、绩溪、黟县和今属江西省的婺源），在历史上的名医、名著甚多。1985 年冬，应安徽中医学院和新安医学研究会之请，我和有关专家参加该会的成立大会和第一届学术讨论会。会上，安徽中医学院王乐匋教授提出，让我和他，还有李济仁、吴锦洪教授等共同主编一套大型的地域性医学文献——《新安医籍丛刊》，这套丛书按门类精选历代新安医家的名著、精论，全书共 15 个分册，约一千多万字，由安徽科学技术出版社陆续刊行。这套丛书在选本、校勘等方面下了很大的功夫，全书刊行后，1996 年获得华东地区科技出版社优秀科技图书评委会颁发的"第九届华东地区科技出版社优秀科技图书一等奖"。嗣后，我还为孟河、燕京、海派等地域医学做过一些工作，使我得以泛览与了解经典医著之外丰富多彩的地域医学流派学术思想。

"通治方"思路的形成与临床实践

　　传统中医的临床实践，从医圣张仲景开始就已经渐趋规范，《伤寒杂病论》突出辨证论治结合辨病论治的诊疗思路和诊疗要法。所谓的"通治方"主要是针对不同病证的，张仲景论著中即有若干的载述。举例而言，《金匮要略》对于黄疸病证，就有"诸黄，猪膏发煎主之"，"诸黄，腹痛而呕者，宜柴胡汤"。我们应该注意到的是，此处所谓"诸黄"，指的是各种黄疸，其中并无辨证分型的含义。又如在《金匮要略·呕吐哕下利病脉症并治》中有"诸呕，谷不得下者，小半夏汤主之"的载述，也就是说各种病因所致的呕吐，均可用"小半夏汤"作为辨治的通治方。对于外科的"金创"，是指由金属器刃损伤肢体，包括伤后感染、溃烂或疮，张仲景曰："病金创，王不留行散主之。"这与后世外科专著中所列"金创"相比，张仲景突出辨病论治和运用通治方的学术特色相当鲜明。但也说明后世医家对疮疡病证的辨证和治法上的变化与进展。值得一提的是，张仲景对于妇产科病证颇多阐介辨病论治和通治方，如《金匮要略》中说："妇人怀妊，腹中疞痛，当归芍药散主之。""妇人脏躁，喜悲伤欲哭，象如神灵所作，甘麦大枣汤主之。"又说："产后腹中疞痛，当归生姜羊肉汤主之。"并说妊娠患水肿病，用葵子茯苓散通治。他还指出："妇人六十二种风及腹中血气刺痛，红蓝花酒主之。"这里所说的通治方治病，实际上是诊疗大法中的"圆机活法"，其目的是为了使读者容易掌握运用。这里着重阐介的是，张仲景对于妇女的医疗保健，十分重视通治方的运用。如"妇人妊娠，宜服当归芍药散主之。"又说："妊娠养胎，白术散主之。"须予注意的是，从以上各条原文可知，妊娠并无明显症征，这让我们体会到张仲景"治未病"的养护、保健思想十分鲜明，值得我们深入思考。

余瀛鳌

父传师授　博取诸家

从东汉以后的历代临床文献中，均可看到一些名医名著中涉及对某些病证的经验通治效方，但往往比较散见。到了明代，孙志宏所撰的《简明医彀》，他对多种病证的方治部分，则有主方、成方及简方之分，便于读者有较多的选择。该书中所述各种病证，绝大多数均列主方，这些主方都是根据该病的病因病机等实况，参酌古今文献，结合他个人的诊疗经验所拟的自订方。虽无方名，但立方缜密，遣药灵活，且多附列证候变化中的加减法，每能切中病机，反映了孙氏为了使习医者较易掌握常见诸病的证治，探索多种病证的治疗规范的精神。《简明医彀》的"主方"内容堪称是该书的主要学术特色之一，而在论病方面，则备而不冗、约而不漏，说理明晰、晓畅为其撰著的特点。其"主方"即有了通治效方思想的雏形，这样使读者易学易用。如书中所说的"喘证"，其主方为：陈皮、半夏、枳壳、桔梗、紫苏、麻黄、杏仁等分，甘草减半，加生姜三片，黑枣一枚，水煎服。加减法：嗽加桑皮、冬花、紫菀；气壅加瓜蒌、莱菔子、苏子；乍喘乍止，加贝母、麦冬；肺火加黄芩、枇杷叶，甚则加葶苈子、槟榔。此方简洁实用，来源于诊疗实践，以此作为治喘主方，在临证中加以适当的变化和调整，可以起到"以一应百"通治之效。

我生平临证，十分重视审因、辨证和辨病相结合，适度的临床分型是必要的，但我又不同意临床分型过细。因为病证如分型过细则往往并不符合诊疗现实情况，来诊病人的主诉往往分别见于主观分型的诸型中，使得难以在过细的分型中论治。其次，读者不易学习，更难以推广应用。有诸多同道向我反映，现在中医药高等院校毕业的学生往往受到所学教材分型过细的影响，真正掌握医疗实践的基本能力往往不够理想，我为此也曾向国家中医药管理局的某些领导反映过这些问题，他们也觉得应该适当修改，这将有利于中医药学术的传承与发展。

数十年来我在临证中比较重视研究通治效方。15年前，我很想与同道们合作编写一部临床各科的通治方丛书，当时与上海中医药大学文献研究所所长萧敏才教授商定组织一些国内专家共同编写。这套丛书当然比较重视在古今医籍中"博采众方"，希望力求实用、实效。多年来，我在临床中也对一些病证的通治方进行过筛选、观察和研究。如我在青壮年时期曾在医院主管过肾病病房，门诊经治的慢性肾炎尤多。医界共知，慢性肾炎的治疗难度比较大，特别是尿蛋白的控制和恢复正常更是不易。也有些患者除身体状况较差，或有轻度水肿外，并无明显症征，就是化验指标经年下不来。从肾炎多见的水肿而言，慢性肾炎多属于"阴水"，多由脾肾两虚所致；急性肾炎所致水肿多属于"阳水"，往往是感受风邪、肺失宣肃所致。可见人体的水液代谢与肺脾肾三脏的关系密切。对于慢性肾炎的治疗，我的通治方，基本上是济生肾气丸、二仙汤合理中丸加减，还经常加入土茯苓、生黄芪、山楂等，有利于消除尿蛋白；或加丹参、红花等通络活血之品，以改善肾循环，增强肾功能；如尿中有潜血，则需结合清肾治法。患者经治后，往往肌酐等下降，尿蛋白、尿潜血消除，症情明显好转，但是亦不宜急于停药，可以原方加减配制成丸药，继续服用数月，以巩固疗效。

又比如说我生平治疗的癫痫患者较多，最初我常选用古方"白金丸"（见清·王维德《外科证治全生集》）。我认为此方两味药，即白矾和郁金，确立了治疗痫病的核心药物，但总觉得此方照顾得不够全面，故在数十年临证中，体会痫病的治法应以潜镇止痫为主，故立方往往以生牡蛎、生龙齿、生白矾和郁金四味药为主。但是在溯因、辨证中可以看出求诊者的不同情况，有些患者曾在出生时因产钳伤脑，或在少儿时期头部受伤，故在施治时，又宜增加活血祛瘀药物，如丹参、鸡血藤、桃仁、红花、赤芍等药。又有若干患者并无外伤史，或有家族史，痰证十分明显，当加胆南星、杏仁、竹茹、陈皮、制半夏等。头目昏糊的往往又加远志、石菖蒲以开通脑窍。由于方药的调整变化，使临床疗效明显提高。当然在加减药物中，有时所遇的痫症非常顽固，往往会加入僵蚕、全蝎或琥珀末等药，以冀协调治法，提高疗效。

再有，通过临床总结，我拟定了治疗急性膀胱炎的通治方——生地连栀汤（收入《名医名方录》第一辑），药用：生地黄20～30克，黄连9克，山栀9克，赤芍9克，丹皮9克，瞿麦12克，滑石9克，木通9克，地骨皮9克。症情急重者，可于原方另加琥珀2克（研末，分冲）、生牛膝15克；溺时灼热感明显者，加侧柏叶12克、螺厣草（又有镜面草、地连钱等名）24克；溺时涩痛甚者，原方去丹皮、地骨皮，加小蓟15克、生蒲黄9克；口干腰酸者，原方去滑石，加麦冬15克、续断9克；病情缠绵、反复发作者，原方去瞿麦、地骨皮，加阿胶12克、生牛膝18克，另加服六味地黄丸以育阴扶正。此方的加减应用也取得了一定的临床疗效。

我从当前中西医并存和中西医结合的临床现实考虑，希望同道们进一步深入研究探索通治方在诊疗中所起的积极作用，同时为了便于促进中医药学的对外交流、学习和运用，研究和拟定临床中高效且针对性较强的通治方，这是十分迫切和需要的。

结束语

回首学医、行医、治学的六十余年，我不禁感慨"逝者如川、时不我待"。由于我是中医世家出身，幼年接触的环境，加上后来又拜卫生部中医顾问、名医秦伯未先生为师，使我对中医药学有异于常人的亲切感。参加工作后，中医研究院的学习条件又比较好，所以在学术和临证中还是不断有所收获的，我的成长经历或许能够给后学的青年人提供一些思路。

中医药学是我国优秀传统文化中的精品，从悠久的历史和对整个医药界的积极贡献而言，科学性和创新性是不言而喻的。我认为，立志于学习中医药的青年学子，首先应该热爱这个专业，有了这样的思想基础，就应该以《易经》所说的"自强不息"要求自己，初学时一定要打好学术、理论的基础，对于必读经典应予涉猎、研究。在学习、临床过程中遇到疑难之处，要多多请教师长、学友，或者翻阅相关文献，才能解惑、加强认识。在诊疗实践中，宜重点习读名医名著，打好基础，也要博采诸家之长和其他名家的方治经验。当前的中医药学强调的是"继承与创新"，有的中医专家号召学医要做"铁杆中医"，我认为打好中医的学术临床基础是必要的，但我认为"铁杆中医"尚不符合"高标准、严要求"，还有待于改进和提高。应该在突出中医药学术临床的基础上，重视中西医结合，只要是有利于中医诊疗传承和创新的科学知识或方法，我们都应该予以吸取。面对科学技术高速发展的今天，只有做到自强不息，才能真正通过努力实现中医学术的繁荣和开拓。

中医历代圣贤所主张的治学方法和精神是值得我们重视和学习的，张仲景说"勤求古训、博采众方"，南北朝时期褚澄《褚氏遗书》中言"博涉知病"，汉代大儒王充在《论衡》中强调治学应"多闻博识"，并指出"人含百家之言，犹海怀百川之流"。我认为，中医治学之所以要强调"博学"，是和中医学本身"博大精深"的学科特色相一致的。我非常赞同清代名医赵晴初在《存存斋医话稿》中所提到的"医非博不能通，非通不能精，非精不能专，必博而专，始能由博返约"。最后，以此作为我们从医的同仁们在治学道路上的共勉之言。

（李鸿涛　李哲　协助整理）

余瀛鳌

父传师授　博取诸家

矢志岐黄盈甲子　漫漫医路真国医

安徽中医药大学第一附属医院内科主任医师、教授　徐经世

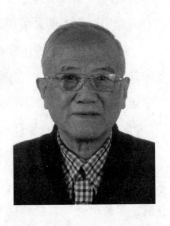

【医家简介】徐经世（1933—　），字筱甫，祖籍安徽巢湖。现为安徽中医药大学第一附属医院内科主任医师、教授，硕士生导师，安徽省中医药学会肝病专业委员会主任委员，安徽省"国医名师"，第二届"国医大师"，享受政府特殊津贴专家。曾历任安徽中医学院成人教育部主任，安徽中医学院附属医院副院长、代理院长、党委书记。先后被选聘为第二、三、四、五批全国老中医药专家学术经验继承工作指导老师，全国优秀中医临床人才研修项目指导老师，首批全国中医药传承博士后合作导师，曾获全国首届中医药传承特别贡献奖和中华中医药学会终身成就奖。

临床六十余年，学验俱丰，提出"杂病因郁，治以安中""肝胆郁热，脾胃虚寒"病机理论和"尪痹非风"等学术观点。总结出"疏肝理气，条达木郁；补益肾水，清平相火；理脾和胃，和煦肝木；活血化瘀，燮理阴阳"的三十二字调肝法；"护脾而不碍脾，补脾而不滞脾，泄脾而不耗脾"和"补不峻补，温燥适度；益脾重理气，养胃用甘平"的调理脾胃"三原则，四要素"。其用药尚平和，注重双向调节，善用反佐和药对，寓奇效

于平淡。研制出"扶正安中汤""消化复宁汤""迪喘舒丸"等多个特效专方。在糖尿病、感染性疾病、消化系统疾病、风湿病、妇儿科病、肿瘤等多种疾病的诊治上富有成效，整理出版《徐恕甫》《徐经世内科临证精华》《杏林拾穗——徐经世临床经验集粹》等临床专著。

少年苦读奠根基

我祖居安徽省巢县西乡著名的军徐文化村，曾祖徐树官乃当地饱读诗书的晚清秀才，清末民初因见国是日非，谢绝仕途，把精力放在培养寻机报国的学子们和子女身上，终生操童子业。祖父非常关心桑梓文化建设，以一己之力独纂了军徐村五凤堂第一部家谱，惜毁于"文革"。祖父徐恕甫（1884—1964），字道忠，自幼受家学和军徐村往昔无一白丁的读书风气熏染，五六岁开始在父母的严督下，研读"四书""五经"，涉猎诸子百家之说，古文字功底颇深。其文思敏捷且工书法，常以为士君子立身处世当怀抱匡世济人之心。惜身处乱世，列强侵凌中华，无法以身济苍生，于是边操童子业边寻思改弦更张，遂立誓不作良相便为良医，以仁术救众黎于水火之中。于是悉心询道于江淮名医、杏坛高手，穷研内难、伤寒、金匮诸坟典。由于天资独慧，加上锲而不舍的精神，很快在医理、医术上取得突破性进展，是民国时期江淮间名老中医。其承续先祖教书育人、为人师表之家风，先率其子徐少甫悬壶于合肥县东南乡、巢县一带，因其治病救人，医术精湛，厚德广施，深得合、巢百姓尊崇和赞誉。严父徐少甫（1907—1936），字宏翔，天赋聪慧，自幼熟读诗书，写得一手上好书法。弱冠后承祖塾业兼执父医业，在 20 世纪 20 年代即成小有声誉的一名儒医。惜乎慧星陨落，英年早逝，我那时才年满 3 岁，未能得教于父亲。

1940 年我 7 岁时到 1949 年 17 岁的十年间，在故乡"朝霞书堂"读经识典，接受系统而严格的塾师教育。"朝霞学堂"处在原合肥县东南乡

（现属肥东县）四顶山下，是一所传承明、清古"朝霞书院"国学堂教育模式的经典学府，曾先后有合肥东南学者徐邦图、沈叙葵、徐安全、吴前鉴等先生执教。昔日东南乡四顶山下"朝霞学堂"求学之风，溢香各地。

在学堂之时，我从《三字经》《千字文》《百家姓》《尺牍注解》到《上、下论》《古文观止》《唐诗三百首》《论说精华》等文学启蒙，日日诵读。当时文章虽不甚解，但背诵纯熟，使我养成了爱读书，喜欢熟读成诵的良好习惯。后学堂有又开设了《开明英语》《平面几何》《代数》等课，使我所接触学科更加全面。其时每天两张大小字必写，首先是描红，而后是临帖——放手写，以学习柳字为主。课余时间常常上四顶山游览，进朝霞寺寻古，俯瞰巢湖风光。年少时的寒窗苦读，传承"朝霞学堂"之"渴望读书，刻苦求知；诵读经典，爱国立志；热爱四顶，颂赏朝霞"等精神，让我有了一定的文化根基，缅怀恩师，追忆往昔，常令我百感交集。

从师侍祖初习医

"朝霞学堂"停办后，祖父先后被调往滁县、肥东、合肥任教。年近弱冠时，我随祖父从塾师学堂走进医学经典书房，在其严格教诲下，历经6个寒暑学习中医理论。如今，我忝列国家第二批国医大师，能有这样的学术地位，是从背诵《药性赋》《汤头歌》《医学三字经》《濒湖脉学》《伤寒赋》开始启蒙的。后读经典及历代名著，并反复阅览《医学实在易》《医学心悟》《临证指南》等指导临床的医籍，深刻领会祖父徐恕甫先生的辨证思维和处方用药的技巧。这正是一个从理论到实践，再由实践到理论的不断深化过程，使我登上了又一层楼。

在学习过程中，我曾归纳出"读、看、练、记"四字诀。"读"，就是埋头学习中医基础理论，站在理论的高度上；"看"，是随师应诊，学习老师的诊治经验，从实践中加深对中医理论的理解；"练"，是在中医典籍和老师的指导下，经过历练，不断地提高医术；"记"，是在实践中多写多记，对中医典籍的学习心得、师诲及临床成功经验一一记录，认真揣摩，心领神会，以期不断提高医术和医论水平。这些经验性总结，让我在成功的路上插上了一双翅膀，我是深有体会的。就是在这样崇文习医的家庭熏陶下，熟读儒家经典名著及诸子百家之言，兼而系统学习中医理论，打下了良好的行医基础。

1956 年，祖父被安徽省卫生厅调至省城的"安徽中医进修学校"（即现今安徽中医药大学前身）任研究员，从事中医教学和临床工作，为安徽中医学院附属医院创建做出了特殊的贡献，并自 1958 年始当选为安徽省人民代表大会代表，曾是接纳治疗抗美援朝伤病员的中医顾问。祖父临证注重细考病机，详审脉理，辨证用药，尤擅长内科脾胃病治疗，曾被遴选入"中国百年百名中医临床家"。那时我随祖父调动，被推荐进入安徽省中医进修学校系统学习中西医理论，并接受组织安排，师从享誉杏林的陈粹吾、陈可望、高翰府、崔皎如等数位全国著名中医临床大家，深得真传，对中医理论及临床领会更深，临床更为扎实。毕业留校后又经过几年中医理论的深造和临床实践的历练，此时我对中医思想的理解、各家学说的领悟、临证审慎的把握、施治方药的运用已初步形成自己的风格。

书海游弋重博采

有现代中医教育经历，加之家传、私淑，使我在辨证施治中逐渐顺手。崇尚勤求古训、博采众家；强调尊古而不拘泥于古，继承与创新并重；注重集思广益、贵在实践。这些也是我深有体会的。我临床期间涉猎病种、病症广泛，偏长于中医内科疑难杂症，长年坚持门诊、会诊和查房工作，多年来积累了不少临证经验。

一般来说，临床之难，难于内科。内科是从人身的整体来辨证施治，而今中医内科创以专科理念立于局部对症主之。医学分科，专科研究精细深化，专治一病、学有专攻的人成为专病名家，是当今中医发展之趋势。然专病治疗之提高，仍在于全面掌握，广泛涉猎，由博到专，这才是专之前提、成家之上策。可惜的是当前内科接触病种日趋减少，教科书中所列病证不全，临床上更为涉及鲜寡者。因此，扩大病种，提高诊疗水平，多出实践家，乃是未来中医学科建设的关键所在。我数十年一直以小技而施治杂病，偶有一得，竟起沉疴。对于未解之难题，常沉思心中，自责少技，感叹患者有失所望。如何在辨证中游刃有余，得心应手，救患于痛苦，尚属老马奋蹄，苦心探索，不断提高医术，解决诊疗难题，此乃为医者终生之追求。

治内科诸病，注重脏腑生理病理的演变，知常达变，以复其平。如治肺系疾病重"翕辟"，宜敛散结合，复肺之宣发肃降；治肝系疾病重"体用"，条达肝气，柔养肝体宜同施；治脾胃疾病重"升降"，以效为度，药尚平衡；治心系疾病重"通养"，宜温通心脉，益养心阴；治肾系病重"补泻"，宜实中有泻，泻中有补；治皮肤病尚"以内之外"，重肝脾调和等。

取方用药，圆活变通是我在方药把握上的用心之处。治疗用药一定要严把分寸，抓住主要矛盾，权衡利弊，统筹兼顾。施治用药有时"重拳出击"，有时"点到为止"，有时"润物无声"，有时"双管齐下"。尤其是药对之宜，生制之异，惟求协同以增其效，制约以矫其偏颇。我之处方，每于证后提示病机，明申其法，据证投药，又于每证后加"宜""拟""仿"等之语，从不轻易用"主之"之语，寓有斟酌之意。对疑难杂症，我认为多缠绵难愈，或因病邪峻厉，或因正气不支，或因症情复杂，宿疾而兼新病，内伤而兼外感，寒热错杂，虚实互见，系由多种因素凑合而成。所以，其病因、病机主要应从中医辨证施治出发，而不能局限于西医诊断的某种病名，应联系临床实际，抓住主要病机进行分析，强调分型合理，立法严谨，辨证清晰，处方用药融入自己独特的经验，坚持"病千变，药亦千变"，但这个"变"绝不是漫无边际的乱变，而是要有"准则"的圆活，"万变不离其宗"。选方用药则应采取"调养""调节"的方法，还要掌握好守方与变方的关系，切不可操之过急，只要辨证不误，治疗方向正确，药方能切中病机和病位，就不必轻易改弦更张，而应守法守方，缓以图之。我有鉴于疑难病症机因复杂，在用药中往往超越常规，另辟蹊径，取以"兼备"及以"反佐"，正合古人"假兼备以奇中，借和平而藏妙"之说。所以然者，使我在临证过程中能够得心应手，达到运用自如的境界。

经典临证渗新知

我认为要想精于医理，临证丰富，就要善于总结，以扎实的功底，敢于实践，遇难而上。如面对现代医学科学发展，急性病证治疗手段上对中医的挑战，常思中医必须摆正位置，在继承上大胆创新，有所突破和作为，对一些急性病仍然可以用中药汤剂或丸剂而得到快捷的效果。如新加麻杏石甘汤治疗中毒性肺炎、五味败毒饮解除败血症等高热不退医案，均使患者热退神清。

只要苦心钻研，则必然有收获。经过数十年的临床，针对常规治疗取效不显且无明显器质病变的病症，我本丹溪"气血冲和，万病不生，一有怫郁，诸病生焉"和"凡郁皆在中焦"之论，提出"杂病致因在郁，治以安中"之说。随着当下社会的高速发展，人们的工作、生活节奏发生大幅的改变，尤其熬夜与饮食失节十分常见，造成肝脾慢性耗伤，又人多欲而不达，易致情志不遂，气机阻滞于中而变生诸症。临床从"郁"立论诊治疑难杂症，多收意外之功。"安中"之说，以肝脾同为人身中枢，从"肝胆脾胃同居中焦，制化于中以衡五脏"立论，使中枢运转如常则气机升降无碍，肝脾调和则郁自消。"安中"之法的具体运用，因临床病症表现不同，又有标本寒热之分，着手点有从脾调肝，从肝调脾和肝脾同调之不同：①从脾调肝：提出脾胃调理"三原则，四要素"，即根据脾胃生理功能及病理特点，综参前贤"理脾阳""养胃阴"的观点，提出"护脾而不碍脾，补脾而不滞脾，泄脾而不耗脾"三原则和"补不峻补，温燥适度，益脾重理气，养胃用甘平"四要素，使脾胃升降平衡，五脏随之而安。②从肝调脾：立32字调肝法，调肝舒郁。因肝在五脏中既有生化调节之功又有制约平衡之用，其为血脏，主司条达，一旦失常则致气血不调，血脉瘀滞而致病，治则转枢少阳，和缓中州，条达木郁，反克取胜，从而使气机复常而郁解。临床立"疏肝理气，条达木郁，补益肾水，清平相火，理脾和胃，和煦肝木，活血化瘀，燮理阴阳"32字调肝法，调肝舒郁。③肝脾同调：立"肝胆郁热，脾胃虚寒"病机新论。临床常见症状除了肝胆脾胃寒热分明者，表现为肝脾同病而寒热各居其位证候的患者亦不在少数。针对这种寒热并存的证候表现，提出"肝胆郁热，脾胃虚寒"新观点，实为新学说，为消化系统疾病的临床诊疗开辟了新的思路与理论依据，不仅丰富了中医学理论，而且对于指导临床实践，提高疗效，具有一定实际意义。

对"尪痹"提出非风所致的新论点。"尪痹"为中医痹证中的一个特殊证候，此证类似于现代医学中的类风湿关节炎。对其病因历代医贤多推崇"风、寒、湿三气杂至合而成痹"之说，但在风寒湿之中又首推风邪为患，故导致后学者见"痹"则意味有风、治痹不离祛风的观点。我认为，本病成因非六淫之风所致，而乃由阳气虚惫、肝血亏损而致寒凝血滞，痰湿流注所形成的一种变态性疾病，并在临床治疗实践中得到验证。

此外，通过临床研制出消化复宁汤、止咳宁、复方凤尾草冲剂，为胆胃病、顽固性咳嗽、尿路感染等病症的治疗提供了有效的组方，解决了诸多治疗难题。

薪火传承振国医

新中国成立前，中医多为世医家庭的家传以及拜师的相承。我的传承方法可谓兼而有之，既有家传、私淑的传统方法，又有现代教育的经历。

除了跟随祖父临证抄方及在中医进修学校时拜师，我尚私淑历代诸多名家，如理脾宗东垣，和胃效天士，崇尚丹溪滋阴学说，提出了一些弘扬医理的观点。我国中医教育的历史，历来虽以师徒传承为主，但不排斥正规化的中医教育。祖父徐恕甫于1956年任安徽省中医研究所研究员，一边临床，一边在安徽中医药大学前身——安徽中医进修学校任教员，自行编撰《伤寒浅解》等教材4册，为全省招收的进修学员讲授经典课程。我先随祖父调动，被举荐到学校深造，毕业后任安徽中医学院内科教授，为学生以及附属医院实习生讲授临床课程，同样以临床为依托，理论指导临床，再从临床升华理论，两者结合，反复经临床、教学和实践的历练。

人事部、卫生部、国家中医药管理局曾共同下发《全国老中医药专家学术经验继承工作管理办法》文件，给每期500名老中医每人选配1~2名中青年业务骨干为继承人，采取师承方式进行培养，以达到继承、整理老中医药专家的学术经验和技术专长，培养造就高层次中医临床人员之目的。遴选的继承人报国家中医药管理局审批后，报人事部、卫生部备案。我曾先后被遴选为全国第二、三、四、五批老中医药专家学术经验继承工作指导老师，以此方法培养了多名优秀继承人。为培养"安徽省跨世纪中医学术和技术带头人"，国家中医药管理局及安徽省人民政府相关领导出面主持拜师仪式，随后实施3年的培养计划，每年进行20余项指标之考查或考核。我也是这项工作的指导老师，且拜师学生甚多。我的体会是，现代意义上的师承教育，是在专业基础教育及实践之后的切实可行的继续医学教育。优秀学生甚多，如弟子张国梁，现为安徽中医药大学第一附属医院感染科主任、主任医师、硕士生导师，系国家"十一五"科技支撑项目、"十二五"科技支撑项目负责人；再如弟子王化猛，从皖北的一家医院跟师随我已近17年，现已成为安徽省首届江淮名医，安徽省名中医，全国基层优秀名中医，他们均是徐氏医学第四代传承人的优秀代表。

国家中医药管理局曾在2006年授予我全国首届"中医药传承特别贡献奖"，予以表彰；2007年还授予我"全国老中医药专家学术经验继承工作优秀指导老师"光荣称号。这是对我极大的鞭策和鼓励。

我认为中医传承要过以下四关。

一是突破文字关。中医古籍文献是以古文字写成的，和现代白话文距离较大，又流传辗转，版本繁杂，字词驳错，诠释者既多，言人人殊。如果没有一定的古文知识，古籍文献就不易读懂；读懂了，也难于读深。古今精于医者，无不文理精通。文是基础医是楼，文理不通则医理难明，学好古文当是学好中医的基本功之一。而有些人连《本草纲目》的序言都无法读懂，焉能学好坟典浩瀚的古代中医！古文字基础是从小就练出来的，我迄今还能熟练背诵很多条文，如《黄帝内经》及《傅青主女科》诸多经典著作的重要原文。

二是打下经典关。加强传统文化和中医经典文献学习，培养传统思维模式，将中医放到传统文化大背景下，才是中医传承的当务之急。一些学者所带的研究生毕业论文是实验研究性的论文，没有突出中医药学术，认为西医方法点头才行。再过十年，等这些研究生成为教授以后，中医就全变味了。

我家书橱，至今仍摆放着厚厚一摞我们祖孙三代的中医经典古书手抄本。祖父的《伤寒论》《汤头歌括》等手抄本，由于年代久远，有些纸页已经破碎，可以看出他当年是付出过艰辛的。传统的中医一般采用师带徒方式，注重实践能力的开发。可现在的中医教育大部分都在教室与实验室进行的，许多学生眼高手低，不注意经典的学习，认为只要实验成功了，就可以去治病。但是，许多学生毕业后，连一张完整有效的中药处方都开不好，这不能不让人担忧。

三是确立思想关。没有坚定的中医信念，没有顽强的自立精神，没有刻苦钻研的毅力，没有高度的责任感，都是无法成为精诚人医的。中医的命运就是自己的命运，任何反对中医、玷污中医，甚至是取消中医的奇谈怪论都无法让一个中医人动摇。我常常告诫学生和弟子们，中医的教育方向有待完善。院校的学生是无辜的，问题出在我们的教育者队伍之中。

中医基础教材随着不断改版，中医信息日趋减少，思维模式越来越偏离中医，有专家曾公开称教材编写丧失了中医的灵魂——传统的思维模式，以致本科 5 年教育未见中医宗庙之美，更不用说登堂入室了，不能够用中医思维方式临证看病，那么辨证施治不过是说教而已。俗语云，"三人成虎"。试想，学生每天被如此这般的教育引导和灌输，能否胜任传统中医的继承和发扬，答案是明摆的。许多老中医包括焦树德、邓铁涛、任继学、王永炎等感叹，几十年来没有培养出多少真正的中医来，即没有培养出多少能用中医的思路、方法看病的中医。甚至中医硕士、博士不会用中医理论与技能看病，可见让学生们确立中医姓"中"的思想，是何等重要。

四是尊古创新关。昔年学术继承使人们圈子局限，加之各承家技，秘而不宣，很多经验很难被医学界共同掌握。所以，中医要与现代院校规模化教育密切结合起来，取长补短，为我所用。时下的循证医学要求医生将个体经验与最佳科学依据结合起来做出决策，不但要有知识经验，而且要全方位地搜集证据，分析、运用证据，还必须通过研究去发现新的证据。毋庸置疑，创新开拓精神是实践循证医学当然也是中医学的客观需要。熟读经典，不是墨守成规，而是承接薪火，并在遵循中医思路的基础上进行创新。在中医这个独特的体系里，创新首先应强调是在继承基础上发展的，没有继承就谈不上创新。而今恰恰相反，一些人没有进入中医圈子便高呼要跳出圈子，这是对中医的一种漠视和亵渎。

值得一提的是，我认为中医的传与承不仅仅表现在医术上，也同时表现在治学方法上，更表现在医德、医道诸方面，这些都值得人们去研究，去借鉴。

2000年，我已过七旬，诊余之暇偕徒弟数名，对祖父徐恕甫的遗存手稿进行抢救性整理。此项研究应该是一项抢救性的发掘工作，被安徽省教育厅列入自然科学基金研究项目，此为安徽省对老中医的发掘整理研究立项开创了先河，对安徽省老中医经验继承和发扬起到了积极的推动作用。随后多年，有安徽诸多中医类似项目列为本省研究课题。祖父遗留的大量医案、医话和临证心得手稿，字字玑珠，难得至极，我结合往昔的言传身教，参阅遗存手稿进行整理，出版了专著《中医临床家——徐恕甫》，2003年还获得安徽省科学技术奖。

我还先后率弟子将自己的学术思想和临床经验，整理出版了《徐经世内科临证精华》《杏林拾穗——徐经世临证经验集粹》二书，并在诸多杂志刊发学术经验文章，尽个人的沧海一粟之力，以昭示于后来学子。2007年安徽省中医院专门下文成立了"徐经世名老中医研究室"，配备必要的硬件设施和助手，对我的学术思想、临床经验进行总结。2010年，自己的学术经验研究课题，再次获得了安徽省科学技术奖三等奖。

老骥伏枥心犹痴

学中医贵在"悟"。知识分为意念知识和记忆知识，中医属于意念性知识，所以在熟读经典和丰富的临床实践之上，需要"悟"，更需要带着问题去"悟"。就是要能够"思及人所未想"，这样才能在治疗疑难杂症时，收到满意的疗效，在"悟"中不断升华。"运笔不灵看燕舞，行文无序赏花开"，这句话本意是指读书、写书用脑时间长，观燕赏花可以缓解疲劳，焕发灵感。但也可以活用它作为治病的追求：诊病施治时，既要像花序那样井井有条，具有规律，又要像燕子飞舞那样敏捷施展，不无自在。所以，严谨的科学态度和刻苦钻研的精神，对于一名临床医生，尤其是中医来说，无疑是锦上添花的。

真诚期望青年中医学子学中医、爱中医，但愿我的所作所为能够影响到一批青年中医学子。须知，中医是一门应用科学，它的发展来源于实践，是在实践和总结前人、继承古训基础上逐渐完善的。创新不能空穴来风，没有继承就得不到发展；没有好的继承，发展就是空中楼阁。因此，发展才是当今振兴中医的关键所在。

创新是需要在继承的基础上不断深化的。所谓深化，就是要认真读"经典"。因为"经典"是中医学的根基，正如没有根的树木，何以能够枝繁叶茂。今天我们强调学习中医经典，锻炼中医思维，此目的绝不仅仅是为了继承，而是为了更好地发展。我们应该明确，中医学确有其自身的理论体系，要遵从其自身的固有规律和思维方式。因此对其研究一定要在深刻把握中医学的内涵，保持其学术特点的基础上，实行自主发展。然而在发展中也应当看到大自然的变化，疾病本身也在变化之中，新的病种层出不穷，所以要使中医能够顺利发展，需要把现代科学有机地融进中医学中来，以便更好地促进自主发展。

值得深思的还有，就中医临床而言，如何把现代科学有机地融进中医，尚存在不少潜而未述的问题，其中最关键的就是如何处治疾病，往往单纯依赖于实验报告去处方用药，而没有很好地在为我所用上下工夫，这样当然会出现疗效不高，甚至把一些本来用中药可以治好的疾病也丢失掉，使中医接触的病种越来越少。因此发挥自身优势，保持特色，才能与时俱进，绝不能在武装了自己的同时，反而捆绑了自己。这是必须有机利用现代科学目的之所在。

随着时代的发展，疾病谱的变化，中医内科的阵地越来越窄，医用仪器设备日渐先进，提高了疾病的诊断率，急性病的治疗都由西医去应对，中医在此领域几乎没有了空间，倘若我们自己再不为之努力，有可能一丢再丢，一些慢性病也渐渐减少，直至丢空殆尽。因此，我们中医必须摆好自己的位置，寻找突破口，对一些急性病仍然是可以用中药汤剂或丸剂而达到快捷效果的。中医只要有胆有识，敢于实践，也可在急性病领域中走出自己的路子。

常言道："熟读王叔和，不如临证多。"中医学子当富有朝气，倘若熟读王叔和，再有临证多，那么距离名医则不远了。

早在 1982 年，根据衡阳会议精神，针对中医附属医院科室中医特色不足问题，我开始扶持中药加工制剂室，大胆把中医药力量放到第一线，启用中医院校毕业且专业思想比较牢靠的同志担任骨干，进行科室调整，端正办院方向，随后扩大了中医附属医院规模。

中医能够经久而不衰，关键在于疗效。振兴中医是多方位的，是一项庞大的系统工程。教学质量的提高，科研成果的涌现，其落脚点应在临床。毛嘉陵所著《第三只眼看中医》用"发展才是硬道理"来比喻中医"有疗效就是硬道理"，是也。如今中医为何发展滞后？其中很重要的原因应归咎于疗效问题。要取得好的疗效，首先是要有优秀的中医临床人才，有了人才，才可使中医药的传承与发展沿着正确的方向前进。为此，我曾奔走联系祖兄、美籍华人徐经方先生奉献爱心，无偿资助，先后在安徽中医学院、安徽大学，设立"忠恕奖学金""育才奖学金"，在安徽省高教系统产生了很大的影响。

目睹国内中医之现状，我有时感到痛心疾首。中医讲究整体观理念，强调天人合一、五脏一体，是真正具有中华民族特色的原创医学体系，但现在真正的中医特色治疗越来越少。有临床经验的少了，用纯中医方法诊疗的少了，甚至连科研成果也多来自实验室。望眼杏林，一片奢华。然不见花红，不闻药香，铁杆中医者鲜少。目前，科研、评奖、新药开发、医院制剂评审等几乎都不分中西医，没有考虑到传统医药和现代医学的区别。

脚踏实地，不搞花架子，只有重视临床，认真总结经验，积极进行理性思考，注重提炼规律性的东西，才能推动中医学术的进步。例如，膏丹丸散是中医治疗重要特色，但现行医院制剂室建设和院内制剂生产标准中西药不分，过于严格，导致许多偏方、验方失传；虽然鼓励中医服务进社区，但至今仍缺乏引导性政策；科研主体缺乏临床实践，仍以现代科学对中医的解释为重。中医院不姓"中"了，中医药管理不遵循中医药自身规律而实行分类管理，这是国内中医院多年来所犯的通病。我曾在许多媒体呐喊过，如《中国中医药报》《新安晚报》《市场报》等。在《安徽日报》上，我曾呼吁说：不同的时代，对传统文化的态度也不同。现代年轻人传统文化底子薄弱是一大不足。作为中国文化几千年来传承不衰的主要载体之一，中医和中国古典文学是相通的，和中国传统文化易道是相融的。整体观的理念，人天和谐的精神，济世治病的追求等，无一不是来自中国的传统文化。

我很赞成一位同道的说法："灭六国者，六国也，非秦也；亡中医者，中医也，非西医也。"中医的生命力在于疗效，只有不断提高疗效，才能站稳脚跟。能传下去的东西叫作传统。现在年轻一代在中医思路、方法上丢得的确太多了，传承是当今振兴中医的关键所在，希望全社会重视中医，越来越多的人加入中医事业。有了优秀的人才，中医学术特色和传统经验才会一代代传承下去。我冀望于青年中医，故常专做讲座以弘扬国粹。

第二届"国医大师"表彰之后，我就拟定了关于建立安徽省"国医沙龙中心"的建议稿，其宗旨就是面向不同层次、批次的学术继承人及带教老师，通过师生互相问答的形式，以临床疑难问题为导向，解难答惑，集中开展学术讲座，以期提高临床医生的中医水平。

　　光阴如驹过隙，如今我已两鬓如霜，垂垂老矣，体会愈深，犹思来日无多，当乘业志未减，不失学业激情，痴心尚存之年，我愿以所志学医、从医之路，为中医学的承传、发展和勃兴而鼓之、呼之。

（王化猛　整理）

苦修岐黄　一心为民

山东省临沂市中医医院　刘启廷

【医家简介】刘启廷（1933—　），江苏铜山人，主任中医师。山东省级名中医，国家级老中医经验继承工作指导老师，国家级名中医药传承工作室老中医专家。自幼酷爱中医，1950年10月考入治淮委员会医训班，师承名中医，学有所成。相继在国家、省级医学刊物上发表学术论文近百篇，编著出版医学专著14部。获得省、市级科技成果二、三等奖12项。1956年被评为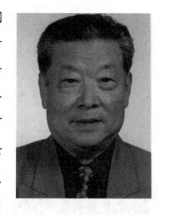安徽省先进卫生工作者，1991年被评为市级科技拔尖人才，1995年被评为山东省先进助学个人。历任临沂地区人民医院医务科主任、临沂市中医医院副院长。兼任中华中医学会内科学会消渴病委员会委员、山东省中医药学会理事、临沂市中医药学会理事长。1999年退休，现返聘在临沂市中医医院工作。

从事中医临床工作64年，积累了大量的临床经验，有独特的治疗方法，善于治疗各种疑难杂病，临床用药以简便廉捷而著称。倡导养生护正论，倡导中医治疗疑难杂症要"敢"字当头。提出感冒病因无热论，创立"辛温化湿、清热固本"方。

成才之路

我成长经历中一直秉承：干字当头，学字为要，定方向，打基础。

首先，我是一名中医药的酷爱者。因为早年家父患慢性肝病，长期和中医药接触，家父病故后，我就萌生了学医念头。恰好1950年底治淮委员会医训班来学校招生，我毫不犹豫地报名参加了考试并被录用，如愿以偿地走上了从医的道路。在医训班学习半年后，就被分配到治淮工地医院工作。当时工地医院由三个人组成一个门诊，其中两名老医生，一个西医，一个中医，我是负责拿药和管理防疫的。两名医生，一个坐门诊，一个到工地上巡诊。我先是跟着到工地巡诊，在老师的指导下，接触到了很多常见病和多发病，一开始我是什么都不懂，就跟着学，由于我学习心切，时间长了，就很快学会了一些简单的诊疗技能。特别是中医赵学彦老先生，曾是教私塾的，是过去考秀才的落榜生，自学中医，精通经典，特别是张仲景的《伤寒杂病论》，运用自如。他的方小，药味少，花钱少，效果快，在当地的名气很大。他文学底子很深，看的书也多，他是中医、针灸都会，他的针刺技术很神，针到病除。他教我马丹阳《十二穴主治杂病歌》，我背得很熟，反复练习，很快就能熟练掌握针灸的基本技能了，临诊时运用自如，在工地上很受广大民工的欢迎，也得到各级领导的重视。在工地工作期间，我一直兢兢业业，恪尽职守，始终把病人的疾苦放在首位。1953年5月，工地卫生局领导写了一篇《活跃在治淮工地上的模范小医生刘启廷》，在安徽日报上发表。工地上每年总结，我都被评为劳动模范。1955年调整工资时，因我们这批学员都按防疫队员招的，没有正规学历，不能按医生定级，就给我报了一个护士长，定为医务14级。由于我出色的表现，1956年又推荐我出席了安徽省卫生先进工作者代表大会，受到表彰和奖励。1957年调到山东省临沂地区医院工作。

这六七年的时间，我是初出茅庐不怕苦，在工地上病人的痛苦就像生在自己身上一样，急病人所急，想病人所想，通过自己不懈的努力，很快就掌握了一些中西医基本的诊疗技能。在这期间，我除了跟老师巡诊学习，就是从书本上学，我把西医的内科、外科一般知识背得很熟，又学习了中医学院的部分教材和《内经摘要》《伤寒杂病论》《药性赋》《濒湖脉学》及《医学三字经》等，使我看得高，望得远，为下一步的学习和工作打下了良好的基础。

第二步，干字当头，勤学领先，多干勤学基础牢。1957年6月，我被调到山东省临沂地区医院，这个医院的前身是家美国教会医院，新中国成立后改名为临沂行政专属医院。当时医院没有中医，向领导汇报了我的工作情况后，就根据我调来之前的职务安排到手术室当护士长。因为原先在治淮工地医院工作时身兼数职，什么都干，对手术室我也有所了解，所以到手术室后很快就适应了工作环境，干出了一些成绩，领导很满意。一年后又把我调到医务处工作，那时医务处只有一名主任，是由外科主任兼任的，许多工作都得我去做，由于经常去临床，我很快就和各科人员熟悉了，特别是内科、儿科，我经常去内科、儿科跟着查病房，门诊忙了，我也去门诊。

1958年年底，从省中医进修班分来几位老中医，医院要成立中医科，院领导又叫我去组建中医科、中药房。后来中医科又成立了党支部，选举我担任党支部书记。沂南县有名老中医叫高金藩，是县人大代表，威望很高，领导叫我去考察，并调来地区医院工作。老中医高金藩是地方名医，医术高明，调来后，我就身影不离地跟着照顾他，后来领导就安排我以名师带高徒的形式，拜高老为师，从此我就成了中医科的成员。

在高老师的言传身教之下，使我对中医药有了更进一步的认识，能够将理论知识与临床诊疗相结合，总结出大量的临床经验，为我以后的中医工作打下了良好的基础。我除了跟师查房、门诊抄方外，有空就到中药房帮助配方拿药。领导见我工作颇有成绩，1959年地区选拔组建新中国十年大庆省观礼团，推选我出席，受到省领导的接见。后来，除了工作，我就利用一切时间学习，又读了中医院校二版教材和《内经》《伤寒论》《金匮要略》《温病学》及一些临床书籍。之后我又把勤学转移到勤总结、勤撰写文章。1962年省中医学会征集稿件，我总结了老师的经验6篇，其中4篇收录在1962年省中医学会论文集中发表。1963年又总结了10篇，其中《小儿危重性肺炎救治》发表在《中医杂志》1964年第一期。1964年又撰写了2篇论文，被1964年省中医学会论文集收编。

1965年，地区召开全区中医工作会议，卫生局领导在会议上表扬我学习中医有成绩，奖励了我一些中医名著，并给我定了中医师的职务。

"文革"期间，我的工作更忙了，门诊病人多，病房会诊的多，其他琐事就少了，因为我活动参加得少，时间就多了，除了门诊、病房看病外，大部分时间都用来学习，丰富临床知识，不断总结经验，撰写论文，积累了很多宝贵的经验，医疗水平有了较大的进步，在治疗内科、妇科、儿科等疑难杂症上有独特的见解，自此我在中医界也算稍有名气了。

第三步，孜孜不倦，实践出真知，传承促发展。1976年6月，领导派我去筹建地区中医院。地区中医院是山东省1975年投建的，我到时门诊楼基本竣工，卫生局又为医院分配来一批毕业生。当时什么都没有，我们去后即刻筹划门诊、病房一切办公用品及一些常用的医疗器械，到10月基本就绪，上级领导又从各医院调来了一批医疗骨干，于12月30日完成建设，开展门诊各项诊疗工作，病房也开始接受病人住院治疗。

按省里的要求，中医院要办成地区医疗、教学、科研的中心。为办好中医院，我又带领6名干部，到外地取经学习，从徐州到广州，一路参观了大小20多家医院。回来后，汇报了所参观医院办医院的经验，全院职工得到很大的鼓舞，对医院今后的发展基本上方法清、方向明。来院后我主要主持业务工作，作为中医专业的领头人，除了做好门诊和病房工作外，为了提高全区中医药人员的医疗水平，我组织相关人员，利用 8 年的时间，办了两期老中医经典温课班，两期西医学习中医班，对县区级中西医骨干培训一遍，两期基层中医骨干提高班，两期中医学徒理论学习班，两期针灸推拿学习班，一期中药人员学习提高班。同时接收院校学生临床实习，为全区培训中医药人员近千人次，现在全区各医院都有中医院培养的骨干，对全区中医事业的发展有很大的促进作用。

1979 年地区中医药学会成立，选举我为秘书长，上级要求把中医药学会办成会员的家，成为学术交流的中心。首先，学会创办了学术刊物《沂蒙中医》，每年 4 期，后改为 2 期，定时出版。主要是发动全区中医药人员总结临床经验，进行交流，除发给中医药人员外，并与全国各大中专院校及医药单位进行交流，此刊物被收入《中医年鉴》，直到现在还每年刊出一期。学会要发展，学术交流不能少。在我担任中医学会领导工作期间，从 1979 年至 1999 年 20 年间，自己组织了省、地级学术经验交流会 12 次，皆邀请到国家、省级知名专家来讲学。到外地参加国家级、省级学术经验交流会议 25 次，对我的学术境界有很大的提升。另外，还督促全区各县成立县级中医药学会，每年都召开学术经验交流会，对全区中医药学术水平提高有很大的促进。1985 年主持全市自学高等考试辅导工作，让全市千余人得到了学历教育，被评为"省先进助学个人"。

在科研方面，我认为只有不断地研究提高，才能推动医学的发展。自 1985 年起地区科委首次立项中医科研项目，我自己主持的项目先后在省、地级科研机构立项 15 项，均取得二至三等科技进步奖。其中感冒系列药品以及降脂稳压茶已在全国推广应用，总结的攻补协调法治疗肝硬化腹水被多家医疗机构作为参考，并取得满意的疗效。连续 9 年被评为市级科技拔尖人才。

在医学论著方面，应该说从中医院成立后，为了适应中医门诊急症工作的需要，编写了《新编常见急症诊疗手册》《伤寒论方证现代应用》，后又相继出版了20部专著，有两部重印，并在全国新华书店发行。为了让中医学术在基层普及和发展，我将《常见病一方通治经验方》及《临证求真》免费发给基层中医药人员。在临床经验论文方面，从1962年起，先后发表近百篇，其中有4篇被其他学者引用收编入自己的著作中。现正在筹编《刘启廷医学经验全集》。

在学术经验传承方面，1993年被省人事厅、卫生厅聘为老中医药专家学术经验继承工作指导老师，2003年及2012年又被国家人事部、卫生部聘为第三批、第五批全国老中医药专家学术经验继承工作指导老师，2011年国家中医药管理局立项，成立刘启廷中医药经验传承工作室。近几年，为了响应政府的号召，弘扬传统医学，普及中医药在农村的推广使用，我又承担了全区基层全科中医传承学习班数十期教学任务，培训基层全科中医近百人，他们回去后都能学有所用，许多学员反馈我的经验非常实用，也很有效，对遇到的疑难杂症也常来讨教，受到了当地群众的好评。

治学经验

（一）书非深不能精，非熟不能用，非博不能广

书是人类进步的阶梯，知识的宝库。读书破万卷，下笔如有神。知识来源于勤奋。中医学意博、理奥、趣深，欲达到很高的境界，必须勤奋刻苦，专心致志，既不能畏难而退，也不能浅尝辄止。唐·韩愈《进学解》有云："业精于勤，荒于嬉；行成于思，毁于随。"我认为，读书从薄到厚，是知识量的积累，再由博返约，是知识质的飞跃。非博不能致约，非约不能致精，非精不能致远。如何读书学习，怎样才能步入中医学堂呢？

1. 学透经典，取其精华　中医理论博大精深，中医书籍浩如烟海，汗牛充栋，系统学习是必须的，但若全面精通，确非朝夕易事。我在20世纪50年代就系统地读完了《黄帝内经》《伤寒论》《金匮要略》《温病条辨》

《神农本草经》《难经》等经典著作。学习中医应该从学习中医经典开始，因为中医经典是中医的源头，必须反复研修经典著作，然后旁及诸家，这才是中医走向成才的必由之路。因此，熟读经典，识明医理是学习中医的基本功，只有读深学透，才能打下坚实的理论基础。对于用什么方法读书，我常引用苏东坡关于读书的一段话指导学生。东坡曰："卑意欲少年为学者，每一书皆作数过尽之。书富如入海，百货皆有，人之精力，不能兼收尽职，但得其所欲求耳。故愿学者每作一次意求之，勿生余念。又别作一次，求事迹、故实、典章、文物之类，亦如云，它皆仿此。此虽愚钝，而他日学成，八面受敌，与涉猎者不可同日而语也。甚非速化之术，可笑可笑。"这样专心致志、集中精力、各个击破的读书方法，若不是真正善于读书、读活书的人，是说不出"此中三味"的。在读书时，亦是采用"每一书皆作数过尽之"的方法进行，宁肯"愚钝一些"，不求"速效"之术。

《黄帝内经》162 篇，14 万余言。虽说浩瀚，但其中的最主要内容，无非是阴阳五行、五运六气、脏腑、经络、病因病机、病症、诊法、辨证、治则、针灸、方药、摄生12 个方面。每读一次，都要带着这12 个方面的某一个问题，边阅读、边思索，这样一遍又一遍地阅读下去，每阅读一遍，便把某一问题深入一次，解决一次，巩固一次。无论读哪一部经典著作，哪一部医书，每次都带着问题读，直到掌握了精神实质。在这个基础上，再看有关的参考书，就一定会做到多多益善，开卷有益。关键在读书的时候，态度务须认真，精神务须集中，遇到不了解或不完全了解的地方，必须查问清楚，不应该一知半解，自以为是。

如《素问·热论》云："今夫热病者，皆伤寒之类也。"对伤寒的认识，在中医界的过去和现在，一直有争论，相持不下，延续到今天还没有统一的结论。我对此深入研究，立足实践，从实际出发，认为现今之伤风属外感病的范畴，其机理为，太阳为诸阳之会，主一身之表，寒邪外袭，太阳受邪,肌表固密,阳气不得宣散,则郁而为热。结合《灵枢·百病始生》"风雨寒热,不得虚,邪不能独伤人"及张景岳"人伤于寒而为热者,寒盛则生热也,寒散则热退"的论述,提出感冒一病,均系外感风寒所致。一年四季,盛夏寒暑,世人皆曰受凉而感,无言受热者。但邪可郁而化热,或夹湿、夹燥。故治疗当以辛温散寒为主,辅以清凉透热,佐以扶正祛邪,创制了治疗感冒的系列方剂。其中感冒一号方苏柴益感汤,由苏叶、羌活、荆芥、柴胡、黄芩、太子参、甘草组成,具有散寒透热之功,主治感冒恶寒发热、头痛、鼻塞、流涕、全身关节酸痛等;感冒二号方清解利咽灵,在一号方的基础上加牛蒡子、板蓝根,具有散寒透热、清解利咽之效,主治感冒恶寒发热、头痛、鼻塞、咽喉肿痛、全身不适等;感冒三号方苏杏宣肺饮,在一号方的基础上加炙麻黄、杏仁,功能散寒透热、宣肺止咳,主治感冒恶寒发热、头痛、鼻塞、咳嗽气喘、全身关节不适等;感冒四号方苏柴玉屏散,在一号方的基础上加黄芪、白术、防风,能散寒透热、益气固表,主治身体虚弱易患感冒,发病时冷时热、汗出、头痛、鼻塞、全身关节不适、咳嗽、咽喉肿痛等。临证时辨证运用,疗效显著。其中二号方和四号方均制成院内制剂,广泛使用。

2. 学以致用,勤于临床 中医是一门实践性很强的应用科学,医疗经验是从实践中积累起来的,经典著作,绝非空洞浮泛的理论,大多对临床实践具有指导意义。因此,学习经典,不能只停留在文字表面上,必须深入到医学的实际工作中去,要理论联系实际。熟读王叔和,不如临证多;多诊识脉,屡用达药。一要认真读书,二要勤于临证,学以致用。

读书学习,关键在于学以致用,不在空谈。如高血压病、冠心病、糖尿病、脑血管意外等疾病,已被世界卫生组织定为生活行为病,多是由于饮食、起居、劳逸等不良日常生活习惯造成。如何预防这些疾病的发生?关键是规范个人的日常生活行为。世界卫生组织称此为"人类行为保健"。美国把行为保健作为第二次卫生革命。其实《黄帝内经》对此早有明训:

"上古之人，其知道者，法于阴阳，和于术数，食饮有节，起居有常，不妄做劳，故能形与神俱，而尽终其天年，度百岁乃去。今时之人不然也，以酒为浆，以妄为常，醉以入房，以欲竭其精，以耗散其真，不知持满，不时御神，务快其心，逆于生乐，起居无常，故半百而衰也。"说明对合乎天地规律的人类养生之道，必须严格遵循。因为它是根据天时地理对人体的影响而形成的一套生活行为规范，能使人心理平衡，营养合理，工作学习精力充沛，是人体健康之本。现在，由于生活水平的提高，冬有暖气，夏有空调，吃的精米白面，大鱼大肉，喝的烈酒饮料，生活过于安逸，致使这些"文明病""富贵病"发病率大幅度上升，严重威胁着人类的生命。我编写的《生活行为规范》一书中，强调人们的饮食、起居、工作、学习、运动、休息、思想行为都应有一定的规律。饮食有节，则不伤胃肠；起居有常，则不殃其精神；不要做任何无意义的脑力、体力劳动，则气血调和，以安其心神。只有这样，才能使形与神俱，以度天年。

3. 广阅博览，勤思善记 作为学者，必须博文卓识，勤读善记，具有广泛的知识面，只有这样，才能在临床上做到思路开阔，左右逢源。《医宗金鉴·凡例》教育我们："医者，书不读则理不明，理不明则识不清，临证游移，漫无定见，药证不和，难以奏效。"中医理论博大精深，中医书籍浩如烟海，若想全面精通，必须系统学习。由此也促进了我写书读书的习惯，见有用的书刊我就阅览，我家现有藏书近千册，虽然不能本本熟读，但能需要什么读什么，坚定了有时间就系统地读，遇到问题随时读，各级中医杂志我是天天读，及时汲取先进的经验，丰富和提高我的治学能力。

（二）学古不泥古，学中不弃西，实践创新知

要勤求古训，精研岐黄。中医经典理论，经方、时方均是前人经验的结晶，皆要继承借鉴学习。经典理论是继承的基础，继承是发扬的途径，发扬是提高的手段。但经典学习不是简单的重复，任何继承都是辩证的继

刘启廷

苦修岐黄 一心为民

承，而不是思想上的因循守旧和方法上的陈陈相因。要师古而不泥古，而不是食古不化。学习古代经典是手段，发展提高才是真正的目的。在临床治疗中，我始终坚持病证结合，不管是中医的病，还是西医的病，必须找出中医的证，有证才有治，有治才能有方和药。诊病坚持中医的四诊合参和现代科学检查结合，能四诊合参诊断清楚的，不做不必要的检查。治病坚持方证结合，善用经方、验方、小方。根据几十年的临床经验，我创建了百余首一方通治经验方，其方味少、药力足，组方严谨，一般不超过10味药，充分发挥专方专药的优势。

学习古人，要同对待其他文化遗产一样，应当有分析、有批判，决不能良莠不分地简单承袭。在继承工作中要边学习、边思考、边研究，甄别良莠、抉择疑义，既要把前人的理论阐述清楚，又要使之逐步完善，要把中医理论体系中的有关问题进行认真系统地梳理，在阐发科学内涵的同时，对已有的概念、法则、原理进行提炼，方能理解透彻，准确运用。

中西医各有所长，现代医学是建筑在现代科学技术基础上的，它注重解剖，讲求微观诊断明确，擅长诊断器质性疾病，而对功能性疾病的诊治较难；中医学是建立在辩证唯物论的基础上的，强调整体观念和讲求宏观的辨证，对器质性疾病不易定位定性，而对功能性疾病诊治疗效好。因此在临证时要中西医结合，利用先进的科学技术手段和现代医学知识，以求明确诊断，再依据病证辨证论治，走辨证辨病结合之路。

（三）识病循因，治病求本，用药要精炼

《黄帝内经》云："治病必求其本。"诊病必详审其因，辨明机理为要。识病循因，治病固本，是中医各种辨证方法的共同目标。疾病的表现尽管极其复杂，归纳起来，不外阳证和阴证两大类；病位的深浅，不在表，就在里；疾病的性质，不是热，便是寒；正邪的盛衰，正衰为虚，邪盛为实。总之，八纲是辨证的总纲，为各种辨证法的核心。知其要者，一言而中，不知其要，流散无穷。在临床上识病首在寻找病因。病因为本，症状

为标，必伏其所主，而先其所因。

如何才能询其病因？除问清病情变化的过程外，对起病因素、治疗经过以及病人既往健康情况、生活嗜好、饮食起居、周围环境等都要详细地询问清楚。既要抓住重点，又要了解一般，没有重点，也就抓不住主要矛盾，特别是对发病原因的询问，要追根问底。因为掌握了发病原因，治疗时才能截断病源，以图根治。如治疗风湿痹证，其发病原因多与环境因素有关，即久居卑湿之地，风寒湿三气杂至合而为痹。在临床治疗中，除运用祛风、散寒、除湿的中药外，还应询问患者生活环境、工作场所，嘱咐患者脱离潮湿的环境，才能使治疗取得满意的效果，否则，即使用药，也难获得好的疗效。如曾治一例心率缓慢且伴房室传导阻滞的病人，用药方证甚合，但取效不大，后经反复追问，方知患者系农药、化肥仓库保管员，其慢心率并房室传导阻滞与慢性农药蓄积中毒有关。因此嘱患者脱离工作环境，再加以中西药物调治而愈。又如曾会诊一女孩，16岁，高烧、关节痛已3个月而住院治疗，使用多种抗生素及激素，也服用一些中药，一直没有解决问题。经仔细询问得知：初春淋雨，衣服湿透，而后起病。结合关节疼痛、经闭、舌苔白腻等，知其病因为寒湿郁闭潜伏，有化热外透之势，即从寒湿论治，通阳宣痹除湿而愈。以上事例均说明，只有针对病因，从根而治，才是消除疾病的根本措施。治病求本包含了针对病因的治疗。

在临证施治时，要重视固本。治病不能只认证，不认人。在立法用药前，必须对患者整个机体要有个全面了解，如身体的胖瘦，气血的虚实，阴阳的盛衰，以及饮食、二便等情况，这样才能有的放矢地使用药品。中医特别强调固护胃气，有胃气则生，无胃气则死，胃气是饮食精华之源，人离开了精气的供养，光凭药物又有何用。所以，无论用什么方法，什么药物，都要先固护胃气。金代刘完素《素问病机气宜保命集·卷上本草论》就指出："治病之法，必以胃气为先。"

固护胃气之法，一是注意病人的食欲，胃气的盛衰，主要从食欲、消化、吸收等功能方面着眼，调理脾胃功能；二是注意病人大便，大便通否代表病人胃气的气化功能，特别是便秘的病人应及时通便，一则畅理气机，二则使邪有出路。在固护胃气的同时还应注意津液的多少。津液是人体生命之源，温病学家非常重视固护津液。如清代叶天士在《温热论》中说："存一分津液，则有一分生机。"说明固护津液的重要性。固护津液之法，一则注意药物的调配；二则要注意不要治之太过，特别是汗、吐、下、利之法应适度。即所谓"用药要中病即止，不可过之"。

在临床上用药需慎重而精炼，圆融活变，轻灵而平稳。用药如用兵，药物可以治病，也可以致病，如"水能浮舟，亦能覆舟"，错用滥用，无病用药，均为扰乱因素，对人体反而不利。必须掌握药物的性能、特点，临证时才能得心应手，准确无误。还要注意知药善任，如同是活血化瘀的川芎、当归、丹参，临证时不要有瘀血见证而盲目投用。川芎温燥，善走窜，上达头巅，下达血海，外彻皮毛，旁通四肢，又能行气散风，为血中之气药，若血瘀气滞有寒兼风邪或风湿者，用之最宜；当归甘补辛散、苦泄温通，既能补血，又能活血，兼能行气止痛，故血瘀兼有血虚、气滞有寒或大便秘结者，用之最宜；丹参性偏凉，长于活血化瘀，又善凉血、清热安神，有血热瘀滞或兼心烦失眠者，用之最佳，而阳虚寒滞之血瘀则当慎用。

任何药物都有长处，也都有短处，治病时要取其长而避其短。如同为补气药，人参、白术、黄芪、炙甘草都有效，但用后易产生胀满感，如何纠偏呢？以我的经验，服人参者，加槟榔以运之；服黄芪者，加陈皮以行之；服白术者，加枳实以消之；服炙甘草者，加砂仁以和之。如此监制得当，副作用就会少，疗效也会提高。

在临床处方时，既考虑到药与病合，也考虑到组方原则，要将药物配伍组合成为一个有机的整体，使之更好地治疗疾病，而不致诛伐太过。在组剂处方中，用静药，佐以动药；用动药，佐以静药，动静结合。补剂必加疏药，使补而不滞；通剂必加敛药，使散中有收。常可收到好的临床效果。

行医之道

只有心系民众，大医精诚，才能搞好医患关系，提高病人的信心和疗效。

（一）心系病人

为医，不仅要具有精良的医术，而且要具备高尚的品德。只有正确处理好医患关系，才能不断提高医疗水平。有人说病人是上帝，这是千真万确的，有病才有医，没有病要医生有什么用。有病治病，把病治愈才是提高医术关键之所在。要用孙思邈《大医精诚》的行医规则，告诫自己，处处为病人着想，对待病人一视同仁，不敷衍。对所接诊病人的识病、立法、用药都要周密观察，细致分析。常言道，药怕一味差，棋怕一步错。如曾经治疗一位慢性颈下淋巴结肿急性发作的病人，其整个下颌部肿胀，微红、质硬、疼痛，伴有寒热往来，拟软坚散结解毒化瘀汤，药用夏枯草、连翘、赤芍、炮山甲、全蝎、蜈蚣、浙贝母、陈皮，嘱3剂2天服完。看起来方药比较合理，但细分析其病属阴稍有阳化，乃为寒凝气滞血阻，若加点温经活血化瘀药可能更好。第三天改方时加乳香、没药，既能温经散瘀，又能消肿定痛，用后效果很好。对于一些不明病因的疾病，必须查找资料，有理有据。如曾接诊一个多动症的小儿，过去对此病见识较少，当时只能根据症状、脉象、舌诊来推理立方用药，是否恰当心中无数，我晚上回家除查找有关资料外，又打电话向儿科专家咨询，后来调整治疗方法而取得满意效果。所以说医术的提高来源于实践，而实践的对象是病人，这种每天回顾往事再学习的方式，是提高医疗水平的有效方法。

刘启廷

苦修岐黄　一心为民

49

仅具有良好的医德是不够的，还必须具有精良的医术，因为这是为人民服务的本钱（本领）。在临证中要孜孜不倦追求一个"精"字，即精于求理、精于组方、精于选药，根本的一点就是精于辨证施治。要做到"精"字，就必须刻苦钻研业务，不断学习中西医学的新知识、新进展、新技术。临床治疗许多疑难危重病人，中西并举，可愈顽疾。如曾治一顽固性的肾病综合征患者，全身高度浮肿，伴有大量蛋白尿。根据水为阴邪，得温始化的道理，拟益气温阳利水的方剂，患者服药后浮肿大部分消失，然蛋白尿仍时高时低，难以祛除。后给患者加用环磷酰胺和雷公藤片，中药则重用黄芪，加白花蛇舌草、续断，终使患者尿蛋白消失而病愈。

（二）治病先安神，心安病自除

人的生命之柱，主要是神，有"得神者昌，失神者亡"之说。一个良医识症、立法、用药首先要注意对病人精神的调养。病人对医生的言语、表情、动作都非常敏感，稍有不慎即可给其带来不良影响。如遇一病人在某医院做胸透时，医生看后眉头一皱，说一句"明天拍片再说"，结果病人认为自己得了不治之症，吓得一夜未眠。第二天早上即找我询问，我看过胸透单提示右肺上有一片阴影建议拍片排除结核。根据病症认定是明显的肺内炎症，向病人讲明病情，说问题不大，只要积极治疗很快会好。病人如大石落地，心情舒畅，结果服中西药治疗 3 天后症状减轻，5 天痊愈。有的医生为炫耀自己，往往把病人的病情说得很严重以恐吓病人。也有的为图取点私利，为病人做些不必要的理化检查，不仅给病人增加了经济负担，更重要的是给病人的精神增加了压力。有人说如果医生同病人谈话之后，病人没有变得轻松些，这样的医生不是好医生。早在公元前 400 多年前，古希腊医学家希波克拉底就认识到，医生的语言在治病中有着不可忽视的作用。他说医生有两种东西能治病，一是语言，二是药物。再如《灵枢·师传》说："人之情，莫不恶死而乐生，告之以其败，语之以其善，导之以其所便，开之以其所苦，虽有无道之人，恶有不听者乎？"这里包括了四个方面的内容："告之以其败"是指出疾病的所在及其危害，使病人认真对待疾病；"语之以其善"是安慰病人，指出只要病人能与医生配合治疗得当，是可以恢复健康的，强调病人战胜疾病的信心；"导之以其所便"是告诉病人如何调养，让病人遵照医生的治疗原则行事；"开之以其所苦"是解除病人的忧愁烦恼。即使对于那些脾气不好的人，也应以诚挚的态度进行规劝说服。可见古人是高度重视语言的治病作用的。

临床上接诊病人，首先要使患者精神安定，即所谓的"医病先安神，神安病自宁"。常言说："善言胜灵药。"语言具有极大的力量，它能通过大脑作用于人的心理和生理。每当人们听到好的消息时，就会眉开眼笑，欢欣鼓舞，心情愉快。每当听到坏消息时或想起懊恼的事情时，就会双眉紧锁，心情沉重，精神萎靡，焦虑而苦恼。所以，对于病人来讲，医生的语言影响就更大了。许多轻症病人和情绪不畅引致的疾病，给以精神安慰的疗法，辅以中药调治，便可痊愈。即便是危重患者，施以精神心理疏导，亦可使病情减轻。如一女性患者，因境遇不遂，心情沉闷，久之则喜怒无常，头痛头昏，睡眠不宁，多方求治，反复检查，服用中西药物，花去上万元，不见任何效果。进而对生活缺乏信心，整日以泪掩面，怀厌世寻死之念，家人非常焦急，慕名前来，经仔细询问病史，本着"心疾还需心药医，是以心乱则百病生，心静则万病悉去"，遂对患者和颜细语，耐心细致地做其思想工作，动之以情，晓之以理，阐明利害，终使患者胸襟大开，解除了精神上的负担和心理上的压抑，再辅以理气解郁之剂，调治半月而恢复正常。

（三）药食互补，减少痛苦

当医生的不要以为药是万能的，我认为药食结合，诚为至稳至善之方。民间素有"三分治七分养"之论。饮食调养是至关重要，无论用什么药都要以护胃为先，千方百计协调饮食和精神，这就是治"本"之意。

　　战国时代名医扁鹊说："若能用食平疴释情遣疾可谓良之。"唐代名医孙思邈也云："凡欲治疗，先以食疗。"药品，可以用来治病救人，但有时也可引起人的生理、生化机能的紊乱和结构变化等不良反应。诚如徐大椿所言："兵之设也以除暴，不得已而后兴；药之设也以除疾，不得已而后用。"故有"药补不如食补"之说。但传统的食疗只是对食物药理作用的简单利用。如山楂、鸡内金用来消食开胃；用姜来温胃散寒止痛，因而治疗效果有其局限性。我们需要博纳古今药食之长，有所发明，有所创造。治疗疾病，最好药食并举，补其短而用其长。首先，治病不要忌口过严，只要不与药理作用相反者皆可食用。人之所以发病乃为正气不足。其正气之源一是来源于先天的精气，二是来源于后天的精气，而后天的精气来源于水谷精微。若忌口过严或不注意饮食的调养，必使精气缺乏，而正气过虚，正不胜邪，药难奏效，所以在用药的同时一定要向病人讲清饮食的重要性。要根据病情指导病人饮食，一定要保持饮食营养各种要素的供应，否则会引起营养不良，正气虚损。第二，要注意药物治疗中病即止，如明·黄承昊在《折肱漫录·医药篇》提出："以药攻病者，去其大半，即宜养正气而佐以祛邪，正气充则邪气自尽，若必欲尽去邪而后补正，将正气与邪气俱尽而补之难为力矣。"张从正也提出："善用药者，使病者而进五谷者，真得补之道也。"在治疗中，除用药之外，还应结合食谱指导。如冠心病、高血压，当前发病率增高的原因主要是人们摄入肉、蛋、奶等高脂食物增加，而谷、薯、蔬菜类食物减少，所以调节膳食结构是减少和治疗冠心病的关键。饮食结构不调整，病根不除，再好的药又有何用。我为冠心病、高血压病制定了"五多五少"原则，即多粗少细、多杂少单、多素少肉、多醋少盐、多果少糖的膳食结构，绝大部分病人都取得满意效果。为病人制定的膳食标准有统用的，也有专用的。如复合面粉即适合所有人通用，即由大米或小麦4份，小米2份，黄豆2份，玉米2份组成。这种混合面营养价值极高，而且含人身不能合成的几种氨基酸，干稀都能吃。再者是专用食品，如针对糖尿病患者饮食难于调剂的老大难问题，我根据多年的临床经验，结合现代食疗，创制了以苦荞麦、小麦、大米、大豆、小米、玉米、山药、葛根等为主要成分，经科学加工，制作出适合糖尿病患者长期服用的平衡系列营养食品，包括面粉、面条、粥料。经大量临床验证，具有明显降血糖、降血脂功效，且口感好，深受糖尿病患者的欢迎。

还以绿茶为主要原料，配合木灵芝、菊花、绞股蓝等中药，制作成降脂稳压茶，经近 5 年千余例临床验证，疗效可靠，并具有简、便、廉的优点。

学术思想

我的工作之所以这样顺利，主要是在实际工作中始终坚持以下这三种学术思想，这三种学术思想，是我一生事业成功的根源。

（一）"倡导养生护正论，强调养生即是保护生命，护正就是提高抗病能力"

诊治疾病，治疗与预防密不可分。中医护正，重在调理阴阳，固护正气，畅达情志，调和气血，以维护人体的功能动态平衡，正所谓"正气存内，邪不可干"，保持阴平阳秘，精神乃治。在临诊时，我常把"上工治未病"思想放在第一位，未病先防，既病防变，指导病人把养生护正落实到日常生活中。利用业余时间，我为市老年大学讲了三十多年的卫生保健课，并主编卫生保健知识书籍 5 部，分发给学员。就是教大家如何强身健体，抵抗疾病的发生，达到提高生活质量、预防疾病、延年益寿的目的。

（二）"中医无病不治论"

人是一个有机整体，天、地、人合为一体，在正常的情况下，人的健康是衡定的，一旦发生了平衡失调，就会得病，而中医治病是调整机体的

刘启廷

苦修岐黄 一心为民

平衡。我在临床中经常遇到许多现代医学诊断不明、无法治疗的疾病，在使用中药治疗后，病情都有明显改善。所以，我认为中医没有不能治的病，不管是什么样的病状，通过四诊合参，辨证论治，都能找到病根，明确治疗方向。现在我遇到的疑难杂症特别多，积累了很多的经验，在当地治疗疑难杂症方面知名度较高。

（三）"感冒无热论"

本论原出于《内经》："今夫热病者，皆伤寒之类也。"张介宾认为："人之伤于寒，而传为热者，寒胜则生热也，寒散则热退。"世人没有哪个说"我今天热感冒了"，经典内也没有热感冒的记载。我立法散寒透热、扶正祛邪，组方苏柴透解汤治疗感冒，一般1~3剂均可治愈，治疗了近万例感冒病人，疗效相当好。

总之，中医成才之路，我的经验是"师承加自学是一个很好的路子"。只有在干中学、学中干，不断地提高，我才能从一个对医学一窍不通的少年学生发展到今天的国家级较有威望的中医主任医师。不是说正规院校培养不出名医，关键在个人的勤奋和努力。我现在年已八旬，仍坚持正常的学习和工作，每天接诊五六十病人，仍坚持国家级名医传承带教工作，有人说我放着清福不享，就是看中钱了，我觉得一个人的幸福，不应该是闲着没事，应该放在能为别人做点有益的工作上。我觉得看好一个病人，是我最大的安慰，所以，我不愿无事安乐度晚年，要积极工作永向前，将自己一生的经验贡献给祖国的中医事业。

（刘荔　协助整理）

我的学中医之路

山东中医药大学附属医院外科主任医师、教授　赵绚德

【医家简介】赵绚德（1935—　　），汉族，山东省金乡县人，主任医师，教授。曾任山东省中医医院、山东中医药大学附属医院外科主任，周围血管病科主任，山东中医药大学外科教研室主任。1995~2000年，组织返聘，担任山东中医药大学"九五"省级重点学科建设中医外科学学科负责人。为中国中西医结合学会周围血管疾病专业委会委员。

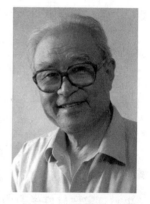

　　从事中医外科医疗、教学、科研工作50年，具有丰富的医疗实践和科研教学经验。对中医传统理论和治病方法有较扎实的基础。曾发表学术论文30余篇。参加的"中西医结合治疗血栓闭塞性脉管炎临床研究"获1978年国家科委科技成果一等奖，"活血化瘀法治疗血栓闭塞性脉管炎临床研究"获山东省优秀学术成果二等奖，"中西医结合治疗血栓闭塞性脉管炎387例临床分析"获《山东医药》优秀论文一等奖。主编和参编出版的教材及主要学术著作有：高等中医院校临床系列教材《中医外科学》，中医外科专业试用教材《中医外科学》《实用中医外科学》《新编中医外科学》，中国传统医学丛书《中医外科学》《中西医结合实用周围血管疾病

学》，高等医药院校中医学专业教材《中医外科学》及《中西医结合治疗闭塞性动脉硬化症》《中西医结合周围血管疾病学》等。

走进中医殿堂

1954 年我考入济宁医学专科学校（现在的济宁医学院）学习西医三年，毕业后于 1957 年 8 月被分配到山东省中医院工作，对我来说这是极大的荣耀，也是极其难得的机遇。能到省城省级大医院工作的人当然是幸运的，我们学校一起分来的有四个同学。我虽然并非中医世家出生，但是我对中医有种说不出的特别感情，这也是我与中医的缘分。在学校时我最喜欢阅读的课外书籍就是中医方面的基础知识，经常到学校图书馆阅览室，总喜欢看些中医方面的东西，像《中医杂志》一类的杂志，并经常抄录一些中医治病的单方和验方。我在校学习成绩排在前几名，还是校排球队队长，又喜欢蹲图书馆看杂志，深得校长的喜爱，因此我想我能得到少数的几个名额分到省中医院来一定是校长在帮助我，我由衷地感谢我们的校长。是他送我走进中医的殿堂，得以在中医学府里继续学习深造。我下定决心一定要好好学习中医，继承和发扬中医学宝贵遗产。

继承与提高

我非中医世家出生，中医药知识为零，学习中医必须从头开始。概括说来我的学习方法有二：一是拜师学习，全面继承老师的学术思想和临床实践经验；二是通过参加山东中医学院举办的业余大学系统学习深造理论。我刚来省中医院就被分到外科，当时外科有三位老医生都是祖传的专科医生，分别负责治疗疮疡、痔漏和正骨。我被安排给韩长泰老师名下学习中医手术治疗痔漏方法。韩老师来自农村，深具农民的朴实特点，他本人识字不多，凭着祖传三代中医治疗痔瘘秘方和独特的手术方法受聘于山东省中医院工作。他待人热情，没有架子，视病人如亲人，服务热情周到，深受广大病人的爱戴。传授技术和经验毫不保留，在生活上对我还很照顾，我们师生相处非常融洽。由于老师认真教，我也专心地学习，很快我就基本上掌握了这种传统的中医治疗痔漏手术疗法。并且于1959年在卫生厅刘慧民厅长的关心和支持下，我结合自己学习的心得体会整理出版了《痔漏中医手术疗法》一书，作为对老师的汇报，这也是山东省中医院第一本专著了。

1961年我又转到外科，师承山东名医张瑞丰老师学习。张老师学识渊博，临证经验丰富，不仅对痈、疽、疔、疖、乳腺炎等常见的外科感染性疾病有着很好的治疗方法和临床经验，对当时被认为疑难的几种疾病如脱疽（又称脱骨疽）、瘰疬、骨结核等的治疗也多有潜心钻研。20世纪五六十年代，由于生活水平和环境卫生条件较差，患瘰疬（淋巴结核）的人很多，张老师采用火针疗法，既简便又省钱，效果也很好，深受患者欢迎。不过随着人们生活水平提高，健康状况好转，这种疾病目前已经极为少见，此方法就没价值了，但它却是中医治疗的一种有效方法。当时脱疽病人也挺多见，这种病痛苦大，中西医都没有很好的治疗办法，严重者往往需要截肢，造成病人终身残疾。张老师敢于攻关，博览群书，悉心研究，探索用中医中药治疗脱疽（血栓闭塞性脉管炎）的办法，通过长期的临床实践，运用中医辨证法则，单纯中医治疗取得了可喜的效果。我根据对不同病人治疗过程的实地细心观察，结合老师对立方用药的深刻讲解和自己领会及学习心得，在得到老师的同意后，把有较系统观察的三十几例病例进行分析探讨，初步总结出了中医治疗血栓闭塞性脉管炎（脱疽）的规律，撰写了《脱疽证治》一文，并在山东省中医学会1962年年会上宣读，得到与会代表的好评和卫生厅领导的重视。1964年经过再次补充修改写成《血栓闭塞性脉管炎治疗总结》，发表在《山东医刊》第四期上。我们认为，血栓闭塞性脉管炎尽管总体上说属阴寒之证，但从发病过程和临床表现上大体上可以分为三型，即偏阴型、偏阳型和半阴半阳型。其治疗法则分别为：偏阴型，应用温阳散寒、活血通络法，方以阳和汤（熟地黄、白芥子、鹿角胶、肉桂、干姜、麻黄、甘草）加减；偏阳型，用清热解毒、活血消肿法，方以四妙勇安汤（金银花、玄参、当归、甘草）加味；半阴半阳型，用益气养阴、解毒通络法，方用顾步汤（黄芪、当归、党参、金银花、石斛、牛膝）加减。对于脉管炎病人来说，疼痛是个大问题，当时中医院是不用任何西药的，包括止痛药和消炎药。我们的止痛措施就是用老师拟定的四虫散（全蝎、蜈蚣、地龙、土鳖虫）、元胡粉作为备用止痛用药。为了进一步对血栓性脉管炎进行深入研究，提高治疗效果，在省卫生厅直接领导下，我院成立了中西医结合治疗血栓闭塞性脉管炎临床研究小组，并邀请山东医学院、山东中医学院有关基础教研室协助做各种相关西医学检查。1972 年由山东省中医院牵头主办了全国中西医结合治疗血栓闭塞性脉管炎经验交流大会，把我们的经验向全国推广。这项研究成果获得了 1978 年全国科学大会科技成果一等奖。作为血栓闭塞性脉管炎中医临床治疗研究的奠基人——张瑞丰老师功不可没。

恩师张瑞丰在中医外科不仅有深厚的理论造诣及丰富的临床医疗实践经验，还深谙炼丹术。据老师讲他家的《炼丹密录》已祖传三代，传统观念这种秘方和烧炼技术是传男不传女的，更不会传外人了。我深得老师的厚爱，张老师毫不保留地把家传秘方传授给我，实属难得，我不但要好好保存起来，更应加以发扬光大。家传《炼丹密录》中共载有二十八个药方，烧炼办法大概分为两大类，那就是"升丹法"和"降丹法"。中医界有句老话叫作"红升白降外科的家当"，所以临床上最常应用的也就只有红升丹和白降丹两种，其他很少用。1962 年济南市成立肿瘤治疗研究小组，有个协定方叫神农丸，因为方内应用了丹药，特邀张老师参加，专施炼制丹药，我也得到了极好的学习和实践锻炼机会。我在炼丹室呆了半年之久，在老师的亲自指导下，从配方、碾药、烤胎、封锅到如何掌握火候，一切巨细都得到真传。为了把这一技术世世代代传下去，不致断绝，在征得老师的同意后，我结合实践的体会撰写了《升降丹的炼制与临床应用》在山东中医学院学报1983年第一期发表。虽然当今时代丹药在临床上已经比较少用了，并且有了工厂小型化生产的升丹供应，但是作为中医药学的一项宝贵遗产，我们仍然有责任加以传承和发扬。张老师家传炼丹方法有其独到之处，他采用生石膏粉来封口（有人用牛皮纸封口），烤胎和火候应用也有严格要求。我就以红升丹和白降丹两种丹的具体操作为例，做简要介绍如下，供有意学习和研究者参考。

（一）升丹法

1. 配方　大红升丹：水银、白矾、皂矾各30克，朱砂、雄黄各15克，火硝120克。先将朱砂、雄黄二味分别研细，再同其余各药一块放入铁药碾内速研2分钟，以水银不见星为准。

2. 烤胎　将药粉拌匀，倒入小生铁锅内，摊在锅底中心部，范围大小必须小于丹碗口径，以便于扣碗。然后将小铁锅坐在铁锅撑子上，下面点燃木炭火，开始烤胎。药粉受热渐渐变成液体状，至沸腾后随水分蒸发而变干涸，形成固体的胎块。在药粉溶化、水分逐渐蒸发过程中，要用高粱秸秆或竹筷子不断地搅动，防止靠近锅底和周边的部分先变干涸。当药物凝成稠厚的胎块不易搅动时，停止搅动，用高粱秸秆在胎块上插数个小洞，以助出丹。

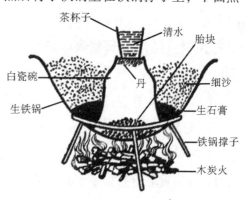

图1　炼升丹的装置（纵剖图）

3. 装锅　胎烤好后，将丹碗（口径18厘米左右，质细体厚形似钟形的白瓷碗）扣覆在胎块上，使碗口与锅底紧密接触，不留缝隙，并立即封口。用新鲜的生石膏粉在丹碗周围填压封固，勿使漏气。然后再倒入细黄沙至与丹碗碗底平齐处，须边倒沙边用手指捣结实，以防在烧炼过程中因碗内压增高将丹碗顶开。最后在碗底上放一杯清水（图1），取其阴阳相合、水火既济之意。

4. 烧炼　锅下放置木炭（荆木炭或柞木炭最好），点燃，先用文火（细软的小火）烧一小时，生石膏受热后慢慢变成熟石膏，体积膨胀，变得致密而坚固，能起到很好的封缝作用。用蒲扇将炭火略加扇旺，以文武火（中等火力）再烧一小时，切忌火力不能太大了，否则碗内压力升高太快，易将丹碗顶开，致成跑丹。最后将火扇旺，用武火（大火）烧一小时，停火。将锅移开，令慢慢冷却。

5. 取丹　用小铲子将沙子和石膏挖出，动作要轻，避免震动丹碗，以防丹药坠落。然后将丹碗迅速揭起，放在桌子上。此时可见色红如朱、晶莹发亮的结晶粉末附于丹碗的底上，厚约0.5～1.0毫米。用铲子或小刀将丹刮下，研细收存在棕色瓶中备用。

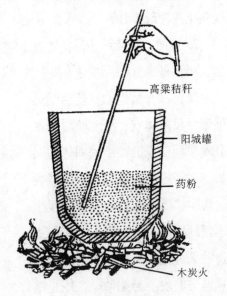

图 2　降丹烤胎法

（二）降丹法

1. 备罐　先将备好的阳城罐（现已买不到，可用普通直筒瓦罐代替，外用黄黏土掺头发与食盐和成泥，在管的外边糊上一层，厚约1厘米，罐底部3～4厘米，阴干勿使裂缝）放木炭火上烧热。

2. 配方　大白降丹：水银30克，朱砂、雄黄各6克，硼砂15克，食盐、白矾、皂矾、火硝各45克。先把朱砂、雄黄分别研细，再和其他诸药共混均匀，放药碾内速研2分钟，以水银不见星为准。

3. 烤胎 将研细的药粉拌匀，投入已经加热过的阳城罐内，坐在木炭火上，用小火徐徐溶化，开始用细高粱秸秆不断搅动（图2），防止靠近底部和周边药粉先变干燥而影响结胎的坚固性。至药物逐渐变稠不易搅动时，立即停止搅拌，令其慢慢干涸，凝结成十分牢固的胎块。可从观察烟雾的颜色变化及通过把白瓷盘扣覆在阳城药罐上，看是否还有水汽凝结来判断胎块是否合格。因为降丹的装置不同于升丹，是把药罐倒放，罐口在下罐底在上，所以要求胎块一定得牢牢地结在罐底上才行，这是炼降丹的技术关键所在。烤胎操作必须认真细心，严格掌握火候，切记心急用火过旺，要用文火徐徐加热，时间应在1.0~1.5小时烤成，比升丹烤胎多费时1~1.5倍。否则，操之过急，结胎不牢，必将发生坠胎而致失败。

4. 装锅 在进行烤胎的同时，即在炉灶旁边做好如下准备：将二号大饭盆平放在地上，使之牢稳，盆内放上三块半截砖，呈三角鼎立状，再倒入清凉水1~2碗于盆内，水的深度以刚好不湿锅底为准。在砖块上放小铁锅，锅底再放一个白圆瓷盘，要水平稳固。然后在胎块已烤成时，速用铁钳子或以棉纸数十层浸湿后垫手将阳城罐抱起，并将之倒转，使口朝下底朝上，此时可轻轻地抖动一两下，一方面可以除去灰烬和一些细小的凝结不坚的碎药粒，另一方面再最后检查一遍结胎是不是牢固。若结胎不牢，易被震落，应重新烤胎。然后将阳城罐口朝下底朝上轻轻放置在锅内白瓷盘之上，在罐口周围和瓷盘相接处，用新鲜生石膏粉封口，按压结实，勿使漏气。再将锅内填满细沙，露出阳城罐一寸高即可。

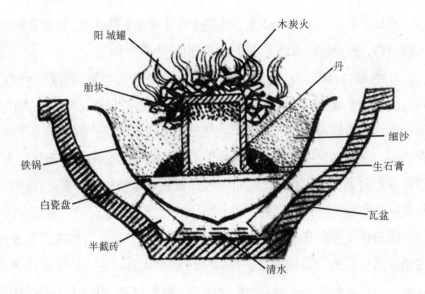

图 3　炼降丹的装置（纵剖图）

5. 烧炼　将已经燃红了的木炭移至阳城罐底上（图3），先用文火烧一小时，然后增加木炭，将罐体外露部分全部包围，用扇子将火扇旺，武火烧一小时，再改文武火烧一个小时，停火，令慢慢冷却。

6. 取丹　将沙子和石膏挖出，轻轻拿走阳城罐，露出瓷盘，此时可见有丹聚在盘上，呈白色雪花状或粉霜样的结晶，有光泽，不具异色。用铁铲或小刀刮下来，研细装有色瓶内备用。

中西结合　融会贯通

中医和西医是两个完全不同的理论体系。中医诊治疾病主张从整体出发，针对人体在疾病过程中因生理病理变化所出现出的一系列现象，来确定是何证，然后进行辨证施治。经过长期的医疗实践，积累了丰富的经验，已经形成一套完整的独特的医疗体系。但这种诊断比较笼统，不够具体。西医则从微观角度出发，在充分利用解剖、生理病理学等研究成果的基础上，更结合先进的仪器检测等手段来确定疾病所在部位，明确病因病位，再决定治疗方法，比起中医要直观具体，针对性更强。中医和西医各有所长，也各有所短，中西医结合融会贯通，取长补短，是我国医学发展的正确道路。新中国成立后，在党的中医政策指引下，经过创办中医院校，提倡西医学习中医，现代的中医已经吸取并采用了西医的诊断和治疗方法，丰富发展了中医学的内容，西医也在运用中医学的理论和一些治疗方法，来补充西医治疗的不足，两者结合，走出中国医学的独特发展道路。

传统中医外科治疗的范围主要为体表的化脓性感染性疾病，包括痈、疽、疔、疖、发、丹毒、流痰、瘰疬，以及水火烫伤、冻疮、虫咬伤及皮肤病等，称疮疡外科。我进院时的治疗病种基本如此。中医对治疗这些疾病的经验是很丰富的，不仅有辨证施治方药，更有各种膏丹丸散外用制剂，疗效是显著的。但随着社会发展，人民生活水平提高，医疗卫生条件改善，这种一般体表感染性疾病日益减少，中医外科学的内容也在发生根本性改变。目前中医医院的外科早已中西结合了，不只是形式上的结合，更是实际应用的结合。首先在疾病诊断上，统一应用西医学病名，再根据中医传统理论，通过望、闻、问、切四诊进行辨证，实行辨病和辨证相结合的诊断，丰富了诊断的内涵。实践证明，中西医结合治疗外科疾病更具有优越性。就以妇女产后乳腺炎来说，在发病的初期，中医治疗比西医治疗效果好。乳腺炎初起，患部红肿热痛，排乳不畅，或有结块，伴有寒热等全身症状，属于肝胃蕴热，乳络阻塞，采用疏肝清胃，和营通乳法治疗，常用瓜蒌牛蒡汤（《医宗金鉴》）加减（瓜蒌30克，牛蒡子10克，蒲公英30克，连翘15克，柴胡10克，黄芩15克，王不留行15克，皂角刺10克，甘草6克，水煎服），配合吸乳（建议让患者亲属用口吸，吸奶器效果不理想）或外敷药膏，效果很好，一般一两服药即可治愈。对已经化脓的病人，按照传统中医办法，先服透脓散（金银花、蒲公英各30克，连翘、黄芪、当归各15克，穿山甲、皂角刺各10克，水煎服），使之移深居浅，令其自行破溃，或者用小刀刺破放出脓液，但由于破口过小，引流不畅，很难愈合。此时若用西医切开手术，由于将脓腔彻底打开，引流通畅，术后愈合迅速。如此结合则大大提高疗效，也深受患者欢迎。

对于外科常见急症，像急性阑尾炎、肠梗阻、胃穿孔、胆囊炎、胆石症等，尤须中西医结合治疗，因为这一类疾病发病急、变化快，严重危及病人生命。要很好地把握治疗时机，正确运用中西医结合治疗措施，确保病人安全。对中医治病的基本原则，如"急则治其标""缓则治其本""扶正以祛邪"和"祛邪以扶正"等的辩证关系应切实把握，灵活应用。通过多年的临床实践，证明应用中西医结合的方法治疗急慢性阑尾炎、一般胆道感染和胆石症，比较安全可靠，疗效肯定；对于急性胃穿孔、急性肠梗阻、梗阻性胆管炎则风险大，最好及时手术，术后可结合病人情况给予中药或针灸治疗，促进恢复，预防肠粘连等并发症发生，提高疗效。对于阑尾炎的治疗，我基本上按照中医辨证分型，应用几个协定处方治疗：①瘀滞型（相当于急性单纯性阑尾炎，或其他各类阑尾炎经非手术治疗炎症消退的后期病例），用阑尾化瘀汤：生大黄15克，牡丹皮15克，桃仁10克，川楝子15克，木香15克，败酱草30克，延胡索10克。气滞重者，加青皮、乌药各10克；血瘀重者，加红藤30克；形成较硬包块者，加三棱、莪术、穿山甲各10克。②湿热型（相当于化脓性阑尾炎、急性阑尾炎合并局限性腹膜炎，以及阑尾周围脓肿的病例），用阑尾清化汤：金银花30克，蒲公英30克，败酱草30克，生大黄15克，牡丹皮15克，赤芍30克，桃仁10克，生甘草10克。热重时重用清热解毒药，热退后再加活血化瘀药物，否则脓肿可能扩大。③热毒型（相当于较重的化脓、坏疽性阑尾炎、阑尾穿孔并发局限性或弥漫性腹膜炎病例），用阑尾清解汤：金银花60克，蒲公英30克，冬瓜仁30克，生大黄20克，牡丹皮15克，木香15克，川楝子10克，甘草10克。水煎服。通过单服中药绝大多数病人可以治愈，一般疗程应在半月左右。不能在病人腹痛一消失后立即停药，因为症状消失不等于炎症就完全消灭了，应在局部压疼消失后一周再停用药，达到根治目的。对于不能服药或者不接收中医治疗的病人，以及反复发作的慢性阑尾炎病人，则应采取手术治疗。

对周围血管疾病的研究

晚年我在周围血管病科继续从事常见周围血管疾病血栓闭塞性脉管炎、动脉硬化性闭塞症、糖尿病性坏疽、大动脉炎、下肢深静脉血栓形成、血栓性浅静脉炎及淋巴水肿等疾病的临床治疗研究。总结规律，血管疾病有个共同的特征，如常见的几种动脉性疾病都是以血管腔狭窄闭塞为其病理特征，因为造成闭塞远端供血不足而发生各种缺血的表现，其症状和体征大致是相同的，即从中医辨证角度看同属于一种证，根据中医治病原则，可以实行"异病同治"，就是说不论临床诊断是血栓闭塞性脉管炎亦或是动脉硬化性闭塞症，只要具备了这种证，就可以应用相同的治疗法则进行治疗，其效果也是相同的。由于疾病发展有不同的阶段，同一种疾病临床上也会出现不同的证型，如初期阶段以脉络受阻气滞血瘀为主，通常称血瘀型，病情发展瘀久化热，就成为湿热下注型了，到恢复期则又表现为气血两虚症状。治疗应根据不同阶段表现出的实际证型进行辨证论治，遣方用药，方能够取得良好效果，这在中医学里又称"同病异治"。"同病异治"和"异病同治"体现了中医治疗的灵活性。近年来我在治疗动脉闭塞性疾病时，基本用方就是：①血瘀型：肢端发凉麻木、疼痛，皮色暗有瘀点等，宜活血化瘀益气通络法，用活血通脉汤：黄芪30克，当归30克，金银花30克，土茯苓30克，赤芍30克，全蝎10克，地龙15克，蜈蚣3条，甘草10克，随症加减。②湿热下注型：肢端红热肿痛，有溃疡或坏死者，宜清热解毒活血通络，用四妙勇安汤合黄连解毒汤加减：金银花60克，玄参30克，当归30克，黄连10克，黄柏10克，黄芩15克，全蝎10克，地龙10克，延胡索12克，甘草10克。③气血虚型：恢复期病人，肌肤甲错，形体消瘦，面容憔悴，创面肉芽不新鲜，脓液清稀等，宜补气养血滋阴解毒为主，用顾步汤加减：黄芪30克，党参30克，当归30克，白芍15克，石斛30克，金银花30克，牛膝15克，甘草10克。对动脉硬化合并有冠心病和糖尿病的患者，则同时配合西药对原有疾病认真治疗，很好地控制血压及血糖至关重要。对于静脉疾病，常见的为下肢深静脉血栓形成，我是根据发病阶段分为急性期和迁延恢复期进行治疗，急性期静脉血管堵塞，血液回流受阻，表现瘀血肿胀疼痛或伴有发烧症状，治宜活血化瘀清热利湿，方用清化汤：金银花30克，土茯苓30克，益母草60克，赤芍30克，川芎10克，苍术12克，黄柏10克，牛膝15克，三七粉6克（冲服），琥珀粉3克（冲服），同时应用尿激酶做溶栓治疗，外敷芒硝冰片散（10:1比例），消肿止痛。迁延恢复期，堵塞血管部分再通，肿胀大部消失或为朝轻暮重，治以活血通络为主，辅以清热利湿，用舒络通脉汤：苍术12克，黄柏10克，薏苡仁30克，金银花30克，当归15克，白芍15克，全蝎10克，水蛭6克，穿山甲9克，甘草10克，水煎服。目前对于常见周围血管疾病应用中西医结合治疗已取得了颇多的经验，疗效满意，已成共识。

笃定学中医　一生不言悔

山西中医学院主任医师、教授　王世民

【医家简介】王世民（1935—　　　），河北省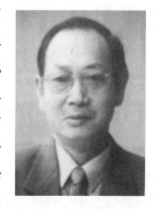
元氏县人，山西中医学院教授，主任医师，执业
中药师，硕士研究生导师。1992 年起享受国务院
颁发的政府特殊津贴。曾任山西省中医研究所主
任医师、副所长兼附属医院副院长，山西中医学
院副院长兼方剂研究所所长、院学术委员会主任
委员。历任中华全国中医学会山西分会理事兼秘
书，中国中西医结合学会中药专业委员会委员，
中华中医药学会微量元素专业委员会副理事长，山西省微量元素学会名誉
会长，山西省中医药学会药膳养生专业委员会主任委员，山西省药膳养生
学会终身名誉会长，国际东方药膳食疗学会副会长，山西省食品科学技术
学会名誉理事长，北京中医药大学校友会山西分会名誉会长，三通摄生研
究会名誉会长。为山西省卫生系列、科委系列及普通高校高级职称评定委
员会委员，山西省药品评审委员，卫生部新药审评委员，《山西中医》编
委，《中医药研究》杂志副主编，《山西中医学院学报》名誉主编。还是山
西省卫生厅中医局高级顾问，2007 年被太原市人民政府评为"名老中医专
家"并获证书。

1962 年毕业于北京中医学院医疗系（今北京中医药大学，简称北中医，下同），同年分配到山西省中医研究所工作。先后师从孔嗣伯、白清佐、谢海洲、印会河、刘寿山等。1990 年调入山西中医学院，是中医实验方剂学的首倡者和开拓者、硕士研究生导师。在临床上提倡方剂辨证，善用补与泻和药膳食疗。编著和参编的著作有《中医方药手册》《局方别裁》《中药新用手册》《中华本草》《微量元素与中医药》《生命元素与药物应用研究》《印会河抓主症方解读》等 8 部，协助整理老中医的著作有《谢海洲医学文集》《谢海洲临床经验集录》孙华士老师的《幼科金针》《小儿药证直诀释译》，印会河教授的《中医内科新论》等。科研方面先后获省级科技成果二等奖 3 项，已发表医学论文和译述及实验研究报告、杂论150 余篇。

利人益己，立志学中医

1. 天随人愿，考取北中医　　1953 年春天，母亲因外伤感染得破伤风被庸医误诊而早逝，继而我患面神经麻痹，东奔西跑求治经年而无效，激起我立志学医的情怀。1956 年高中毕业时，正是新中国成立后的第一个五年计划时期，百废待兴，要实现工业化，需要大量的钢铁、汽车、化工、地质、煤炭等技术人才，青年学生也都争先恐后地报考工科院校，我校高中两个班一百来人，只有我一人报了医科——中医学专业，所以格外显眼。时任我们班主任的陈唯实老师，操着标准的东北口音，十分不解地大声打趣道：王世民要学"汉医"（中医）。是的，我就是要学中医！这大概是当时自己对民族传统科技"一知半解"尊崇的心理使然。天随人愿，幸运地被北京中医学院录取，成为该校的第一届大学生，走进了中医的大课堂。一般认为，学中医者常常以家学为贵，故有"医不三世，不服其药"之说。我没有这个福分，在我的祖辈中虽有业医者，但到我出生时，被乡里崇敬的曾祖父早已作古，只留下高悬于大门上由患者高全敬献的"佩德神医"之匾额，当然谈不上耳提面命的家传了。遗留的"大字中间夹着两行小字"的医书，由于连年的战乱，到我学医时早已散失殆尽。当时学院的条件不论是教师还是校舍都是很不理想的，大约到1957年以后，大批中西医药界的知名人士、专家、学者先后调入。中医药学方面，有北京的于道济、方鸣谦、陈慎吾、马龙伯、胡希恕、刘渡舟、谢海洲、赵绍琴、朱颜、祝谌予、单玉堂、刘寿山等；上海的秦伯未、章次公、余无言；天津的宋向元；四川的任应秋、李重人；江苏来的最多，如王慎轩、程莘农、印会河、杨甲三、董建华、颜正华、王玉川、刘弼臣、孙华士、王绵之、黄庭佐、孔光一、施汉章、王子瑜等数十人。西医基础课是当时的沈阳医学院（今中国医科大学）来的，如刘国隆、金恩波、邱树华、贾长恩、齐治家、曹治权、巩国本、张瑞林、姜明瑛、陶晋舆、朱培纯等。真可谓"群英荟萃"。他们中有的是鬓髯涂霜的老者，有的则是如日中天的壮年，但都是医德高尚、学验丰富的楷模，再加行政、工勤人员的热心服务，可以说为培养我们付出了不容忘怀的心血，终于使我们完成了学业，踏上了利人益己的从医之路。

2. 敬业敬师敬友，唯实是求　入校学习之后，对中医有了较为深刻的认识。因为学校的安排是"先中后西，中医为主"，中西医的比例是6：4。如前所述，数以十计的各学科、各门类和众多学术流派的老师、学者轮番登台讲授，耳提面命的实验、实习、临证襄诊，再加上学校图书馆的丰富藏书，从这些古今书刊中也能吮吸到甜蜜的"智识乳汁"，也可以说是"营养丰富"。转眼之间就到了毕业临床实习阶段，没想到能把我分配到了全国著名的北京同仁医院，在同仁医院中医科，有幸受到了京都名医陆仲安之哲嗣陆石如、北平四大名医汪逢春之入室弟子吴兆祥、四大名医孔伯华之哲嗣孔嗣伯（祥珊）的亲炙，当时的吴老、陆老都已年近花甲，而孔老师正值中年，三位老师都是倾囊相授，我是受益良多。实习将结束时，我做有关命门的毕业论文，孔老师赠我《四部备要》一部，还将太老师的未刻本《脏象发挥》中的《命门辨》一节，用毛笔抄录，装订成册，在首页题写赠言后亲授予我，迄今我仍珍藏着，视作"传家之宝"，不轻易示人。关于孔门的学术观点"脾湿肝热说"和用药特色，我曾撰文发表于《世界中西医结合杂志》。毕业后我被分配到山西省中医研究所，有幸又受到山西四大名医白清佐先生的亲炙，白老私淑黄元御、傅青主之学，是一位有胆识的临床家。说来也巧，在京时学的是寒凉派，在太原的老师则是温阳派。北京孔嗣伯老师继承了孔太老的衣钵，识病首重肝胃，组方遣药善用寒凉，诸如生石膏、滑石、代赭石、旋覆花等，其效甚佳。太原白清佐老师论病尤重脾肾，倡导脾湿肾寒，立法用药善用温燥的附子、肉桂、干姜，效亦昭彰。较详细内容可参阅拙文《侍师医话》（《山西医学杂志》，1964）或黄文东主编的《著名中医学家的学术经验》（湖南科学技术出版社，1984）。我一直认为，坚持尊师敬业敬友，学无止境，躬身进取，才能学到真东西，所以在读书期间和工作之后，对师长的学问可以说都是顶礼膜拜，在京城的老师如祝谌予、谢海洲、刘渡舟、印会河等，中药文献学家刘寿山、药理学家周金黄、组织胚胎学专家贾长恩、微量元素专家曹治权、儿科专家孙华士、南开大学生物物理专家蔡载熙教授等，都是数十年来往不断，他们对我的问道求教，总是有求必应。在太原一道工作的更可谓是忘年之交，如中西医结合的医史学家、老所长贾得道，文献学专家李茂如、赵德三，傅青主研究专家何高民，药理学专家王玉良等，都可以说是良师益友，得到他们多方面的指教和帮助，受益良多。在太原的同窗好友朱进忠、吕景山、刘志太、刘文敏、徐生旺、侯竹青等，更是学术上切磋，生活上关怀，亲如手足。这里我没有阿谀奉承之意，只是想说明一个观点，中医药学是一个综合的学科，其治学之道，家传师承固然好，然而没有这个福分的人，把自己的位置摆正，放在晚辈、学生的位置上，勤学好问，谦恭以诚，从师不论门户，求知不问长幼，方能见他人之才，得其道，得其真。所以孔夫子说"三人行，必有我师焉，择其善者而从之，其不善者而改之"，确是至理箴言。

瘝体在抱，视病人如亲人

"为人民服务"，这在前些年可以说是中国人的口头禅，也是评价一个人道德品质的"金指标"。在今天的经济转型为商品经济，我看还是应当有一点守旧的标准，"君子爱财，取之有道"嘛！换句话说，就是在今天商品经济的条件下，人的品德、诚信、友爱、"礼仪廉耻"仍然放在第一位为好，才能做到"生财有道"，在为民众服务中有道生财。作为一个医者，一个中医人，更应如此。医乃仁术，这是中国传统文化对业医者的描述，也是为医者的准绳。所谓"仁"者，爱人者也，即仁爱之意。它是中国传统医学医者的人文特征，也就是通常说的"医德"。早在1000多年前药王孙思邈对医德医术总结成四个大字——"大医精诚"，按我的理解，"精"是讲医术，"诚"是讲医德的。明代的李中梓说"检医典而精求，对疾苦而悲悯"，我看就是对这句话的注解，观历代的大医、良医都是"德艺双馨"者。所以我把"修身淑世""仰古尚新"八个字作为我的座右铭，也作为科徒的"师训"。

治病救人是医生的天职，必须尽职尽心。记得是在"文革"刚开始的1966年秋天，某日，在门诊接诊了一位青年，王某，精神疲惫，自诉腰脊困楚疼痛，眼泡肿，下肢沉重无力等。经查尿常规，蛋白（＋＋＋），RBC（＋＋），并有颗粒管型，拟诊为肾小球肾炎，确需住院治疗。患者称他是保卫干部，有重要工作在乡下，离不开，我再三解释病情，说明不住院治疗，对身体影响太大。随即像下命令似地给他开了住院证，大概是我认真地劝说与解释，才非常勉强地住了院，经过一段时间的治疗，基本上恢复了健康。出院时，再三表示对我的感谢，并和我成了好朋友，几十年来交往不断。

治病救人，医生要有仁心，还要有仁术，要千方百计地为病人解除疾苦。1965 年在大同地区下乡，当地是盐碱地，再加气候寒冷，在 20 世纪 60 年代人民生活很艰苦。有一位女青年农民，和她已年近花甲的父亲相依为命，住在我们包队的村东头的两间旧房中，因患肺结核，咳嗽咯血，骨瘦如柴，因为无钱买药治疗，也用了很多偏方、土办法均无效果，找我求治。观其颧红如妆，瘦弱得像个纸糊的人，营养不良，发热，盗汗，脉细数，舌质红等。这样的病人，首先应当改善其营养，扶助正气，才能提高其抵抗力，战胜痨病，可是当地以"毛糕"（即不去糠皮的黍子面蒸制的黏糕）为主食，连药都买不起的人家，上哪里去增加营养呢？当时正值秋季，地里的蚂蚱、蝗虫很多，我想起了叶橘泉先生给我说过的蚂蚱这东西蛋白质含量很高，又富含钙等无机元素，正是痨病的补益良品。我就教她及其父亲用旧布做个小网袋，绑在竹竿上到田间地头捕捉蚂蚱、蝗虫，然后把头一揪，就能连其内脏全部摘除，再去翅，在铁锅里用小火焙干研末吃，不限量，以增加营养；同时，采摘田里的刺儿菜（即小蓟），洗去泥土，用水煮后稍加盐拌着吃，每次一把，一日 2 次，以凉血止血。就这样吃了一个多月后诸症见好，又吃了三个多月，女孩的面色有所好转，也有月经来潮，第二年开春后，还能下地干活了。后来，北京中医学院的印会河老师曾亲笔给我题写了"瘝体在抱"的条幅，以资鼓励。

不言有成，偶有一得

我生性不敏，虽然自诩还算努力，但还是平庸之辈。参加工作后，性格倔强，敢"言人不敢言"的脾气没有改变。几十年来临床治病、教学、科研都是不同阶段的主要工作任务，虽然没有什么大的成绩和功劳，但总还是有些，或者说也有些经验教训，写出来与诸君共勉吧！

1. 良医之成，识药为要　中药是中医用于战胜疾病和养生保健、益寿延年的主要武器，古代医生的用药多是自采自用，医生对于药的形态、性能了如指掌，所以古代的名医都称之曰"药王"，如扁鹊、孙思邈。随着生产力和社会的发展，医药渐渐分家，各行其事，各执其业，这应该说是一大进步，不能尽厚其非。现在想要再返回去令医生上山采药，自采自用，那已不可能了。有言曰"工欲善其事，必先利其器"，对中医来说，这个器就是中药。因此要做好医生，必须下工夫熟谙中药。我认为中医与西医不同，中医与中药犹如鱼儿离不开水一般，应当"相濡以沫"。所以明代医家缪希雍有言，"凡为医者，当先识药"，确是经验之谈。所谓"良医之成，识药为要"，就是说中医良医要知药事也。这是因为：

第一，中药品种复杂，古今有所不同。中药和中医一样历史悠久，再加我国幅员辽阔，自然环境多样，物产丰隆，又限于当时的历史条件，难于及时交流，所以中药的"同名异物""一多种名"现象严重，难免有"张冠李戴"的。如前些年败酱草治肝炎的问题，争议很大，实际是南方用的败酱草为十字花科植物菥蓂的全草，北方则用菊科植物苣荬菜，当然效果不同。这种现象至今似仍存在，如党参，有党参、素花党参和川党参，其原植物虽然都是桔梗科植物，但品种不同，临床疗效上是否完全一样呢？就是同一种植物，由于老、嫩（即采收期不同）其效用也可能有别，如连翘秋天果实初熟尚带青色时采收者习称"青翘"，果实熟透时采收者习称"老翘"，一般认为前者为优。还有古今药物品种的兴衰与变迁更是复杂，有的千百年来不曾变化，如黄芪、当归、人参等；有的则今非昔比，如太子参，原是用幼小的五加科人参，因其就和人一样，是尚未长大的小人参，所以也叫孩儿参，或美其名曰太子参，使其名更加响亮和显得尊贵，现在则变为茜草科植物孩儿参的块根；白附子历史上用的多是毛茛科植物黄花乌头，而今则以天南星科植物独角莲的块茎做白附子用。此外，还有些品种分化，如芍药今有白芍和赤芍之分，术有白术和苍术之分，古典医著中芍药是白芍还是赤芍？凡此等等，不仅可能影响临床疗效，还可能干扰对经典著作的正确评价。说到经典，中医的四大经典即《黄帝内经》《伤寒论》《金匮要略》《神农本草经》。本草者，今之中药也。而今之经典已把本草"边缘化"了，观夫今天中药市场的混乱现实，应该恢复《神农本草经》的经典地位，以唤起医者、业药者重视中药方剂的研究探讨，提倡中医临床家"医应识药"的风气，以免重蹈日本小柴胡汤事件、中草药肾病误传谬说之覆辙。

第二，熟读成诵，精思有得。临床常用中药不少于 400 种，因此要想用得得心应手，必须熟记，方能信手拈来而施用于病家。学习的方法就是背诵、熟读，这个基本功是"百年大计，背诵第一"。背诵的问题，不用说中医大家，个个都有很好的背诵功夫，就是我国的一些文人、科学家中的饱学之士也都有很好的背诵功。据说大数学家苏步青教授背诵数学公式如数家珍；陈寅恪先生 55 岁失明后的 24 年里仍在大学里任教、著书立说，都是凭借着原来背诵积累的知识。由此可见背诵是基本功，是硬功夫，文理皆然。尤其是中医典籍，往往是哲理、医理和药理的交汇复合体，只有反复吟诵才能"顿悟"其精义奥旨，这是经验所得。中药歌诀中龚廷贤的《药性歌括四百味》就是一个良好的读本，琅琅上口，背熟之后，百年不忘。孔夫子有言"学而不思则罔，思而不学则殆"，可见熟读还要精思，书本的知识不经消化吸收，不能化为己有，读书无心不能有得。背诵熟读不仅指中药，方剂亦然，因为临床上使用的是方剂，不是单味药，所以方剂的歌诀——"汤头歌"也需要下同样的工夫。只有方、药娴熟于胸中，临证时才能心不慌，手脚不乱，应变于俄顷。好的汤头歌，如"葛根黄芩黄连汤，甘草四般治二阳，解表清里兼和胃，喘汗自利保平康"（见《汤头歌诀白话解》），这个歌的第一句是方名与药味，第二句是病位（太阳、阳明）、是理，第三句是法，第四句是证，可以说是理、法、方、药、证兼备，熟记在心，临证自然心不慌了。另一方面，一个汤头不仅是一个方剂的方药、病理、辨证及加减的概括，而且还代表着一定的理法和临床经验，特别是临床上常用的方剂汤头，更是千百年来经过临床验证而行之有效的代表性方剂，因此如能更进一步地体会它的"法"和经验，就能在临床上更加灵活地运用。因古人制方选药，多自经验而得，主证主方、主症主药，自有规矩；君臣佐使，定有法度。例如：张仲景常把某些病称之曰某某汤证，而应用某某汤治疗，可见在一般情况下，一个证大体上都是有一个主方的。故临证时，"因病以求方，因方而举药"，变而通之，则理法方药兼备，虽不能万全，亦不致发生大的错误。

2. 胃肠疾病，莫忘通导　凡具有通导大便，消除积滞的方剂，可称谓通下剂。使用通下剂以治疗疾病的方法应属于八法中的下法。下法是临床上常用的治疗方法之一，其多用于胃肠病中。盖胃肠属六腑，腑者传化物者也，以通为顺，以通为补，因此通下剂自然使用的就多些。兹就个人管见所及，结合临床上的一点粗浅体会，分述如下。

（1）食积　顾名思义，可知本病乃由饮食停滞而得，多因脾胃运化失常，食物积滞不行所致。症见胸脘痞满、嗳腐吞酸、厌食、脘腹痛而拒按、大便秘结、舌苔厚腻等。此证尤多见于小儿及素日体壮阳盛之人。盖此类病人恃其体壮胃健，常因饮食不节而损伤胃肠，致使积滞不行，郁而化热。故临床上以嗳噫食臭、厌食、便秘不通为诊断要点。因其为实、为热，故治疗上以通下积热为不二法门。然仍应细斟其实之多少，热之轻重，辨证选方。常用的方剂有保和丸、四消丸、三黄枳术丸等。一般说来，保和丸重于消，通导之力不足；四消丸则偏于消伐；三黄枳术丸以通下清热为胜，最宜于过食辛辣厚味之食积证。笔者喜用自拟的加减保和汤，其方剂组成是：炒三仙、半夏、陈皮、炒莱菔子、黄连、大黄、槟榔，此方即保和丸去连翘，加黄连、大黄、槟榔，对伤食积滞的便秘、脘腹胀满作痛、嗳腐厌食、舌苔黄厚者，其效尤良，大便一通，诸症即瘥。笔者体会，保和丸中之连翘改用黄连最好。盖连翘虽有清热散结之功，但系指气血郁滞的疮疡而言,故有"疮家圣药"之称,非指食积化热者也。《本草求真》说"连翘多用则胃虚食少";费伯雄也说"此(保和丸)亦和平消导之平剂,惟连翘一味可以减去",可见古人亦发觉连翘在此方中不甚恰当。黄连苦寒,能燥湿清热,厚肠胃,厚肠胃者,健胃之谓也。即黄连不独能清热泻火,还有健胃之功。临床上我凡用保和丸,皆以黄连易连翘,未见偾事。

(2)胃脘痛 胃脘痛也叫胃痛,是一个常见病,通常以胃脘部疼痛为主症,并多伴有烧心、吐酸、食欲不振、大便不调等症。因其病位在脐上心口部,所以古人亦常称其为心痛或心口痛,病多缠绵不解。究其辨证分类,一般认为虽有寒热虚实数端,但就临床所见,所涉及的脏腑多为肝、胃、脾,久病患者尤以脾胃虚寒者为多,故秦伯未老师认为从根本上说是一个脾胃虚寒的疾病,治疗上最多用的是黄芪建中汤。是方出自《金匮要略》,由小建中汤加黄芪组成,小建中汤是由桂枝汤倍芍药加饴糖组成。桂枝汤一般都被看作是标准的调和营卫、解肌发表的解表剂。桂枝汤何以能解肌发表?究其本,是假其补中健脾之功。盖桂枝汤中的桂枝、生姜、甘草、大枣,皆能健脾胃,芍药能"益脾"(见《本草备要》),所以说桂枝汤实际上是一个补中健脾胃的方剂。刘渡舟老师曾明确指出:"桂枝汤调和荣卫是在调和脾胃的基础上建立起来的。由此推论,桂枝汤调和荣卫乃其末,调和脾胃是其本;发汗解肌是其末、鼓舞中气使谷精内充,揆度阴阳的运行是其本。"可见桂枝汤的本意就有温运脾胃、健复中气的作用。小建中汤为桂枝汤倍芍药加饴糖,饴糖甘平,乃健中补脾之圣药,与桂枝相配,辛甘化阳以温中;芍药与甘草相配,酸甘以化阴,缓肝急以止痛;再加黄芪,甘温以补益脾肺,更恃其生肌长肉的作用,促进溃疡的愈合。因此说是药证相合,对大多数的虚寒性胃脘痛有较好的疗效。实际临床上还可根据症状辨证加减。如胃脘痛日久而又有瘀血证候者,根据久痛入络的理论,加丹参、云南白药。云南白药是一个复方制剂,功专祛瘀止血,对大便潜血阳性、胃痛如刺者效果甚好。如伴有烧心吐酸，加乌贝散，解痉止酸，还能涩肠，因此对伴有大便溏泄者最为合拍。若大便干燥或初硬后溏者，笔者常重用当归和全瓜蒌，以润肠通便。瓜蒌甘寒而不败胃，用之无防。实践表明，大便一通，对食欲的增加，胃痛的缓解是有很大好处的。中医说"通则不痛"的理论，于此亦可见一斑。

（3）反胃　反胃亦称翻胃、胃反，其主证是朝食暮吐、暮食朝吐，吐出者为未消化的食物，吐出则舒。中医学对本病之认识，亦多责之于饥饱忧思，损伤脾胃，以致中焦虚寒，不能消化水谷，病久及肾，下焦无火，所谓釜底无薪，不能腐熟水谷云云。治法多为温中健脾、降逆和胃之剂，如丁香透膈散等。笔者认为，此症乃因瘀血内阻，幽门不通，胃气不得下降，阴津不能滋润大肠，故大便干结，腑气不行，浊气上逆而反胃作吐。治宜活血润燥通便，成方可用润肠丸、通幽汤、当归润肠汤等。润肠丸（《沈氏尊生书》方，由当归、生地黄、桃仁、火麻仁、枳壳组成），顾名思义可知其能润肠通便，又因其内有桃仁、当归之属，还有活血祛瘀之功；通幽汤为李东垣方，其组成是，生地黄、熟地黄、当归身、桃仁、红花、升麻、炙甘草、槟榔；当归润肠汤即通幽汤再加麻子仁、大黄，作用相近，而祛瘀活血通便之力较胜。

通幽汤原用于治疗噎塞便秘，大抵亦包括了反胃。《汤头歌诀白话解》说："本方是治疗胃的幽门（就是胃的下口）不通，大便艰难之剂。"由于幽门不通，浊气不得下降，不独大便艰难不行，还会引起胃气上逆而反胃。故方中用二地、归身养血润燥，桃红活血祛瘀，升麻升清，槟榔降浊，甘草和中，俾瘀血去幽门通，清升浊降，吐逆便秘，自然消除。当归润肠，方中有大黄、麻仁，其活血祛瘀、润肠通便力强，临床上用于幽门不全梗阻等，可以缓解症状；亦可于前方中再加三七、云南白药；癌肿患者再加土鳖虫，有一定疗效。

（4）便秘　便秘是临床上常见的一个症状，它可以见于许多疾病，这里主要是指胃肠燥热引起的习惯性便秘和痔疮、肛裂、肛门手术后伴发的便秘等。这种便秘的特点是大便经常干结，隔日或数日一行，努责艰难；或伴有头昏、头痛、口臭等，服泻药可通，但停药则便秘复作。有痔疮、肛裂者，还有肛门疼痛、便血等。常用的方剂有麻子仁丸、五仁丸、五仁润肠丸等。一般说来，麻子仁丸是清热缓下；五仁丸中均为植物的种仁，纯属润下，没有清热的作用；五仁润肠丸是五仁丸的加味方，润下而又兼补。其中麻子仁丸出自《伤寒论》，又名脾约丸，是个经典的缓下剂，它可看作是小承气汤加麻子仁、杏仁、芍药。小承气汤能清热通下，麻仁为君药，能润肠通便，杏仁降肺气、润肠通便，芍药有养阴缓急之功，全方是一个清热通下与润燥滑肠同用、泻而不峻的缓下剂。临床上用于男女老幼的肠燥便秘，确有良效。但亦有人认为，该方有攻下破气之嫌，实乃拘泥于小承气汤加味之故。所谓承气者，承胃气也，"亢则害，承乃制"，是知承者，顺也，胃肠为阳腑，以降为顺，承气汤是承胃（包括肠）腑本来下降之气，况且方中的大黄、厚朴、枳实用量俱减轻，不足伤害正气，故《方剂学》（全国高等医药院校试用教材）中说，"综观本方，虽用小承气泻下泄热通便，而大黄、厚朴分量俱从轻减，更取质润多脂之麻仁、杏仁、芍药、白蜜等，一则益阴增液以润肠通便，使腑气通、津液行，二则甘润减缓小承气攻下之力，使下不伤正，而且只服十丸，以次渐加，都说明本方意在缓下，其作用主要在于润肠通便"，可谓先获我心。

（5）泄泻、痢疾　泄泻是指排便次数增多，粪便清稀，甚至如水样；痢疾古称"肠澼"，是以泻下赤白脓血，腹痛，里急后重为主症。以病势来说都有急性、慢性之分。我们这里讨论的均是指慢性者。笔者认为，从根本上说本病的主症都是有寒有湿，乃寒湿积滞于肠中，虚实夹杂。故治疗大法应是攻补兼施，用温阳通下剂。常用成方有三物备急丸、温脾汤等。笔者体会，本证又见于虚人误食生冷硬物，凝滞不化，脐腹疼痛，按之亦痛，但又能耐受，排便不畅，杂有少量黏液，舌苔白厚或浊者，可先用温脾汤，常能使寒湿尽去，排便畅利，腹痛减轻或消除，然后辨证选方，治本除根。

以上仅就管见所及，讨论了用通下剂治疗五种胃肠病的一点粗浅体会。之所以采用通下剂，主要是针对这类疾病都有邪实的一面，其病位又都在胃肠，胃肠属六腑，六腑以通为用也，通则为用、为治的理论，于此可见一斑。似还提示，熟谙中医理论，是辨证论治的基础，是提高临床疗效的根本。

3. 方剂辨证 辨证论治已约定俗成地成为中医学的优势和特色，一般认为《伤寒论》不仅奠定了辨证论治的基础，也是辨证论治的楷模。按现在的说法，辨证论治有病因辨证、六经辨证、脏腑辨证、方剂辨证、微观辨证、影像辨证等。我对方剂辨证情有独钟，略陈管见如下。

（1）方剂辨证的概念 所谓方剂辨证就是"有是证，则用是方"的意思。所谓证，就是医者按照中医理论对机体外在表征的分析概括，其实质是机体在致病因子作用下应答反应的一个特定状态。由于机体对致病因子本身及外界环境因素与机体本身的机能状态等的影响和制约，故其反应状态不一，随之表现出来的证也各不相同。中医辨证就是着眼于此，它抓住了机体应答反应的外在表现——证，而不一定去追求内在变化细节，即"有诸内必形诸外""以外揣内"就是这种认识的根据和道理。中医临床虽然形成多种辨证体系，如六经辨证、脏腑辨证、三焦辨证等，现代又提出了"微观辨证""影像辨证"等，最终还是归结到"有是证则用是方"。由此可知，方对证、药对症，方与证之间愈是丝丝入扣，疗效愈佳。由于方剂辨证是根据证而遣方选药，配伍组合，与证之间有着紧密的对应关系，因此方剂辨证不仅实用，而且对中医的发展，对外交流也有重要意义，因为中医临证治病用的是方剂，而不是什么"单味药"。

（2）"方剂辨证"始于《伤寒论》，源远流长 中医药学的发展史表明，中医治病，是从单味药开始的，随着一药对一症治疗经验的积累，开

王世民

笃定学中医 一生不言悔

始升华为数味药对应相互有联系的多个症，到张仲景《伤寒论》的出现，可以说是对方剂辨证打下了基础和树立了榜样，他把外感热病（包括部分杂病），根据其发生、发展、演变、转归，划分为六经病，并把每一经病又具体地归纳为若干方证，论述中常常以方名证，如《伤寒论》第34条"太阳病，桂枝证，医反下之，利遂不止……"第267条"若已吐下发汗温针，谵语，柴胡汤证罢，此为坏病，知犯何逆，以法治之"等，突出体现了方剂辨证的思维和特点。

（3）方剂辨证的科学性和实用性　方剂辨证源于仲景《伤寒论》，它是长期反复临证实践的基础上，通过对机体功能状态的大系统，客观、动态地分析总结出来的实践经验。方剂辨证，在实际临床上着眼于方与证的对应关系，方对证、药对症，既实用，也较易于掌握，有是证，用是方，只要辨证选方遣药正确，真是效如桴鼓，立竿见影。近贤上海名医陆渊雷说："统观仲景书，但教人某证用某方，论中有桂枝证、柴胡证之名，可知意在治疗，不尚理论。"真乃言中肯綮。

4. 方剂辨证治案举隅　中医临证治病，就是辨证论治，选方遣药。方药对证，是诊治疾病的精妙之处。不论什么病，只要有是证就用是方，略事增损，其效彰彰。兹举方剂辨证治案数例，说明如下。

（1）藿香正气散证治案

①治水土不服　患者张某，22岁，河北省人，20世纪60年代，辽宁沈阳一带以高粱米为主食，张某考入该地某高校，生活不能适应，每日腹泻三次，但无里急后重及脓血，大便常规检查无异常发现，伴有消化不良，食欲减退，甚或作呕，脐腹疼痛，舌有薄白苔，脉如常，诊为"水土不服"，给予藿香正气丸三袋，每服10克，一日2次，生姜煎汤送服，服药两天即愈大半，又服4天，大便自调，饮食如常。

按：藿香正气散出自《太平惠民和剂局方》（以下简称《局方》），《中华人民共和国药典》各版均有收载，是一个常用的非处方中成药。过去的剂型多为水丸和大蜜丸，现在多为胶囊剂、软胶囊、口服液和颗粒剂等。其中藿香正气水还可以外用，治疗痱子、体癣、女性外阴瘙痒以及脚气（足癣）等。考《局方》原书，本方其主治症除了伤寒外感、吐泻、山岚瘴疟外，还能治疗"遍身浮肿，女人产前、产后气血刺痛，小儿疳伤"。本方的主要功能是解表芳香化湿、理气和中，我用其治疗水土不服，是基于其能治疗山岚瘴疟。"山岚瘴疟"一词出自《肘后备急方》，原指在岭南闽粤等人迹罕到之处感受瘴毒而引发的一种疾病。推想之，这大体相类于今人外出异国他乡，不能适应当地环境，即所谓水土不服。关于"水土不服"，《中医简明辞典》的解释是："初到一个地方，由于自然环境和生活习惯的改变，暂时未能适应而出现的各种症状。如食欲不振、腹胀、腹痛泄泻或月经不调等。"这与近年来被称作"旅游泻"的病症大体相类，盖因初到生疏的地方，机体适应力不逮，或因过敏，常见食欲减退，胃肠功能紊乱而上吐下泻。用藿香正气散，调理肠胃，正气通畅，邪逆自除，切合"有是证用是方"，故能服之有效。

②治晨泻　患者申某，女性，胸满泛恶，不思纳食，已20余天，每日清晨腹泻，先有腹痛，旋即作泻，甚为急迫，泻下物为稀溏便，得泻则腹痛宽舒，偶有下坠感，小便如常。伴有失眠，头痛眼涩，肢体困倦，酸胀不适。近三天又"感冒"，鼻流清涕，咳嗽，痰白而多。舌苔灰白而润，脉软数。血、尿、便常规检查无阳性发现。观症切脉似非命门火衰之"五更泻"，当为不时之寒，袭于肌表，肺失宣肃，咳嗽流涕，邪干清窍，故病头痛；内伤饮食，湿浊之邪困扰脾胃，清浊失序，腹痛作泻。证属内外杂邪，脾湿复盛。法宜芳香化浊以除脾胃之湿，兼以宣散外感之寒，方用藿香正气散加减，处以藿香、紫苏叶、桔梗、生甘草、陈皮、白茯苓、半夏、苍术、厚朴、大腹皮、白芷、炒六曲、白蔻仁，生姜、大枣为引，水剪服。2剂后腹痛即瘥，大便每日1~2次，饮食增加，但咳嗽、头痛未去，舌脉大体同前，原方稍事增损，又服4剂而愈。

按：本案黎明时作泻，特称"晨泻"，以与方书之"五更泻"或"鸡鸣泻"相区别。盖因后者之病因多责之于命门火衰，治用四神丸类补火生土以固下元，而本案早晨腹泻1~2次，同时伴有腹痛、头痛流涕、四肢酸楚等症，舌苔灰白而脉软数，起病仅20余日，无命火衰微之见证，应与肾虚作泻不同。何以早晨作泻，急不可缓？乃因脾胃不运，湿浊内停，清晨时分，厥阴肝木主令，其气主上升，今湿困肝木，清阳不能上升反抑其疏泻之性而下降，故有腹痛泄泻刻不容缓，然其本仍在脾胃湿浊之作祟。《景岳全书·泄泻》说："泄泻之本，无不由于脾胃……若饮食失节，起居不时，以致脾胃受伤，则水反为湿，谷反为滞，精华之气，不以输化，致合污而下，泻利作矣。"因此，在治疗上不离化湿健脾之法，藿香正气散芳香化湿、苦温理气、调理胃肠，同时还有宣散外邪、调和阴阳之能。恰如《医方集解》所言，服之"正气通畅，则邪逆自除矣"，故能应手而效。

③治饭醉　患者侯某，女。患者一年来食后即感神倦眼困，不能自制，必须睡1~2小时，醒后始能精神如常。夜晚睡眠一般，偶有心悸，食纳欠佳，大便稀溏，每日1~2次，小便略黄，月经调顺，舌苔白厚，质稍红，脉濡软无力。诊为湿困脾阳，中气不足。清阳不升，食已脾胃气壅，故昏昏欲睡，不能自制。拟芳香化浊、调畅脾胃而伸脾阳，方用藿香正气散加减，处方：藿香、佩兰、大腹皮、陈皮、白茯苓、炒白术、厚朴、桔梗、甘草、杭白芷、半夏、六神曲、石菖蒲、荷叶，生姜、大枣为引，水煎服。2剂后症状即减，因其舌偏红而去厚朴、半夏之温燥，加黄芩、黄柏（因当时无黄连）以清热燥湿，又服4剂，症状基本消除，随访8个月，未见复发。

按：本症发作必在饭后，即与饮食相关，大体与醉酒一样，属于中医的"饭醉"，《东医宝鉴》称为"饭后昏困"，是由脾胃不运、湿气中阻所致。湿为阴邪，阴遏清阳，心神不展，犹若天空云翳，遮蔽阳光，阳被阴困，恰如《灵枢·寒热》所说："阳气盛则瞋目，阴气盛则瞑目。"食后则睡的"饭醉"乃脾不运化，谷气不腾，反助其湿，欲畅其神而瞑目，必伸清阳，欲伸清阳，当先化湿（浊），俾湿浊蠲除，脾气振作，阳伸而心神畅达，病自可解。犹如天空乌云消散，则阳光四射矣。藿香正气散芳香化浊、正气调中，佐以荷叶、石菖蒲清香醒神开窍，故能取得较好的疗效。

（2）苏子降气汤证治案

①治咳喘　患者王某，男，58岁，患肺气肿，咳喘已十余年，近来日益加重，痰白而多，胸满，呼吸不利，喘咳而不能平卧，脉弦，舌苔润滑胖大。曾用温肺化饮平喘的苓甘五味姜辛汤，效果不理想，二诊细审其脉症，寸弦而尺软，并有神疲倦怠，腰脚无力，小便频数，乃诊为上盛下虚，肾不纳气的苏子降气汤证，药用紫苏子、橘皮、半夏、前胡、厚朴、肉桂、当归、炙甘草、人参、冬虫夏草，水煎服。诸症逐渐好转，连服9剂病情基本控制，临床治愈。

按：苏子降气汤出自《局方》，据考，实由《备急千金要方》卷七的苏子汤衍化而成，功能平喘降逆，祛痰镇咳，是治疗上盛下虚"老慢支""肺气肿"的名方、效方。所谓上盛是指痰涎壅滞于肺，下虚指下焦肾气亏虚、肾不纳气之意。在《局方》和后世的《医方集解》等书中多有加减，如加用橘皮则理气燥湿祛痰力增强；去肉桂加沉香则温肾之力减，纳气平喘之效增，其要在辨证选方遣药。

②治气秘　患者刘某，男，62岁，患咳喘病已近20年，多在秋冬季发病，咳嗽吐白痰，气喘短气，大便困难，甚至二三日一行，小便如常，食纳欠佳，舌有白苔偏厚，脉弦滑。此为"气秘"，痰气蕴结膈上，用苏子降气汤加减。处方：紫苏子10克，橘红10克，清半夏10克，前胡10克，厚朴8克，莱菔子10克，当归15克，肉桂3克，沉香末3克，炙甘草6克，生姜3片、大枣2枚为引，水煎服，5剂。

二诊时患者自觉气短、气喘咳嗽均减轻，大便仍感艰难，遂于前方中加桃仁、杏仁（捣）各10克，服5剂。三诊时诸症均缓解。

按：本文中不少病例是1963年在刘渡舟老师的指导下诊治的病人。时值我从北京中医学院毕业后被分配到山西省中医研究所（今山西省中医药研究院）工作，恰逢刘老带着北京中医学院58级毕业生20余人来作临床实习，因此再次获得了刘老在临证上耳提面命的教诲良机，有些病案是刘老师亲自动笔修改过，本案即是其一。刘老指出，本案患者年事已高，肾气渐衰，喘咳而便秘，乃"气秘"之症，若误用苦寒荡涤之品，徒伐胃气，反伤津液，通而复秘。沉香、肉桂同用，温暖下焦以纳气，苏子、厚朴、半夏、莱菔子降气以达津液，苏子、当归还能润肠降气，有助于通便平喘。服药5剂喘咳减轻，腑气不行，故二诊时加桃仁、杏仁，增强润肠的作用，杏仁与前胡、橘红等相配，还有宣降肺气以助通便之功。

（3）麻子仁丸证治案　患者徐某，女，交城县人。便秘已十余年，服通泻药则大便稀溏，不服则艰难努责。患者形体较肥盛，年龄四十刚过，自患便秘症（三日一行，干结难下），体重较前增加，食纳可，睡眠、月事正常。脉弦略数，血压145/85毫米汞柱，舌有白苔，根部较厚腻。此乃胃肠燥热之习惯性便秘，治当清热润肠通便，用麻子仁丸加减。处方：火麻仁（捣）10克，桃仁（捣）10克，大黄5克，杏仁（捣）10克，厚朴10克，全瓜蒌20克，蜂蜜1小勺（冲服）。5剂，水煎服。

药后，动静不大。量轻不济，遂将熟大黄改为8克，全瓜蒌增至30克，加枳实6克，又服5剂，大便通利，基本上每日一行。后嘱改用成药麻子仁丸常服，以巩固疗效。

按：便秘是临床常见病，虽无致命之虞，但会给病人带来痛苦。病虽不大，常并发高血压、高血脂和肛痔等，因此应当积极治疗。便秘以通下为正法，麻子仁丸乃经典的缓下剂，由小承气汤加麻子仁、杏仁、芍药组成。小承气汤能清热通下，麻仁、杏仁润肠通便，芍药有益阴缓急之功，全方清热通下与润燥滑肠同用，是一个泻而不峻的缓下剂。然而有人认为，本方有攻下破气之嫌，实乃拘于小承气汤泻下之说。所谓承气者，承胃气也，"亢则害，承乃治"，是知承者顺也，胃肠为阳腑，以降为顺，承气者是顺胃肠本来下降之气，况且方中的枳实、厚朴用量俱轻，不会伤害正气。临床上对于男女老少的肠燥便秘、痔疮等，麻子仁丸方可放胆使用，确有良效，未见偾事。本例方中加桃仁、蜂蜜可增强润肠之功；全瓜蒌，性味甘寒，入肺、胃、大肠经，有润肠通便之功，后世将瓜蒌皮、瓜蒌仁、全瓜蒌分别应用，我喜欢用全瓜蒌，取其含有皮能配杏仁入肺，有降气而促进排便之功。观宣白承气汤，即伍有瓜蒌皮，谅也是此意。

（4）小承气汤证治案　患者赵某，女，25 岁，住太原市义井。2012年 12 月 19 日初诊。病便秘四年余，自生小孩儿后发生严重便秘，不用泻药或开塞露不得排便，腹部憋胀但不排便，余无不适。脉弦有力，舌尖红，苔不多，面色红润。合参脉症，是属单纯性便秘，治用小承气汤润肠通下兼施。处方：熟大黄 6 克，枳实 10 克，厚朴 10 克，全瓜蒌 20 克，火麻仁 15 克，桃仁、杏仁各 10 克，炙甘草 6 克。水煎，取汁 400 毫升，早晨空心服。2013 年 1 月 9 日二诊，诉上药连服 10 天，排便无困难，自觉很满意。观舌苔基本如前，脉缓，关脉似滑，询其月事正常。前方有效，守方再服 5 剂，以求巩固。

按：便秘是临床常见病，女性尤为多见。本例年已三八，身体健康，脉来有力，余无所苦，故选用小承气汤通下，再加活血润燥、滑肠之品，证情简单，估计 8 味药即可解决问题，果然应验。二诊时脉有滑象，虑其妊娠，询知月事调顺，月信已过，当属安全，遂继服 5 剂巩固。

（5）当归润肠汤证治案　患者李某，56 岁，河北籍，素有溃疡病，近3 个月来便秘 2～3 日一行，甚至干结如羊屎，并伴有呕吐，吐出物为吃下之未消化食物，吐后反觉痛快，故常以指探喉，促使呕吐，身体明显消瘦，面色欠华润，舌有白苔，根部较厚，脉弦。自疑为胃部肿瘤，思想负担颇重，经钡餐造影诊断为十二指肠溃疡、幽门不全梗阻。此属反胃，缘于瘀血内阻，阴津不得下润大肠，故腑气不行，大便干结难下，治宜活血润燥，用当归润肠汤。处方：生地黄、熟地黄各10克，当归15克，桃仁、红花各10克，升麻5克，炙甘草6克，炒槟榔10克，火麻仁15克，熟大黄10克。水煎服，5剂。服3剂后，大便即能通畅，食后不再反胃呕吐，舌根部厚苔渐退，原方又服5剂，续用丸剂调理善后。

按： 此病为溃疡病继发幽门不全梗阻。大便干结，2~3日一行，并伴有呕吐，吐后反觉宽舒，但吞咽并不困难，是本病一个特点，故病人常以手指自行探吐。本病大体属于中医"反胃"范畴，古人常是把"反胃"与"噎膈"相提并论。现代中医多责其为瘀血内阻，胃气不得降，阴津不能滋润大肠，故大便干结，腑气不行，浊气上逆而反胃呕吐。治宜活血润肠通便，用当归润肠汤施治。当归润肠汤即李东垣通幽汤加火麻仁、大黄。通幽汤原用于治疗噎塞便秘，《汤头歌诀白话解》说："本方是治疗胃的幽门（就是胃的下口）不通，大便艰难的方剂。"中医理论认为，六腑以通为顺，由于幽门不通，浊气不得下降，不独大便艰难不行，还会引起胃气上逆而反胃，故方中用二地、当归身养血润燥，桃仁、杏仁、红花活血祛瘀，升麻升清，槟榔下行降浊，甘草和中，再加火麻仁、大黄，其活血祛瘀、润肠通下之力更强，促使瘀血去而幽门通，清升浊降，吐逆便秘自然蠲除。临床上用于幽门不全梗阻，可以得到改善；亦可加三七、云南白药；肿瘤患者可再加土鳖虫，用至每剂30克，亦未见不良反应。

（6）黄芪建中汤证治案　患者林某，女，33岁，干部。患者七八年来常感胃部不适，吞酸烧心，胃痛时稍食饼干、馒头等食物可缓解。近一月来胃痛又作，痛如针刺、刀割，喜温喜按，不能吃生冷硬物，伴有嗳气吞酸、食欲不振等症，外院诊为"十二指肠溃疡"及"胃窦炎"，服维生素U等效果不理想。脉弦，重取无力，舌苔白，大便一日1次，潜血试验阳性，复经我院钡餐造影证实为十二指肠球部溃疡。辨证属中虚胃寒、脾不摄血，用黄芪建中汤加味温补中焦，兼以止血治标。处方：黄芪15克，桂枝6克，炒白芍12克，炙甘草6克，丹参10克，神曲10克，炮姜6克，大枣5克，饴糖30克（冲），水煎服。另用白乌贝散6克，一日3次，饭前冲服，连服3剂，未见著变，但有大便先干后溏。将原方去丹参、饴糖（因无货），加瓜蒌15克，炒山药15克，当归10克，又服3剂，大便基本通调，潜血阴性，疼痛亦减，遂以上方出入调理，诸症向愈，正常上班工作。

按：溃疡病的发病率很高，其主要症状是胃脘部疼痛，烧心吐酸，喜温喜按，冬季或受凉、食用生冷硬物之后发作或疼痛加重，因此秦伯未老师说，溃疡病从根本上说是一个脾胃虚寒的疾病，故用黄芪建中汤为主方治疗是很有效验的。黄芪建中汤出自《金匮要略》，乃由桂枝汤倍芍药加饴糖、黄芪而成，对于脾胃虚寒的胃脘疼痛有效，盖因其祖方桂枝汤本身就是一个建胃补中的方剂。刘渡舟老师明确指出："桂枝汤的调和荣卫是在调和脾胃的基础上建立起来的，由此推论，桂枝汤调和荣卫乃其末，调和脾胃是其本，发汗解肌是其末，鼓舞中气促谷精内充，揆度阴阳的运行是其本。"可见桂枝汤的原方即有温运脾胃、建复中气的作用，再加芍药、饴糖，即小建中汤，功专温中补虚，缓急止痛。与生肌长肉的黄芪相配，自然能促进溃疡的愈合而显效。溃疡病多属虚寒，但不一定都是大便溏泻，相反，便秘者亦不少见，此系运化失职，津液不布而便结不行，宜重用全瓜蒌，或加当归滋润通肠，甘寒而不犯胃，大便一通，对食欲的增加和胃痛的缓解都有帮助。治疗胃肠病应特别注意"通下"，即使在补益中宜常寓通，这点古人早有明训，六腑"以通为用""以通为补"也。此药的加减，即是这一治则的体现。

还有一个教训，由于药房、药店一般不备饴糖，可否用蜂蜜代替，笔者曾试用，非但无效，反增烧心吞酸，胃痛加重或发作，除了体质因素外，或与生蜂蜜性凉有关，若用蜂蜜，似应用性温的炼蜜乃合病机病证。

（7）乌梅丸证治案　患者李某，山西大同人，男，农民。患吐蛔症已有两年，除每月吐蛔一二条外，余几无所苦，有时腹痛便稀，照常下地干活。查舌脉基本正常，形体略瘦，因买不到成药丸剂，遂开汤剂如下：乌梅15克，细辛3克，干姜8克，黄柏20克，当归10克，附子8克，川椒10克，肉桂5克，党参10克，川楝子10克，槟榔10克。水煎服，每月服5天，连服3个月。

按：乌梅丸是中医治虫病的经典方剂，因为当时药房无黄连，所以加大黄柏的用量，另加川楝子、槟榔，增强杀虫的力量，川楝子还有理气止痛之功。服药3个月后，吐蛔现象消失。本例是我1965年在大同县李家小村下乡时所治的一个病人。患者36岁，身体看不出什么病象，只是每月吐蛔虫一次，且有预感，我曾亲眼见到患者从口中拉出蛔虫，长约15厘米，仍能活动。我按《伤寒论》乌梅丸主治"蛔厥者，其人当吐蛔"一语，施与病人，连服3个月，即不再吐蛔，至我1966年1月离开，未见其复发。

光阴荏苒，屈指一算，我走出校门，踏入医界已半个世纪了。不揣浅陋，撰成此文，若能对来者有所启迪或参考，或提供可作批判的材料，吾愿足矣。

（南裕民　施怀生　王永吉　王左希　协助整理）

勤学医源　广采新知

广州中医药大学首席教授、博士生导师　禤国维

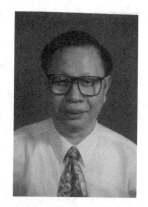

【医家简介】禤国维（1937—　　　），广东佛山三水人，中共党员，六年制本科学历，广州中医药大学首席教授、博士生导师，广东省中医院主任医师。为世界中医药学会联合会皮肤科专业委员会首任会长，中华中医药学会皮肤科分会顾问，中国中西医结合学会皮肤性病委员会顾问，广东省第十届人大代表，广东省中西医结合学会皮肤性病专业委员会顾问，广东省中医药学会皮肤病专业委员会名誉主任委员。第二、三、五批全国老中医药专家学术经验继承工作指导教师，第一批中医药传承博士后合作导师，享受国务院政府特殊津贴专家。1993 被评为广东省名中医，2001 年被教育部评为全国优秀教师，2006年获中华中医药学会授予中华中医药学会首届中医药传承特别贡献奖，2007 年被国家中医药管理局评为全国老中医药专家学术经验继承工作优秀指导老师，2007 年荣获中国医院协会、中华医学会、中国医师协会等授予的"和谐中国十佳健康卫士"称号，是中医界惟一获得此项荣誉的专家，2013 年被中国医师协会、医师报社推选为当代大医精诚代表，2014 年被人力资源社会保障部、国家卫生和计划生育委员会、国家中医药管理局授予

第二届"国医大师"荣誉称号。还荣获广东省白求恩式先进工作者、广东省高等学校师德标兵、新南方教学奖优秀教师等称号，被中国医院协会评为先进个人，获中华中医药学会首届中医药传承特别贡献奖、科技突出贡献奖，广东省中医院建院八十周年杰出贡献奖，广州中医药大学教学成果一等奖等多项奖励。主编《皮肤性病中医治疗全书》《中西医结合治疗皮肤病性病》《皮肤性病科专病中医临床诊治》《中医皮肤病临证精粹》《中西医结合皮肤性病学》《Acne & Alopecia》《Urticaria》《Eczema & Atopic Dermatitis》《Eczema & Atopic Dermatitis》《Scleroderma &Dermatomyositis》等专著20余部，撰有《补肾法治疗疑难皮肤病》《平调阴阳，治病之宗》《皮肤病临证见解》等140多篇论文。主持"中药疣毒净治疗尖锐湿疣的临床与实验研究""中医综合疗法治疗肝肾不足型重型斑秃的多中心临床研究""中药'消痤灵'治疗寻常痤疮的研究"等科研课题13项，获国家中医药科技进步奖、中华中医药学会科学技术奖及广东省中医药科技进步奖多项。

幼受熏陶，少立宏愿

我出生于1937年，从小生活在广州龙津东路，在很长一段时间内那里是广州中医聚居的地方。楼上楼下、街坊邻里中有很多中医，具有厚重的传统文化和浓郁的中医药氛围。小时候我亲见不少身患疾苦的病人在中医的调治下恢复健康，更见到不少重症如高热、昏厥、鼓胀等疾病，经名医妙手回春、力挽狂澜而挽救了生命。这些在我的心灵里烙上很深的印记，使我对中医非常向往。我在这样的环境里耳濡目染，对中医怀有一份特殊的感情。

1951～1957年，我一直在广州有名的广雅中学学习，毕业时就立下宏愿要到大学学习中医专业。1957年，怀着振兴中医的梦想，我毅然报考了广州中医学院，那时候的大学录取比例比现在低多了，而我喜欢的广州中医学院在那一年更是破纪录地只招 60 人。复习备考时，我不断地鞭策自己，中医是古老学科，倘若顺利考入大学，就能用现代知识去解读中医、认识中医，这样的话一定会学有所用、有所作为。同时，我也觉得自己的性格相对内向一点，做医生应该比较适合。经过一番努力，我终于成为广州中医学院 1957 级学生。"仗起死回生之能，有拯人膏肓之力"成为我心中的宏愿，我在中医药学习的道路上迈出了第一步。那是个名医辈出的年代，作为国家首批院校教育培育的第一批中医学子，黄耀燊、邓铁涛、罗元恺、梁乃津这些著名临床大家都是我们的老师，大师云集、群星璀璨。年轻的我在这片中医药海洋中如饥似渴地学习，晨起诵读中医经典、背方歌，晚上挑灯夜读、写读书笔记。那时师生关系非常融洽，我们经常到老师家里串串门，老师也把临床中遇到的病例和我们一一分享，6 年的学习与实践、大师的言传身教为我的中医路打下了坚实的基础。

博而后专，夯实基础

我 1963 年毕业后被分配到湖南中医学院第一附属医院，1976 年调回广东省中医院皮肤科，主要从事中医外科、皮肤科教学、科研、临床工作。其实，刚毕业时我觉得自己更适合内科工作，但是组织上既已安排，应该服从大局。在工作期间，我一方面一丝不苟地干好临床工作，一方面抓紧时间进行自学，精读中医四大经典以及《千金要方》、《外台秘要》、金元四大家著作、明清各期著作等，打下了坚实的中医理论基础。同时，因为从事中医外科，我从《刘涓子鬼遗方》到《外科正宗》《外科证治全生集》《外科理例》《疡科心得集》等诸多中医外科著作都精读泛览，同时参阅西医教材。因为有了夯实的中医理论和中西医的比较研究，在临床实践中我发现用中医诊疗皮肤病有很大优势，于是就投入了相当一部分精力在这一方面进行更深发掘，为以后的工作奠定了坚实基础。

我虽然从事中医外科，后来从事中医皮肤科临床，但一直坚持先博后专，由博返专，先广泛博览中医经典，该精读的一定精读，该背诵的一定背诵。直到现在，四大经典的很多句子我仍然能够成诵，记忆深刻，完全得益于年轻时打下的坚实底子，坚实的中医理论基础为我日后的专科临床工作提供了深厚肥沃的土壤。

继承创新，卓尔不群

在长期的临床实践中，我根据周易的阴阳理论，结合中医阴阳平衡的理论，提出"阴阳之要、古今脉承，平调阴阳、治病之宗"的皮肤科疑难疾病治疗思想。我认为中医不是用"阴阳"来兜圈子的，而是根据阴阳的理论来解决某些临床上的问题。治疗疾病，维持正常生理活动，就要"谨察阴阳所在而调之，以平为期"，这种调节原理可以看作是控制论的负反馈调节。阴阳学说正是控制调节人体黑箱平衡的方法，可运用在诊断、辨证及治疗用药上，平调阴阳，是治病之宗。阴阳平衡中我十分重视肾的阴阳，我认为补肾法是治疗疑难皮肤病的重要方法，许多皮肤病，尤其是一些难治性、顽固性皮肤病与肾的关系更加密切，大多为肾阴虚或肾阳虚，如能恰当运用补肾法，往往可使沉疴得愈。我以名方六味地黄汤为底组成的系列验方，是临床应用最多、疗效最好的治法之一。我认为中医优势在于调整阴阳的中药不破坏人体正常平衡，具有双向调节作用，故只要辨证用药得当，就不会出现温阳而害阴、补阴则损阳之现象。对于一些结缔组织疾病、免疫性疾病，由于滥用肾上腺皮质激素及免疫抑制剂，使许多接受过这些药物治疗的患者出现免疫功能、代谢功能及植物神经功能的变化和紊乱，从中医辨证分析来看，多属阴阳失调，采用补益脾、肺、肾，调和阴阳的治疗方法可奏效。我在治疗系统性红斑狼疮（SLE）的过程中，认为阴虚火旺是贯穿发病全过程的主要病机。根据这一理论，我们研制了滋阴清热狼疮胶囊（狼疮2号）、清热解毒狼疮胶囊（狼疮1号）、健脾益肾狼疮胶囊（狼疮3号）系列制剂，临床上配合皮质类固醇激素治疗SLE，疗效确切，总有效率达91.6%。近年来，围绕狼疮2号治疗SLE的系列研究科室获得了4项国家自然科学基金、1项国家中医药管理局基金、3项省级课题基金的支持。应用此法治疗系统性红斑狼疮、硬皮病、皮肌炎、干燥综合征等常见皮科疑难疾病，疗效比较明显。

痤疮是一种毛囊皮脂腺单位的慢性炎症病变，属中医的"肺风""粉刺"范畴，纵观历代文献对粉刺病因病机的认识，均认为是肺胃血热，上熏头面所致。如《外科正宗》说："粉刺属肺……总皆血热郁滞不散所致。"《医宗金鉴·外科心法要诀》云："此证由肺经血热而成。"1994年中医古籍出版社出版的高等中医院校协编教材《中医外科学》认为：肺热血热、肠胃湿热、脾虚痰湿为粉刺（痤疮）的病因，辨证分为血热证，治以凉血清热为主；湿热证，治以清热化湿通腑；痰湿证，治以健脾化痰利湿清热。然而多年来，我通过大量临床治疗观察发现，痤疮的发病除与肺胃血热有关外，其根本原因在于素体肾阴不足，肾之阴阳平衡失调和天癸相火过旺。由于肾阴不足，相火过旺，导致肺胃血热，上熏面部而发痤疮。今之痤疮患者，除了青少年外，30岁以上患者亦不少见，尤其妇女患者，更有明显增加之象。由于学习紧张、工作压力大、睡眠不足、生活不规律、饮食不节而病情加重。青少年生机勃勃，阳气旺盛，若素体肾阴不足，则易致肾之阴阳平衡失调，会导致女子二七、男子二八时相火亢盛，天癸过旺，发育过早，而生粉刺。况且青少年者，多喜食煎炸香口之品，又常勤读废寝，更易耗伤肾阴，致肾阴不足，相火过旺；而今之妇女痤疮者，多为职业女性，常伴月经不调，病情轻重亦与月经来潮有关，且往往有神倦、夜寐差、焦虑、经量少等肾阴不足之象，这与现代生活节奏快、工作压力大而导致内分泌失调有关。故我认为痤疮（粉刺）主要致病机理是肾阴不足,冲任失调,相火妄动。治疗采取滋肾泻火,凉血解毒之法。现代研究已知,长期紧张、压力大可刺激肾上腺分泌肾上腺素来应付压力所需,而肾上腺释放肾上腺素同时亦可制造雄激素,而雄激素会刺激皮脂腺分泌皮脂,而痤疮是一种毛囊皮脂腺的慢性炎症,发病主要与内分泌功能失调、皮脂腺分泌过多、毛囊内微生物感染和全血黏度增多等因素有关。皮脂当属中医"精"的范畴,属肾所藏。肾阴不足,相火过旺,虚火上扰,迫"精"外溢肌肤、皮毛,则皮脂增多,热蕴肌肤、皮毛则生痤疮。而从有关实验研究分析,滋阴育肾的中药可以调节人体的内分泌功能,减少皮脂腺分泌;清热解毒、凉血活血的中药有抑菌消炎和改善血液黏度作用。临床实践证明,我提出的肾阴不足、冲任失调、相火过旺的痤疮发病机理,阐发了当今社会环境对人内分泌的改变作用,以及内分泌与中医肾气的关系,从而解释了肾阴与痤疮的关系,在临床运用中确有指导意义。

善于学习,与时俱进

在中医学几千年的历史长河中,涌现出众多的中医名家和学术流派。皮肤病虽是临床常见病,但以往历代均无专著,亦无专门的皮肤科,新中国成立后才逐步从外科中分出。对其病因病机、治法的研究才渐渐深入。我在学习中吸取各家之长,不排斥现代医学,提倡中西医结合,学习和吸取现代医学的新知识、新技术,以此丰富和发展中医的理论和治疗方法,形成了独特的学术思路,逐步形成了岭南特色的皮肤病学新流派。如在SLE证的临床研究中,我认为证的产生归根是由于个体的差异,基因组认为不同的个体具有不同的DNA序列,这种DNA序列的多态性决定了个体的差异,这与中医的证不谋而合,所以研究SLE证可从基因组学的角度出发,通过基因测序,来找出基因的定位,研究基因所表达的蛋白质的功能，完善证的研究。随着现代经济的迅猛发展，环保设施未能及时跟上，化肥、农药、动植物生长素的大量运用，出现了空气、水源环境等的污染；人们工作、生活节奏的加快；新的致病微生物的出现等，都使传统的病因病机更加复杂或发生新的变化，中医学也要与时俱进，不断发展，走现代化之路。20世纪80年代以来，性病在我国死灰复燃，广东地区性病的发病率在全国一直处于前列，在临床工作中，我通过不断总结，逐步摸索出补肾为主，小量解毒法来治疗难治性病，取得了很好的疗效，先后承担了广东省和卫生部用中医药治疗性病的研究课题。依据岭南的地域、气候特点，时代经济的发展和自然环境的变化，我带领科室同事建立了特点鲜明的脱发、痤疮、性病、SLE专科，深受患者的欢迎。在长期中西医结合的临床实践中，我十分重视中医辨证与西医辨病相结合，中医辨证与西医的病理、药理相结合论治，先用现代医学手段和方法明确是什么疾病，然后按中医辨证分型论治。如此，既能掌握疾病的内在规律、严重程度和预后，又能选择适当的治疗时机和方法，两者结合，更为完善。以慢性荨麻疹为例，西医认为过敏是本病的主要问题，但过敏原往往难以找到，抗过敏，加强免疫抑制是治疗的重要环节，而中医采取辨证论治的方法是提高疗效的关键。我通过长期的临床实践及对现代药理的研究，总结归纳出某些中药在辨证精当，大法既明之前提下适当配伍运用，组成药对，有消其副作用专取所长，又有相互作用而产生特殊的疗效，如麻黄与牡蛎治风寒型慢性荨麻疹，麻黄辛温，具有疏散风寒、宣肺之效，又可疏风止痒，散邪透疹。牡蛎咸寒，质地重坠，具有重镇安神、平肝潜阳、收敛固涩、制酸止痛之功用。二药伍用共奏散风解表、敛阴止痒之效，牡蛎之敛又可防麻黄宣透太过。现代药理研究显示，麻黄具有抗过敏作用，其水提物和醇提物可抑制嗜酸性粒细胞及肥大细胞释放组胺等过敏介质。牡蛎为高钙物质，其水煎剂中含 Ca^{2+}，而 Ca^{2+} 有抗过敏止痒的作用。二药同用具有协同效应。我一直积极研究和探索传统中医学的优势所在，致力于在皮肤病的整体或某个环节、某个侧面充分发挥中医的优势，提高中医的临床疗效，使中医与现代医学交相辉映，不断探索着中医现代化之路。

重视外治，提高疗效

在临床实践中应十分重视中医外治法的应用，也强调内外合治，许多疑难皮肤病经过综合治疗都取得满意疗效。我们在中医传统的治疗方法的基础上创立的"截根疗法"，用于治疗顽固性的肛门、外阴瘙痒症神经性皮炎就有很好的疗效。我认为，应用体针、耳针、头针、梅花针、电针、激光针、割治、挑治、穴位注射、中药离子导入、药物吹烘、中药熏蒸法等都可以极大提高中医治疗皮肤病的疗效，也丰富了皮肤病的治疗方法。中医外治法是中医学宝贵遗产的一部分，它和内治法一样，具有很丰富的内容。中医皮肤病的外治法根据其治疗操作的方式及配合药物的情况可概括为药物外治法、针灸疗法和其他疗法三大类。药物外治法大致可归纳为薄贴法、围敷法、敷贴法、熏洗法、掺药法、吹烘法、热烫法、烟熏法、湿敷法、摩擦法、擦洗法、浸渍法、涂擦法、蒸汽法、点涂法、移毒法等十八法；针灸疗法大致可归纳为体针疗法、割治疗法、梅花针疗法、三棱针疗法、穴位埋线疗法、放血疗法、艾灸疗法等十五法；其他疗法大致可归纳为波刺疗法、划痕疗法、开刀法等3种。从治疗效果来看，互有短长，应互相补充。皮肤病总的来说是以皮肤病变为主，所以皮肤局部的处理占有重要地位。许多皮肤病，单用外治法就可取效；对一些难治性皮肤病，如果在内治的同时配合外治法，则疗效更加满意。外治法是提高中医皮肤病临床疗效的重要方法，在皮肤病治疗中占有重要的地位。外用药物对缩短疗程、提高疗效起着重要作用。其中我们研制的"神功沐浴酒"已通过广东省科委主持的专家鉴定，认为达到国内先进水平，并投放市场。

苦思中医皮肤科的发展之路

我主张将皮肤病学科从中医外科学科中独立出来，并逐步形成了自身独特的学术体系，创新发展了岭南皮肤病学流派，"岭南皮肤病流派工作室"被国家中医药管理局确定为国家中医学术流派传承工作室。

通过我们科全体成员的努力，科室逐步发展壮大，科室成为了国家级重点学科，年门诊量近 40 万人次，是全国中医皮肤科门诊量最大的单位之一。

随着现代科技的进步和学科分化，中医皮肤科实际上已发展成为临床二级学科。但皮肤病章节至今仍然被编排在中医外科学里面，知识体系和内容过于简单。中医皮肤病学学科的不断发展对人才的素质、知识构成和培养提出了新的要求，迫切需要改革现有课程设置，建设中医皮肤病学课程新体系。皮肤科在发展的过程中出现了一些亚学科，如皮肤外科学、美容皮肤科学，以及交叉学科，本学科到了硕士、博士培养阶段，需要在学科背景、专业面、生源等方面进一步拓展，以促进学科交叉和专业建设创新。中医皮肤病学迫切需要从中医外科学中分化出来，并进行下一层次的学科分化，如中医性病学、中医美容学等。如果继续把皮肤科学科及其专业附属于中医外科之下，将非常不利于学科发展。使中医皮肤科学持续发展，列为二级学科是我的夙愿，皮肤科逐渐从中医外科领域中分化出来，对其学科的发展将起到促进作用，这需要各位同道一起努力。

皮肤是人体的天然屏障，也是最容易受到刺激和破坏的防线，因此皮肤疾病临床极为常见，病种内容丰富，研究领域宽广。至今仍有相当一部分皮肤病、性病缺乏有效的治疗和控制手段，这些都是中医皮肤科值得深入研究的方向和领域。21 世纪的今天，社会环境和文化环境已经焕然一新，随着社会经济文化的发展、疾病谱的改变，传统经典皮肤科学目前正经历着历史性的转型时期，即从传统的以皮肤病诊断治疗为主的临床学

褥国维

勤学医源　广采新知

97

科,逐渐演变发展成为功能性皮肤科学,从社会学、美学和心理学方面满足患者对健康皮肤的维护和修复等多方面要求。我认为,中医皮肤科学要像临床学科一样,既要开展基础理论研究又要开展临床实用研究。我们应当向中医肿瘤科同行学习,中医肿瘤学术体系分化起步较晚,但发展较快,他们提出了带瘤生存、重视生活质量的相关理论,在临床实践中取得了较好的成果。中医皮肤病学重点研究领域的选择,应该有明确的努力方向,即以病人为中心,结合自身特色,选择主攻方向。除了上述对临床常见皮肤类疾病的重视,我们在皮肤难治病及疑难杂证的研究方面更不能缺席。全国大型医疗机构应该选择临床医师困惑最大、治疗困难、危及患者生命的疾病作为研究方向,要勇挑重担,收治复杂、疑难、危重患者,主动适应医疗市场的现状和发展趋势。将中医皮肤科逐渐建设成既有鲜明学科特色,又有较强综合实力的学科。随着人民生活水平的提高,对皮肤保健、皮肤美容、解决皮肤科疑难病的需求日益增长,这些既是压力也是动力。我们应当抓住时机,努力创新,紧紧跟上其他学科发展的步伐。

改革开放以来,生活节奏大大加快,导致人们有病首先要求明确诊断,并以最短和最有效的方法治好自己的病,中医中药的独特性,抓药煎药等一系列的不方便,导致中医医院门前冷落,因此宣传中医的治疗理念和开发研制新的药物剂型已经刻不容缓。必须重视自身基本理论和诊疗思想的启迪,中医应该在继承先辈的基础上,借鉴现代的所有科学技术为我所用,推陈出新,继承中发展,不断完善,不断改进,不断突破。中医强调和谐统一、阴阳平衡的思想理念,治未病的预防思想,将是大有可为的。

中医中药是一体不分家的,辨证论治最终还是要靠药物来达到疗效。目前中药饮片研究、饮片改革取得了一些成效,炮制工艺的规范和科学化研究,促进了中药饮片的工业化生产;中药配方颗粒的系统研究,推动了中药饮片改革。但我在临床实践中发现,现在很多老百姓反映生活节奏快、工作繁忙，中药煎煮太麻烦，泥沙俱下，口感较差。更重要的是药效不灵了，价格还涨得厉害，假冒伪劣严重。长期以来，岭南地区平素习用中药较普遍，许多群众反映，过去三五剂中药服下去疗效就出来了，现在十服八服也没见效，还担心损害健康。我感到问题很严重。现在所提倡的中药材市场化，客观上放任了以利益和金钱至上的资本进入中医药行业逐利，中药市场放开以后，药材变成了"农副产品"，没多少人指导农民种药。现在种药主要靠价格调节，哪个上涨种哪个，哪种方法长得最大最快就用哪种。中药材"野生变家种"的太随意。很多项目不考虑道地药材和自然环境，想在哪儿种就在哪儿种。为了尽早上市，药农大量使用农药，违背采集规律比比皆是。中药造假，以前还只是在等级上以次充好，如今则是花样百出。一些人根本不懂中医、中药的行业基本要求，更无从说行业道德规范。从业者在乎的是赚钱。以次充好、以假逐真的逆向淘汰，导致中药材市场遭遇各种乱象，中药材质量不稳定直接影响了临床疗效。更令人担忧的是，虽然炮制技术是中药的核心技术，但是后继无人，很多厂家雇佣对中药炮制一知半解的员工来作业。在科研方面，"赶时髦"现象突出。例如，目前一些中药转基因相关研究正热门，中药作为一个复杂的化合物集合体，转基因之后是不是会影响它的性味归经，没人认真探讨，科研经费才是大家更重视的。有报道说："现在该研究的不研究。比如传统硫黄熏蒸加工方式有不足的一面，但农民收的鲜药不处理无法卖出，怎么解决？没有人研究。"中药材用途已从过去单纯防病治病，扩大到食品、化妆品等领域，用量逐年增加，导致资源过度采挖，严重破坏了生态平衡。

我认为，中药的标准、规范研究要强化，较之于其他问题这个相对容易做到。政府、企业、研究单位应该高度重视。中药标准对于保证中药产品安全稳定、质量可控具有重要意义。中药材规范化种植、农药残留、重金属含量控制、安全性评价、临床研究规范化、中药饮片质量标准、传统中成药品种质量标准的提升、中药生产共性技术（新技术、新辅料、新工艺）的研究等工作应该是当前工作的重中之重。应该首先对中药材产业加大扶持力度，加强中药材资源监测，加强中药资源保护和利用，重视中药知识产权保护。厂家应重视大孔树脂吸附、二氧化碳超临界萃取、膜分离技术等制药新技术的应用，提高中药工业生产的现代化水平。本人认为，现代生物工程技术在中药材生产中的应用前途光明，应该在科研经费上大力扶持发展。

为中医而生，献计献策助推中医药事业

作为广东省人大代表，在全国中医药工作厅局长会议上，广东省省长、省政府和名老中医代表座谈会上、广东省人大代表会上，我提出有关提案：

1. 希望政府加强对中医药的投入，重视对中医人才的培养 1997年2月在广东省政府与名老中医代表座谈会上，我与广东省省长卢瑞华、副省长李兰芳商讨如何发展全省中医药事业，我以广东省中医院门诊量在最高峰时每日达8000人次，仅医院所耗饮片每天达两吨的例子希望政府加大对中医药的投入，中西医并重，成立中医成人教育学院，支持中医事业的发展，省长表示，省政府会大幅度增加对卫生的投入，将增拨一亿元用于预防保健。

2. 希望政府对中医药民间特色疗法、适宜技术加大挖掘力度，减少公费医疗的负担 1996年广州市政府在调研医疗改革状况时，我在《经济快报》提出政府对中医药民间特色疗法、适宜技术加大挖掘力度，减少公费医疗的负担的建议。

3. 抓好中药制剂改革中心、中医急症中心及急症实验室建设，加强医德医风建设，加强后期临床教学，提高办学水平 1996年2月在北京召开的全国中医药工作厅局长会议上，我提议要进一步深化改革，强化管理，

完善已建立的运行机制，加强内涵建设，认真实施示范中医院的二期建设方案，抓好中药制剂改革中心、中医急症中心及急症实验室建设，抓好继续教育工程，引进选拔培养拔尖人才。提高科技水平，完善服务功能，加强医德医风建设，加强后期临床教学，提高办学水平。全面提高职工福利，增强医院凝聚力，力争医院社会和经济效益再上一个新台阶。

4. 希望政府重视对精神病人的医治与管理，使社会安定 针对近期社会上出现多起精神病人伤人事件，扰乱社会安定，我在人大会上提议政府要重视精神病人的医治与管理，保证社会的安定。

5. 提出鼓励中医药毕业生下基层就业的对策和建议 针对近几年高等学校本科、研究生教育扩招幅度增大，卫生部强调在今后一段时间内，将从严控制公立大型医院建设规模和发展速度，医院发展重点将从扩大规模转变为内涵建设的前提下，避免出现毕业生分配就业困难的局面。我在2006年提出鼓励中医药毕业生下基层就业的对策和建议，建议设置"助学班"全额或部分资助贫困地区的学生报考医学专业，并承诺到基层服务5年以上方可流动，对长期在基层工作的本科以上医学毕业生给予公务员待遇以留住人才，另外采取每年选拔一定数量的医药专业优秀毕业生下基层定期"挂职锻炼"或进行"志愿者服务"，来充实社区和乡镇的卫生人才队伍。在2007年再次呼吁完善鼓励毕业生面向基层就业的各项制度和办法，切实加强对他们的就业服务，落实有关政策，调动"三方面的积极性"，即政府的积极性、用人单位的积极性和毕业生的积极性，实现"三赢"，认为如能在中医药毕业生下基层就业问题上有所作为，中医药毕业生在基层就能大有作为，基层卫生事业才能得以改变和发展，这对中医药强省的战略目标早日实现将产生积极的作用和深远的影响。

我在人大代表会上以及各级报刊上提出的计策对广东的中医药事业的发展起到了一定的作用，为广东省中医院（广州中医药大学第二临床医学院）的成长和发展起到了一定的作用。

桃李满天下，弟子成绩辉煌

作为全国老中医药专家学术经验传承工作优秀指导老师，从医 50 多年，培养的弟子如今都成为中医学界的骨干力量，活跃在祖国的大江南北乃至东南亚和北美各地。如弟子陈达灿成为广东省中医院院长，目前担任世界中医药联合会皮肤科专业委员会会长，中华中医药学会皮肤科分会副主任委员，中国中西医结合学会皮肤性病专业委员会副主任委员，广东省中医药学会皮肤科专业委员会的主任委员，主攻病种特应性皮炎系列研究课题获得国家支持；范瑞强成为广东省中医院皮肤科主任，学术带头人；卢传坚成为广东省中医院副院长，广东省"千百十"工程国家级学术骨干培养对象；刘巧成为海南省皮肤病医院院长；谢文平成为越南河内医科大学传统医学院副院长、研究生导师；吴晓霞成为陕西中医学院第一临床医学院皮肤病研究所主任、外科教研室副主任；席建元成为湖南中医药大学第一附属医院皮肤科主任；刘爱民成为河南省中医院皮肤科主任等。

大医精诚，仁心仁术

在长期的临床工作中，我心里放的永远是病人。如果病人治疗效果不好，我会彻夜难眠，查找专业书籍，寻求最佳的治疗方案。我经常告诫弟子，"医者必具仁道、仁义、仁人之心"，这其实也是我在自勉。医生是高尚的职业，要做好一个医生，首先就必须有高尚的医德医风，要有乐于奉献的精神，其后才是你的医术如何。做医生，心中装着的永远是病人。

下面我就从肾论治系统性红斑狼疮进行浅析。

1. 察病机，肾虚为本　在中医文献中无系统性红斑狼疮（SLE）病名记载，其内涵分属于"红蝴蝶""湿热发斑""日晒疮""虚劳"等范畴，由于本病损害涉及多个器官、组织，临床表现复杂多端，病势缠绵，反复难愈。历代医家对其病机认识及辨证分型均不尽相同，有血瘀论，有热毒论，有阴虚论等，治法颇多，观点不一。我认为本病发病或外感，或内伤，或饮食劳欲所诱，然诸多因素必本于机体正气亏虚，肾元不足。肾为先天之本，水火之宅，亦为一身阴阳之根本，肾虚不足，百病由是而生。《景岳全书·虚损》曾云："肾水亏，则肝失所滋而血燥生；肾水亏，则水不归源而脾痰起；肾水亏，则心肾不交而神色败；肾水亏，则盗伤肺气而喘嗽频；……故曰：虚邪之至，害必归肾；五脏之伤，穷必归肾。"肾虚是本病发生的主要原因，尤以阴虚常见，肾虚时五脏六腑皆不足，邪毒易侵犯各脏。血属阴，气属阳，阴阳不调，则血流不畅，故易造成气血失运而致经络阻滞，形成经脉滞涩，如复遇日光照射，邪毒化火，迫血妄行，则发生红斑。或因久病失养，耗伤气阴，致使虚火内生、内燥出现。先天禀赋不足，肾阴虚损，热毒内炽，是导致本病的主要原因。这与现代医学认为本病病因与遗传因素有关的认识也是一致的。因水亏火旺，津液不足，肤失濡养，腠理不密，再加上日光暴晒，外邪侵袭，内外之邪相互搏结，或情志不舒，或过度疲劳，继而诱发本病。现代医学研究发现，SLE起病后 5 年内几乎所有患者均有不同程度肾小球异常，导致狼疮性肾炎者高达 40% ~ 75%。亦常见心、肺、胸膜、皮肤、肌肉、血管、关节受损的病理表现。从中医角度来看，大多与损正伤肾有关。诚可见，肾之阴虚为其病本，元阴衰惫，五脏失和，五脏之伤，又穷必归肾，如此反复之恶性循环，使病情复杂，病入至深。

2. 辨虚实，病证结合 观之临床，本病虽以肾虚为本，但常见诸多毒瘀标实之象。我认为，人体是一个有机的整体，"阴平阳秘，精神乃治"，气血经络循行畅达，则脏腑、皮毛、筋骨、肌肉得以濡养，维持机体正常的生理功能。本病多因禀赋不足，或七情内伤，或劳累过度，以致阴阳失衡，气血失和，经络受阻。风火寒湿之邪易乘虚入侵，兼因腠理不密，日光暴晒，外受热毒，热毒入里，瘀阻脉络，可内伤脏腑，外阻肌肤。热毒炽盛，燔灼营血，可引起急性发作，疾病后期多阴损及阳，累及心、肝、脾、肾等脏，表现为上实下虚，上热下寒，水火不济，阴阳失调的复杂证候。故实为本虚标实之证。毒瘀痹阻的标实之象，或多或少，或隐或现，或以为主，或以兼夹，本虚标实，变化多端，局部致皮肤、肌肉、关节受累，甚则心肝脾肺肾五脏俱损，临床表现复杂，病情反复迁延，故临床辨证须明辨虚实、主次，抓主要矛盾，并宜辨病与辨证相结合。首先运用现代医学检验手段，对本病进行确诊，然后再运用中医四诊八纲进行辨证分型施治。针对病程不同阶段的具体情况投方用药，将中医辨证论治原则与临床实践紧密结合，方可取得满意疗效。

3. 补肾阴，标本兼治 本病虽病情多变、病机复杂，但虚虚实实之中，肾阴亏虚而瘀毒内蕴是贯穿病程之主线，补肾滋阴为其治疗前提。补虚泻实为其治疗大法，从本病最常见的临床征象——颜面红斑，身热起伏，脱发，面赤潮红，腰膝酸痛，劳则加重，头目眩晕，女子月经不调，经色紫暗，或经来腹痛，甚则闭经，反复口舌生疮，肌肤瘀点、瘀斑，舌质暗红或有瘀点，苔黄，脉细数等症状来看，补肾阴，解瘀毒，标本兼治乃切合病机之良策。我以六味地黄丸加青蒿、生地黄、益母草等为基本方，随证加减治疗 SLE，在临床上取得满意效果。方中生地黄味甘、苦，微寒，气薄味厚，沉而降，归心、肝、肾经，具有滋阴清热、凉血补血之功。熟地黄味甘，性温，能补血滋阴，益精填髓。四物、六味以之为君，其性沉降静守，能平其躁动上升之虚火。益母草活血化瘀、调经、利水，传统常用于妇科经、产诸疾，近来亦用于肾脏疾病的治疗，对于利尿消肿、改善肾功能有效。应用六味地黄汤加味，以阴配阳，诸药配伍，补虚泻实，标本兼顾，补而不滞，泻而不虚。正所谓："疏其血气，令其调达，以致和平。"现代研究六味地黄汤有提高机体免疫力的功效，使机体自我修复能力得以调动，从而逐步调整阴阳的失衡。当然 SLE 临床表现错综复杂，除肾虚瘀毒外，尚有毒热炽盛、脾肾阳虚、风湿热痹等其他证型，应辨证施以祛风散寒、温补脾肾、化饮利水、凉血解毒等法，依具体病情而定。

4. 重疗效，中西并举 SLE常易累及多个脏器系统，临床症状复杂缠绵。病情重、发展快、预后差，有时会出现危急证候，临床应用西医的抢救措施还是必要的，目前肾上腺皮质激素和免疫抑制剂是治疗SLE有效的方法，但需长期大剂量服用，中药雷公藤、火把花根片治疗SLE亦有确切疗效，以上药物长期服用均有一定的副作用，有时甚至大于其治疗作用。而辨证施治是中医药治疗的一大特点，是中医药治疗的精华，可明显减少激素的副作用，提高SLE患者的生存质量。根据病变脏腑、病程分期之不同，辨证施治亦有所变化。如狼疮性肾炎，多以解毒、活血、通络立法，在辨证分型论治的基础上，加强的松、雷公藤片、潘生丁口服；心脏损害者，我认为以养阴清热、蠲饮利水、养心安神为主，以生地黄、玄参、生薏苡仁、虎杖等为主药的基本方随证加减。我认为在疾病初期、病情活动期，有高热、关节痛、斑疹等症状，应以激素治疗为主，迅速给药，保护重要脏器，同时采用清热解毒、凉血护阴的中药；病情控制后，由于炎症病变的破坏与消耗，机体抵抗力降低，加之大剂量应用激素，引起机体的代谢和内分泌紊乱，水、电解质平衡失调，中医理论认为是毒热耗伤阴血，体内气血两伤。产生如神倦乏力，心烦不眠，五心烦热，低热缠绵，自汗盗汗，舌红少苔等症状，中医辨证为肾阴血阴双阴亏耗，气阴两伤，阴阳失调，治宜扶正驱邪，养阴益气，调和阴阳。应以中药为主，调节整体阴阳气血及脏腑机能，增强免疫力。急性期和活动期以中药与激素联合应用能发挥协同作用，病情稳定期或未服用激素的早期患者可单用中药或结合少量激素治疗。我认为中西医结合既减少激素的毒副作用，又稳定病情，恢复体质，是治疗SLE的有效途径。

家传师承高校培育之岐黄路

河南省中医药研究院主任医师、研究员　赵法新

【医家简介】赵法新(1937—　)，河南省
新安县人，赵氏"万修堂中医"第六代传人。第
四批全国老中医药专家学术经验继承工作指导老
师、硕士生导师。河南省中医药研究院主任医师、
研究员。

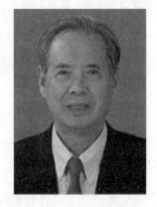

临证师承全国名医张海岑研究员，文献学师
承全国著名中医文献学家马继兴、余瀛鳌研究员。
学术上遵从《内》《难》，崇仲景，法李叶，融各
家之长，以脾胃立论，擅治内外妇儿科杂病、温热时病及中医急症。

颇多创新思维，注重辨证论治，提出"辨证论治十法"，完善辨证论
治全过程，且融入病案中，详论析、明方解、诠释辨证论治，为规范中医
病案书写做了有益尝试。获"密闭冷却回流陶瓷煎药壶"等5项国家实用
新型专利和"胃康胶囊治疗胃脘痛的临床与实验研究"等7项科研成果
奖。主编、主审《中医文献学辞典》《乡村中医临证大全》《国家基本药
物·中成药的辨证应用》《中医师承心悟》《河南名老中医临证经验丛书·
赵法新脾胃病临证经验》《万修堂中医八代传承》等6部专著；参编《医
案丛刊·肝病》《河南名老中医经验集锦》《近代中医珍本集·伤寒》《近

代中医珍本集·温病》《近代中医珍本集·金匮》《中医词释》《儒门事亲校注》《河南省秘验单方集锦》《神州秘方》《秘验单方集锦》《中医内科学》《中医眼科学》12 部；参与校点《本草全录》（副主编）出版电子书，并选编《本草必读丛书》十种：《重修政和经史证类备用本草》《汤液本草》《本草蒙筌》《滇南本草》《本草品汇精要》《药品化义》《本草从新》《本经疏证》《本草思辨录》《本草问答》。共计 29 部著作。发表"历代方书剂量考释""圣济总录版本流传及考证""论辨证论治十法""学习＜脾胃论＞要有重点"等医学论文 50 余篇。

为学为医、当徒当师、从医从研 50 余年的从医路，始于家传、师承初入医门；就读高校，由入门而登堂矣；多次进修，由升堂而渐入室也。临证磨练、感悟升华，真正体会到中医博大精深、哲理至明、科学无比，辨证论治，神奇无限，疑难重症，总有法度。一路走来，坎坷坦途兼有，艰辛快乐俱见，此吾医路之梗概也。归结起来为：全面继承夯实基础、临证诊疗注重辨证、治学理念承古拓新、医学心悟条陈愚见。

全面继承　夯实基础

（一）幼承家传

我出身世医，系"万修堂中医"第六代传人，自清代中期，族上八世祖赵光甫创"东周万修堂拣选川广云贵道地药材老店"，誉"炮制名世术精雷桐"之美名，直到十三世我这一代，连续传承六代，业医者 15 人，兼医、有一技之长者尤多。八世祖赵光甫之长子克文（九世），"以医名世"；次子克念"学问渊博，文成一家，一代儒医"；其孙（十世）心纯"精岐黄，号神医焉"，一家三代四人为医；十一世连壁，"博学多识，执教行医，乡间儒医也"；十二世桂梧，弃儒从医，"内外妇儿术精，简便廉验驰名"。我直接受连壁爷、桂梧叔影响，对中医产生浓厚兴趣，立志继承家学。1958年高中毕业即参加卫生工作，任新安县五头镇卫生院秘书，由叔父主持拜袁志明老中医为师，初入医道之门。

在编撰《万修堂中医八代传承》一书中，挖掘整理家传治疗脾胃病的学术思想和经验，承家学重脾胃，探讨了"胃肠属腑，泻而勿藏，以通为用，以泻为补"之医理，并结合汉代养生学家王充"欲得长生，肠中常清，欲得不死，肠中无滓"养生之道，理清便秘的概念、病因、病机、治则，提出"通、健、养、解"四字诀治法。"通"则腑气畅，"健"则脾气运，"养"则胃气和，"解"则毒气消。通者，通可祛滞，通可泄热，通则不痛，通可令腑气通畅，逐秽排毒，从而周流气血，旺盛代谢，激活机体，增强胃肠动力，促进胃肠蠕动，是"以通为用"原则的具体体现；健者，健脾补气，治本之策，脾健则清阳升而浊阴降，升降有序，以复健运之功；养者，一养胃气，二益胃阴，气阴双补，令胃气和润而降，与脾健则升相匹配，以复升降之职，增强胃肠动力；解者，解其余毒也。以此指导临床，论治便秘而创"通腑宁浓缩丸"（三层分溶缓释剂），丰富了胃肠病的理论，是便秘的理想方药，较好地解决了便秘难题（发表于《新中医》）。在应用家传胃缓丸、胃蒸丸、三五七消饮等秘方名药过程中，深受启发，而创"一二三四五六七八九十个消食饮"、枳术消积丸、三七荞麦粥等新的验方，扩大治疗脾胃病的应用范围。中学时患鼻渊，爷爷处方"苍耳辛夷散"三剂即愈，疗效如此之好，在于散剂之优，免煎冲服，保全其精华（芳香挥发成分），后来临证感悟，又改变剂型和给药途径，创制"鼻炎环贴"，是治疗鼻炎尤其过敏性炎外治法新剂型。以清凉润燥、收敛生肌之功，修复鼻黏膜，增强其适应性和抗病能力，疗效显著。

（二）高校教育

1960年调干到河南中医学院师承班拜名医张海岑为师，半天侍诊抄方，聆听教诲；半天在学院师承班听课，学习全国中医院校统编教材。尤其院长韩锡赞倡导读书活动，强调读经典，学名著，背歌诀，晨间朗郎读书声充满校园，加之恩师海岑细心辅导，连璧爷爷讲解医古文、古典医籍序跋，印象之深、影响之远，莫过于孙思邈《大医精诚》，促进医德形成。如此读书临证，相得益彰，奠定了坚实的医学理论、古文基础和临证诊疗技能。历经五年全日制理论结合临床实践学习，于1965年本科毕业，准予出师。院校与师承紧密结合的教育模式，催生了新一代中医，读书临证并重，理论实践双收，诊疗技能较快掌握，"师承班"学员大部分于第三学年即能独立应诊、代师值班，出师即能胜任工作。毕业当年我参加河南省农村医疗队，中西医混合编队，我曾带领小分队巡诊农村山区，每天诊治大量患者，多能得心应手。再者，第四批全国老中医药专家学术经验继承工作指导老师遴选8人中师承班占7人，证明这种新型教育模式是成功的。至此，由入门渐而登堂矣。对此深有体会，情有独钟，亦是我带徒传承中医的源泉和方法，因而编撰出版《中医师承心悟》。

我在工作期间，先后在河南卫生职工医学院"西医内科班"、河南中医学院"中医经典班"、南京新医学院"全国温病师资班"、中国中医研究院"全国首届中医文献研究班"进修，累计四年。进修学习，为我汇通中西、研究经典、文献整理、临床辨证，奠定了坚实基础，由升堂而又入室也。

（三）师承授受

学必有师，拜师学医，是一捷径，"听师一席话，胜读十年书"。老师的一言一行，都铭记不忘，第一任老师袁志明有句名言："胃火盛，火克食，消谷善饥，不治，将诸病生焉！"成为我临证推演"胃强脾弱，能食不能消"的启蒙。重读李东垣《脾胃论·脾胃胜衰论》后，认识到胃强者，邪火盛也，火克食，更能吃，故消谷善饥；脾弱者，脾气虚也，虚则不运，故食而不消，积滞胃肠，郁而化热，热甚为火，火克食，更能吃，暴饮暴疫复伤脾胃，愈食愈不消，恶性循环，积火成毒，因而诸症丛生。此为"积热证"病因、病机之演变过程。通过临证积验，归纳临证常见与此相关诸多病证，形成"积热综合征"的理论与治法，创"枳术消积丸"，且应用于"治未病"。①未病先防。遵"胃肠属腑，泻而勿藏，以通为用，以泻为补"之旨和汉代养生学家王充"欲得长生，肠中常清，欲得不死，肠中无滓"养生之道，每隔一段时间服2～3次，以洁腑清肠，排毒养颜，养生保健，防病于未然也。②初病早治。偶有饮食伤胃，积滞于中，遂服2～3次，消而导之即愈。已病早治，防变之谓也。③积久化火，积热火毒而见口臭便秘、痤疮蜂起、疖肿不断、咽喉肿痛、口舌生疮者，重剂顿服，假体壮邪实，通腑排毒、泄热保津，积去热除，诸症释然。急症重拳，邪去正安也。④慢病体弱，脾虚失运，积久难消，消化不良者，小量常服，消谷磨积，健脾助运，待胃气来复，则食消药布，固本能防复矣！此药之用，未病先防，已病防变，重症重拳，慢病微调，固本以防复也！实养生之道，治未病之举。故为家庭常备良药，防患于未然，大大丰富了胃肠病的治法。当前人民生活水平提高、物质极大丰富，健康知识普及不够，大吃大喝，暴饮暴食，伤及脾胃，导致"积热综合征"尤多，此法成为最常用的简便疗法。

恩师海岑系河南省中医中药研究所所长、研究员，袁子震系河南中医学院教授，二位是卫生厅保健局设在中医学院特诊室的专职医生，李振华时任医教部主任，常有人请他会诊，我有机会聆听三位名医教诲，因而他们都是我的老师。他们皆重脾胃，善辨证论治——"审症求因、审因辨证、据证立法、依法遣方、权衡加减"，是其辨证论治的必然程序，理法方药，环环相扣，总能开出最合宜处方，疗效卓著，令我敬佩、仰慕不已。由此启迪，引我走上探索之路，延之后来，学习文献、临证体验、科研探索、感悟新知，认为这五个辨证论治环节，是历代医家所创，沿用至今，极其重要，必须熟练掌握。但仅仅是详于论析辨证而已，略于论治，言犹未尽，成为我长期思考探索的内容。如《医学源流论》云："煎药之法，最宜深究，药之效与不效，全在乎此。……方虽中病，而煎法失度，其药必无效。"又云："方虽中病，而服之不得其法，则非特无功，而反有害。"故在院长雷新强支持下，立"中药煎服方法研究"课题，通过"古今中药煎服方法述评及创新机具设计"的文献研究而进一步设计实验方案，以"不同煎药方法对汤剂有效成分含量的影响"的实验室研究，创新"现代中药煎服方法"，说明中药"煎服用法"不可忽视。《医论三十篇》云："药有丸、有散、有饮，丸剂性缓，散剂次之，饮剂取效甚速。"明言剂型决定起效速度，直接影响疗效，故当选"剂型最优"。给药途径很多，分内服、外用两大类，各有优缺点，故当因人、因病、因时、因剂、因药之异，而选"途径适宜"。临证常见久病、疑难、慢性病患者，辗转求医，屡治不愈，忧思抑郁，志意不遂，心急乱求医，精神负担过重，多有心理障碍，常法却难奏效。盖心主血脉、脾主思虑，思虑过度，则心脾两伤。心伤则血虚不能养心，神不守舍，魂魄不定；脾伤则化源不足，元气亏损，脏腑失养。故治疗首先应从"心理调适"入手，尊重、理解、关心、爱护、安慰病人，恰当解析，冰释疑虑，缓解情绪，树立治疗信心。即使普通患者，亦不可忽视。饮食是机体获取营养的惟一来源，应视患者具体情况，给予流质、半流质、普食等清淡、易消化、好吸收、富营养的饮食；护理是精神心理的调适与满足及生活起居、饮食宜忌、劳逸活动的看护。因此，"饮食护理"也很重要。所以，"煎服用法、剂型最优、途径适宜、心理调适、饮食护理"五法，是辨证论治过程的继续，补充了辨证论治，因此，与前传统五法合称"辨证论治十法"，以完善辨证论治全过程，其中每一法都直接影响疗效，疗效是检验辨证论治的惟一标准。辨证论治是中医学的精髓和规矩、治疗学的准绳与核心，能否准确、完善地落实到每一个病案中，是诊疗成败的关键。辨证论治水平的高低，病案是最好的见证。一个临床大家的病案之所以受欢迎，既理法方药环环相扣，又方解到位，诠释辨证论治全过程，故有"读医不如读案"之说。因此，要把"辨证论治十法"真正落实到每一病案中，是进一步规范病案的必须。应重视、完善、发展中医诊籍，写好现代中医病案，使之真正成为中医文献理论和临床经验的载体，为总结经验、寻找规律、继承创新，积累翔实资料。

三位老师，虽皆重脾胃，但同中有异，张老师以疏肝理气、健脾和胃、活血化瘀为常法，擅治胃脘痛；李老师以"肝宜疏、脾宜健、胃宜和"论治萎缩性胃炎的学术思想和方法获大奖；袁老师以养阴益胃、清热保津法论治脾胃病常取良效。综合三位老师教诲，受益匪浅，经临证磨练，学得以"疏肝理气、健脾和胃、活血消瘀、养阴益胃"为之常法，灵活辨证，应用于脾胃病论治常获良效。回忆我毕业论文"溃疡病证治"，就是继承恩师海岑的学术思想与经验，经李振华审评为"优秀论文"。其中主方"溃疡散"，是我临证几十年应用、研究、改进的验方"胃康胶囊"的前身，主治胃脘疼，包括萎缩性胃炎，1993 年被列为国家中医药管理局重点攻关课题。处方经北京中医药大学王绵之教授审定修改，三年完成、结题，经国家中医药管理局组织劳绍贤、李振华等专家进行科研鉴定，达到国内同类研究先进水平，成果上报，建议作为三类新药开发。与洮南制药厂合作，在吉林长春初评通过，上报卫生部，因企业改制搁浅。一直作为院内制剂应用 30 多年，销量很大。

韩俊钦曾在河南省中医药研究所工作，与恩师海岑同事，也是我的老师，后调任省卫生厅中医处处长。1979 年我到省卫干校"西医内科班"进修，他热情接见我们，并问学习西医的意义。我脱口答曰："中西结合，两条腿走路。"他诙谐地说："别'邯郸学步'学瘸了。"又严肃补充一句："中学西是为我所用。"一语中的，对我影响至深。学习了生理解剖对我理解中医脏腑功能有帮助，如肾小球的过滤、重吸收作用与肾气、肾阳相关，其温煦、气化则能出焉。学术界流行"西医诊断，中医治疗"，我不以为然，不完全赞同。本院外科一位西医大夫，领他同学到我门诊就医，患者三天前曾患急性胃肠炎，在自己诊所输液抗菌热退，家人用鸡汤补其虚，当夜复发，食复也。次日来诊时，体温 38.9℃，白细胞 13×10^{12}/升，中性粒细胞 83%。频频呕吐，脉沉弦数，舌质淡红，苔白厚腻，体胖齿痕。证属积滞发热，急服藿香正气水，处方葛根芩连汤加消积导滞药二剂。病人问："还用输液抗菌吗？"鉴于她是西医，又开诊所，三天前自治有效，我只好答曰："用不用都行。"当天服中药同时输液抗菌一次，夜间一泻了之，脉静身凉，吐泻俱已，自动停止输液，继服完两剂中药痊愈。难道中医诊断不算吗？西医诊断"急性胃肠炎"，消炎就好了吗？中医怎么消炎？我认为积滞发热，积为病因，滞为病机，是病之本也，热为果，病之标也。治病必求于本，消积导滞祛其邪，是治本之策，积去热除嘛！主要矛盾解决了，次要矛盾就迎刃而解，或不解而解，不治而愈，"不战而屈人之兵矣！"抗菌消炎，可清其热，标也，非治其本，故食复矣！

（四）临证磨砺

继家传，承师授，秉高校教育，奠定了系统理论基础和基本诊疗技能，为临证实践铺平道路。欲求诊疗水平不断提高，仍须读书临证、磨练感悟，才能继承创新。正所谓："新锋利刃砺硎出。"由读书获得文献理论知识，指导临证实践，且得以印证、检验，相互为用，相得益彰，相互促进。并在实践辨证论治全过程中慎思、明辨、探索、发现、与时俱进，发展中医学术，达到最好疗效之目的。同时，有感而发，笔耕不辍，积累资料，总结、升华、继承、创新。如此理论—实践—升华—再实践，沿着反复、螺旋上升之路，勇往直前，知难而进，永不放弃，执著追求。正如哲学家冯友兰所说："对待古人的东西，有两种态度：一是照着讲，重复古人，还古人的面貌；一是接着讲，把古人的东西推向一个新境界，创造一个东西。"这就是科学技术发展的轨迹，中医临证，也是沿着这条螺旋上升之路，永无止境，攀登科学殿堂。

临证诊疗，强调将中医理论体现在四诊八纲、辨证论治的始末，把握辨证论治的全过程，其中每一环节对疗效都有直接影响，所以疗效是检验"辨证论治十法"的惟一标准。临证几十年，我是以研究脾胃病为主，兼及外感热病、中医急症及内外妇儿，人称"杂家"。我却不以为然，说"杂"不够准确，是"全面继承，重点突出"。"全面"是基础，"突出"是重点，具辩证关系。没有基础就没有重点，就像没有金字塔的底座，就没有塔尖一样。盖脾胃为纳运之总司，升降之枢纽，气血之化源，中州之要地，元气之府也。五脏六腑、四肢百骸，皆禀气于胃，故称之为后天之本。生理如此，病理关系同样密切。脾居中州，心肺肝肾分列四旁。《脾胃总论》云："中州之病，必殃四邻，四旁之疾，必趋中州，相互转易。"军事上亦有"得中原者得天下"之言。"中州""中原"乃脾胃之别称。脾胃乃戊己土也，土生万物，万物归土。故李东垣重脾胃、据要地、益化源、充元气、固后天之本，目的有二：一为养五脏六腑，此养生健体之道也；二为提高机体免疫力，此未病先防之法也。"正气存内，邪不可干"，故历代名医大家，无不重视脾胃，临床各科皆与脾胃有密切关系。具备了脾胃病学这个基础，就能运用自如，突出任何一个重点。因此，重脾胃是攀达其他专科专病之巅的基础。

临证常见脾胃病患者，多有素体不健，也常有患者说自幼脾胃消化就不好。见多了，听多了，就由此想到防治脾胃病应从娃娃抓起。这是因小儿脾胃发育尚未完善，免疫功能低下，若喂养不当，则虚弱的胃肠又受伤害，容易导致偏食、积滞、疳症、感冒、咳喘等内伤外感疾病丛生，反反复复，少有宁日。所以有"过了三冬三夏才算娃娃"的民间谚语，一言道破三岁以下小儿体弱多病之现状，若失治、误治，更伤后天之本，延至成年、乃至终生，脾胃病缠绵、留恋、反复，由此衍生多种疾病。正所谓"脾胃一病百病由生"，故未病先防，首重脾胃，就得从娃娃抓起。为此，我曾研制了"疳积消颗粒""豫西焦饼""厌食脐贴""退热脐贴""新曲片""鲜肝泥""莲肝糊""退热擦剂""退热速肛注剂""婴儿全养糊"

等儿科常用小制剂、食疗产品，用于防治儿科常见病，得心应手，既便捷、安全，又高效、速效，最适宜怕打针、难服药的小儿作为外治、食疗、食养之用。其中"婴儿全养糊"是根据"一方水土养一方人"研制而成。某个区域的自然环境、风土人情、饮食习惯，造就了自幼生长在那里人们的一切，终生都不易改变。因此，不失时机、及早培养婴幼儿的饮食习惯和脾胃食性，增强其消化吸收功能，作为六个月龄的婴儿添加谷类饮食，先入为主，从而避免偏食、厌食、积滞、疳积发生。令其广食性，不偏食，健脾胃，养习惯，固后天，强免疫，健脑髓，聪耳目，益终生。吃什么最科学？《黄帝内经》云："五谷为养，五菜为充，五果为助，五畜为益。"饮食应全而不偏，科学搭配。五谷为养者，尤选米、麦面、山药做粥，最能健脾养胃益肾，以固先后天之根本，婴幼儿最为必须。怀山药、麦面、米补肺气，健脾胃，助五脏，厚肠胃，补中益气，煮粥可养胃厚肠，炒汤则益胃除湿（日本"玄米茶"是也）。小米、玉米煮粥香美益人，调中开胃，皆可长久赖以为命者，即"五谷为养"之谓也。五菜为充者，补充也，可选蔬菜青汁、脱水粉末，蔬菜富含多种维生素，营养丰富。五果为助者，选坚果、芝麻、核桃仁，功能补肺气，益肝肾，润五脏，填精髓，坚筋骨，明耳目，滋肾填髓，益智健脑，聪明远志，以助营养保健之力。五畜为益者，包括畜、禽、鱼、虾，凡肉食是也。此高蛋白、高热量、高营养，大益于人，可选鸡肝、鸡子黄，补肝明目，益气生血，化疳消积，开胃进食，滋阴润燥，养血息风，主小儿消化不良，且富含锌、钙、磷、铁微量元素和维生素 A、硫胺素、核黄素、抗坏血酸等。按以上思路所选药食兼用之食材配制"婴儿全养糊"就是行之有效、营养全面的理想食品，可培养婴幼儿胃气与饮食习性，保障其脾胃健壮，逐渐过渡到成人饮食，增强其适应性，打好一生的健康基础。

小儿稚阳之体，脏腑娇嫩，脾胃虚弱，易虚易实，故内伤外感疾病多见。论治亦多兼调理脾胃，常取得好的疗效，因而，招来儿科各种患者越来越多，积累了大量病案。总结、分析、归纳，寻找规律，针对婴幼儿的生理病理特点，创"防、健、消、养、补"五字诀，用来防治小儿厌食、积滞、疳积等营养缺乏症的发生、发展。"防"者，犹筑城御敌，防患于未然，处处注意保护胃肠消化吸收功能；"健"者，健脾和胃则正气旺，能食而不伤，增强免疫力；"消"者，消积导滞祛其邪，邪去正自复；"养"者，养胃益阴，健脾升阳，促进消化吸收；"补"者，食补胜于药补，在治疗的同时，配合食疗食补，故以各种粥类最能益胃健脾，促进脾胃消化吸收功能恢复。"五字诀"各有相应适宜的养生保健方法，并阐明育婴养儿的理念和用法（发表于《中医药通报》）。

妇科经带胎产四大症与脾胃关系密切，因而，临证涉及较多，积累大量了病案。就月经不调，总结归纳了"调经三法"：一曰"经前调气"，气顺血和，诸症释然；二曰"经期调血"，引血归经，以复常态；三曰"经后调补"，益气养血，固本防复。三法协调，痛经、崩漏俱愈，各有主方，分别为理气活血丹、引血归经方、十全十美汤，活机圆法，变通而已，无不愈也。

春生夏长，秋收冬藏，顺时养生，至为合宜。四季调补，各有章法，冬季主肾，封藏之本，肾精充，其人寿，冬不藏精，春必病温。故民谚曰："冬季进补，来年打虎，三九补一冬，来年无病痛。"民众早有进补习惯。冬季进补，滋膏最宜，滋者益也，膏者剂也，滋膏乃滋补之剂也。所以，每年冬季我都为患者辨证拟方，熬制滋膏，调补身体，确收良效。凡气血不足、阴阳失调、体弱多病、亚健康者，最宜冬季进补，犹如"加油""充电"，补充能量，是最好的养精蓄锐、以利再战的养生保健法。根据多年经验，优选四种滋膏为代表，辨证加减拟方，一人一证，一证一方，精制单熬，量身定做。如：

1. 补气和血膏 黄芪 300 克，当归 100 克，人参 50 克，白术 150 克，山楂 200 克，鸡血藤胶 100 克，鹿角胶 200 克，阿胶 220 克，核桃仁 400

克，松籽仁 100 克，黑芝麻 200 克，桂圆肉 200 克，大枣肉 300 克，蜂蜜 500 克。功能补气健脾，益气和血，滋肾养脑。主治脾肾不足，脏腑功能失调所导致之少气懒言，虚汗自出，身体困倦，面色不华，黄褐斑现，头昏健忘，心悸失眠，精力不充，腰酸腿软，遗精阳痿，月经失调等症。

2. 新加琼玉膏 人参 75 克，鲜地黄 800 克，白茯苓 150 克，生山楂 100 克，白蜜 500 克。功能滋阴润肺，生津止咳，益气健脾，开胃消食。主治肺阴亏损，虚劳干咳，咽燥咯血，纳呆食少，厌食干呕，消瘦乏力，心悸气短，脉细，舌红，少苔等。

3. 二至桑杞膏 女贞子 500 克，墨旱莲 500 克，桑椹 300 克，枸杞 200 克，蜂蜜 300 毫升。功能滋补肝肾，养血安神。主治头昏眼花，失眠多梦，腰膝酸软，须发早白，口干口苦，舌红脉细及高血压、糖尿病眼底出血等。

4. 龟鹿二仙膏 鹿角胶 300 克，龟甲胶 300 克，枸杞子 1000 克，人参 500 克，蜂蜜 500 克。功能温补脾肾，填精养血。主治消瘦羸弱，面黄无华，容颜憔悴，少气懒言，梦遗泄精，目视不明，精极之证。

讲饮食，护脾胃，全营养，保健康，促健美，益长寿，六者之间因果关系，是从脾胃的生理病理特点和临证多系统、多病种相互因果关系总结归纳出来的。"民以食为天"，脾胃是消化吸收的重要脏腑，乃元气之府，气血之源，后天之本，故饮食、脾胃是营养、健康的前提条件，更是健美、长寿的必备基础。而要想健美、长寿，除养生保健、体育锻炼外，则还必须具备一定的文化品位、道德修养及良好的心理素质。因而在查阅相关文献资料之后，加之临证体验，撰写了"饮食·脾胃·营养·健康·健美·长寿"一文，阐述六者之内涵及其相互因果关系，教人"养生之道，治未病之法"，示人以规矩，防病于未然。

食疗食养，源远流长。常言道"药补不如食补""粥为天下第一补物"。现代名医任应秋老先生，曾治一大病初愈而见腹胀不食、泄泻浮肿、身困乏力，又屡被破气药伤，越治越重的外国友人。他诊后，采用出人意料的措施：先停服一切药，食糜粥养胃，七日见轻；继微药轻投，煮参苓白术散，每日煮6克，分2次服，一月痊愈。这是因为久病脾虚失运，元气不足，又被药伤所致。粥养之功在于：粥者令其黏者愈黏，稠者愈稠，黏稠之性最能留恋胃肠，益脾养胃，增食助运，以复元气而固后天之本。可见脾胃虚弱，宜食疗、食养，尽可能少用或不用药，免伤胃气。待胃气来复，食消药布，药借食力，食助药威，相互为用，相得益彰，充分发挥食药之功，这恐怕是任老诊治此案的初衷，充分显示了大医风范。食疗始于唐代名医孙思邈，他因幼年体弱多病而习医，又以食疗食养之法而健康长寿，享年101岁。说明食疗食养可固后天之本，极为重要。此风渐长，唐·孟诜《食疗本草》、明·卢和《食物本草》和李东垣《东垣食物本草》、清·沈李龙《食物本草会纂》等药食兼用本草著作先后问世，大大丰富了食疗文化，促进了食疗养生保健方法的发展。受此启发，我在临证应用中也颇受大益。我对粥更加重视，从文献研究到临证应用，相互印证，分析总结，积累经验，并参考《老老恒言》中之《粥谱》及其他相关资料而撰写《健脾养胃粥为先》《汤·粥·羹·糊·茶·酒释义集锦》等食疗食养多种科普著作，皆为阐述食疗食养及未病先防之法。

临证常见民众把口疮、口苦、口臭、齿痛、龈肿、咽痛、痤疮、便秘等集中于消化道的这些症状，称之为"上火"。自购三黄片、牛黄解毒片、黄连上清丸之类败火药治疗，或有可愈者，或取一时之效，但多数是屡治屡犯，久治不愈，甚至越治越坏，用药"量日增、效递减、终无效、成顽症"。为什么呢？这就是对"上火"认识的错误。火有虚实之分，实火好治，虚火难疗，新病多实，久病多虚，反复缠绵者，概为虚火。虚火又有阴虚火炎与气虚火不安位之别，概由脾胃虚弱、运化失司、积滞化热所致。前者滋阴则火降，后者补土则火伏。李东垣云："今饮食损胃，劳倦伤脾，脾胃虚则火邪乘之而生大热。"指明脾胃之气虚是阴火上乘之源。

脾胃气虚则下流于肾，阴火得以乘其土位。这就是脾胃功能长期不好，消化不良，易于上火而多集中于消化道的根本原因。治病必求于本，东垣立"补脾胃，泻阴火"之大法，我遵之而创"枳术消积丸"，消补兼施，更加消积导滞、宽肠下气之药，佐以清热泻火、药食兼用之品，既与大法不悖，又寓釜底抽薪、邪去正复之妙，不用苦寒败胃、戕伐胃气之品。常用于饮食劳倦所伤、脾失健运、阴火上乘、积热胃肠诸证。积除热退，邪去正安。故为家庭常备良药，使民众未病先防，有病早治，釜底抽薪，以免积热火毒之患。反博为约，撰"上火·误区·概念·病因·病机·对策·预防"之科普文章，普及养生保健知识。

在我负责急诊科工作期间，常见胃痛、吐泻、发热之内伤外感证，特重、脱水者立即补液，纠正电解质紊乱，不必尽加抗生素，并配伍藿香正气水。一般早期患者，予藿香正气水服之，即愈，简捷方便，价格低兼。如此之好，也遭非议："不讲经济效益，拿不到奖金。"这种"一切向钱看"的观点与体制、管理有关。社会风行讲经济效益，也不可非议，但"君子取财有道"这个底线不能突破。据了解，多数医院急诊科、诊所，凡急性胃肠炎、感冒发烧，常规输液抗菌3~5天，很普遍，后遗症不少。我常接诊这类患者，多有恶心、厌食、饱胀、嗳气、胃肠不适等。此乃为何？盖胃主受纳、腐熟水谷，脾主运化，吸收输布。先由饮食不节、外感六淫伤胃，又被抗生素复伤，脾胃强者尚可承受，若素有脾胃虚弱，犹雪上加霜，不堪重负，致消化功能紊乱，恢复缓慢。藿香正气水，和中正气，化湿解表，是内伤外感、急性胃肠炎之良药，用于初感轻症甚效，重症配伍亦能缓解胃肠不适，几乎对胃肠消化功能无伤害。回忆我在急诊科的治法，无此后遗症。因此对藿香正气水情有独钟，应用广泛，但气味辛烈、难于下咽，某些人不易接受。我的办法：一令其常温单服，减缓呛人气味；二是改变给药途径，敷脐、肛注（小儿不便口服，另辟蹊径，或肛注或敷脐或洗浴小儿痱子，因小儿出现面红、心跳加速之敏感反应的教训，故令酒精挥发后用）更为简捷；三是改变剂型、调整处方，创"六和正气浓缩丸"，既具藿香正气之功，又扩大应用范围，凡脾虚湿阻、胃肠功能紊乱者甚效，尤对肠易激综合征最为对症，疗效显著。

临证诊疗　注重辨证

辨证论治是中医学的精髓和规矩、治疗学的准绳与核心。故临证诊疗应重视辨证论治，运用"辨证论治十法"，四诊合参，参考检验，才能做出正确诊断、立法遣药、详论方义，诠释论治，合宜十法，定能提高疗效，这是我临证必须遵循的原则。

一患者纳差、食少、身困、乏力、心慌、气短、胸闷、自汗、动则益甚，前医按心肌缺血而扩冠通脉，愈治愈重，久治未愈，于是求我调脾胃。诊见六脉沉细无力，舌质淡，苔白腻，体胖大，有齿痕，舌脉瘀。显然为脾虚失运、气虚血瘀之证，属元气大虚，循环障碍。治宜补气健脾、活血化瘀，用补中益气汤加味，调理月余而愈。盖脾胃乃气血之源、元气之府，气为血之帅，血为气之母，相互为用，气足血旺，循环无端，则五脏六腑、四肢百骸，皆得其营养而功能复常矣！心肌自然不再缺血了。今因脾虚而纳运失司，断气血之源，绝元气之府，造成气虚血瘀，循环障碍，脏腑皆失其营养供给，故俱病矣！前医之扩冠通脉、活血化瘀之法，有犯虚虚实实之嫌，故尔不愈。而补中益气，则正治之法也，中气足，纳运复，开源也；心主血脉，气足则血旺，血循如环无端，周而复始，故皆得其养，而功能恢复，诸症何有不消之理乎？这正是辨证论治、治病必求其本的道理，亦含"五脏不和调于胃，胃和五脏安"之意。这是我临证重脾胃、常以调理脾胃法广泛应用于多种病证之理。

近代名医张锡纯《医学衷中参西录》有久泻脾气大伤，气虚血瘀之论。说明久泻元气大伤的病因病机，无力帅血运行，各组织器官因缺血失养而有碍修复，故缠绵不愈。世俗以利水、收涩止泻者，罔效；清热燥湿者，无功；抗菌消炎者，更伤脾害胃，故久治不愈。又说"补气活血"是正治疗大法，故重用黄芪、三七。读至此处，忆起初学医时见李雅言老师用桃仁治久泻不解，才恍然大悟。此乃久泻损元气，气虚而血瘀。受此启发，修订了我治疗结肠炎的验方"结肠舒浓缩丸"，从而大大缩短疗程。久泻如此，胃脘痛亦然，因"久痛必瘀"。多因脾虚元气不足，而致血瘀气滞、寒热错杂等多因素并存，故治疗除理气化瘀、益气活血外，更需补气健脾以复元气，元气复则诸症除。我研制的"胃康胶囊"即遵此组方，以求治其本，复其元，乃标本兼顾之法也。故在论治胃脘痛的同时，伴久泻、痛经、崩漏者皆获良效，乃"异病同治"之理也。

有位风湿性关节炎住院患者，坐轮椅来门诊。消瘦乏力、恶心呕吐、口干厌食、舌质光红、尖瘦无苔、裂纹满布、舌脉瘀阻、脉弦细数。此属气血不足、胃阴亏损之证。究其病因，乃久服抗生素、抗风湿类药，胃气大伤，阴津耗竭，胃气上逆所致。凡治疗风湿类的中西药物，均对胃肠有不同程度刺激，治疗矛盾突出，风湿、类风湿患者常有此症。盖胃为燥土，喜润恶燥，胃润则降。故用沙参麦门冬汤、"滋胃膏"合芍药甘草汤加减，以甘酸化阴、益胃生津之法，胃和逆降，呕止能食。继内以补气养血、健脾和胃之滋膏剂，滋膏养阴，固其本；外以祛风胜湿、舒筋通络之药浴疗法，直达病所去其邪。这就是我力倡"内外结合疗法"治风湿病的初衷。

临证常见中青年妇女容颜不佳，面色萎黄，晦暗失泽，无靓丽之光，或有痤疮，或眼袋黧黑，或黄褐斑者，首调脾胃，补气血，泻阴火，和阴阳，令生理平衡，则诸病释然。为什么要首调脾胃？夫气色者，气血之和谐也。气色白，血色赤，气为神，血为姿，说明容颜、气色、姿色与气血之关系密切，气血又源于脾胃，脾胃乃元气之府、气血之化源，故调脾胃，则化源足，气血充，自然容颜焕发。气为血之帅，帅血而行；血为气之母，携气循环，两者相辅相成，相互为用。若营养均衡，脾胃和调，则气足血充，自然和颜悦色，神清气爽，丰腴光泽，白里透红，面色红润，如帛裹朱，容光焕发，靓丽有加，是内因在起决定因素。故有嬉言："涂在脸上，不如吃到嘴里。"强调了内因之重要，健美之内涵。脾居中州，心肺肝肾分列四旁。《脾胃总论》云："中州之病，必殃四邻，四旁之疾，必趋中州，相互转易。"治病必求于本，先病为本，后病为标，先治主病，则次病自愈。如因脾虚失运，纳运失司，化源不足，而致气色失和，容颜不佳，黄褐斑现，月经失调，赤白带下者，"五脏不足调于胃，胃和五脏安"。脾胃和，则诸症除，此开源堵漏、治本之法也。盖痤疮、疖肿之发，在于湿热火毒蕴蒸，毛囊感染所致。肺合皮毛，脾主肌肉，脾胃失和，积滞化热，蕴蒸肺胃，外出皮肉，发为疖肿、痤疮。当内以消积导滞、健脾化湿、清热解毒，祛其邪，积术消积丸是也；外以清热解毒、活血化瘀、生肌敛疮、软坚祛疤之"麝珠消炎酊"擦剂。此内外并治之法也，凸显"外科外治"、内外合治之优势。眼袋黧黑、双目失神、面如土色者，亦脾肾之疾、劳倦之患也。盖眼胞属脾、主土，其色黄；肾主水，其色黑。胞黑为水反侮土，故当培土以制水，此五行之法，治本之策矣。抓住这个关键，调理脾胃，自然气色重现，痤疮不见，当无黑眼圈之患。

对中西医急救，当代中医界有不同声音：有自愧不如，有崇洋媚外，有怨天忧人，有乐于替代，有惋惜者等。然中华民族繁衍昌盛五千年的文明史，足以说明此问题。近现代西方医学传入中国，急救具有诸多优势，不可否认。但中医传统急救法成功救治的案例甚多，彰显急救方法之丰富多彩、简捷易行、高效速效。科学技术总是向前发展的，希望中西医有机、科学结合，创新发展，再造辉煌，而非替代。1993年，我筹备河南省中医药研究院附属医院中医急诊科，亲身体会多年，现代中医院急诊科，基本是按西医院急诊科配备，这显然是替代。国家为扭转局面，规定了几十种急诊科必备中成药，很有必要，但还很不够，我们中医药工作者，应从文献整理挖掘古今急救方法和有效方药，继承创新，借"他山之石"，创出诸多急救技术、给药途径、简便方法，筛选研发多种高效、速效、方便、快捷的中药制剂，丰富急救手段。"有条件的中西医结合"急救，就"能中不西"，符合好、快、省三原则。我在急诊科工作的几年中，针对常见多发外感病的发热、咽喉肿痛主证，研发"柿霜含片"和"肛注退热速"等新制剂、外治法，老少皆宜，尤宜于怕打针、难服药的小儿；"脐贴剂"治急性胃痛、小儿腹泻、便秘、痞满、厌食等；穴位拔火罐治喘咳；还有藿香正气水肛注、敷脐治吐泻，轻者立竿见影，极危重者缓解症状，赢得时间，以便输液。这仅是给药途径的改变。中医急救，内涵丰富，思路宽广，方法多种多样，要有"有志者事竟成"的决心和信心，继承创新中医急救新方法。如一邪干胃肠、吐泻并作、徒手急救案：1963年暑假，我返乡省亲。黎明，乡邻小伙赵某夜卧露宿，受凉伤食，吐泻昏迷。时间就是生命，我用缝衣针刺其金津、玉液、尺泽、内关、足三里诸穴，只见针孔，不见血流，挤压才出紫黑稠膏样血点，足见脱水之重，循环障碍之险。同时又撬开口，用"煤炭火淬生姜水"，以棉花醮药液滴入口，患者初不知咽，良久微有吞咽动作，继以勺频频灌服，吐泻均止，渐呻吟苏醒。又就地取材，改用藿香紫苏生姜汤、绿豆汤、糖盐水补液，交替频饮。经过三个多小时，约进水6000毫升，病人基本恢复，但觉身困乏力。嘱用粥养，乃至康复。徒手抢救，乃无奈之举。除针刺急救常法，更以伏龙肝补土安胃之性，合生姜温中散寒止呕之功，因紧急不便，速取煤火中炭火淬生姜水以代之，及时灌入，并就地取材，以鲜藿香、鲜紫苏、生姜和中理气，安胃畅中。此案例亦是中医传统急救法的再现。

临证常见口腔黏膜溃烂、经久不愈、反复发作、此起彼伏。此乃"复发性口腔溃疡"，是常见多发病，多为脾胃虚弱，阴火上乘，或气虚火不安位之虚火所致。简而言之，饮食不消，谷气下流，阴火上乘。我遵东垣立"补脾胃，泻阴火"之大法，以"枳术消积丸"消补兼施，更加消积导滞、宽肠下气之药，佐以清热泻火、药食兼用之品，既与大法不悖，又寓釜底抽薪、气降火熄、邪去正复之妙，则口疮自消。用于复发性口疮，除此以外，尚需配伍益气健脾、甘寒益阴之汤剂（黄芪、白术、茯苓、薏苡仁、蒲公英、马齿苋、败酱草、芦根、丹皮、赤芍、甘草），几剂可愈。再以补中益气汤巩固，能防止复发。

脾虚湿困，症见身困重，腿沉如灌铅，汗出，乏力，头昏沉如裹，渴而不欲饮，漱而不欲咽，舌质暗淡，舌体胖大，边有齿痕，舌苔厚腻，或垢腻或白或黄，舌脉瘀阻，脉沉濡缓。多见于痞证、胃脘痛、泄泻、消化不良等脾胃病。其病机属脾虚湿阻，气虚血瘀。治当以健脾和胃、大补元气为基础。若湿热互结者，首当利湿，湿去热孤，清热尤易，可谓利湿清热、分而治之也；湿浊重者，佐以芳香醒脾、化浊利湿，藿香、佩兰、苏梗、白蔻仁、甘松之类是也；脾气大虚，肺卫不固，虚汗淋漓者，当重用白术、黄芪健脾补气、培土生金、固表止汗；久病、久痛则血瘀，以及气虚血瘀所致之胃脘痛、慢性溃疡性结肠炎者，必佐活血、理气、消瘀之品，以改善微循环，促进病损组织细胞修复，制乳香、制没药、三棱、莪术、三七等均可；若肝经郁热，吐吞酸、寒热错杂者，又当用师授吴萸连，以舒肝、清热、制酸；寒湿阻遏，阳不化气行水者，又当佐姜桂以温阳化气而行水，取五苓散之意。总之，气虚血瘀、脾虚失运、湿浊阻中诸证，皆以补气健脾为主，针对兼症，各施其法，主次分明，统筹兼顾，辨证准确，权变加减，诸法合宜，病无不愈矣！

临证常见癌症术后，表现为程度不同的虚损证，困倦乏力，纳少运迟，面色㿠白，虚汗自出，闭经，六脉沉细无力，舌质光红无苔，舌脉瘀阻，或舌质暗淡，舌体胖大、有齿痕，舌苔薄白。证属元气大伤，气虚血瘀，化源不足，难以康复。癌症病机，本多正虚邪实，气滞血瘀，免疫力低下，气血瘀滞而致癥瘕积聚为患。手术切除、化疗、放疗，反而更伤元气，免疫、修复能力更加低下，乃治标未治本，治"病"未治"人"也！

缺乏以人为本的整体观。盖脾胃者元气之府，故当首调脾胃，大补元气，益气活血，固本复元，补气养血，改善循环，增强免疫、修复能力。临证遇此甚多，我多采取以下三条措施，每获良效：①食疗食养，慎用补品。五脏不和调于胃，胃和则五脏安。故当调脾胃、滋化源、复元气、扶正固本。"食补胜于药补"，先以糜粥养胃补脾益气，以复胃气。正谓："有胃气则生，无胃气则死。"②慢病微药，轻舟速行。优选滋膏剂和煮散法。因慢病久拖，脾胃虚弱，不胜药力，当小量频服调养，以待胃气来复，食消药布。因滋膏剂，口感甜润，易于吸收，为病后康复最佳剂型之一；煮散法萌芽于汉唐、盛行于两宋，现代名医蒲辅周极为推崇。我赞成并效法，在临床中辨证拟方，量体裁衣，针对性强，精制熬膏，或煮散，量病服药，多少合宜。不求速效，但求缓功，这是历代名医大家治疗慢性虚损证的经验之谈。③静养。在饮食调养、心理平衡、安静休息的前提下，加上扶正固本、益气活血法，临证治疗颇多这类病人，经3~5个月调理，大都好转。

临证常见口唇燥痒，干裂出血，热辣肿痛，结痂起屑，喜用舌舔，越舔越干，久治不愈之唇炎顽症。虽为小病，却痛苦又失美观。医家苦于方少，病家苦于难疗。究其病因，秋冬干燥寒冷，春又多风，小儿快速生长，代谢旺盛，偏食厌食，营养不良，气津大伤，乃生诸症，故多发于秋冬春三季，小儿尤多。此病亦常见中青年，多因饮食不节，劳倦伤脾，胃强脾弱，积热胃火而发此症。其病机是气阴两虚，燥热生风，风邪外袭，复加感染所致。我常以消积导滞、清脾胃之火、养阴润燥之法治之，首以枳术消积丸推而下之；继以汤剂（枳壳、白术、焦三仙、炒卜子、蒲公英、紫花地丁、马齿苋、败酱草、芦根、连翘、辽沙参、生地黄、丹皮、赤芍）调理，祛邪以扶正，养阴以润燥；并仿《幼科金针》紫归油、《疡医大全》紫草膏、师授白颓膏、家传生肌膏，结合临证体会，加减组方做成制剂，用于唇炎甚效。故名曰"唇膏"，以此外涂，清热凉血、滋阴润燥、生肌敛疮。内外结合，三效合一，难愈顽症不难愈矣！

鉴于中药汤剂是临证应用最广泛的剂型，"力大功专，急危重症，有'汤者，荡也'之功，独具辨证加减，灵活自便，量身定做，无可替代"之特点。历代医药学家一直沿着"多溶出、少耗散"的原则煎煮中药，代有发展。但传统敞口煎法，陈旧落后，未能与现代科技同步；机煎中药，不尽符合中医药理论。因此，我潜心研究"中药煎服方法"二十年，1988年研制成功"密闭冷却回流陶瓷煎药壶"，首次解决中药芳香成分挥发问题，获国家实用新型专利证书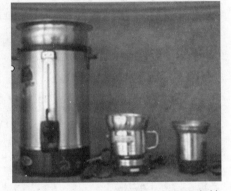（专利号88200610.3）和河南省医药科技进步三等奖。2007年在领导支持下，立"中药煎服方法研究"课题，首先进行"古今中药煎服方法评述及相关机具设计"的文献研究而设计"实验方案"，以观察"不同煎煮方法对汤剂有效成分含量影响"。根据科研结论，设计中药煎煮工艺流程，并改进相关机具，采用"密闭冷却回流电煎药锅"（如上图），其结构由专用加热盘（调控文武火候）、锅体、防煳箅、冷却杯组成。分家用（中）和门店、诊所、医院用（大）两种类型，另有袖珍型（小），专用于煮散，出差旅游，像煮咖啡一样方便，随煮随喝。从而大大提高汤剂质量，汤质浓厚、口感纯正、质优节省、方便，现已于万修堂国医馆使用，达到了设计要求。

临床常见风湿病未愈，胃病又加的患者，皆药之过也。凡服抗风湿类中西药物，对胃肠功能都有不同程度损伤。如一位中年村妇患风湿性关节炎三年，遍服抗风湿中西药，以致胃疼、呕吐、不食、消瘦、乏力、面色无华、卧床不起，用架子车拉到诊室。又一位住院类风湿患者坐轮椅到诊室，呕吐、不食、半月无大便、消瘦、乏力、舌绛、脉细、骨节肿痛不已，亦为抗生素、抗风湿药所害。还治一老妪，双足跖骨关节肿痛，数月不愈，仅以活血通络、祛风胜湿、消肿止痛中药浴足，五日肿痛减半，十日痊愈。由此，启发思路，促使我另辟蹊径，用药浴疗法，内外结合治风湿。可谓："王道霸道分内外，各走其道无相碍，扶正祛邪有专功，疑难杂症此法通。"因而，深究其理，广试其法，恍然明白，内外治法之有机结合，是对某些疑难症提高疗效、避免毒副作用的好方法。临证经验，需要理论诠释，因而，遍查中西医药文献，寻求答案。受清·吴仪洛《本草从新》"百沸汤，助阳气、行经络"及明·吴崑《医方考》中"接汗法"的启发，重温清·吴尚先《理瀹骈文》"外治之理，即内治之理，外治之药，即内治之药，所异者，法耳"，结合寇宗奭、张子和药浴经验，吸收刘河间"玄府论"和"汗法"理论，及中西方洗浴文化传承，借鉴国际通行 TTS 及促透剂应用经验，在透皮吸收学说和中医药理论指导下，撰成"子和汗法与现代药浴"一文，于 2000 年内蒙二连浩特市"全国第三届张子和学术思想研讨会"上重点发言后，引起与会代表极大关注，并发表在《中医研究》。以中医药理论为指导，用临床验证做基础，通过改进浴器的药浴疗法，取得良效，坚定了信心与决心。针对"风湿未愈，胃病又加"的坏症，先以健脾养胃、食疗、粥养之法缓其急，滋膏调理，恢复消化吸收功能，继内以补气健脾、养血和血、滋补肝肾扶其正、固其本；并外用祛风胜湿、通经活络、化瘀止痛的药浴疗法祛其邪、治其标。内外并治，趋利避害。凡疑难杂症，皆以内外分治之法，知难而进，精心辨治，摸索经验，并研发医用药浴衣、气膜浴盆、足膝浴靴（桶）、长筒袜、长筒手套、恒温浴箱等新浴具，以便进行半身浴、全身浴、足膝浴、肘膝浴等新疗法。2005 年完成《现代药浴疗法》初稿，为进一步临床试验、总结经验、升华理论、规范浴法、深入研究、完善现代药浴疗法，奠定了基础。这些新浴具的使用，将会使规范化的现代药浴疗法，规模、连锁经营成为可能。

治学理念　承古拓新

　　我在长期从事中医药文献研究与临证实践工作中，通过感悟、体验，逐渐悟出万事德为先，要做事先做人，以及做学问的真谛，必须理论联系实际，读书临证，相互为用，潜心钻研，及时总结，笔耕不辍，积累资料，虚心学习，采各家之长，学以致用，认认真真，一丝不苟，身体力行。

　　对海岑等三位恩师重辨证论治，用"审症求因、审因辨证、据证立法、依法选方、权衡加减"之传统五法，环环相扣，总能开出合宜处方，取得良效，仰慕不已。后经临证磨练，研究文献，科研实践，又补充了"煎服用法、剂型合意、途径最优、心理调适、饮食护理"新五法，与传统五法，合称"辨证论治十法"，完善了辨证论治全过程。

　　受第一任老师袁志明的名言"胃火盛，火克食，消谷善饥，不治，将诸病生焉"的启发，成为我临证推演"胃强脾弱，能食不能消"的动力。重读李东垣《脾胃论·脾胃胜衰论》后，有了进一步认识。通过临证积验，将常见与此相关诸多病证，归纳为"积热症"。论析其病因、病机之演变过程，形成"积热综合征"的理论与治法，创"积术消积丸"。

　　鉴于中药汤剂应用最广泛，无可替代，其煎药方法不尽理想，根据"多溶出、少耗散"原则，潜心研究"中药煎服方法"二十年，创"现代中药煎服方法"。

　　鉴于临证常见风湿性关节炎，久治未愈胃病又加，引起思考，经学习文献，指导临床，反复验证，创"现代药浴疗法"。

医学心悟　条陈愚见

（一）新型拜师

　　中医之所以传承发展几千年，就是疗效好、传承好。新中国成立以来，国家已花大量人力财力，采取多种模式培养临床型人才，取得一定效果，但尚有不尽人意之处。院校能大规模培养理论系统、基础全面的学生，但缺乏临证诊疗技能高超的医生；传统师承，言传身教，潜移默化，不传而传，加之读书临证，相互印证，感悟深化，笔耕不辍，自然理论、实践双获，因而诊疗技能迅速提高。正所谓："学必有师，听师一席话，胜读十年书。"院校师承合一，是绝配，是培养临床型人才的最好模式。因而建议：本科毕业后，无论何处就业，均须拜师学艺，师徒签约，自由结合，双向选择，宽进严出，三年结业。经国家严格考核，达到临床研究生标准者，国家给予研究生学历待遇和经费补贴或奖励。开辟另一条培养临床研究生新路，如此激励，就能大规模培养临床医生，真正实施院校师承结合，大规模培养临床型实用人才的新模式。这样做的好处是，师徒共勉，教学相长，不传之秘，亦潜移默化，收效大，花钱少，事半功倍。

（二）院内制剂

院内制剂是名老中医的经验方、协定方制剂，多具简便廉验特点，是中医临证用药一大特色。当前准入门槛太高，是用西医的新药标准，捆绑中医手脚，困惑医院业务，不利新药开发，严重阻碍中医药事业发展。因而建议：按照中医用药特色，在安全、有效、节省、方便前提下，制定准入门槛，放而不乱，管而不死。

（三）切忌功利

科学技术，严肃认真，医事活动，人命关天。人心浮躁、论文造假、著作早熟、粗制乱造、学风不正、学术腐败、商业贿赂等急功近利歪风，愈演愈烈，既违道德，又不利中医学术发展。切忌！切忌！

追古溯今——为探索糖尿病的治疗奋斗一生

山东中医药大学附属医院主任医师、教授　程益春

【医家简介】程益春（1938—　），山东省淄博市高青县人，毕业于山东中医学院（现山东中医药大学），历任山东中医药大学附属医院内科主任，医务科主任，常务副院长。现为山东中医药大学附属医院教授，主任医师，博士生导师。全国第二、三、四批老中医药专家学术经验继承工作指导老师，山东省卫生厅专业技术拔尖人才，享受国务院政府特殊津贴。山东省名中医药专家，世界中医联合会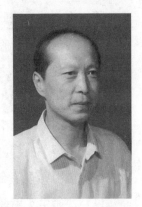糖尿病专业委员会副会长，中国中医药学会第三届理事会理事，中华中医药学会糖尿病学会副主任委员，山东中医药学会糖尿病专业委员会名誉主任委员，国家级新药评审委员会委员。济南市第十一届、十二届人大代表。

擅长治疗内分泌代谢疾病，尤其擅长糖尿病及其并发症的治疗。在大量临床统计和科研观察的基础上，他提出糖尿病的病机关键在于脾虚，独创了"程氏健脾法"，为糖尿病的治疗开辟了一条新途径。先后主持了"消渴平片治疗糖尿病的临床实践研究""糖肾康治疗糖尿病肾病的临床与实验研究"等多项学术研究，其成果分别获山东省科技进步二等奖、三等

奖。其工作成绩曾被《中国当代名人词典》《中国名人名方》《中央电视台·东方之子》等图书载录、电台报道。先后在国家和省级刊物发表论文40余篇，主编了《糖尿病良方》《糖尿病非药物良方》等四部著作，并参编了《糖尿病中西医诊疗学》《中医内科学》《实用中医保健学》等20余部著作。

母亲早逝　立志学医

我1938年3月出生于山东省淄博市高青县唐坊乡程家村，自幼家境贫寒，父亲参加革命常年在外，母亲体弱多病，还要照顾我和年幼的弟弟，在我7岁的时候，母亲积劳成疾，一病不起，并最终离开了我们。这件事情使我早早体会了失去亲人的痛苦，我立下志向，长大以后当一名医生，使像我母亲这样的患者能够重获新生。从此我努力学习，靠国家助学金上完了小学、初中、高中，在报考志愿之时，我郑重填写了山东中医学院，并被顺利录取。

锋芒初显　主攻糖尿病

在山东中医学院学习期间，我十分珍惜这来之不易的机会，如饥似渴地学习，在著名中医大家张珍玉、李克绍、周凤梧等教授亲自授课下，系统学习了中医基础理论、中药、方剂及《黄帝内经》《伤寒论》等中医四大经典，打下了深厚的中医基础。毕业后我被分配到山东中医学院内科教研室，从事中医内科临床与教学工作，同教研室的还有著名中医专家周次清教授、刘献琳教授等。周老和刘老都是中医内科大家，我在中医内科教学和临床工作方面都得到二位前辈的悉心指导，中医临床水平也有了长足的提高。1973年春天，一位来自河北的糖尿病患者，慕名找我治疗。他患糖尿病已有 10 年余，这期间遍访名医，疗效不佳，血糖始终控制不理想，消瘦明显，而且已经出现视物模糊、手足麻木发凉等并发症。我仔细询问，四诊合参，审时度势，给他开了中药，并嘱咐他回家后服用一段时间。3 个月后，这位患者从老家专程赶来谢我，不仅血糖明显下降，而且视物模糊等症状都明显减轻，这使我信心大增，也下定决心开始专研糖尿病的治疗，为更多的糖尿病患者解除痛苦。糖尿病属于中医学"消渴病"的范畴，中医古典文献多有论述，我系统研究《黄帝内经》《三消论》《脾胃论》《临证指南医案》《医学衷中参西录》等古今中医名著中关于消渴病的病因病机论述和治疗，逐渐形成了自己对于消渴病的独特观点和治疗的理论体系。1976 年山东中医学院内科教研室逐渐分成心血管、内分泌、消化、免疫、血液肿瘤等 8 个学组。我担任内分泌学组的组长，创立山东省中医院内分泌科，从此与糖尿病结下不解之缘。

尊古创新 创立程氏健脾法

传统的中医对于糖尿病的治疗往往从"三消"立论，正如《证治准绳·消瘅》中所言："渴而多饮为上消（经谓膈消），消谷善饥为中消（经谓消中），渴而便数有膏为下消（经谓肾消）。"主要病机为肺燥、胃热和肾虚，治疗多以滋阴清热为法，而倡行从脾论治，益气为主者甚少。我在长期临证中发现，糖尿病患者有乏力症状者占 80% 以上，而以乏力为第一主诉者占 60%，并且许多患者形体消瘦、四肢无力、倦怠懒言，所以我认为糖尿病是本虚标实证，脾气亏虚是其发病的关键，提出了"脾"在糖尿病病因病机中占主要地位，以及以健脾益气为主要治疗大法的理论体系。被中医界同仁称为"程氏健脾法"。

"程氏健脾法"具有深厚的理论渊源，并非凭空创立。最早在黄帝内经中就隐含了健脾法的思想。《灵枢·五变》中说："五脏皆柔弱则病消

132

瘅。"《灵枢·本脏》进一步指出："脾脆善病消瘅。"明确指出，脾虚是消瘅的重要病因。又认为本病为"膏粱之疾""肥美之所发"，指出过食肥甘，损伤脾胃，可导致消渴病。对于消渴病之口甘、溲便之变，也从脾胃入手进行解释，正如《灵枢·口问》中说："中气不足，溲便为之变。"《素问·奇病论》中说："此五气之溢也，名曰脾瘅……津液在脾，故令人口甘也。"并最早提出了"消渴治之以兰"的理论，用兰草一类芳香化浊、醒脾健脾的药物来治疗糖尿病。张仲景在治疗消渴病的白虎加人参汤、瓜蒌瞿麦丸中应用了茯苓、薯蓣等健脾之品。唐、宋、金、元医家对健脾法的论述散见于各家论述中，如宋朝杨士瀛在《仁斋直指方论·消渴》中指出："消渴证候，人皆知其心火上炎，肾水下泄……孰知脾土不能制肾水，而心肾二者皆取气于胃乎？总要服参苓白术散，可以养脾生津液。"金朝张元素在《医学启源》中有"四君子汤，治烦热燥渴"和"白术散治烦渴，津液内耗，不问阴阳，服之则渴生津液"的论述。李杲为张氏高徒，他在《兰室秘藏·消渴门》中记述："洁古老人分而治之，能食而消渴者，白虎加人参汤；不能食而渴者，钱氏白术散倍加葛根治之"。元朝朱丹溪治病强调阴虚，他在治疗消渴时，也酌情加入健脾之品。明清时期消渴病理论得到进一步发扬，李梴在《医学入门》中指出："消渴初宜养肺降心，久则滋肾健脾……养脾则津液自生，参苓白术散是也。"以温补见长的赵献可更是主张应用七味白术散、人参生脉散等方治疗消渴病，以复脾胃输布津液之职。又如李时珍用黄芪止渴补虚，为治疗消渴合并痈疽之要药。健脾理论的论述虽早，但均未成理论体系，也没有人明确提出。

在 20 世纪 90 年代初，我首次把健脾法治疗糖尿病作为一种理论提出来，并做了临床观察，发表在 1991 年的《山东中医学院学报》。此理论得到中医内分泌同仁的广泛关注和认可，被称为"程氏健脾法"。脾为后天之本，运化水谷精气，濡养全身；脾居中焦，脾胃还是一身气机升降之枢纽，主升清与降浊。正如《黄帝内经》所言："饮食入胃，游溢精气，上输于脾;脾气散精,上归于肺。"在消渴病中,由于脾气亏虚,中焦气化不足,一方面精微物质不能化生津液,故口干、多饮,脾主四肢肌肉,精微物质不能化生气血,故四肢消瘦,疲乏无力。另一方面脾虚不能升清,精微物质下泄反随糟粕排出体外,故尿频量多。因此糖尿病"脾"病为先,造成气化不足,累及他脏,变证丛生。所以脾虚是消渴病的重要病理基础,以脾为主的气机升降失常是消渴病的重要病机,五脏俱虚是消渴病的最后转归。所以治疗健脾益气为主,恢复脾的运化和升清功能,并据此创立了健脾降糖饮系列方剂。健脾降糖饮的基本组成为黄芪、黄精、白术、山药、鸡内金、葛根、天花粉、丹参。方中首选黄芪、白术健脾益气为君药。黄芪甘,微温,入脾、肺二经。重用黄芪取其补气力强又能升阳,其升发之性可"助脾之升清,复其散精达肺"。白术苦,甘温,归脾胃经。白术炒用则燥性减弱,功专健运脾气以生津液。《医学启源》有云:"白术,和中益气,强脾胃,生津液止渴。"《本经逢源》指出:"白术,生用除湿益燥,制熟则有和中补气、止渴生津之效。"山药、黄精,甘淡性平,滋养脾阴。山药补气又能养阴,"善摄脾精""生津以止消渴。"黄精补脾养阴,又能润肺。二药相合,既可助黄芪、白术健脾益气,其阴柔之性又可防之偏燥。另外,还可有助于他脏阴津的恢复。葛根,清热生津,除烦止渴。取其升阳的作用,助黄芪健脾升阳,益气布津,所用最妙。鸡内金健胃消食,助脾气的运化,又可使补气药补而不滞。天花粉苦寒,清热生津,消肿排脓,为"消渴圣药",生津润肺,养阴益胃,以除燥热之标。佐以丹参,取其活血之中寓有养血之功,善于活血化瘀又能除烦安神。与芪、术相合又有益气活血之功。我又根据脾为后天之本,脾与五脏六腑、气血津液的关系,在健脾降糖饮的基础上创制了健脾八法,分别是健脾清胃法、健脾润肺法、健脾调肝法、健脾养心法、健脾补肾法、健脾活血法、健脾化湿法、健脾解毒法,用于治疗糖尿病发展的不同阶段及产生的相关并发症,临床疗效显著,至今仍在我院广泛应用。

立足临床　科研成果丰硕

我一向主张理论和实践相结合，科研要和临床相结合，反对没有临床实践的空洞的科研。在对健脾降糖饮临床观察的基础上，我进行了动物实验研究，验证了健脾法理论的正确性，探讨了健脾法作用机制。我主持研究的课题"消渴平片治疗糖尿病的临床实验研究""奇可力胶囊治疗糖尿病的临床实验研究""糖肾康治疗糖尿病肾病的临床与实验研究"，均在学术上有重大突破，佐证了健脾法的正确性，得到了医学专家的一致赞同，分别获山东省科学进步二等奖、三等奖。

以我的方子为基础的消渴平片目前已被广州白云山制药厂生产，奇可力胶囊、天虫雄宝胶囊已获得国家级新药批准。以我的经验方制成的院内制剂，如消渴合剂、糖肾康颗粒、糖心舒片、强肾胶囊、消瘦片等长期应用于临床，效果显著，创造了很好的社会效益和经济效益。

打破藩篱　讲求临床实效

在临床治疗上，我认为要讲求实效，既要多读书，继承古人的经验，又不能拘泥于一家之言，要师古而不泥古，古为今用，洋为中用。

如糖尿病肾病，中西医都认为是疑难病，我在研究历代医家经验的基础上，认为此病不能单拘泥于古人"水肿""关格"等病的认识，应该以现代医学的"糖尿病肾病"为病名，分轻、中、重三个阶段，作为一个完整的疾病，进行分期治疗，总的治疗原则是健脾补肾、活血利水，贯穿于疾病的整个治疗过程中。分期治疗中，早期当健脾益气、滋补肝肾；中期健脾补肾、活血利水；晚期常见湿毒内攻和水气凌心，故以降逆和胃、化浊利水、通脉宁心、健脾温肾为治疗方法，并采用中西医结合的治疗抢救措施，把许多糖尿病肾病患者从死亡线上抢救了过来。

对糖尿病足的治疗，西医目前也没有特效的方法，病人痛苦万分，甚至要截肢。我认为本病的病机关键是瘀血阻络，治疗时应抓住活血化瘀这一关键，然后针对不同病因病机辨证施治。我将其总结为活血化瘀、通络止痛法；活血化瘀、滋阴清热法；活血化瘀、清利湿毒法；活血通络、温阳散寒法；益气养血、活血通络法等进行治疗。除此之外还配合中药外敷法，疗效显著，许多病人经过治疗，避免了截肢的痛苦。

再如对甲状腺机能亢进的治疗，以往以疏肝清热为主进行治疗。患者在发病不久就出现乏力、心慌、消瘦等症状，我辨证为气阴两虚证。治疗以益气养阴、软坚散结、活血化瘀为主的治法，取得满意效果，而且缩短了疗程，临床不易复发。

我认为疾病的治疗要追根溯源，抓住主症，主要病机，我常跟学生们说"抓中间，带两头"，即主要病机和症状得到治疗后，其他伴随症状、病机就迎刃而解了。所以开方不用大方，一般在 10～14 味，剂量上，君药量大力宏，臣、佐、使药用量一般较少，且药对、药组较多，配伍精炼，方简意明，重点突出，解决主要矛盾。临床用药我反对用大苦、大寒、大热之药，一是因为"是药三分毒"，此类药物用量过大伤及人体正气；二是大寒大热之药容易伤及胃气。我主张治病，要通过调动人体的正气，通过正气来调节自身的阴阳平衡。临床用药少而精，并时时不忘顾护胃气。

治调结合　医者仁心

内分泌疾病发病原因复杂，既有内因又有外因，与饮食、情志、劳倦、水土、先天发育等诸多因素皆有关系。所以我认为内分泌病的治疗，要多种措施综合治疗。

例如对于糖尿病的治疗，我提出"三平衡一动"疗法，"三平衡"是指心理平衡，即心理治疗，医生在给病人诊治时，运用心理学知识，帮助病人解除心理顾虑；饮食平衡，即饮食疗法，是指利用不同的食物来影响机体的功能，使其获得健康或治愈疾病；脏腑功能平衡，是指根据临床表现，运用中医辨证施治的方法，达到脏腑气血、阴阳平衡，使机体恢复健康；一动是指体育疗法，即采用适当的体育锻炼防治糖尿病。对老年糖尿病患者提出了"管住嘴，多动腿"的治疗口诀，浅显易懂，朗朗上口。

对于遗尿、痤疮、肥胖等由情志引起，或者影响患者心情的疾病，我主张对患者进行心理疏导，鼓励他们树立战胜疾病的信心，告诉他们"病来如山倒，病去如抽丝"的道理，让他们安心治疗，不要急于求成。

曾经有位坐着轮椅来看病的患者，叫潘红霞，十几年前一次车祸后，又发现自己患有糖尿病。由于糖尿病的影响，潘女士最终没有保住她的伤腿。截肢手术后，她的意志曾一度消沉，对糖尿病没有积极地治疗，不久糖尿病严重的并发症——脑中风又降临到她的身上，当被家人抬着来找我看病时，她几乎不能动了。我不仅帮她很好地控制了糖尿病并发症，而且在心理上鼓励她，让她有了积极生活下去的希望。

重视养生　未病先防

中医学博大精深，未病先防，既病防变的理念贯穿始终。所以我认为防病重于治病，平时就要注意养生。在养生防病方面首先是调情志，《黄帝内经》中讲"恬淡虚无，精神内守"，是指人要清净安闲，排除私心杂念，使真气顺畅，精神守持于内，这样疾病就无从发生。其次要饮食有节，劳逸结合。随着生活水平的提高，人们过食肥甘厚腻并且活动减少，是导致糖尿病、高脂血症、冠心病等发病的主要原因。我总结的"三平衡一动"，就包括饮食平衡和多运动。我根据老年人的特点，总结了老年养生十法：①坚持冷水洗脸；②清晨喝杯温开水；③适当户外运动；④午间按摩头皮；⑤午后饮用茶水；⑥傍晚要做腰部运动；⑦洗澡擦胸搓背；⑧热水浴足护脚；⑨睡前双手摩腹；⑩饮食药膳进补。受到广大老年患者的欢迎。

名医经验　薪火相传

名医经验，薪火相传，中医事业方兴未艾，中医事业的振兴，需要中医人才的培养。我一向重视中医后继人才的培养，在临床带教中我对学生从严要求，毫无保留地将自己的多年经验传授给学生。老师对学生要言传身教，老师的行为就是最好的教学。要急病人之所急，帮病人之所需，任劳任怨工作。我多年养成的习惯，对病人的来访信、求医信，一定回复，信件再多也要亲笔回信。对患者和蔼可亲，从不厌烦。门诊病人再多，也要耐心应诊，经常工作延时；并且利用节假日义诊，义务宣传糖尿病教育等医学知识。这些点点滴滴也影响了我的学生，使他们勤于学习，精于工作。

我从 1990 年开始带硕士研究生、博士研究生，迄今已经培养 20 余名硕士、博士生。而且作为全国第二、三、四批老中医药专家学术经验继承工作指导老师，培养了六名高徒。如今他们大都已晋升教授、副教授，许多人已经成为省市医院的内分泌科骨干，为中医内分泌事业的发展注入了新的活力。

山东省中医院内分泌科是我一手创建的国家级重点专科，始于 20 世纪 70 年代，科内的多数医生都是我的研究生或高徒。经过 30 年的发展，内分泌科的学科建设及发展水平居全国领先地位。

2011 年，经国家中医药管理局批准，成立了山东中医药大学附属医院程益春教授名老中医工作室，现已初具规模。工作室以整理、发掘、传承和创新我的学术经验、学术思想为宗旨，培养高层次的中医药人才，促进中医治疗内分泌疾病的学术发展。工作室通过回顾性研究，查阅、整理既往反映我临床诊疗特色和辨证思维特点的原始病案；通过临床随诊，收集我治疗内分泌疾病的特色病例，总结临床经验和学术思想。工作室还将我的学术经验、学术理论推广应用于中医药理论研究、教材建设及教学之中。从而促进中医内分泌学科的发展。

　　我已年过七旬，但老骥伏枥，志在千里，在我的有生之年我要为中医内分泌事业奋斗终身！

传承之路　光彩绽放

河南中医学院第一附属医院主任医师、教授　王自敏

【医家简介】王自敏（1938—　），河南开封市人。汉族，主任医师、教授，现返聘在河南中医学院第一附属医院国医堂工作。享受国务院特殊津贴，为第四批全国老中医药专家学术经验继承工作指导老师。曾任河南中医学院第一附属医院肾内科主任、肾病研究所所长，全国中医内科肾病专业委员会委员、顾问委员，中南六省内科肾病专业委员会副主任委员，河南省透析协会委员。创建河南省中医内科肾病学术委员会，任主任委员至今。

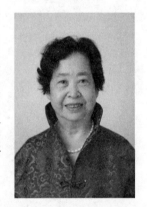

　　1957 年，经同学介绍，报考河南中医学院徒弟班，拜河南一代名医吕承全教授为师，历经五年全日制理论结合临床实践学习，于 1962 年本科毕业，毕业后即分配在河南中医学院第一附属医院内科工作。职称晋升制度改革后，分别于 1980 年、1987 年、1992 年晋升为主治医师、副主任医师、主任医师、教授。

步入医林　传承育人

　　20 世纪 50 年代，我走上了学中医之路，受教于全国名老中医吕承全教授，每天半日跟师临证、坐诊、查房、抄方、写病历，跟师出诊，学习老师应用中医四诊的娴熟技巧，独具慧眼的临床辨证思维方法和高超的治疗方案。我作为名师弟子，侧身师旁，耳提面命，学习继承，撰写出临证心得。除跟随吕师外，还向名医李雅言、王寿亭等老师学习。我目睹了一代名医风范，恩师之医术、医德，看在眼里，记在心上，终身受益。跟师五年，深深体会到"听师一席话，胜读十年书"，老师宝贵经验及多年临床结晶，来之不易，为全面提升，深入研讨，我先后外出进修学习。于1973～1975 年在河南医学院第一附属医院（郑大一附院）进修内科，进一步系统学习了西医学知识和临床技能。1981～1982 年参加河南中医学院主治医师进修班，进一步提高了中医基础理论及临床诊疗能力。1983 年参加了卫生部在中山医科大学举办的为期半年的"全国高级肾科医师进修班"，师从我国肾病学界泰斗叶任高、李士梅、李幼姬教授。此后正式确立了肾脏病专科工作方向。于 1985 年率先创建了河南省第一个肾病内科，为学术带头人，充分发挥了中医学特色，实现了中西医结合，优势互补。首先在省内中医界开展了腹膜透析、血液透析，建立了肾病实验室、肾病研究所。愿为人梯，培养组建了医、教、研学术骨干团队。从而奠定了省重点专科基础。

　　多临床，读经典。"熟读王叔和，不如临证多。"师承班的特点是读书与临证并重，因为中医药学既是临床医学，又是实践医学。通过"读书—实践—再读书—再实践"的反复过程，才能理论指导实践，萌发出新的思路和方法。在学术渊源上，首先继承了四大经典著作的精粹，奠定了中医理论基础，在后世经典著作中尤其受李东垣《脾胃论》、唐容川《血证论》、张锡纯《医学衷中参西录》等著作思想影响，在论治中，立"脾肾为本"之论，注重调理脾胃后天之本，治肾固精，活血化瘀，衷中参西。继承老师"整体观念，宏观立论""经典为宗，但不泥古""脾肾为本，善调阴阳""因人治宜，知常达变"等学术思想。在恩师学术思想基础上，进一步发扬光大，并根据实际临床探究，逐渐形成了一整套治疗慢性肾病的理论和辨证论治学术体系。

执业50年，从事临床、教学、科研工作，有较深厚的理论基础和丰富的临床经验，对各种肾病和内科疑难杂症有较好疗效。尤其对慢性肾功能不全治疗能独辟蹊径，总结治法八则，拟定治疗肾病Ⅰ、Ⅱ、Ⅲ号方，研制"救肾胶囊"（现改名为复肾降浊胶囊）、"尿感冲剂"、"肾衰灌肠液"等。发表学术论文数十篇，参编著作两部，主编专著《中西医临床肾病学》《中西医结合肾脏病诊疗学》两部，主审《王自敏肾病临证医集》。获河南省科技进步奖2项，河南省厅局奖3项。

在我行医生涯中，遵循"诚信做人，医乃仁术，仁善立业，精求医理，勤学莫止，博采众长"。以师为榜样，"学做事先做人"，对待病人关心体贴，态度和蔼，无论高低贫富、远近亲疏，不嫌繁琐，详询病情，沟通思想，悉心诊治，下乡医疗，送医送药，拒收红包，免费给外地病人寄药寄方，备受病人爱戴。虽年过七旬，体弱多病，仍坚持每周出三次门诊，看医案，读经典，收集名医名方，使行之有效的方药广泛应用到临床。

2008年我被确认为第四批全国老中医药专家学术经验继承工作指导老师。学生有两位，均是副教授、副主任医师、肾病研究生，遵国家中医药管理局要求，跟师每周不少于1.5个工作日，还要有独立临床时间、理论集中学习时间，专业考核内容包括继承人日常表现、继承实绩、临床（实践）技能考核、写出博士生论文、进行论文答辩等。两位学生在繁忙的临床工作中挤出时间，跟师学习，一方面多读书，一方面重实践，积累知识，进一步提高自己的水平，进一步升华老师的经验。用两年时间搜集整理了我多年的典型病例，汇集成册，编成《王自敏肾病临证医集》一书，于2010年5月由人民军医出版社出版。这是河南名老中医临证经验丛书中出版的第一部，起了带头作用，正值国家中医药管理局到医院检查工作，看到此书，认为带教有成绩，增加了分数。通过三年跟师临证实践、口传心授、科学研究等方式圆满地完成了任务，两位学生获得了传承博士学位。

通过我跟师学习，我又当继承工作的指导老师，深深体会到院校与师承相结合的教育模式，授课与临床并重，理论与实践双赢，诊疗技能不断提高，临床中不仅能掌握运用中医技术，还学习了西医知识。师承班最大优点就是实践多，学员大部分于三年后能独立应诊，并代师值班，出师即能胜任工作。河南中医继承工作政策落实很到位，在历任中医管理局领导的支持下，在李振华国医大师及中医学院党委积极倡导下，成功举办了几届师承班，且出师后工资待遇与大专院校毕业生一样。师承班培养了一大批人才，涌现出一批"德艺双馨"的名医大家。因此我对院校与师承合一的教育模式体会很深，大加称赞，希望在国家中医药管理局领导下，进一步落实政策，完善措施，坚持院校与师承合一模式，坚持名老中医药专家学术经验继承工作。

深研脾肾　学术思想

我继承了吕承全教授的学术精华，逐渐形成了自己的学术思想体系，主张以中医辨证与西医辨病相结合，宏观辨证与微观辨证相结合，以中医理论为指导，以中医辨证论治为基础，立脾肾为本，调和阴阳，紧扣中医病机，针对主要矛盾而选方遣药，博采众方，师古而不泥古，并衷中参西，在病程中适时地辅以西药治疗，治愈了大量疑难、危重病症。对急、慢性肾小球肾炎，肾病综合征，过敏性紫癜性肾炎，系统性红斑狼疮性肾炎，IgA 肾病，泌尿系感染等病症，均积累了较丰富的诊治经验。特别是对慢性肾功能衰竭有更深入研究，提出"虚、浊、瘀、毒"为本病四大病机，体现了肾病理论创新与临床实践相结合。

1. 整体观念，辨证论治　中医学是在古代的唯物论和辩证法思想的影响和指导下，通过长期的医疗实践，逐步形成并发展而成的独特的医学理论体系。以整体观念为主导思想，以辨证论治为诊疗特点。在肾病的诊疗过程中，我时时以此为要旨。中医学非常重视人体本身的统一性、完整性，认为机体整体统一性是以五脏为中心，配以六腑，通过经络系统"内属于脏腑，外络于肢节"的作用而实现的，构成人体的各个组成部分之间，在结构上不可分割，在功能上相互协调、相互为用，在病理上相互影响。

中医学亦重视人体与自然环境的密切关系。"天人合一"，人类生活在自然界中，自然界的变化可直接或间接地影响人体，而人体则相应地产生反应。《灵枢·邪客》曰："人与天地相应也。"《灵枢·岁露》曰："人与天地相参与，与日月相应也。"重视因时、因地、因人制宜，注重外界环境对人体疾病的影响。如长夏季节主湿盛，湿困脾土，失于健运，此时肾病患者多见厚腻之苔，我多酌加藿香、佩兰、白蔻仁、茯苓、薏苡仁等芳香化湿、淡渗利湿之品。如舌通过经络直接或间接地与五脏相通，"据舌以分虚实，而虚实不爽焉；据舌以分阴阳，而阴阳不谬焉；据舌以分脏腑，配主方，而脏腑不差，主方不误焉"（《临证验舌法》）。脏腑的虚实，气血的盛衰，津液的盈亏，疾病的轻重顺逆，无不察舌而知。血淋的患者，在下表现为尿频数、涩痛，小腹拘急，在上表现为舌尖红赤，心烦多梦。心主神明，心开窍于舌，心与小肠相表里，故治疗局部的小便症状，当从整体出发，拟清心通淋之法，以导赤散加萹蓄、白茅根、瞿麦等药物而效优。

辨证论治是中医学对疾病特殊的研究和处理方法，是中医认识和治疗疾病的基本原则和特点，是中医学的精髓。证，是机体在疾病发展过程中某一阶段的病理概括，反映的是疾病在这一阶段的病理变化的本质。通过望、闻、问、切四诊合参，明辨证候，继而论治。辨证是论治的前提和依据，论治是辨证的结果和手段，两者相互联系，密不可分。一种疾病可以通过辨证分为几种不同的证候，而不同的疾病在发展过程中亦可表现同一证候。我治疗肾病，熟谙此法，辨病、辨证相结合，同病异治、异病同治共应用。如患者主要症状表现为双下肢水肿，若伴肾阳虚症状，采用真武汤治疗；伴脾阳虚症状，用实脾饮治疗。

2. 脾肾为本，正胜邪去 《素问·遗篇·刺法论》曰："正气存内，邪不可干。"《素问·评热病论》说："邪之所凑，其气必虚。"《灵枢·百病始生》也说："风雨寒热，不得虚，邪不能独伤人。……此必因虚邪之风，与其身形，两虚相得，乃客其形。"正气旺盛，气血充盈，卫外固密；正气不足，卫外不固，抗邪无力，邪气方入，阴阳失调，疾病丛生。正气不足是疾病发生的内在根据。正气的强弱从内因和根本上决定着疾病的发生、转归。我深谙此理，在肾病的治疗中，重视扶正固本，调理五脏，尤其重视先、后天之本脾肾两脏功能的调节，充养正气，使正胜邪自去。

（1）健运脾胃 脾胃为"后天之本"，气血生化之源。在《金匮要略·脏腑经络先后病脉证》"四季脾旺不受邪"，以及《脾胃论·脾胃盛衰论》"百病皆有脾胃衰而生也"的学术思想的指导下，我非常重视脾胃功能的调理。脾主运化，具有运化水谷和水液的功能。《素问·经脉别论》中"食气入胃，散精于肝，淫气于筋…食气入胃，浊气归心，淫精于脉""饮入于胃，游溢精气，上输于脾，脾气散精"，《素问·厥论》中"脾主为胃行其津液"等论述均是对脾主运化水谷功能的高度概括。就是说饮食入胃后，必须有赖于脾的运化功能，才能将水谷化为精微，并有赖于脾的转输和散精功能，"灌溉四旁"以濡养脏腑、经络、四肢百骸、筋肉皮毛等而进行正常的生理活动。若脾失健运，在肾病病人中多出现腹胀、便溏、纳呆，以至倦怠、消瘦、乏力等病变。另外，脾又主运化水液，《素问·经脉别论》云，"饮入于胃，游溢精气，上输于脾，脾气散精，上归于肺，通调水道，下输膀胱，水精四布，五经并行"，说明在水精的吸收、传输、布散过程中，脾具有重要的作用。肺为水之上源，肾为水之下源，脾居中焦，为水液升降输布的枢纽，水液的上腾下达，均赖于脾气的枢转。脾运健旺，则水精和水液两方面的代谢功能正常。《素问·至真要大论》云"诸湿肿满，皆属于脾"，若脾失健运，必然导致水液在体内停滞，产生湿浊、痰饮等病理产物，在肾病病人表现为最常见的水肿症状。

脾主升清，脾升则健，胃降则和。脾胃升降相因，协调平衡。脾气虚衰或为湿所困，肾病病人中可出现神疲乏力、头目眩晕、腹胀满闷、便溏泄泻，甚至久泄脱肛、内脏下垂等中气下陷的病证。

脾主统血，《难经·四十二难》曰"脾裹血，温五脏"，清·沈明宗《金匮要略编注》说"五脏六腑之血，全赖脾气统摄"，若脾不统血，在肾病病人中可见尿血、便血、崩漏等病证。因此，在治疗各种肾病病证时，我非常重视健运脾胃功能，"四君子汤""参苓白术散""补中益气汤""实脾饮"等方药频繁应用，病证相切，疗效颇佳。

(2) 调固肾元 肾为"先天之本"，藏先天之精，为脏腑阴阳之本，生命之源。肾中精气的生理效应，包括肾阴和肾阳两个方面。肾阳为一身阳气之本，五脏之阳气，非此不能发，对机体各个脏腑组织器官起着推动、温煦作用。肾阴为一身阴气之源，五脏之阴气，非此不能滋，对机体各个脏腑组织器官起着滋养、濡润作用。肾阳与肾阴之间相互制约、相互依存、相互为用。若肾阳虚衰，则肾病病人表现为疲惫乏力、形寒肢冷、腰膝冷痛、小便清长或遗尿失禁、舌质淡及性机能减退、水肿等证候。若肾阴不足，则肾病病人表现为眩晕、耳鸣、腰膝酸软、五心烦热、遗精、舌质红少津等证候。阳损及阴而或阴损及阳，则发展为阴阳两虚证候。而且，肾的阴阳失调又导致其他各脏的阴阳失调，可表现为肝阳上亢、肝风内动、心火上炎、心肾阴虚、肺肾阴虚、脾肾阳虚、心肾阳虚等诸多证候。

肾主水液，《素问·逆调论》称"肾者水脏，主津液"，是指肾中精气的气化功能对于体内津液的输布、排泄、平衡，具有极为重要的调节作用，即"肾主水液"。津液的代谢，正常生理情况下是通过胃的摄入、脾的运化转输、肺的宣发肃降、肾的蒸腾气化等作用，以三焦为通道输送于全身；代谢后的津液，则化为汗液、尿液和气排出体外。肾中精气的蒸腾气化，主宰着整个津液代谢，肺、脾等内脏对津液的气化，均依赖于肾中精气的蒸腾气化；尿液的生成和排泄，更是与肾中精气的蒸腾气化直接相关。若肾中精气的蒸腾气化失常，关门不利而发生尿少、水肿等症状；气不化水则发生小便清长、尿量增多等症状。如《素问·水热穴论》曰："肾者，胃之关也，关门不利，故聚水而从其类也。上下溢于皮肤，故为胕肿。胕肿者，聚水而生病也。"

肾尚主纳气，《类证治裁·喘症》说，"肺为气之主，肾为气之根，肺主出气，肾主纳气，阴阳相交，呼吸乃和"，《难经·四难》云，"呼出心与肺，吸入肾与肝"，说明呼吸功能均有赖于肾的纳气作用。肾不纳气，摄纳无权，在高度水肿、肾衰病患者则表现为呼吸表浅，动辄气喘，呼多吸少等症状。因此，我在临证时亦高度重视温固肾元、调补肾阴肾阳、阴阳平补等治法。各地黄丸（六味、杞菊、知柏、麦味）、肾气丸、左归丸、右归丸、真武汤等方剂，随证辨用，屡用屡验。

（3）脾肾共健 脾为后天之本，肾为先天之本。脾肾两脏关系密切，主要表现为先后天相互资生。脾之健运，化生精微，须借助于肾阳的温煦，即脾阳根于肾阳。肾中精气亦有赖于水谷精微的培育和充养，方能充盈成熟。后天与先天，相互资生，相互促进。先天温养激发后天，后天补充培育先天。病理上两脏相互影响，互为因果。若肾阳不足，不能温煦脾阳，肾病病人可见腹部冷痛，下利清谷，五更泄泻，水肿等症状；若脾阳日久，损及肾阳，则成脾肾阳虚病证；若肾阴不足，可出现五心烦热、口舌生疮、舌红少苔或无苔、饥不欲食等病证。

脾肾两脏相互协同，共同主司水液代谢的平衡。若脾虚失运，水湿内生，经久不愈，则肾虚水泛；而肾虚蒸化失司，水湿内蕴，亦致脾失健运，最终均可导致肾病病人尿少浮肿，腹胀便溏，畏寒肢冷，腰膝酸软等脾肾两虚、水湿内停之证。因此，我认为脾肾两脏的共健，先天、后天之本的共同充养，在肾病的治疗中具有极其重要的意义，这是我学术思想的重要组成部分，也是我治疗肾病始终遵循的原则。

3. 祛除病邪，邪去正安 重视正气，强调正气在肾病发病中的主导地位，但并不排斥各种致病邪气对肾病发生、发展的重要作用。我认为血瘀、腑浊、湿热等是肾病最常见的病邪，相应处以活血化瘀、通腑泻浊以及清化湿热之法，使邪去正自安。

血瘀证的原因很多，归纳为气虚致瘀、气滞致瘀、阴虚致瘀、阳虚致瘀、痰饮致瘀、湿热致瘀、久病致瘀等。根据致瘀原因的不同，在活血化瘀的基础上灵活施治。在肾病治疗过程中，通腑泻浊法应用较为普遍，腑实不通时固然用之，而在慢性肾功能衰竭的患者，凡无腹泻者均可酌情用之，以大便每日 2~3 次为度。在我的诸多经验方中，如救肾胶囊、黄槐温胆汤、肾衰灌肠液等方药中均体现出此法的应用，且临床疗效显著。除了血瘀，腑浊标实证候表现以外，尚表现有显著的湿热证候。我常言"湿热不去，蛋白难消"，即湿热病邪不祛除，病人的蛋白难消失之意。因此，我注重在肾疾治疗中不忘清化湿热，俾湿去热清，气机畅达，疾病向愈。

4. 选药平和，调理阴阳 在治疗慢性肾病的过程中，如何选择药物是很重要的环节。在长期的临床实践中体会到，由于慢性肾病的病机多为本虚标实、寒热错杂，所以选药不宜大苦、大寒、大温、大燥、大补，而宜性平为佳，以达调理阴阳之效。如温补不宜用干姜、附子、肉桂等，认为此可骤增浊邪；燥湿不宜用黄连、黄芩、川木通等，认为此可剧伤正气。

临床中，擅用平补平泄之法，如肝肾阴虚，擅用生地黄、女贞子、墨旱莲、怀牛膝等；脾肾阳虚，擅用仙茅、淫羊藿；湿热炽盛，擅用大黄炭、生槐花等。

5. 内外结合，综合疗法 慢性肾病病情缠绵，病势复杂，单一途径治疗奏效甚难。因此，针对此病机，采用中药内服、灌肠、足浴等多途径给药的治疗方法。内服兼外用灌肠，联合途径优化综合治疗，既可扶正固本，又可化瘀解毒、通腑泻浊，使局部与整体有机结合，经多年的临床实践证明，对延缓肾衰竭的进程具有独特的疗效。这种综合优化治疗的方法对肾病治疗思路的拓展具有重要意义。

6. 师古不泥，创制新方 我师承吕承全教授，熟读中医古籍，尊崇历代医家学术思想，广采众长，潜心治学，严谨勤勉，师古而不泥古，在长期临床实践过程中积累了丰富的临床经验，择其效优者，创制成新方，研制成新药，以方便患者携带使用，利于临床推广应用。

以下介绍几种主要制剂：

（1）救肾胶囊（现改名为复肾降浊胶囊） 主要药物有制附子、西洋参、大黄、丹参等。主要治肾气亏虚，气化失常，水湿浊毒无出路，瘀积体内而发病。用于治疗慢性肾小球肾炎、慢性肾功能衰竭，可降低尿素氮、血肌酐、蛋白尿。我自20世纪80年代末开始研究此药，临床观察100余例病案，并用动物实验以佐证其疗效，该研究于1994年获河南省厅局级二等奖，1995年获省科技进步三等奖。

（2）肾衰灌肠液 主要药物有大黄、蒲公英、槐花、丹参、牡蛎。主要用于急慢性肾功能衰竭，下焦湿热，浊毒雍盛者。

（3）尿感冲剂（现改名为尿感颗粒） 主要药物有生地黄、黄柏、猪苓、泽泻、茯苓、阿胶。制成颗粒，每袋9克，每次1袋，每日3次，开水冲服。用于阴虚湿热所致的小便不利；膀胱炎、急慢性肾盂肾炎、前列腺炎等。于2000年获河南省厅局级二等奖。

(4) 黄槐温胆汤　主要药物有陈皮、半夏、竹茹、制大黄、生槐花、甘草等。功能为和胃降浊、清热利湿。主治急慢性肾功能衰竭引起的胃肠道症状及血肌酐、尿素氮升高者。如胃脘胀满，哕逆较重者加砂仁、白豆蔻；腹部痞闷，大便干少者加枳实、厚朴，此二药与方中大黄共用，乃取"小承气汤"之意也；舌质淡紫，舌下络脉瘀紫，身有紫癜为瘀血阻络，加丹参、鸡血藤；头疼，血压偏高者加川芎、钩藤、夏枯草；尿素氮、血肌酐持续升高者加六月雪、积雪草以增强清热解毒之力。

7. 未病先防，既病防变　"未病先防，既病防变"组成了中医学"治未病"的预防思想。《素问·四气调神大论》说："圣人不治已病治未病，不治已乱治未乱，此之谓也。""夫病已成而后药之，乱已成而后治之，譬犹渴而穿井，斗而铸锥，不亦晚乎?"孙思邈将疾病分为"未病""欲病""已病"，指出"上医医未病之病，中医医欲病之病，下医医已病之病"，并反复告诫要"消未起之患，治未病之疾，医之于无事之前"。故在肾病防治中，我主张坚持"未病先防""既病防变"的原则。当前社会慢性肾脏病（CKD）已成为一种多发病，具有"三高一低"的特点，即高患病率、高病死率、高医疗卫生支出、低认知率，已成为危害人类健康的公敌之一。故前国际肾脏病学会主席 Brenner 教授指出，"未来五年将是肾脏病预防年"，预防和早期发现慢性肾脏病非常重要。对于慢性肾脏病的患者，涵盖"无病要防，有病早治，定期检查"等多层含义。近年来，流行病学研究表明，有些不利健康因素可改变为有利预防肾脏病的举措，避免和纠正这些可改变危险因素，对防治肾脏病非常有益。要做到不吸烟，少饮酒，低盐合理膳食，顺应自然，锻炼身体，适当饮水，思想乐观，预防外感，护肾保精，有病早治，既病防传，采取措施，瘥后防复。提出"防、养、俏、笑"四个字，看似简单，然于慢性肾病的调护，涵盖心理调护、日常生活调护及饮食调节三大方面，实乃本人近 50 年中医肾病临床诊疗实践之心得总结，希望对于医护人员及肾病患者能有所启迪。

8. 中西结合，衷中参西 我笃嗜中医，但从不排斥西医，择善而从，以西医之长，补中医之不足，中西医结合治疗肾病是我遵循的原则。如对肾病综合征的治疗，在严格把握适应证的前提下，采取糖皮质激素、免疫抑制剂以及细胞毒素药物等进行治疗，起效迅捷，减少复发。但这些药物不良反应较大，有病人出现柯兴综合征、多汗、失眠、脱发、恶心呕吐、肝功能损伤、骨髓性腺抑制。采用中药治疗，可以减少激素副作用，增强疗效。大剂量激素服用后，病人即出现精神亢奋，阴虚火旺症状，中医滋阴清热解毒治疗可减轻激素副作用。撤减激素时患者出现反跳，抵抗力差，出现少气乏力，腰背酸痛等脾肾两虚症状，中药应以健脾补肾法。后期激素停用阶段，患者出现倦怠少神，胃寒怕冷，腹胀纳呆等肾阳虚等症状，中药应以温补肾阳、填精补髓法。以上几种减少激素副作用的治疗方法称之为治疗肾病综合征之有效三部曲。再如对泌尿系感染治疗及对慢性肾功能衰竭治疗，在不同阶段中均有西药切入。我认为慢性肾病是一组常见而复杂的证候群，临证时虽应以中医辨证施治为主，但也应借鉴并应用现代医学的相关检查、病理诊断、血液净化等各种手段。采用中西医结合，辨病辨证结合的方法治疗肾病，融合中西医理论为一体来识别疾病，取长补短，兼收并用，才是解决临床疑难肾病的最佳途径。

临床经验　特色专病

1. 肾性水肿（慢性肾小球肾炎、肾病综合征）

【病因病机】

肾性水肿，包括现代医学所指急、慢性肾小球肾炎，肾病综合征。病情迁延引起的水肿应属阴水，但急性发作则属阳水。对肾性水肿形成的诸多因素，其病理机制及辨证分型形成一个较为完整的病机认识要有一个过程。水肿为其常见主症，以阳虚为其病机关键。我遵古法治疗慢性肾炎，

王自敏

传承之路　光彩绽放

认为证虚多属于脾肾阳虚，没有跳出"肾炎就是肾虚"的误区，大多用温补之药，耗伤阴津，无疑是抱薪救火，疗效自不尽如意。20世纪70年代以后，通过理论与实践相结合，逐渐认识到肾性水肿病机有"本虚、邪实"两个方面，不能一说肾炎就用肾虚来解释治疗。20世纪80年代后随着社会的发展，人们生活水平不断提高，饮食结构发生改变，还有地理环境、物理、化学因素以及激素的使用等，对肾病发生、发展都有影响，使病情错综复杂。肾性水肿的病机总属"本虚标实"，"本虚"有脾肾气虚，气阴两虚，脾肾阳虚，肝肾阴虚证，又因五脏相关，可涉及心肺两脏；"标实"是指外感、水湿、湿热、血瘀、浊毒，而绝非单纯肾虚一种。其脾肾气虚，气阴两虚，夹有湿热，血瘀证较多见，脾肾阳虚型渐少。概括起来，慢性肾病的形成，肺、脾、肾虚损是疾病基础，其在演变过程中起着重要作用，水湿、湿热、瘀血是致病因素，病理症结。"虚、湿、浊、瘀、毒"是慢性肾病的主要病机。虚而致水湿运化失常，是导致肾性水肿的关键。湿盛则为水邪，湿郁则生湿热，浊、毒盘聚中焦，影响气血运行，升降失常，则瘀血为之而生，故湿为诸邪之源。临床中要辨证候，分清虚、实、寒、热，治法要扶正固本，驱邪治标，标本兼治，孰重孰轻，孰先孰后，认清主要病机，抓住主要矛盾，审因辨治，选方遣药，才能取得较好的效果。

【论治方药】

水肿出现首先为外感风邪犯肺，或为寒证，或为热证，使肺失宣降，水道不通，风遏水阻，风水相搏，流溢肌肤，而成水肿。治疗方法必先用宣肺解表，使水肿消退。偏于风寒者，恶风，咳嗽，肢节酸楚，眼睑水肿，甚则四肢及全身水肿，小便不利量少，舌苔薄白，脉浮紧，方用麻黄汤、小青龙汤化裁；偏于风热者，发热，面部水肿，咽喉红肿疼痛，舌质红，舌苔薄黄，脉浮数，方用越婢加术汤、麻黄连翘赤小豆汤化裁；水肿重者合用五皮饮；若水凌心肺则用葶苈大枣泻肺汤加味；伴血压高者，不宜用麻黄，而应用苏叶。

脾虚、气虚夹湿引起的肾性水肿，宜健脾益气，渗利水湿，方用香砂六君子汤、参苓白术散、防己黄芪汤化裁。健脾益气常用党参、白术、黄芪；淡渗利水常用茯苓、薏苡仁、猪苓、滑石、通草。利尿效果不佳者加用活血药。

脾肾两虚而致水肿，水液运化与肺、脾、肾有关，但与肾关系更为密切，以肾为本，以肺为标，以脾为利水之脏。肾为先天，脾为后天，脾虚而后天之本不充，水液代谢障碍，日久及肾，耗伤肾气，肾虚温煦滋养失职，必脾气匮乏，二者互相影响，出现不同的病理症状。若偏于脾阳虚者用实脾饮化裁，偏于肾阳虚者用金匮肾气丸、真武汤加减。

肾性水肿迁延日久，素体正气不足，气血亏虚或长期大量地服用激素，常见气阴两虚证、肝肾阴虚证，常用益气养阴双补法，方用参芪地黄汤、知柏地黄汤、八珍汤化裁。

肾性水肿病实的一面，即是湿热。湿邪有内湿、外湿之分，湿邪蕴久化热，湿热互结使中焦脾胃失其升清降浊之能，三焦壅滞，气化功能受阻，水道不通，水肿乃成。湿热是导致慢性肾炎的关键。临床中清热化湿又不伤阴的常用药物有茯苓、猪苓、薏苡仁、白花蛇舌草、蒲公英、金银花、木瓜、车前草、通草、益母草等。

血瘀证亦是肾性水肿病邪实的一面，因实致瘀，因瘀而邪更恋。《血证论》指出："血与水本不相离。""病血者未尝不病水，病水者未尝不病血。""瘀血化水，亦发水肿。""血积即久，亦转化为痰水。"可见水湿与血瘀交互为病，是慢性肾病致病因素，又是病理产物。慢性肾炎一旦形成，就产生了水湿与血瘀，因此我认为"初疾内存水瘀"，慢性肾炎病程悠长，"久病致瘀"，血瘀更是深伏体内，"血不利则为水"，瘀血又阻碍肾的气化，使体内水液代谢失常，水湿停聚，病情复杂，缠绵难愈。治疗原则一定要活血利水、通脉解凝，活血化瘀法贯穿于慢性肾病的始终。常用药有益母草、水蛭、泽兰、当归、丹参、赤芍、鸡血藤、桃仁、红花。

【验案举隅】

武某，男，56 岁，2006 年 6 月 14 日初诊。

自诉一个月前无明显诱因出现腰痛，左侧痛甚，下肢略有水肿，未引起重视。20 天前感冒后出现眼睑及四肢水肿。于 2006 年 6 月 8 日住入某省级医院做肾穿示：微小病变肾小球病伴急性间质性肾炎。B 超示：左肾积水，腹水。钡剂示：反流性食管炎、十二指肠球部溃疡。血生化检查：血浆白蛋白 19.2 克/升，总胆固醇 13.6 毫摩尔/升，三酰甘油 4.0 毫摩尔/升，24 小时尿蛋白定量 8.10 克，尿常规：蛋白（＋＋＋）。本应给予激素治疗，因有胃十二指肠球部溃疡不能服用，患者要求出院，来我院门诊要求中医药治疗。证见：神疲气怯，眼睑水肿，脘腹胀满，恶心呕吐，胃痛不欲食，大便调，每日尿量约 500 毫升，双下肢按之如泥。舌质暗红，舌下络脉瘀紫，苔薄腻，脉沉细。余诊为水湿瘀阻三焦，胃失和降，脾虚不能运化水谷，水液泛溢四肢。拟健脾和胃、通络利水法：

陈皮 10 克	半夏 10 克	茯苓皮 30 克	竹茹 12 克
豆蔻 12 克	鸡内金 15 克	丹参 20 克	赤芍 15 克
穿山甲 10 克	猪苓 20 克	泽泻 15 克	水蛭 3 克
厚朴 15 克	白茅根 30 克	焦三仙各 10 克	

2006 年 7 月 4 日，上方服 13 剂，舌质暗红，舌苔薄，脉沉细。每日尿量 1500～3000 毫升，水肿全消。尿常规：蛋白（＋）。尿放免：白蛋白 3114 微克/毫升，免疫球蛋白 624 微克/毫升，β_2 球蛋白 2211 微克/毫升，24 小时尿蛋白定量 2.20 克。查血生化：白蛋白 27 克/升，尿素氮 11.7 毫摩尔/升，血肌酐 60 微摩尔/升，胆固醇 13.55 毫摩尔/升，甘油三酯 4.63 毫摩尔/升，谷丙转氨酶 68 单位/升。胃不痛，食欲增进，每日食 5～6 两，微畏寒。拟健脾和胃、固摄肾气法：

陈皮 10 克	半夏 10 克	茯苓 30 克	砂仁 12 克

鸡内金15克　　山茱萸30克　　枸杞30克　　　菟丝子30克

覆盆子30克　　金樱子30克　　巴戟天15克　　丹参30克

赤芍15克　　　生山药15克　　白茅根30克

2006年7月22日，患者服药期间感冒数日，用祛风清风汤已愈。查尿常规：蛋白（－），潜血（－）。血生化：总蛋白63克/升，白蛋白40克/升，其他检验均接近正常。24小时尿蛋白定量：454毫克。舌质红，苔薄黄，脉沉细。拟用益气滋养补肾法：

黄芪30克　　　生地黄15克　　牡丹皮12克　　丹参30克

赤芍15克　　　山茱萸30克　　枸杞30克　　　菟丝子20克

覆盆子20克　　生山药20克　　茯苓15克　　　砂仁12克

太子参15克　　白茅根20克

随证加减服此方3个月，巩固疗效，查尿常规、24小时尿蛋白定量、肝肾功能、血脂均在正常范围。随访观察，至今未再复发。

2. 关格（慢性肾功能衰竭）

【病因病机】

根据慢性肾功能衰竭的临床表现，应属于中医学"水肿""癃闭""关格""溺毒""虚劳""哕逆"等范畴。中医认为，引起慢性肾功能衰竭的原因有内外两大因素。外因多为外感六淫侵犯、皮肤疮毒感染、肾毒性药物的使用，地理环境、化学毒物对人体的损害，以及劳累过度、房事太过等耗伤脾肾。内因多为素体肾气不足、肾元亏虚。《素问·脏气法时论》云："肾病者，腹大胫肿，喘咳身重。"《景岳全书·癃闭》论述本病的症状及严重性："小水不通是为癃闭，此最危最急证也，水道不通，上侵脾胃而为胀，外侵肌肉则为肿，泛及中焦则为呕，再及上焦则为喘，数日不通则奔迫难堪，必至危殆。"《证治汇补》记载："关格者……既关且格，必小便不通，且夕之间，陡增呕恶，因浊邪壅塞，三焦正气不得升降，所以关应下而小便闭，格应上而生呕吐……最为危候。"这些论述与慢性肾功能衰竭的症状、体征、预后较为相似。

早在 20 世纪 90 年代初，对慢性肾功能衰竭我就倡"虚、浊、瘀、毒"四大病理机制，其中虚是主要病机，且以肾为中心，兼及肝、脾、肺三脏，随着病情进展，阴损及阳或阳损及阴，而逐渐出现脾肾阳虚、气阴两虚、肝肾阴虚等证，最终导致阴阳两虚。由于气血阴阳失调，三焦气化失司，升降开阖失常，水谷精微无以正常化生津液，反生"湿浊"之邪，滞留机体，形成病理产物。本病病程冗长，缠绵不愈，因"气虚""阳虚""阴虚""痰饮""湿热""久病"等因素均可致血行瘀滞，停而为瘀，形成"血瘀"病理产物。再者，肺失宣降，肝失条达，脾失健运，肾失泄浊，均致痰湿停积，湿浊淤滞，阻遏三焦，留滞在人体经脉系统，日久致邪羁毒酿，又成"浊毒"之邪。而"虚、浊、瘀、毒"四大因素之间又可互为因果，形成恶性循环。总之，本病是以正虚为本，邪实为标。正虚有气虚、阳虚、阴虚、气阴两虚等不同，邪实有湿浊、血瘀、浊毒等各异，总属虚实错杂之证。

【论治方药】

在治疗本病时，要明辨正虚邪实的不同而分型论治。我认为，疾病具有动态发展变化的特点，分型不是固定不变，疾病在不同的发展过程中表现为或以正虚为主兼邪实，或以邪实为主兼正虚。且每种正虚可兼夹多种邪实，应灵活地看待正邪之间的关系。治疗时则应或以扶正为主，或以祛邪为主，或以扶正祛邪相结合。

慢性肾功能衰竭若临床表现为面色㿠白或萎黄，神疲乏力，头晕耳鸣，纳差腹胀，口黏口淡，腰膝酸痛，下肢浮肿，手足不温，夜尿频多，舌质淡红，苔薄白，脉象沉细，出现脾肾两虚，治宜培补脾肾、化瘀解毒，用救肾胶囊，汤剂用益气健脾补肾法，药用黄芪、当归、党参、川芎、白芍、白术、枸杞、山茱萸、肉苁蓉、淫羊藿、仙茅。若偏于脾虚，不思饮食、腹胀者，加生山药、砂仁、鸡内金、厚朴。若偏于肾阳虚，畏寒怕冷、四肢不温者，加制附子、肉桂、巴戟天。若下肢浮肿，加茯苓皮、泽泻、车前子、玉米须。若夜尿频多，加覆盆子、菟丝子、益智仁。

慢性肾功能衰竭伴有高血压患者，如临床表现为面色萎黄，目睛干涩，口干欲饮，口苦，头晕耳鸣，手足心热，腰膝酸痛，大便干结，舌质红，或暗紫，苔薄黄，或无苔，脉象弦细，为肝肾阴虚型，治宜滋补肝肾、益气活血。方用归芍地黄汤加减：当归、白芍、生地黄、牡丹皮、山茱萸、枸杞、桑寄生、杜仲、黄芪、丹参、川芎。若头晕耳鸣，血压偏高者加夏枯草、生牡蛎、珍珠母、菊花、蝉蜕。若手足心热明显者，加地骨皮、龟甲。若大便干结加厚朴、制大黄。

临床表现为面色萎黄，少气无力，口干喜饮，腰膝酸痛，手足心热，夜尿频多，舌质淡红，苔薄白，或舌红无苔，脉沉细无力，多见于慢性肾功能衰竭持续缠绵阶段，阴损及阳，或阳损及阴，向气阴两虚证转化。治宜益气养阴。方用参芪地黄汤加减：人参、黄芪、生地黄、山茱萸、枸杞、生山药、牡丹皮、茯苓、泽泻。若偏于脾气虚不思食者，加砂仁、鸡内金、陈皮。若偏于阴虚内热重者，加地骨皮、龟甲、黄芩、栀子、玄参。若阴虚风燥、皮肤瘙痒者，加蝉蜕、地骨皮、蛇床子、地肤子。

虚中夹湿浊中阻者，多见于慢性肾功能衰竭伴有代谢性酸中毒及消化道症状。临床表现为面色无华，恶心呕吐，不思饮食，口中有尿臭，胸脘胀闷，四肢沉重，大便不爽，舌质淡红，苔白腻或黄腻，脉沉细缓。此为湿浊阻于中焦，脾胃受损，升降失常，波及他脏。治宜调和脾胃、疏利三焦。方用自拟黄槐温胆汤加味：生槐花、制大黄、陈皮、茯苓、清半夏、六月雪、白豆蔻、姜竹茹。随着病情发展，湿浊内留化毒，可从寒化或热化，若寒化出现脾肾阳虚者加淫羊藿、仙茅、巴戟天；若热化出现热毒症状者加黄芩、栀子、白花蛇舌草、厚朴、枳实。大便少而干则加重大黄用量，以清热解毒排毒。

虚中夹有血瘀阻络者，见于慢性肾功能衰竭的各个阶段。临床表现为

157

面色晦暗，唇色发紫，胸胁胀痛，腰痛不移，下肢瘀肿，月经色暗量少，腹痛有血块，舌质暗红，有瘀点或瘀斑，舌下络脉青紫粗暗，舌苔少，脉象沉涩。此为久病多瘀，阻于肾络。治宜益肾活血、化瘀通腑。方用血府逐瘀汤加减：生地黄、枸杞、何首乌、菟丝子、桃仁、红花、当归、丹参、赤芍、鸡血藤、茯苓、厚朴、肉苁蓉、制大黄。我认为，慢性肾功能衰竭的各个阶段，都可以出现轻重不同的血瘀症状，方剂中加入活血化瘀药，以缓解肾脏高凝状态，改善肾脏微循环，延缓肾衰竭进展，具有重要意义。

【病案举隅】

祝某，女，56 岁，家庭妇女，1994 年 2 月 15 日初诊。

患者于 10 余年前出现腰痛、尿急、尿频，夜尿 2~3 次。服用一些单方临时取效就不再根治。延至 1994 年初面黄，恶心呕吐，不能食，在当地以胃病治疗一个月后病情加重，于 2 月 15 日找我诊治。时见面黄头晕，极度乏力，行动困难，两人搀扶，面浮，语言低微，恶心呕吐，不能食，胸脘痞闷，尿量减少，大便不畅量少，双下肢无凹陷性水肿。查血肌酐 540 微摩尔/升，血尿素氮 15 毫摩尔/升，血红蛋白 45 克/升，二氧化碳结合力 15.3 毫摩尔/升。尿常规蛋白（+），白细胞 2~4 个/高倍镜。B 超示左肾 78 毫米×40 毫米×39 毫米，右肾 81 毫米×38 毫米×35 毫米，双肾缩小，呈弥漫性损伤。血压 130/85 毫米汞柱。舌质淡，舌苔薄黄腻，脉沉细无力。中医诊断：关格；西医诊断：慢性肾功能衰竭。证属脾肾两虚，胃失和降，湿热浊毒壅盛，拟六君子汤加减益气养血健脾、和胃止呕降浊：

黄芪 20 克	党参 15 克	白术 10 克	茯苓 10 克
当归 15 克	陈皮 10 克	清半夏 9 克	砂仁 10 克
鸡内金 15 克	竹茹 10 克	生槐花 30 克	白花蛇舌草 30 克
六月雪 30 克	甘草 6 克		

另用肾衰灌肠液 1 号（本院制剂）保留灌肠，每次 125 毫升，每日两

次，7 天为一疗程；碳酸氢钠片，每次 2 片，每日三次口服。

3 月 20 日复诊：上方服用 15 剂。患者走路已不用人搀扶，自己走进诊室，头晕、面黄好转，能进食，仍时恶心呕吐，腹胀，大便较畅，每日 1～2 次，小便量尚可。舌质淡，苔薄黄，脉沉细。查血生化：尿素氮 13 毫摩尔/升，血肌酐 430 微摩尔/升。血常规：血红蛋白 62 克/升。尿常规：蛋白（＋）。综上分析，余认为浊邪偏盛，阻碍三焦之气化功能，应改为祛邪为主，治宜和胃降浊、清化湿热，黄槐温胆汤加减：

陈皮 10 克	清半夏 10 克	茯苓 20 克	竹茹 10 克
制大黄 6 克	生槐花 30 克	白花蛇舌草 30 克	六月雪 30 克
厚朴 12 克	砂仁 12 克	白豆蔻 12 克	

救肾胶囊（现改为复肾降浊胶囊），每次 2 粒，每日两次，空腹服。肾衰灌肠液停用，碳酸氢钠片继用。

2003 年 4 月 12 日：几年来病情缓解，精神转佳，随症加减。查血肌酐波动在 120～156 微摩尔/升，尿素氮波动在 8～10 毫摩尔/升。B 超示：左肾 102 毫米×44 毫米×37 毫米，右肾 99 毫米×58 毫米×36 毫米，双肾实质弥漫性改变。余看到 B 超后感到惊讶，双肾由 9 年前缩小，怎么现在会增大呢？嘱病人再到省级某医院进行复查。6 月 5 日某医院彩超报告单：左肾 102 毫米×46 毫米×43 毫米，右肾 101 毫米×47 毫米×43 毫米，双肾大小正常。提示：双肾弥漫性损伤。拟用养血和胃降浊法：

黄芪 30 克	当归 15 克	丹参 20 克	鸡血藤 30 克
川芎 12 克	白芍 20 克	白豆蔻 10 克	鸡内金 10 克
山茱萸 20 克	枸杞 20 克	生槐花 30 克	白茅根 30 克
白花蛇舌草 30 克	大黄炭 6 克		

2003 年至 2008 年患者仍坚持服救肾胶囊。根据病情黄槐温胆汤与益气养血方轮换服用。从 1994 年至今治疗 17 年，除用过碳酸氢钠片外，其他西药（如促红细胞生成素）从未使用过。血红蛋白由 45 克/升上升为 95～

126 克/升,血尿素氮由 15 毫摩尔/升下降为 7.6~10.10 毫摩尔/升,血肌酐由 540 微摩尔/升下降为 112~430 微摩尔/升,二氧化氮结合力由 15.3 毫摩尔/升上升为 24.06 毫摩尔/升。体重由 38 千克增至 60 千克。

3. 淋证(泌尿系感染)

【病因病机】

泌尿系感染是以小便频数涩痛、淋漓不尽,小腹拘急胀痛,或痛引腰腹为特征的一种病症。《金匮要略·消渴小便不利淋病》中的"淋之为病,小便如粟状,小腹弦急,痛引脐中"即把这种病症称为淋证,故笼统地讲,泌尿系感染属中医"淋证"的范畴。《丹溪心法·淋》认为:"淋有五,皆属热。"《诸病源候论·淋病诸候》进一步指出:"膀胱与肾为表里,但主水,水入小肠与胞行于阴,为溲便也。若饮食不节,喜怒失常,虚实不调,脏腑不和,致肾虚膀胱热,肾虚则小便数,膀胱热则小便涩,数而且涩,则淋沥不宣。"明确地指出了本病的病因病机和主要证候。后世医家在此基础上,认为本病多为湿热蕴结膀胱所致。病因大致归纳为,饮食不洁,过食辛辣厚味,损伤脾胃,中焦内酿湿热,下注膀胱而为本病。情志不畅,肝气郁结,气郁化火,郁滞下焦,影响膀胱气化,气不化津且与热相合,湿热留滞而成本病。外阴不洁,秽浊污垢之邪上逆侵及膀胱,酿生湿热为患。房室不节,或劳累过度,或年老体弱久病,均可导致脾胃亏虚,脾虚而失健运,肾虚而失气化,则水谷津液运化失常,内聚而蕴热生湿,酿成湿热,下注膀胱,久则邪恋正伤,而发本病。

【论治方药】

淋证初起多因下焦湿热,其病在腑,属于实证。病程迁延或反复发作,则出现阴虚、脾肾亏虚等虚损证候,而湿热邪气未尽,气血瘀滞又生,形成虚实夹杂之证。临证时,应明辨淋证的类别,再审证候的虚实,结合标本缓急,针对病机,确定治则,立方遣药,进行有的放矢地治疗。

若小便频数短涩,淋沥灼热刺痛,尿色黄赤,小便拘急腰痛,或腰痛拒按，或有恶寒发热，口苦，呕恶，或见大便秘结，舌质红，苔薄黄或黄腻，脉滑数。为下焦湿热，治宜通淋利湿，清热泻火。用自拟三草汤（余经验方）加味。其药物组成为：白花蛇舌草、车前草、益母草、金银花、黄柏、薏苡仁、白茅根。方中首药为白花蛇舌草，味微苦、甘，性寒，入肺、胃、肝经，有清热、利湿、解毒、消痈功效；车前草清热解毒、利水通淋；下焦湿热，黏滞难化，血行受阻而致瘀，故方中用益母草贵在取其活血化瘀之效。三草合用故名"三草汤"。金银花为清热解毒类的代表药物，黄柏清热燥湿、解毒泻火，擅治下焦湿热，薏苡仁、白茅根功在健脾利尿、清热排毒。诸药合用，共奏清热解毒、利尿通淋之效。

若小便短赤，涩滞不畅，淋沥难尽，小腹胀痛，伴见寒热往来，口苦，咽干，目赤，胁痛，耳聋耳鸣，心烦欲呕，或阴部湿疹，或带下黄臭，外阴瘙痒等，舌质红，苔薄黄或黄腻，脉弦数，为肝胆湿热证。治宜清肝利湿，通淋理气。方用龙胆泻肝汤（《医宗金鉴》）加减：龙胆草12克，黄芩10克，泽泻15克，通草6克，栀子10克，车前子15克（布包），当归15克，柴胡10克，生地黄20克，甘草6克。或用泻青丸加减。

若尿热、尿痛、尿黄赤混浊，五心烦热，腰膝酸软，头晕耳鸣，咽干唇燥，舌质红，苔薄黄腻，脉细数，为阴虚湿热证。治宜滋阴益肾，清热通淋。方用尿感冲剂（余经验方）：生地黄、黄柏、猪苓、茯苓、连翘、阿胶。或用知柏地黄汤（《小儿药证直诀》）加减：知母10克，黄柏10克，牡丹皮10克，茯苓15克，泽泻10克，生地黄15克，石韦15克，车前草30克。

若小便赤涩不甚，但淋沥不已，时作时止，遇劳即发或加重，腰膝酸软，神疲乏力，神倦懒言，食欲不振，面色不华，舌质淡，苔薄白，脉沉细，乃为脾肾亏虚，湿热缠绵。宜用健脾益肾，利湿清热。方用无比山药丸（《太平惠民和剂局方》）加减：山药15克，生地黄10克，茯苓20克，泽泻15克，柴胡10克，菟丝子15克，炒杜仲15克，川牛膝12克，五味子6克，白茅根30克。或用益气健脾之补中益气汤加味治之。

【病案举隅】

房某，女，50岁，工人，2008年3月14日初诊。病史：患者间发腰痛，口干渴，手足心热，尿急、尿热、尿痛，少腹部不适两年余，先后多次症状严重时应用西药抗生素及中草药治疗，病情时轻时重，并反复发作。4天前劳累并食辛辣后，诸症加重，并出现肉眼血尿，发热（37.8℃）。来诊时查尿常规：蛋白（+），红细胞（+++），白细胞（+++）。血常规：白细胞11.5×10^9/升。舌质暗红，苔黄腻，脉细数。中医诊为"淋证"，西医诊为"慢性肾盂肾炎急性发作"。遵循"急则治其标"的原则，以"三草汤"清热解毒、利尿通淋、凉血止血治之。

白花蛇舌草30克	车前草30克	益母草15克	藕节30克
金银花30克	黄柏12克	白茅根30克	薏苡仁20克
蒲公英30克	土茯苓20克	佩兰15克	墨旱莲30克

4月14日二诊：上方服10剂，3剂后热退，诸症均减，10剂后诸症大减，已无尿急、尿热、尿痛，但仍腰痛，口干渴，手足心热，多梦，舌质暗红，苔薄黄腻，脉沉细。尿常规：蛋白（±），红细胞（++），白细胞（-）。且患者因事欲赴外地，服药不便，我以症测证，改以滋阴清热凉血法，嘱服尿感冲剂。

5月24日三诊：尿感冲剂服用一月余，腰痛、口渴、手足心热、多梦等症均有改善，患者觉效佳，仍不愿煎熬中药，继服尿感冲剂，每月来诊一次，连续服用3月余而停药。之后病情未再反复而病愈。

幼幼济众——我的杏林之路

济南市中医医院主任医师　刘清贞

【医家简介】刘清贞（1939—　　），山东省济南市人，1959 年考入山东中医学院，1965 年毕业后分配到济南市中医医院儿科，从事临床、科研、教学工作，至今已 50 年。是第三批全国名老中医药专家传承工作室（2014 年）建设项目专家，山东省名中医药专家，济南市名老中医，主任医师。曾任济南市中医医院儿科主任，济南中医药学会常务理事兼儿科委员会主任委员，山东中医药大学兼职教授。为第二批全国老中医药专家学术经验继承工作指导老师，首批全国优秀中医临床人才指导老师。擅长诊疗儿童扁桃体炎、发热、厌食、心肌炎、肺炎、哮喘、咳嗽等病症。发表论文三十余篇，其中"中医对小儿哮喘发病的认识"获同行专家高度评价；"乳蛾一号治疗小儿急性扁桃体炎 84 例"在《山东中医杂志》发表后，被《中国医学文摘·耳鼻咽喉科学》摘录，又被摘入《实用中医儿科学》扁桃体炎篇；"益胃汤加减治疗小儿厌食证的体会"获山东省优秀论文奖。科研项目"乳蛾解毒合剂治疗小儿扁桃体炎的临床及实验研究"，1995 年获济南市科学技术进步奖二等奖（第 1 位），"泻肺止咳合剂治疗小儿痰热咳嗽的临床及实验研

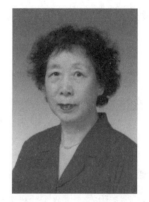

究"2000 年获济南市科学技术进步奖三等奖。治学孜孜不倦，集古今医家学术之长，见解精辟独特；诊察仔细认真，四诊及辅助检查合参，务求诊断明确；治疗随证制宜，用药奇巧而有章法，价廉安全有效，医嘱耐心周到。因疗效颇高且待人热忱，深受患儿及其家长们的信赖而誉满泉城，曾被山东省卫生厅评为"医德模范"。

杏林之路

1. 杏林梦，少时萌 我自幼体弱多病，有一次高烧、嗓子肿痛化脓，多处寻医，好几天仍高烧不退，昏睡。后来听母亲说她当时都吓坏了，因为早先有一个大我两岁的姐姐就是高烧昏迷，没几天就去世了。最后父母带我找到了城里有名的中医儿科大夫，他开了一剂中药，说："喝了药，明天早上八点就退烧了。"父亲半信半疑，按照医嘱给我喂药，果然到点就退烧了。我记得醒来时眼前突然明亮，头脑很清爽，嗓子不痛了。父母惊喜若狂，连说："这个大夫真是神医也！"我问："哪个神医？"父亲说："刘东昇！"从此，"刘东昇"这个名字就深深地印在了我的脑海里。

我在上初中时，每天经过人民公园，都看见公园对面墙上有"中医师陈伯咸"几个大字，每个字都有两米多高，醒目、气派，有一天我问："陈伯咸是谁？"父亲竖起大拇指说："是很有名望的中医，国医学校毕业的，医道高明！"我又问："国医是什么？"父亲说："就是咱中国的医学。"从那时起，我就萌生了学中医的念头，后来就报考了山东中医学院。

2. 父之梦，女儿圆 我父亲原是农村人，读过几年私塾，十几岁时跟老乡闯关东，三十多岁回山东在济南落户定居。父亲从亲身经历中悟出一个道理：想有作为必须要有文化，有文化就能改变人的命运。所以非常羡慕有学问的人，希望儿女们都有学问，把上大学的梦寄托在儿女身上。对我们几个姐妹说："我不给你们什么陪嫁，就给你们学问，学问就是一辈子用不完的陪嫁。"我生长在济南，记得六七岁要上学的时候，父亲让母亲在我的毛背心上绣了"学不厌"三个大字。后来我慢慢懂得了这是父母对我的期望，以后竟成为我终生学习的座右铭。我考上山东中医学院时，嫌学制六年太长了，父亲却高兴地连声说："好！好！好！用岐黄之术，惠济众生！上的年限越长，学的东西越多！"从此，我开始学习中医，走上了从医之路。

3. 路之遥，恩师导　第一位恩师是王传吉老师。当时我刚到山东省立医院中医科实习，很紧张，又胆怯。王传吉老师和蔼可亲，鼓励我说："只要谨慎行事，认真观察，灵活辨证，大胆用药，就能收到好的效果！"王老师不善言谈，但熟读经典，背诵如流，令我敬佩不已，是我学习经典的楷模。王老师谦虚谨慎，不夸功自大，尊重同行。还时常对我讲一些临床教训，让我引以为戒，少走弯路。在跟王老师实习的过程中，我学到了老师的一些医术，更学到了老师的崇高医德，为以后独立工作打下了良好的基础。

第二位恩师是刘东昇老师。我大学毕业分配到济南市中医医院儿科工作，仰慕已久的刘东昇老师成了我的同事和老师。他一生中专攻中医儿科，医术非凡，誉满泉城，大多一剂药见效，再诊者极少。刘东昇老师整理的小儿常见病验方有几十个，疗效显著，深得同道的好评。我刚参加工作就遇到了名医刘东昇老师，真是万幸！刘东昇老师言传身教，我就刻苦学，用心记，仔细揣摩。在初用刘东昇老师验方时心里没底，下班后就到患儿家里走访，了解病情变化，观察疗效。亲自体察到老师的验方名不虚传，以及他辨证细腻、用药有据、选方有度、灵活有序的诊疗风范。

俗话说得好："师傅领进门，修行在个人。"走好自己的路，须刻苦努力，不但要向老师学，还要向同道学，向书籍杂志学。为了参加在上海中医学院举办的全国中医儿科高级师资培训班，我把两岁的女儿留在家里由她父亲带着，结业回家时女儿竟不认识我了。有得必有失，我无怨无悔，此次培训使我眼界开阔，思路明晰，结识了许多良师益友，为行医之路增加了新的动力！

4. 医之经，学不厌 入学后，老师讲的第一部经典就是《黄帝内经》，初学时像听天书一样，字义词句、古典术语太难理解，就硬着头皮向里"闯"。理解的要背，不理解的也要背诵，没有捷径可走，就是一个字——"背"。只有熟练背诵，才能在临床上进一步认识、理解和运用。如"病机十九条"，文简意深，概括性强，实用性广，至今在临床实践中，还有着重要的指导意义。

《伤寒杂病论》是我国第一部理论与实践相结合的理法方药比较完善的临床著作，特色是辨病脉症并治，对外感热病特别是伤寒的病因病机、诊断、治疗较详，为后世奠定了坚实的基础。

《诸病源候论》《备急千金要方》《小儿药证直诀》《脾胃论》《景岳全书》《医宗金鉴》等著各具时代特征，各具其长。

清代叶天士等温病学家以卫气营血、三焦辨证为中心，继承了热病理论，发展、丰富了对外感热病的诊断、治疗和方药，至今对临床外感热病的诊疗都有较高的价值。

在临床工作过程中，我又重新阅读了这些著作，对其有了更深刻的理解。通过反复读书，反复验证，中医理论水平提高了，临床疗效也会提高，这是当好医生必需的基础。

5. 薪火传，多贡献 回顾五十多年的杏林之路，为自己能成为国粹的继承人而感到骄傲与自豪，更要感谢先贤们留下的经典医籍等宝贵财富。有幸成为第二批全国老中医药专家学术经验继承工作指导老师、第三批全国名老中医药专家传承工作室建设项目专家，我要为中医学的传承、发扬做出新的贡献！师承教育是中医事业能够生生不息的有效方法，我培养的徒弟，目前都是学科带头人，有的已是全国优秀中医临床人才和山东省名中医药专家。我要把这项工作继续做好，培养优秀的中医人才是我终生的责任和理想。

医德医风　学术思想

1. 热爱儿童　强调从事儿科临床工作，首先要充满爱心，同时要熟练运用中西医儿科基础知识和临床应用技术。掌握婴幼儿和儿童的生理特点、病理变化以及诊疗的特殊性。

2. 精益求精　对技术要精益求精，活到老，学到老，向文献资料学，向同行学，向患儿及其家长学，在科研中学，在培训中学，利用一切机会学习，在实践中不断总结经验，提高技术水平。

3. 善于学习　治学格言是：学习态度要认真，善于运用新科技；学习精神要刻苦，善于取精华去糟粕；学习方法要严谨，善于及时总结新经验；对知识的掌握要扎实，善于取长来补短。要求熟知儿科学发展简史，掌握小儿脏腑娇嫩、形气未充、生机蓬勃、发育迅速的生理特点和发病容易、传变迅速、脏气清灵、易趋康复的病理特点。

4. 讲究艺术　在服务中要讲究艺术，千方百计地满足患儿及其家长们的合理需求，使他们放心满意。行医准则是：以实事求是的科学态度，全心全意地为人民服务。

5. 治病求本　诊断小儿疾病务求明确，治疗小儿疾病要求抓住主要矛盾，治病必求其本，及时、准确、恰当地选用中西医疗法，本着能调不药、能外不内、能中不西、先中后西、中西结合的原则，谨慎治疗。

（1）对外感热病主张祛邪解毒为主　从温热与湿热着眼，兼顾体质禀赋及有无积滞、湿阻、痰、瘀、脓，宗卫气营血辨证与三焦辨证，立清热解毒护阴与化湿清热解毒两大法门，用药以轻疏灵透为主。临床宜灵活施治，用药应审慎果敢，以中病为准，一般不宜久攻或峻补。

认为"毒"是发热的主要原因，外感六淫、内伤七情、饮食劳倦是其主要诱因，积、滞、湿、饮、痰、瘀、脓等既是病理产物，又可成为发热的原因。对小儿呼吸道感染性疾病多按温热病论治，宗钱乙《小儿药证直诀》"小儿纯阳，无须益火"及叶天士"襁褓小儿，体禀纯阳，所患热病居多"之说，多采用卫气营血辨证；对小儿消化道感染性疾病多按湿热病论治，宗薛生白"太阴内湿，湿饮停聚，客邪再至，内外相引，故病湿热"之说，多采用三焦辨证。

（2）对外感六淫为病主张表里双解　据表证里证孰轻孰重而选方用药。六淫中以小儿穿着过暖，汗出感受风寒者居多，我多宗张仲景《伤寒论》立法用药，但我强调小儿体禀纯阳，易于化热，即使感受风寒，每易郁而化热，多成外寒里热、表里并见之证，治宜表里双解、解表清里，应据表证里证孰轻孰重，慎重选方，斟酌用药。我推崇刘完素《宣明论方·儿科论》谓小儿为纯阳，其病"热多寒少"，主张用辛凉苦寒、泻热养阴以治疗小儿火热病证的方法。风热者仍按温热病论治，湿热者仍按湿热病论治。燥者多宗喻嘉言清燥救肺治法。寒湿、阴暑则多宗《太平惠民和剂局方》芳香温通、行气化湿。

（3）对气血痰食为病，推崇张从正的攻邪论　主张重在防治乳食积滞，祛除湿阻痰饮，主张小儿慎用补法，以期邪去正安。小儿气血痰食为病，重在乳食积滞。小儿生机蓬勃，发育迅速，需大量的水谷精气来供养，但又脾常不足，运化能力差，神机未全，乳食不知自节。若纵恣口腹，超过脾胃的承受能力，即可发生伤食、积滞。伤食积滞不仅是胃脘痛、腹痛、呕吐、泄泻、厌食、疳证、肥胖症等病症的主要原因，而且还是感冒、咳嗽、肺炎、哮喘、癫痫、惊风、夜啼、疮疖等病症的常见诱因。因此，我在临床诊疗过程中，经常向家长们宣传科学喂养知识，常说："若要小儿安，需耐三分饥与寒。"强调要小儿忍三分饥，吃七分饱。处方用药也常用消食化乳、平胃化积、健脾助运之品。对素体阳旺、胃热偏盛、肠胃积滞者，我常常告诫患儿要纠正饮食偏嗜的习惯，多进食含纤维多的食物。常说："粗茶淡饭最养人。""膏粱厚味，足生大疔。"临床常用导滞通腑或通腑泄热法治之。

痰饮是病理产物，又可成为致病的原因，为病极其广泛复杂。正如王隐君云："痰之为物，随气升降，无处不到，为喘为嗽，为呕为泻，为眩晕，或身中结核，或臂肿肢硬、麻木瘫痪，或小儿惊风、抽搐，或癫痫……"我强调辨证时必须探本求原：由于湿困脾阳、脾失健运而生成的为"湿痰"或"痰饮"；因肺阴不足、津液被灼的为"燥痰"；因热而成的为"热痰"；因寒而成的为"寒痰"或为"寒饮"；因风而成的为"风痰"；因食滞不化而成的为"食痰"，因气郁不畅而成的为"郁痰"。治疗多宗张仲景"病痰饮者，当以温药和之"的原则，多予二陈汤类方，并据痰饮的成因进行加减变化以治之。

（4）对小儿脏腑功能失调为病，常讲"三不足二有余"　主张脾以健运为贵，重在醒脾化湿；肺以宣畅清肃为要，重在祛痰顺气；肾常虚，宜补不宜泻；心肝常有余，宜泻不宜补。

小儿肺脾不足，易感外邪而成温病；胃强脾弱，易积滞湿阻，为痰为瘀；心肝有余，易惊风、拘挛、夜啼不安。我推崇钱乙《小儿药证直诀》、万密斋《育婴家秘·五脏证治总论》等倡导的五脏辨证和根据五脏寒热虚实证候而建立的五脏之方。常讲五脏中"三不足二有余"：脾常不足，易生湿，主困，以健运为贵；肺常不足，主咳喘，为娇脏，易伤而难调；肾常虚，易虚寒，宜补不宜泻；神明之心常有余，主惊悸，为热为火，宜同肝论；肝常有余，主风、惊、抽搐，宜泻不宜补。我宗万密斋"心热为火同肝论"之说，认为小儿心肝常有余，在病理状态下多用泻法，宜清心宁肝、镇肝息风；在生理状态下切不可泻，以防伤伐生气，亦不用补，以防助火生风。正如万密斋所说："虽然泻之无用补，少阳生气与春同。"治疗小儿夜啼、惊悸、惊风、抽搐、痉挛等病症之时，多用泻肝、镇肝、平肝及镇心宁神等法。

169

(5) 主张脾以健运为贵　重视醒脾之法，用以治疗脾运失健而脾气不虚者。运用各种方法以祛除积滞湿阻、痰饮血瘀等实邪之困遏，恢复脾气健运之功能，即为醒脾。脾居中州，喜燥恶湿、喜芳香而恶秽恶、喜清淡而恶腻浊，喜灵动畅达而恶实邪困遏，我临床常用消食导滞、化湿祛湿、祛痰化饮、利湿化瘀、理气行滞等法来醒脾。

由于目前生活水平的改善和提高，供给儿童的饮食物日渐丰盛，而小儿胃强脾弱，易出现饮食失节、饮食偏嗜而过量，造成伤食、食积、积滞、湿阻、痰饮、血瘀等病理变化。人体的水液代谢过程，为肺脾肾所主，三焦气化而成。《黄帝内经》谓："饮入于胃，游溢精气，脾气散精，上输于肺，通调水道，下输膀胱，水精四布，五经并行。"若气化功能障碍，三焦水道失于通利，则水液不能正常输布、排泄，阻于脾则为湿，聚于身体局部则为痰为饮，淤于血脉则为瘀；湿、痰、饮、瘀等都可阻滞气机，影响气机的升降出入，出现各种各样的病症。其中"湿"又是痰饮血瘀的病理基础。

《幼幼集成·伤湿证治》谓"脾虚多病湿"，而"内外所感，皆由脾气虚弱，而湿邪乘而袭之"。湿邪的成因，不仅与气候潮湿、饮食生冷、素嗜肥甘有关，更与脾运不及、水湿内生密切相关。湿邪阻滞脾胃，素体虚寒者，则易于寒化而更伤脾阳，表现为寒湿证候；素体阳旺、肠胃积热或阴虚内热者，则易热化而更伤胃阴，多表现为湿热证候或湿热伤阴证候。在治疗上强调以祛湿醒脾为主，用药以轻疏灵动为贵，使湿邪从上焦得以宣化，从中焦得以运化，从下焦得以渗利；寒化伤阳者，可配合温运脾阳之品；热化者，多配合燥湿清热之品；热化伤阴者，则配合养阴之品，以清热燥湿不伤阴、生津养阴不助湿为原则。

临床经验举隅

1. 治疗小儿外感热病的经验　我治疗小儿外感热病，从"温热"与

"湿热"着眼，兼顾体质禀赋及有无食积湿滞，辨证宗叶天士、吴鞠通、王孟英、薛生白等诸家方法，立清热养阴解毒与化湿清热解毒两大法门，用药以轻疏灵透为主，临证每获捷效。

温热病是冬春季节常见的急性发热性疾病，除气候因素外，各种病原微生物的呼吸道感染是主要原因，这类疾病以急性发热及津液耗伤为主要临床特征。我多从叶天士"温邪上受，首先犯肺，逆传心包"之说，常按卫气营血辨证，治疗以寒凉药物清热解毒为主，并注意顾护阴液。常用方如银翘散、桑菊饮、白虎汤、黄连解毒汤、清瘟败毒饮、麻杏石甘汤、乳蛾解毒汤、清营汤、沙参麦冬汤。

2. 治疗小儿扁桃体炎的经验 扁桃体炎系指腭扁桃体的非特异性炎症，中医名为"乳蛾"，其致病因素为外感邪毒，热由毒生，毒热炽盛，客于喉核，乳蛾乃成，我在治疗中重用金银花、蒲公英、黄芩、大青叶、板蓝根、金灯笼、牛蒡子、生甘草、射干、芙蓉叶清热解毒，消肿利咽；辅以赤芍、丹皮、马勃凉血活血、化瘀散结，青蒿、薄荷、荆芥穗芳香清透、疏风退热；佐以玄参滋阴降火，桔梗宣肺利咽、载药达病所，组成乳蛾解毒汤，大剂清解，乃除毒热，早期应用，每收捷功。若已热盛肉腐，则加石膏 20 ~ 30 克以退热，加僵蚕、全蝎、蝉衣以散结去腐；若热退纳呆，则加炒三仙、鸡内金、藿香、厚朴、枳壳以护胃。经剂型改革而研制的乳蛾解毒合剂，临床研究结果表明，有良好的退热、止痛、消肿、消除脓点及渗出物的作用，未见明显毒副作用；药效学研究结果表明，有解热、镇痛、抗炎、抗菌、抗病毒作用，安全无毒。

3. 治疗小儿湿热病的经验 湿热病主要见于夏秋季节，除气候因素外，肠道感染特别是肠道病毒性感染是常见病因，这些病毒引起的临床表现复杂多变，同型病毒可引起不同的临床证候群，不同型的病毒又可引起相似的临床表现。大多属轻症，重者也可危及生命。可表现为：①无菌性脑膜炎、脑炎及瘫痪性疾病；②急性心肌炎和心包炎；③流行性肌痛（胸痛）；④疱疹性咽峡炎；⑤皮疹；⑥呼吸道炎症；⑦手足口病；⑧腹泻；⑨急性出血性结膜炎等等。这些疾病我常按湿热论治，主张解毒须配合化湿利湿，清热须调畅气机，时刻注意中焦脾胃的升降。多用清热化湿、宣畅气机、透邪解毒的方法，常选用平胃散、银翘散、芩连二陈汤、菖蒲郁金汤、竹叶石膏汤、苇茎汤等化裁治疗。

患儿长期发热多从湿热论治，临床多表现为低热起伏，午后较著，无外感表证，而见形丰体胖，舌红苔黄腻，脉滑或数。究其原因，主要是目前生活水平普遍提高，供给小儿的饮食物日渐丰盛，家长们唯恐孩子吃不饱而影响生长发育，故多采取勉强孩子进食、填鸭式进食等方式，加上小儿胃强，乳食不知自节，故每易过食，然小儿脾弱，运化不及，水湿易停滞于内，而体属纯阳，易于化热，如此，多成湿热之证。我在治疗过程中，首先告诫患儿及其家长要节食，以复脾胃运化之机；其次从芳香化浊、行气化湿、苦寒清热着手，或消食导滞、或化湿祛痰、或利湿行瘀。若见表证且苔薄黄腻者，每予菖蒲郁金汤和平胃散、二陈汤；见里证且苔黄厚腻者，多予芩连二陈汤和蒿芩清胆汤化裁；即使见有花剥舌、地图舌，或苔黄燥者，初期也不予滋阴之品，而是清利湿热，湿热一去则阴可自复。

案一 赵某，女，5岁，住济南大学。反复发热10余天。初起体温38℃左右，咳嗽痰少，不吐不泻，纳尚好，大便不干不稀，已用青霉素、病毒唑等治疗至今，体温不稳定，时高时低，午后较著。咽红，双肺呼吸音粗，心率稍快，舌红，舌苔黄花剥，脉细数。证属湿热伤阴。处方：藿香6克，白豆蔻6克，桔梗10克，扁豆10克，柴胡10克，黄芩10克，荆芥10克，黄连6克，丹皮10克，石膏20克，金银花15克，板蓝根20克，青蒿10克，连翘10克，甘草6克。水煎服，3剂后复诊，热退、咳轻、大便偏干。上方去青蒿、柴胡、荆芥，加竹叶6克，炒莱菔子10克，水煎服，继用3剂，病愈。

案二 黄某，男，10岁，住淄博桓台邢家镇。低热2月余。初起发热，体温37.1℃~37.5℃，难以入寐，烦躁不安，尿频口渴，饮多尿多，伴夜汗多身热，子时后汗止身凉，大便如常。曾在当地医院及省立医院查血常规示正常范围，尿沉渣见白细胞少许/高倍镜，心电图亦处于正常范围，心肌酶谱肌酸激酶同工酶增高，心脏彩超示心内结构无异常，胸片提示支气管感染，鼻窦片提示副鼻窦炎，曾予多种抗生素及中药治疗未效。既往有心肌炎病史，扁桃体已摘除。否认药物过敏史。患儿形丰体胖，神清，咽红，双肺呼吸音粗，心率96次/分钟，舌质红、苔黄厚腻、尖边赤剥，脉滑。证属湿热内蕴。处方：陈皮10克，茯苓10克，半夏6克，黄芩10克，黄连10克，菖蒲10克，郁金10克，柴胡10克，茵陈10克，丹皮10克，浙贝母10克，栀子10克，车前子10克，青蒿10克，甘草6克。水煎服，5剂后症状消失。

4. 治疗小儿厌食的经验 厌食是以较长时期食欲不振，甚则拒食的一种病证。多见于1~6岁城市儿童。其发病以饮食失节、喂养不当为主要原因，精神情志亦有一定影响。其病机主要是脾胃不和。《小儿药证直诀》云："脾胃不和，不能食乳。"《幼幼新书·乳食不下》中提到："脾，脏也，胃，腑也。脾胃二气合为表里，胃受谷而脾磨之，二气平调，则谷化而能食。"临床常见脾运失健、胃阴不足、脾胃气虚等证型。

我临床多宗叶天士"太阴湿土，得阳始运；阳明燥土，得阴自安"之说，常用健脾助运、养胃复阴、调和脾胃阴阳等方法，常用方如曲麦枳术汤、运脾散、香砂平胃散等以健脾助运；益胃汤、养胃增液汤等以养胃复阴；参苓白术散、香砂六君子汤、异功散等以调和脾胃阴阳；兼胃热者加连翘、胡黄连、黄连、竹茹；兼胃寒者加砂仁、白豆蔻、藿香；兼食滞者加炒三仙、炒莱菔子、槟榔；并配合对患儿家长进行合理喂养方面的宣传教育，每收良效。

（崔文成 整理）

173

我的中医中药梦

河南中医学院教授、主任医师、博士生导师　侯士良

【医家简介】侯士良（1939—　），男，汉
族，河南商丘人。河南中医学院教授、博士生导
师。1963 年 10 月毕业于河南中医学院，并留校分
配到中药教研室任教；1981 年晋升为讲师；1986
年晋升副教授，兼任中药教研室副主任、主任；
1992 年晋升为教授，任中药系副主任兼中药教研
室主任。长期从事中医药教学、临床及科研工作，
医药兼修。现任河南中医学院第三附属医院主任医

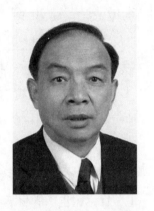

师，国家中医药管理局临床中药学重点学科学术带头人，为第三、四批全
国老中医药专家学术经验继承工作指导老师，第二批全国名老中医药专家
传承工作室指导老师。社会兼职：河南省保健品协会副会长，河南省全民
健康促进会常务理事，河南省食品药品监督管理局药品评审委员，河南中
医学院教学督导团成员。历任中国中医药学会中药学会全国委员会委员，
中华中医药学会河南分会理事、中药专业委员会副主任委员、药性理论专
业委员会委员，河南省卫生厅药品评审委员。曾任中南五省《中药学》教
材副主编，国家级大型历史文献巨著《中华本草》编委，《中华现代中西
医杂志》《中医研究》《中原医刊》《河南中医》等杂志编委。先后出版

《中药800种详解》《新编中药学》《本草药千种》《中药学》《药性赋新编》等学术专著6部，发表专业论文60余篇。

　　积极从临床工作的实践中积累医疗、药学经验和实践技能，并带头精研医籍经典，完善知识结构。率先提出"功能药性"的概念，并在中南五省《中药学》教材上首创"功能"药性一节，补充了药性理论。对中药领域涌现出的新知识、新理念和新观点不排斥、不拒绝，并主动接纳、吸收，并将其融入到中医药研究之中。先后完成国家及省厅级科研项目8项，获省、厅级科技进步奖8项。1983年，被评为河南省科技先进工作者，1991年被授予河南省高校科技先进工作者，2008年获河南省中医事业终身成就奖。

学无止境　不懈追求　努力攀登

　　认知是从无到有的过程，知识是由少到多的积累。我刚开始走上教师岗位时，与大多数年轻人一样是专业的新兵，所知甚少。而且置身于一个突出政治的年代，每天大量的时间用于政治学习、写思想汇报、做会议记录。但同时自己又承担教学任务，为了完成教学任务，把教学工作做好，真正履行传道、授业、解惑的职责，我每天都学到深夜，挤出时间丰富、拓展专业知识。正是自己付出了大量精力和时间，取得了思想和专业的双丰收，使我很快就进入角色，成为一名合格的教师。也就是从那时起，养成了读书、写文章的好习惯，读书、购书成了我生活的最大乐趣。每天，我是教研室来得最早，也是走得最迟的。中药教研室那迟迟不息的灯光见证了我工作和读书的历程。我阅读了上百本古代本草著作，也留下了大量的读书笔记，从而打下了坚实的专业功底和应对教学科研与临床工作的基础。

　　中医药学历史绵延数千年，无数医药学家的智慧、经验保存在浩瀚的古文献中。《中药学》只是撷取其中精华的一部分，而且教材中存在含糊不清、不准确的、值得探讨的内容。带着这些问题深入研读，并对历史沿革进行梳理、比较分析，弄清实质，解决了许多含糊不清、模棱两可的问题。在课堂教学中，将这些知识融入教材知识之中，把问题讲得清、讲得透、讲得准，从而使教学效果上了一个台阶，也慢慢形成了自己的教学风格。

中药学是中医药学科的组成部分，历史上一向有"医药不分家"之说。而中药学教学的重点内容是关于中医用药的基本理论和知识。因此，要讲好这门课，不仅需要深厚的中药专业知识，也需要扎实的中医临床实践。然而，由于当代学科的划分，中药专业学生学习中医的教学内容被大大地压缩，中医与中药的日趋分离，也给自己和以中药专业为背景的《中药学》教学人员带来一定的知识结构缺陷。从教学伊始，自己就意识到这一问题并加以着手解决。首先是自学了全部中医学的课程，也读了许多中医方面的古典著作，如"四大经典"等医学名著；利用"文革"开门办学的机会，积极从事临床实践，逐渐积累医疗经验和实践技能；平时无教学任务时，积极到教研室及附院的门诊跟师临床实践，认真向老教师学习，争取多接触临床。在实践中学习，实行专业改造，完善自己的知识结构，现在已经完全实现由药到医的跨越，成为中医药方面的专家，常年在临床一线为患者排忧解难。

20世纪70年代以来，现代科学手段、科研思路迅速渗透到中药研究领域，涌现出大量新知识、新手段、新观点。作为深受传统中医药观念影响的中药专业人员，对中药领域的新兴事物，我的态度是：不排斥、不拒绝，并且主动接纳、吸收，并将其融入到中医药研究之中，为我所用。从20世纪80年代开始，逐步开展了采用现代手段研究中药的活动。在培养研究生的过程中，指导学生开展以中医药理论为主体的现代研究，先后培养了十六届既有牢固的中医药基础，又能应用现代技术手段的中药学硕士研究生和四届中药学博士研究生。

正是因为刻苦、深入、持续、不断地学习，才实现了教学相长，才在专业领域得到同行认可。先后担任中华全国中医药学会中药专业委员会委员、中华中医药学会河南分会理事和中药专业委员会副主任委员，河南省新药评审委员，河南省保健协会科学委员会副主任等社会团体职务。出任中南五省《中药学》教材副主编、《中华本草》编委、药性理论专业委员会委员、参与《中国本草全书》等具有重大影响力的专业著作的编撰。

在科研方面，先后完成国家级及省部级科研项目8项，获省部级科技进步奖多项，并被收入国家级《科技成果大全》。1983年、1991年分别获得河南省科技先进工作者和河南省高校科技先进工作者称号。研究论文"怀庆熟地黄滋阴作用的研究"等2篇论文获河南省教育厅科学论文二等奖，并被国外权威刊物摘录、权威光盘数据库收载，达到国际水平。

不断提高 不断创新 改进中医药教学

教师以传授知识为主要任务，以教书育人为天职。作为中医药专业教师，同时也肩负学术发展的重任。孔子曰"学而不思则罔"。因此，有知识、勤思考、勇于开拓，才能学以致用、学以创新。我在几十年的教学和长期从事本草文献研究过程中发现，中药功能作为中药治疗作用的概括，属于药性理论范畴，它应该与四气、五味等内容一样成为中药药性理论。因此率先提出"功能药性"概念。在中南五省《中药学》教材上首创"功能药性"一节，补充了药性理论的新内容。

随着中医药教育深化，高层次人才的培养提上日程。我从1979开始培养中药学硕士研究生。怎样进行中药学专业的研究生培养，当时全国没有统一、规范的模式，也没有统一的教材。我们通过实践探索，逐渐形成了自己的培养思路和内容。强调中医药为主导地位，注重现代手段的利用，兼顾医药两方面知识结构的整合。针对学生第一学历背景,制定了中医学历学生开设中药专业课程,包括药用植物学、炮制学、中药化学、中药鉴定学、药理实验等;中药专业学历学生开设中医经典课程,包括伤寒论、金匮要略、温病等。在专业课设置上,开设中国药学史、本草名著选读、药性理论选讲等内容,注重药学专业水平的提高。通过多年实践,对于培养高级中药专业人才起到了非常重要的作用,受到国家学位办的重视。正是注重对传统知识的学习和继承,我们的研究生培养质量也得到国内同行的肯定。如研究生丁选胜,在南京中医药大学用人选拔中,以优异的成绩胜出,并为其读硕士学位的母校河南中医学院增光添彩。

身体力行　言传身教

　　教师是学生的引路人,更是学生的表率。不仅表现在专业方面,更重要的是体现在做人方面。身教胜于言教,在教学中不留疑点、不出现疏漏、一丝不苟的严谨作风和态度,就是对学生的言传身教。在指导研究生过程中,涉及专业课教学、选题、开题、实验、撰写毕业论文、答辩等许多环节,我对这些内容严格要求,从不含糊。有一次,一名研究生试讲,由于准备不充分,连续试讲3次方才过关。在3次试讲中,我冒着酷暑,参加全程听讲3次,这位研究生后来分配到国内一所大学任教,不仅没对老师当年的做法产生怨言,相反对当年有那样一段经历至今仍充满感激。正是在严谨、务实、认真的治学态度,40多年来,我培养本科生数以万计,硕士研究生十六届26名,博士生四届4名。这些学生遍布全国,有的到了国外,都已经成为各自岗位上的骨干,不少人都做出了成绩。

创建学科　培育英才

从 20 世纪 80 年代起，我开始从事教研室的管理工作。带动一批人把教学工作搞好是我的主要目标。我首先从制度建设着手，严格实行新教师试讲制度、集体备课制度、业务学习制度以及教考分离管理制度。自己以身作则，率先垂范。对年轻教师进行传帮带，介绍教学方法，组织听课，指导试讲，传授教学方法和经验。不仅如此，我还走出校门，开展野外实习认药、制作标本挂图、开展饮片标本辨识等辅助教学内容和手段，加强教学环节，提高教学效果和质量，使中药教研室教师整体教学水平显著提高，成为优秀教学团队。在此基础上，《中药学》课程两次被评为省级优秀课程。目前，依靠过去的积累和近几年发展，《中药学》课程又被评为河南中医学院精品课程。教学实力的增强也带动了学科的进步，1997 年以中药学与中药化学两个教研室为主体成功申报成为河南省重点学科，为第二次申报和目前已成为重中之重的学科建设奠定了基础。

20 世纪 70 年代后期，国家恢复研究生学位教育，当时我院没有中药学硕士学位点授权。为了获得硕士点授权，我们承担起相关申报工作，多次南下北上，精心准备，多方求助，终于在 1983 年获得中药学硕士点授权。中药学一级学科硕士点的获得，带动了全院整个中药学科的发展，以后就分化出中药化学、中药药理、中药炮制、中药鉴定、中药制剂分析等多个研究方向，为后期申请药学、药物制剂、药理、药物化学、药物分析等硕士点奠定了基础。中药学硕士点不仅为中药学教研室培养了大批专业高级人才，也为其他学科培养了大量人才，这些研究生在全国各自专业领域已经成为骨干，并发挥积极的作用。

20 世纪 90 年代后期，为了适应学校发展对高级专业人才的需求，开展联合培养博士研究生工作。我与北京中医药大学的颜正华教授联合培养3 名博士，他们目前已经成为学科骨干力量。

2002 年我被人事部、科技部、卫生部和中医药管理局确定为全国老中医药专家学术经验继承工作指导老师，培养学徒 4 人，他们均已完成学业出师，其中 1 人获优秀继承人称号。我为中医药学的人才培养、学术发展和中医药事业的振兴竭尽全力。

医药结合　悬壶济世

《周礼》曰："医师，掌医之政令，聚毒药以供医事。"这句话对医药之间的关系做了言简意赅的概括。它的意思是说医师要能在识别药害的基础上，化害为利、化毒为药，从而实现医疗目的。虽然我投身于中药专业的研究，但是研究中药的目的是要更好地为医疗进行服务。我在 50 年的工作实践中，对一些病症和疑难杂症有了一些自己的体会，治疗中也获得满意的效果。现举几例与大家共勉。

案一　张某，女，37 岁。以"双乳时有疼痛不适 3 年余，加重 2 月"为主诉就诊，诉有乳腺增生史，曾服中成药（具体不详）效不显。现双乳时有疼痛，疼痛部位不固定，疼痛程度不重，生气或月经前症状明显，月经平素正常，近 2 月未至，末次月经量少，色可，无血块，无腹痛，纳眠可，二便可。舌暗淡质润，苔薄黄，脉细弦。查体左乳外上、内上及内下象限扪及条索及结节，右乳外上及内下象限扪及条索及结节。诊断：乳癖（即乳腺增生）。

处方：当归 30 克，川芎 15 克，白芍 20 克，柴胡 15 克，白术 30 克，茯苓 15 克，牡丹皮 12 克，淫羊藿 15 克，浙贝母 16 克，牡蛎 30 克，制乳没各 6 克，鹿角霜 20 克，山慈菇 15 克，夏枯草 20 克，郁金 15 克，海藻 15 克，昆布 20 克，炒王不留行 20 克，路路通 8 克，炒川楝子 15 克，佛手 15 克。用法：10 剂，上方共为粗粉，分成 30 份，每日一份，煮散分三次口服。一月后复诊，月经来潮，经前乳房仍有不适，但较前减轻，随调药续服。后自述乳痛明显减轻，但情绪不佳时仍有乳房不适症状。嘱其要调适心情，作息规律，少食辛辣刺激之品，防其复发，不适时随诊。

此病诊为乳腺增生，中医属"乳癖"。此患者生气时或月经前乳痛症状加重，舌暗淡质润，苔薄黄，脉细弦，此为肝郁气滞之证。乳头乳房是足厥阴肝经循行之处，由于肝失调达，肝郁气滞，肝气结于乳络则结块胀痛，因此将疏肝理气、调达气机兼以散结止痛作为治则。此病非一日所得，非如感冒发烧般可几日而愈，需有时日以调养，所用剂型为"煮散"，可方便患者长期久服。

案二 李某，女，41岁。以"反复腹泻、脓血便半年余"为主诉就诊。患者自诉12年前因出现"腹泻，脓血便"等症在当地医院经结肠镜检查后诊为"溃疡性结肠炎"，治疗给予口服艾迪莎，约半年后缓解。来我处求诊是因半年前再次出现脓血便，伴里急后重，每日2~3次，量中等，经医院结肠镜检查诊为"溃疡性结肠炎"，治疗给予口服美沙拉嗪片剂、双歧三联活菌胶囊3月，效果欠佳。现仍腹泻，时有脓血便，伴有里急后重，每日2~3次，纳眠可，舌质淡，舌苔薄，脉沉细。

处方：大黄15克，白及粉4克，地榆15克，锡类散0.3克，云南白药粉1克。5剂。用法：大黄、白及粉、地榆三药加水煎至250~300毫升，加锡类散0.3克和云南白药粉1克溶于煎剂中，保留灌肠30分钟左右，隔日1次。复诊时诉用此方灌肠3次后，效果明显，脓血便次数减至每日一次，量亦明显减少。后嘱继续给予灌肠。复诊时诉现症状完全消失，大便正常。嘱停药，饮食规律，宜清淡易消化，忌辛辣刺激之物。1月后随访，症状无反复。

中医治疗溃疡性结肠炎应以清热凉血、利湿解毒、化腐生肌为原则，现采用中药保留灌肠法，一可使药物直达病所，药物通过直肠中下静脉及肛管静脉直接进入大循环，在肠系膜、门静脉系统使血药浓度稳定，从而大大提高了药物的利用度；二是提高局部药物浓度，中药灌肠能延长药液在肠道中的保留时间，减少药液的外溢，从而使总有效率明显增高；三是能够避开肝脏的首过效应，不仅达到局部治疗的效果，而且避免了全身性毒副作用。所以保留灌肠法对促进消炎、消肿、溃疡面愈合及缩短疗程、提高疗效有较大帮助。

案三 高某，男，1岁5个月。以"头颅大、发育迟缓"为主诉就诊。家属代述，患儿6个月时被发现头颅比正常小儿大，颅脑CT示双侧侧脑室、三脑室、四脑室枕大池及大脑大静脉明显扩大，脑沟裂池增宽，中线无移位，诊断为"重度交通性脑积水"。查体示：方颅，头围54厘米，前囟门2厘米×3厘米，右枕部皮下血肿有波动感，肢体消瘦，大拇指伸不开，坐不稳，下肢无力，不会站，不会说话，不会走路。

处方：脑积灵1号：蓖麻子仁120克，瓜蒂200克，鹅不食草120克，乌梅肉、天南星、白芷、藁本、川芎各20克，共研细末。每次2克。药棉包裹塞于鼻孔内，每周1次，4次为1个疗程。

脑积灵2号：川芎12克，赤芍15克，桃仁12克，红花10克，泽泻40克，石菖蒲20克，远志15克，茯苓30克，冰片3克，麝香0.2克，生姜150克，葱白150克，黄酒适量。将本方前8味药共研细末，过120目筛，再将冰片研细，过140目筛，最后加入麝香，混合掺匀；另将生姜和葱白捣烂取汁，掺匀兑入黄酒，将以上药粉泛水丸如黄豆大。每次2克，每日3次，30天为一疗程。

复诊时家长诉患儿服用2个疗程，现眼睛反应灵敏，会叫爸妈，会发单音，大人扶着能迈步。又用4个疗程，小儿已会走路，已会上下楼，智力、视力均与正常孩子无异，恢复健康，正常发育。

脑积水为医学难治之病，中医称之为"解颅"，相当于西医学所指的先天或后天性脑积水。我认为使脑中之水去之有路为第一步。创用经鼻给药的通窍导水法，通过鼻腔与脑室之间的通路，使多余之水得以从鼻中排出；再配合补肾益髓健脑、行气活血化瘀、开窍通络利水之药，使水道通、运行畅，从而从根本上解决水积之因。二者相辅相成，使脑积水患者能够有满意的疗效。为用中医药治疗疑难病找到了一条新路，也为中医药学的研究与创新提供了强有力的支撑。

对中医药学术的几点认识

中药理论是几千年来中医药实践的总结，是中药学术的主要特征。在我执教和行医的50余年中，对中医药理论有一些自己的理解和总结。

（一）首提"功能药性"概念，强调中药理论是中药的特征

四气、五味、升降浮沉、归经、配伍、禁忌等为中药的特性，是经过反复临床实践发展起来的关于中药理论的总结。中药没有在中药理论指导下采集、炮制、制剂及临床应用，就不是中药。我在此基础上首先提出"功能药性"概念，中药药性含义应包括中药的性质和功能，传统认为它主要指的是性味、归经、升降浮沉、有毒无毒等核心内容。但是从中药药性理论发展过程看，可以将中药药性理论分为如下几类：

1. 抽象药性 即与中国古代哲学及中医学基础理论相关的药性理论，如药性阴阳、五行、易理、运气（生成禀受、运气用药）等。

2. 形性药性 包括形质和性味等，如色、臭、气（性）、味、形质、剂量、有毒无毒等。

3. 向位药性 包括归经、卫气营血、升降浮沉等理论。

4. 功能药性 主要是药物治疗作用的概括，如十剂以及其后的十二剂、十八剂、二十四剂等，《素问·至真要大论》"寒者热之，热者寒之"以及后世方书、本草著作中的多种治法的论述等。

5. 综合药性 如药类法象、用药法象、辨药八法等；配伍药性，如七情、引经、药对等。

6. 方剂药性 如君臣佐使、七方等。

7. 制药药性 如宜丸、宜散、宜水煮等。

8. 禁忌 包括药忌、服药禁忌等。

药性理论是中药治疗作用的概括，是临床用药的主要依据，有着提纲挈领、执简驭繁的重要意义。

（二）主张中药理论评价要以医疗实践为依据

中药理论的产生、发展依附于医疗实践。经过漫长的生活实践及医疗实践，人们对所接触到的药物获得了一定的感性认识，随着医疗实践不断深化发展，人们对中药的认识也不断加深，当这些认识上升到一定高度便形成中药理论。在此过程中，中药理论也产生了不同流派，各流派理论在一定程度上反映了中药作用的客观规律。在长期医疗实践中，各流派间的衍生离合，总结出中药临床应用的规律，概括中药临床应用范围、属性和特征，形成了相同或相近的理论认识，并逐渐形成了一个独立的理论体系。

任何科学理论都必须为实践服务，并且接受实践的检验，只有这样，科学理论才能得到进一步完善和发展，才能更好地服务于实践，它的存在才有意义。中药理论就是如此，从其产生后对维护我国人民健康、促进中华民族的繁衍做出了重要贡献，长期的医疗实践已经证明了它的科学性。这个理论无论将来怎样发展，其最终评价要以医疗实践为依据。

（三）医药必须相结合

中医药是以系统思维为导向，经过长期积累、发展，形成的比较系统的生命科学认知体系和疾病诊疗体系，属于自然与人文相结合的、系统的、非线性科学。医和药是生死与共、密不可分的。《说文解字》释"药"为"治病草"，释"医"为"治病工"，二者在"治病"上紧密结合。中医与中药是一对孪生兄弟，从源头上同源互根，在发展中相互依存，相互呼应，互相渗透，密不可分。

没有"医"就无所谓"药";没有"药"就无所谓"医"。中医离开中药,辨证论治就成为空谈,无从选方用药,中医不可能完整;没有中医,中药也就失去了依托,不可能发挥真正的疗效,失去了"用武之地"。没有任何其他的东西可以取代其中一个。所以历来认为中医中药是一家,不能有此无彼,彼此分离(如历史上的"废医存药"),中医中药不分家。当前存在的医不知药情,药不知医用,医药分离的模式,不适合对中医药的管理,也不利于中医药的发展。医药结合才是正确的道路。只有医术高明,才能发挥药物的最大效能。也只有药物精良,才能药到病除,显现中医医疗水平。

(四) 中药西化不可取

现代有不少人认为中药粗糙、中医药理论陈旧,提出中医药现代化。中医药现代化是时代发展的要求,社会的需要,中医药事业发展的必然,无可厚非。我的理解,中医药现代化是要把当代最新科学技术、手段、方法、设备融入到中医药研究、生产、临床应用中,从而发展完善中医药的一个过程,而不是把中医药西化为西医、西药。中药现代化是要不断产生得到新中药而非西药。

近年来不少人认为,中药现代化就是弄清中药的有效成分,就是中药提取,只有这样才能与国际接轨,才能得到 FDA 认可和进入主流医药市场。甚至更有人提出,"中药现代化就是要研究开发像青蒿素这样拥有自主知识产权的 I 类新药""植物药向化学药发展成为中药类产品的一大发展趋势"等观点,在业界和社会上造成极大的思维混乱。庆幸的是,一些学者现在已经认识到这种错误,认为如此下去,将导致中医药的消亡。

青蒿素是从中药青蒿中提取出来的,但它不等于青蒿,青蒿素是西药而不再是中药,谁也没有弄清楚它的中药药性,它也无需辨证使用,只要是疟疾,谁都会用。西药的特点是结构清楚,药理药效明确,令人信服。中药即使单味药,成分和作用也未真正研究清楚,但中医将其作为中药用起来却得心应手。不能以为成分决定一切。生石膏与煅石膏相比，仅相差6个结晶水，然而其药性有天壤之别。人参与人参叶都含人参皂苷，中医却不用人参叶而用人参。现今检测仪器那么先进，但茶叶和酒却不能以检测成分定优劣，而必须品茶师品酒师品尝。

对于中药，中医从来都不是依成分论，而是重在临床表现。中药必须依据中医药理论用于临床，才能保证用药安全，产生预期的效果。在医院，纯中医不受重视，大多数医生开中药的思路不是依中药理论，而是西药的思路。如动辄就云某药能抗某菌、杀某病毒，某药可提高免疫力等。在写文章或相互交流时，也只谈某中药的所含成分，产生什么药理作用，根本不谈药性，由这种概念的异化置换，就会逐渐产生认识的错位，这不是传统中医的思路。中医从不为查清变异极快的病毒而伤神，而是注意祛邪和扶正，即祛除致病之邪和调护人体的正气。不管病毒、细菌变异成什么，都有克敌制胜之法。正如清代医药学家吴仪洛在其《本草从新》一书中所说："有一病必有一药，病有千变，药亦有千变，能精悉其气味者，在千百药中任举一二种，用之则通神，不然则歧多而用眩。"

近几年，因马兜铃酸的肾毒性，关木通、广防己、青木香等药材被取消药品标准。贸然取消它们是否合适，值得深思！中药材不是化学单体，中药材中的化学成分不等同于中药材本身，因而不能把单一成分马兜铃酸的肾毒性动物实验结果等同于含马兜铃酸的中药，其安全性和技术标准决不能按西药模式照搬。中医从来就不用单一成分治病，而且也很少使用单味药物治病，我们不能因噎废食，否定这些中药的疗效，采取非理性的方法对待中医药瑰宝。要不然，但凡药有毒性者都不能用，则中医药就要被淘汰了。实事求是，按药性合理应用中药，则是可取的理性对待。临床上由于西药引起的各种不良反应远比中药造成的不良反应要多得多，但未见因此而被停止使用。无数事例雄辩地证明，中药的确凿疗效，使用现代医学观点是无法解释的。

（五）把握中药特色，才能更好提高疗效

中药区别于西药和其他天然药的又一特色是：药材讲"道地"，饮片重"炮制"，应用须"配伍"。作为中医工作者，就应该在自己的临床工作中彰显这些特色，提高临床疗效。

药材讲"道地"是中药应用的特色之一。现存最早的药物学专著《神农本草经》讲："土地所出，真伪新陈，并各有法。"强调了区分产地，讲究道地的重要性。中药学很早就提出了药性生成秉受运气和时空、药性理论等生命节律性学说，较系统地发现、概括并运用了诸如日、月、季、节的生物节律，注重药材生长的地理环境、气象变化、昼夜朝夕等时空变化的密切关系，强调"非其时不采、非其地不用"。这些均是现代医药所可望而不可及的宝贵内容，是我们临床工作者应当珍惜和重视的。

药物的炮制，也是中药临床应用的重要环节，它直接关系到临床的疗效，历代医家对此都很重视。明代医家陈嘉谟总结得好："制药贵在适中，不及则功效难求，太过则气味反失。"并进一步指出："酒制升提而制寒，醋制注肝而收敛，盐制走肾而下行，姜制温散而豁痰，蜜炙甘缓而润燥，土制守中而健脾，蒸熟取其味厚，炒黄炒焦取其燥入脾胃，炒炭存性而止血。"中药饮片，生熟有定，各有其能，不可不知，不能混用。炮制是否得当，对少数毒烈性质的中药来说，更是确保用药安全的重要措施。所以，中药必须经过炮制，才能符合治疗的需要。而现实是，中医工作者对中药炮制了解甚少，对自己用以治病的武器，什么时候用生，什么时候用炒，不十分清楚，更不用说能用特殊方法加工炮制的品种了。试想大黄泻下，该用生而用熟，何首乌乌发应用制品而用生品，能取得治疗效果吗？所以，临床医生应根据治疗用药的要求，使用炮制精良的饮片组方用药，才能收到预期的治疗效果。

中药配伍应用，是中医药整体观念和辨证论治精神在中药临床应用中的体现，独具特色。中药通过配伍，可以提高疗效、减低毒性和副作用，

适应复杂多变的病情，或改变与影响药物的作用。因而配伍是中药临床应用的主要方式。长期的临床实践过程中，中医学积累了丰富的配伍理论和经验，是指导当今临床用药不可缺少的宝贵内容。

以上这些中药的特色，是中医临床科学的重要组成部分，也是中医药学的优势所在。作为中医药战线的同志应当着力发扬创新，扬我中医药之长，绝不能走"医不管药，药不知医，医药分离"的路子。

那种置中医药理论于点缀，完全按照西药的模式开发应用中药的方法和道路，不符合中医药自身发展规律，对中医药发展有损无益。发展中医药，实现现代化，中医药特色不能丢。

作为一名中医药事业的建设者、实践者，我将自己几十年来在专业工作岗位上所作、所为、所思、所想介绍给大家，希望能对后来者有所裨益；作为国家中医药专家、带徒老师，培养中医药学的传承人，为中医药事业的发展献计献策、奔走呼吁。我热爱中医药事业，也把自己的一生投入到中医药事业，把自己的生命融入到中医药事业中，让我们的国粹中医中药，不断发展创新，为人类的健康事业做出更大贡献。

（任聪颖、赵素霞　协助整理）

肩担道义　术洛民康

国医大师、同仁堂中医大师、北京中医药大学远程教育学院副院长　孙光荣

【医家简介】孙光荣（1940—　），字知真，号天剑，出生于中医世家，湖南省长沙市人，祖居安徽省庐江县云路街。幼承庭训，师从全国著名中医临床家、中医药学家李聪甫教授。中医学徒出身，本科学历。研究员，教授，主任医师。著名中医药文献学家，中医药文献研究学术带头人之一，中医药现代远程教育创始人之一，享受国务院政府特殊津贴。曾任湖南省中医药研究所

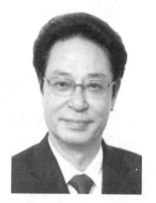

理论研究室副主任、文献研究室主任，湖南省中医药研究院硕士研究生班医古文和中医文献学教师（连任16届）、科教处副处长，湖南省中医药研究院文献信息研究所所长，湖南省中医药科技信息中心主任，《中医药时代》杂志执行主编，《湖南中医药导报》杂志主编；现任北京二十一世纪中医药网络教育中心——世中联（北京）远程教育科技发展中心主任，北京中医药大学远程教育学院副院长，中国网络教育集团国讯医药集团总裁，《中国中医药现代远程教育》杂志主编、第二届编委会主任委员；受聘为北京同仁堂中医医院诊疗专家，并被评为国家非物质文化遗产"同仁堂"中医大师。先后当选为中国人民政治协商会议湖南省第七届、第八届

委员会常委,中华中医药学会继续教育分会主任委员、中医药文化研究分会常务副主任委员、中医药编辑出版分会副主任委员、亚健康分会副主任委员、老干部健康指导委员会委员;受聘为国家中医药管理局中医药继续教育委员会委员,国家中医药管理局中医药文化建设与科学普及委员会委员,科技部科技奖励评审专家,国家食品药品监督管理局药品、医疗器械审评专家,《中国中医药年鉴(学术卷)》编辑委员会委员等。

孙光荣教授结合临床经验、深研经典理论,独著、合著专著21部,发表论文78篇,共1200余万字。代表作有《中医古籍整理入门》《医用文言基础学》《中藏经校注》《中藏经语译》《中国历代名医名术》《中风康复研究》《炎症的中医辨治》《中医养生大全》等专著,副主编《中医方剂大词典》,参编《中华本草》等。医德高尚、医术精湛,擅长治疗脾胃病、血液病、情志病、肿瘤等疑难杂症,受到患者广泛好评,多次为中央、地方、部队首长做医疗保健服务。近年来,承担并完成了国家"十五"科技攻关项目"名老中医学术思想、经验传承研究"的综合信息库、典型医案研究课题,任《当代名老中医典型医案集》执行主编,主持了"名老中医综合信息库"研究,现为国家"十一五"科技支撑计划课题"名老中医学术思想、临床经验传承研究"综合课题组组长之一。先后获得国家自学成才奖章和国家中医药管理局继续教育管理先进工作者称号等,获得国家科技进步奖二等奖1项,湖南省中医药科技进步奖一等奖1项,全国科技图书奖二等奖1项,第五届亚太地区经贸博览会金奖1项,中华中医药学会首届中医药科普著作奖一等奖1项等奖项。

2014年被评为第二届国医大师。

铁肩担道义

"铁肩担道义，妙手著文章"，是李大钊同志根据明代文化名人杨继盛之言改写的名联。革命家王首道同志题赠给我，既是赞誉，也是激励，寄望深厚，寓意深远。

我幼承庭训，一是儒学，二是医学。家教极其严格，从小就接受"修身、齐家、治国、平天下"的志向教育，5岁启蒙时，父亲就以曾国藩家书为蓝本进行训导："第一要有志，第二要有识，第三要有恒。有志则断不甘下流；有识则知学问无尽；有恒则断无不成之事。""做医生首先要有菩萨心肠，救死扶伤是医生的本分。先立德，而后才可出则为良相，入则为良医。"家庭的传统教育为我立下了为人的规矩、处世的准则。

一

先父孙佛生是安徽人，医术精湛，兼通文、史、哲，精研天文地理，擅长诗词歌赋、书法、音律，是当时的知名人士。1951年春，土地改革开始时，父亲认为自己上无片瓦、下无寸土，家庭成分应当划为"贫民"，就去乡政府说明情况，却被扣留了。当时我刚满10岁，看到父亲一个多月没有回家，就独自一人走几里路去了乡政府。对阻止我进入的门卫说："我是孙佛生医师的儿子孙光荣，有重要事情向乡长报告！"刚好乡长在大堂，觉得惊奇，就让门卫放我进去。乡长问我："有什么事情报告？"我回答说："我父亲是个好人，是个好医生，为穷人治病不要钱，还送药费给他们哩，凭什么关我父亲？"乡长说："你爸爸是外乡人，据说当过清朝一个亲王的医生，当过河南方城知事，是封建大官僚。他的历史必须审查清楚，共产党和人民政府不会冤枉一个好人，也不会放走一个坏人。你小孩子不懂，不要管这些事情，不要在这里闹了！"我回答道："我没有闹，我走进门就说是'报告'！无论哪朝哪代，都有官，也就有好官、清官，也有坏官、贪官。共产党是为人民服务的党，人民政府是为人民服务的政府，别说一个坏人，就是一条害虫都应该除掉。但是，如果是好人，就应该还他的清白。我父亲的官当得正不正、好不好，有德政碑为证，做医生做得正不正、好不好，去问各位父老乡亲就知道了。"乡长急忙问："什么德政碑？"立即找来几个人详细记录了谈话，然后说："你今天讲的情况很重要，你先回去，我们一定搞清楚，如果你讲的是事实，一定会把你的爸爸还给你。"事后，父亲在查证清白之后回家了，家庭成分划为"贫民"。

二

1998 年春，国讯医药集团注资 40 万元与湖南省中医药研究院文献信息研究所合作，将《湖南中医药导报》由双月刊改版为月刊，后来经过几年努力，《湖南中医药导报》终于获得"湖南省十佳优秀期刊"的殊荣。从此，我跨入了中医 IT 行业。与"大国讯"分家后，我与朱嵘董事长同心协力创建了国讯医药集团，并兼任了集团董事、总裁。我经过深思熟虑，向董事会提出了国讯医药集团发展的三个方案：一是建立中医药教育资源库，搭建教学平台，开创中医药网络教育；二是建立中医药科技数据库，研发搜索引擎，开创中医药信息超市；三是建立中医药诊疗经验库，整合优势资源，开创中医药远程医疗。

1998 年 4 月，我作为评审专家出席了国家中医药管理局在烟台市召开的中医药科技进步奖评审会议。会议期间，我就以上三个方案向国家中医药管理局李振吉副局长进行了咨询，李振吉副局长指出："中医药在职从业人员的继续教育是一件大事，也是一件难事。要切实加强中医药队伍建设，就要充分利用现代信息技术，开创中医药远程教育。这正是需要社会力量来办的事，要采用'政府主导、企业承办、学校联办、多方协作'的模式来运作，要创造条件，抓紧把这件事办成、办好。"于是，国讯医药集团董事会通过了我提出的第一方案，立即向国家中医药管理局提出成立中医药网络教育中心申请，科技教育司何惠宇司长亲自到湖南进行了实地考察后，派洪净处长指导筹备工作。

1998年9月，国家中医药管理局科技教育司通知，要立即汇报创建中医药现代远程继续教育实体的思路和方案。国讯医药集团组织了8人汇报小组进京汇报。出发前，我患急性肠胃炎，发烧、呕吐、腹泻如注。国讯医药集团董事会朱嵘先生、郑益敏先生深感棘手，拟向国家中医药管理局提出延期汇报的请求，我说："走！机遇来之不易！这时刻只能顾全大我，不能顾全小我，而且我还没到不能走路、不能说话的程度。"我服用了藿香正气丸等中成药和糖盐开水，带上大卷卫生纸，就这样登机了。

贺兴东司长以及洪净处长、张为佳副处长、徐金香等同志在听取汇报以后，对筹建工作给予了充分肯定。会上，贺兴东司长对开创中医药现代远程继续教育的时代背景、目的意义、思路方法、项目选择等给予了明确的指导。当年12月25日，获准成立"二十一世纪中医药网络教育中心"。

三

2002年5月24日深夜2时，我因连续使用电脑撰写文件长达十多个小时，匆匆起身如厕时突然昏倒，造成左锁骨骨折，进入中日友好医院急救。一周后出院，但步行时稍有震动则头痛、骨折处疼痛。

6月初的一天中午，于永杰副院长前来看望，同时带来一个令人震惊的消息，据说有关方面提出了要关闭医学类函授、自考、网络教育的意见。我立即意识到，这是因为有的同志不了解中医成才规律、不了解中医在职人员学历结构的现状、不了解中医历来有"远程教育"的传统所致，应当向有关方面进行陈述。我们磋商之后，做了分工。随即，我挣扎起来，坐着轮椅逐一拜访有关领导和老专家，就中医药高等学历远程教育的需求量和开展中医药高等学历远程教育的必要性、重要性以及确保教育质量的办法等方面，进行了系统陈述，深深感动了所有接见我们的领导和老专家。佘靖副部长、李振吉副局长、贺兴东司长组织了专家论证。经过深入论证，再经北京中医药大学郑守曾校长、乔旺忠副校长以及于永杰常务副院长等的多次阐释，得到教育部、卫生部、国家中医药管理局领导一致同意，终于获得了［教高2002］10号文件的认定："经教育部批准的中医药现代远程学历教育试点，可以面向在职中医药人员举办本、专科学历教育"。

四

2007年7月29日，"中和亚健康服务中心成立暨首届亚健康管理服务学术研讨会"在人民大会堂隆重举行。国家中医药管理局机关服务局局长、中和亚健康服务中心理事长孙涛教授请我以中和亚健康服务中心副理事长的身份主持学术研讨会。有一位专家在学术报告中提到了中医的生存环境问题，有位记者提出："当前有人攻击中医，主持人对此有何评价？"这是一个敏感的问题，也是一个尖锐的问题，更是一个关系中医生存正义的问题。我淡然一笑，回答道："这是'五无'之流的言论，不值一驳！"记者问："何谓'五无'？"我答道："不知中医而攻击中医，谓之'无知'；不识中医在伟大民族复兴中的重大使命和作用而攻击中医，谓之'无识'；不明中医特色优势与发展规律而攻击中医，谓之'无理'；不按科学论证规则行事而采用学霸手段乱扣'伪科学'帽子而攻击中医，谓之'无赖'；不尊重客观事实而颠倒是非，甚至借用明星陈晓旭病逝攻击中医，谓之'无耻'！"立即，人民大会堂里响起经久不息的掌声，可见公理正义自在人心。

五

我首先师承父亲的"丹溪学派"，而后师承"东垣学派"。有三个"师父"，第一个是父亲，第二个是湖南省浏阳县柏嘉乡医院院长易中林医师，第三个是全国著名中医药学家、湖南省中医药研究所所长李聪甫教授。

我自1964年8月随父亲临床诊疗，到1974年6月，在农村行医已近10年，在浏阳、株洲、醴陵、长沙一带已小有名气。

1974年7月，经大队推荐、公社审核，报经浏阳县卫生局批准，我被录用为浏阳县柏嘉公社医院医师。入院之初，必须接受西医培训，却没有人愿意接受这样一位远近闻名的医师做徒弟，柏嘉公社李长发书记与陈祥生社长商量后，只好指定易中林院长带教。在6个月的强化培训中，我跟随易中林院长走村串户，虚心求教，迅速掌握了常用的西医知识与技能。12月，柏嘉公社送我到浏阳县人民医院进修西医内科、传染科，在一年的进修期内，我抓紧一切可以利用的时间，坚持自学了全套第四军医大的教材。

1978年，为了解决中医后继乏人的问题，中共中央发布了［78］56号文件，卫生部决定在全国开展选拔中医师的统一考试。1979年秋，浏阳县卫生局钟顺和副局长动员我报名参加选拔考试。当时因需要解决全家城市户口的问题，我已应聘到浏阳河中学任教。考虑到脱离临床近两年，而且毕业班教学工作紧张，婉谢了钟局长好意。钟局长找到我的母亲做通思想工作，自己代垫5角钱报名费替我报了名。结果我以全县第二名成绩录取（第一名因有严重残障而被淘汰，我就顺序成为第一名而上报）。考后很长时间没有得到消息，准备参加转为公办教师的体检。在县人民医院体检时，恰遇该院王院长，他说："我听说你考得很好，一定会重用，如果转成公办教师再到卫生系统，手续就麻烦了，你等几分钟再体检。"当即打电话给钟局长，钟局长立即赶到医院"没收"了体检表，说："你是我县的状元，上面正在考虑怎么安排最合适的单位。"10月，湖南省卫生厅委派湖南省中医药研究所李元喜教授来浏阳对我进行单独面试和考查，临别之际李元喜教授问："你是愿意搞教学还是愿搞临床和科研？"我的回答是："服从党的安排。如果搞临床和科研，可更好地深入学习中医，更能发挥自己的积极性。"李元喜教授意味深长地说："很好！根据你具备的条件，组织上可能安排你跟一个'老头'。"我问："什么'老头'？您这话我没有听懂。"李教授回答说："当然是一个很不一般的'老头'，等着吧，不要再去体检，不要去当什么公办教师了。"后来才知道，湖南省卫生厅特别做出了给予全国著名中医药学家李聪甫研究员带1名助手兼徒弟的决定，经过李老亲自挑选和湖南省中医药研究所政工科宋梓清科长等审核，上报省卫生厅批准，录取我到湖南省中医药研究所，分配到理论研究室。1980年3月5日，理论研究室主任刘炳凡教授正式宣布："经所党委研究决定，孙光荣同志自即日起，担任李老的助手兼徒弟，并兼任理论研究室学术秘书。"从此，由文献理论研究到临床研究，我师承李老七年半，真传授受，师徒情深。

1982年夏，和李老到厦门出席《实用中医内科学》审稿会，深夜三时在鹰潭转车，下车后巧遇任应秋教授和他的助手，那时没有"通联票"买，临时买不到票，四个人就去找旅社，一连找了四家都客满了，那时又没有手机，无法与会务组联系，两老两少只好准备坐在一家小面馆里等天亮了。任老就指派他的助手去排队买票，我说："请这位师兄陪二老坐一坐，我去想想办法。"我找到公用电话，拨通市委值班室，说："两位全国政协委员、著名中医药学家现被阻在你们鹰潭火车站了，怎么办？"值班室给了当地负责统战工作的领导同志的家庭电话，半小时后，就派来专人专车，接到招待所，妥善安排了食宿和车票。

一天，李老问我："这厦门天气太热，不换衣服不行啊，你会洗衣服吗？"得到的回答是："会！您尽管洗换！"第二天李老洗澡换衣时，夸奖道："想不到衣服你也洗得这么好，洗得跟新的一样啊！"其实我哪会洗衣服？家务事从来都没动过手，还曾被时任湖南省中医药管理局局长的李芳教授送了个"末代皇帝"的绰号。我是怕李老在会期不换衣服难受，就按照原样买了几件衬衣、衬裤，要店里烫平，然后寄存到柜台。这样，李老每晚都能换一套"洗得跟新的一样"的衣服。李老直到回来很久后才听说这事，说："真难为光荣了！"

李老患有严重便秘，有时服用通便药物、灌肠都不能奏效。有一天晚上，李老派人找我赶紧到他家去，看到李老腹胀、憋气，难受至极，我说："李老，今晚只能用土办法了，您配合一下，我用手指助您抠出来。"李老说："这怎么行？你回去叫个护士来按照你的法子办吧。"我回答说："这么晚了，又是大雪天，路又这么远，一时到哪里找人？医生就是救死扶伤的，何况师徒如父子，我做有什么不可？"就用手指蘸上液状石蜡，一点一点地掏出结如铁石的粪便，终于通便，转危为安。李师母热泪盈眶地说："就是儿子尽孝，也难做到这份上！"我到北京工作后，每年春节回老家，一定要到李老等老一辈家中看望，即使自己也是快 70 岁的老人了，但一进门就向李老或师叔们的遗像三鞠躬。

妙手著文章

70 年来，我在中医药临床、科研、教学中，笔耕不辍，公开出版和发表了近 1200 万字的专业论著，著作等身、真知灼见、出口成章，是业界知名的。

一

1980 年秋，经有关部门批准，湖南省中医药研究所开办硕士研究生班，确定李聪甫、刘炳凡、欧阳锜三位老教授为导师，遴选一批研究员、副研究员为教师。《医古文》和《中医文献学》的课程，没有具备高级职称的合适老师主讲。李、刘、欧阳三老一致推荐由我主讲。于是，41 岁的我就在 20 世纪 80 年代初走上了研究生班讲台，由此，连续担任了 16 届硕士研究生班以及湖南省内科提高班的教师。

担任硕士研究生班教师之后，在没有适合硕士研究生使用的《医古文》和《中医文献学》教材的情况下，我立即自行编著《医用文言基础学》，集版本、训诂、校勘、注释、语译、文选、古文化知识于一体。《医用文言基础学》全套 5 册共 50 万字，解决了硕士研究生班《医古文》和

《中医文献学》的教材问题。

1981年4月，卫生部成立中医古籍整理办公室，欧阳锜老教授担任了中南片协作组组长，负责中南五省中医古籍整理的资源调研、项目审定、人员培训工作。我编著的《中医古籍整理入门》于7月底正式印行，解决了中南片的培训教材问题。嗣后，又在《中医杂志》发表了《"理校"在医籍校勘中的地位与作用》一文，重点阐述了中医古籍整理中最令人困惑、也令人最难以把握的"理校"问题。

二

1982年3月，李聪甫、刘祖贻和我承担了卫生部第一批中医药古籍整理研究的重点课题"《中藏经》整理研究"。为了完成国家的科研任务，揭开沉潜已1600多年的《中藏经》之谜，首先就得寻找失传的《中藏经》赵孟頫本。我独自一人赴北京、上海、四川、广州等地万里求真，通过众多线索，终于找到惟一知道《中藏经》赵本下落的上海博物馆的一位退休技师。因其妻患风心病多年，近日加剧，头面、四肢皆肿，动则气喘，苦不堪言，所以无心谈版本问题。我主动诊治，出资买药，经过七天治疗，获得明显好转，老技师终于指引我找到了《中藏经》这一绝本。

经过历时4年的整理研究，完成了《中藏经校注》《中藏经语译》，第一次揭开了尘封千年的《中藏经》真面目，总结了《中藏经》脏腑辨证八纲，揭示了断生死、判顺逆的规律和处方用药特点。发表了"《中藏经》学术思想考析""《中藏经》在脏腑辨证理论发展中的三大贡献""《中藏经》'疗诸病药方六十道'初考"等一系列论文。

三

1990年4月和6月，中国科协先后接待了台湾卫生代表团和美国精神卫生代表团，请我先后主讲了中风康复和中医养生的专题文献研究。我将中医养生学术产生与发展的历史划分为萌芽期（原始~春秋）、形成期（春秋~战国）、发展期（秦汉~晋唐）、继续发展期（宋元~明清）、迟滞期（鸦片战争～1949年）、复兴期（1949年以后）六个时期，将中医养生方法分为"食养""药养""术养"三大类。经过全面、深入的整理研究，编著成我国最早的《中医养生大全》，共120万字，1990年9月由北京科技出版社出版。在编著《中医养生大全》的基础上，1993年4月，在青岛举行的首届养生康复学术研讨会上，正式提出了我首创的养生理论：

养生总则——合则安（食用什么、学习什么功法等，要因人制宜，适合自身的心理、生理需求即可）。

养生要领——上静，中和，下畅（上部，心要善良、宁静；中部，脾胃要安和；下部，大小便要通畅）。

养心要义——是非审之于己，毁誉听之于人，得失安之于数（引自千年学府"岳麓书院"楹联）。

养生要诀——童心，蚁食，龟欲，猴行（引自干祖望教授之言）。

四

20世纪80年代后期，中医药学界掀起了一股"规范化""标准化"的热潮，中医临床研究、中药新药研制等，都有意或无意地套用、模仿西医、西药的规范和标准。有一次，借在北京参加科研课题立项评审会议的机会，到国家中医药管理局办公室王凤岐主任、中国医药科技出版社吴大真社长夫妇家做客，谈起了这方面的问题。吴大真教授说："建议从炎症开始，你们俩整出个西医病名、中医治法的指南，大家看得明白、用得上手的本子出来。"于是，经过一年的努力，由王凤岐和我联合主编的、中国医药科技出版社出版的《炎症的中医辨治》问世了。创建了一个西医病名、西医诊断与鉴别诊断、中医辨证、中医治疗再加民间疗法备选的模式，获得了全国科技图书奖二等奖。接着，刘祖贻、周慎和我又联合主编了《神经系统疾病的中医辨治》，逐步形成了西医疾病中医辨治的系列。

五

中风病，是发病率高、病残率高、治疗难度高的一种常见病，中风病后遗症已成为国际医学界康复治疗的难题。如何提高中风病的康复疗效、减少中风病患者的致残率，一直是医务工作者和社会工作者极其关注的重大课题。

1991年，王永炎院士主持了世界卫生组织（WHO）脑血管疾病中医康复合作项目，邀请在《中药新药临床研究指导原则（第一册）》编制合作中相识的我负责中风康复文献研究部分。根据王永炎院士提出的"中风病的康复治疗，要采用综合疗法，注意康复训练，在病人神志清醒、病情稳定后，即进行康复训练，并掌握循序渐进的原则"的指导性意见，一支来自临床和文献的科研团队，经过长达9年的潜心研究，终于系统提出了中风病康复治疗的原则、方法、药物、方剂等，编撰成为8章59节88万字的《中风康复研究》，由中医古籍出版社出版，成为我国第一部中风康复研究的专著。

六

我根据自己多年的文献研究和从师经历，进行了整体设计，将每一位医家按照概说、生平考略、师承治学、主要著述（原文精要、古评今鉴）、学术经验（学术思想、诊断方法、治疗方法、方药运用）、研究进展、轶闻趣事、序年记事的框架整理研究，按照医家的出生年代顺序排列。2002年，涵盖先秦至清末的极具代表性的85位名医、共197万字的《中国历代名医名术》，在国讯医药集团资助下，由中医古籍出版社出版。

七

2001年2月23～24日，国家中医药管理局科技教育司主持召开了关于开展中医药现代远程继续教育的"香山会议"，李振吉副局长到会并做了重要讲话，明确了二十一世纪中医药网络教育中心的地位、任务与权责。紧接着，张为佳副处长向我传达了贺兴东司长、洪净处长关于研制中医药四大经典系列教学课件的意见：由科技教育司负责在全国遴选主讲教师，具体由张为佳副处长负责组织；由我牵头，负责设计和研制；由北京市中医管理局科教处马静处长牵头，负责组织现场教学。中医药现代远程继续教育的第一次攻坚战就此打响。

2002 年 9 月正式开始摄录，终于在规定的时限内成功研制了我国第一套中医药四大经典教学课件：王洪图教授、杨旭教授主讲的《黄帝内经》，郝万山教授主讲的《伤寒论》，王雪华教授主讲的《金匮要略》，刘景源教授主讲的《温病学》。在此基础上，2003 年，在 SARS 爆发期间还争分夺秒地摄录，又成功研制了我国第一套中医药四大基础教学课件：李德新教授主讲的《中医理论基础》，朱文峰教授主讲的《中医诊断学》，张廷模教授主讲的《中药学》，邓中甲教授主讲的《方剂学》。

八

根据吴仪副总理在 2004 年全国中医药工作会议上的"以中医药特色优势为根本，把名院、名科、名医文章做大"的重要指示，为了总结中医临床经验，开辟中医临床实用技术新资源，提高中医临床服务能力，国家中医药管理局决定在"中医实用临床诊疗技术整理与研究项目"（即百项中医诊疗技术，简称"百项"）的基础上，推出重大技术成果推广项目——中医临床实用技术。从"百项"中选择最具中医特色、最先进、最实用、最适合多媒体表现、最便于社区和农村医疗单位推广应用的诊疗技术，摄制成为技术示范 VCD。经过一年多的研究，制定了《实用中医临床技术示范 VCD 研制标准》，包括：①原始资源入选标准；②摄制文本编写标准；③分镜头摄制脚本编制标准；④摄制环境标准；⑤操作示范标准；⑥产品设计标准；⑦图像制作标准；⑧"扒词"制作标准与"扒词"程序；⑨动画制作标准；⑩录音配音标准与配音程序；⑪后期合成标准；⑫质量检测标准与检测流程；⑬摄制设备标准。

全套标准首先是各部门工程人员起草的，但我看来看去总觉得"中医临床技术"与"VCD 研制技术"是"两张皮"，最终只好自己执笔。整个项目共成功研制 73 项，全部通过国家中医药管理局科技教育司组织的专家委员会的验收，获得了一致的高度评价。

九

科技部确立了"十五"国家科技攻关计划"基于信息挖掘技术的名老中医临床诊疗经验及传承方法研究——名老中医学术思想、经验传承研究"课题。总课题包含98个子课题、108位名老中医、840多名研究人员，覆盖30个省（自治区、直辖市）140个单位，是一项涉及全国范围的重大课题。

2005年4月20日，国家中医药管理局科技教育司正式下达课题计划。4月27日上午，科技部、国家中医药管理局联合在北京人民大会堂召开了课题启动仪式。

终于在48个工作日内顺利完成了信息库的研制任务，共收集典型医案3656例、从师病历20879例、临证思辨3454例、学术思想档案106份、成才之路档案106份、临证思辨特点综述报告120份、课题组研究总结报告263份、医话33例、学术思想综合报告106份、音像资料若干份。

十

"当代名老中医典型医案研究"是"十五"国家科技攻关计划"基于信息挖掘技术的名老中医临床诊疗经验及传承方法研究——名老中医学术思想、经验传承研究"课题的子课题，于2006年8月立项启动，2007年4月结题，历时仅9个月。"名老中医学术思想、经验传承研究"课题综合信息库全面搜集、保存了当代名老中医回顾性和前瞻性医案30000余例，筛选出典型医案3656例，为当代名老中医典型医案研究奠定了坚实的基础。通过对全国名老中医积累数十年的独具特点的中医理念、心法、方药、诊治手法等方面的成功案例，进行全面、系统、抢救性的整理研究，精中选精，编撰了代表当代中医诊疗水平的《当代名老中医典型医案集》。

《当代名老中医典型医案集》共收集整理了全国107位名老中医2311则典型医案，涉及病证360余种，分为内科、外科、妇科、儿科、五官科、针灸推拿6个分册，共计58章436节，共543万字。2009年1月由人民卫生出版社出版。

此外，我还是《中医方剂大词典》的副主编、《中华本草》的编委、《中国中医药年鉴（学术卷）》编委、《中医药防治疾病知识百问——农民工读本》的主编等，在中医药学术传承、中医药知识普及等方面都发挥了重要作用，做出了重要贡献。

十一

医圣德业碑：惟公元二〇〇六年九月十六日岁次丙戌金秋，中国中药协会率全国中药企业同仁，本敬祖之心，怀拜圣之诚，瞻仰医圣祠，树立德业碑。颂曰：

张公仲景	降生南阳	医坛至圣	德业流芳
体察疫疠	悲悯伤亡	长沙太守	恩沐万邦
勤求古训	博采众方	创始六经	提挈八纲
伤寒金匮	功德无量	辨证论治	纲举目张
明圭正臬	燮理阴阳	配伍用药	协和柔刚
天人合一	未病先防	驻颜强身	救死扶伤
垂范千载	德泽八荒	功盖寰宇	源远流长
万世宗师	岐黄荣光	中药协会	立志弘扬
念兹民瘼	开掘宝藏	保持特色	必自本章
发挥优势	务求精良	继承创新	科技自强
中医中药	人类共享	欣逢盛世	镌石斯堂
承先启后	惠众安康	继往开来	永续辉煌

中国中药协会 立

撰文 孙光荣

忠言商国是

清·顾炎武云："天地存肝胆，江山阅鬓华。"我行年七十，双鬓当早生华发，一路走来，甘为中医药事业发展而奋斗不息。

一

20世纪80年代初，湖南省卫生厅、湖南省中医药管理局召开了一次名老中医座谈会，研讨全省中医药事业发展大计。当时我作为李聪甫教授的徒弟和助手，也随之参加了会议，并担任了会议记录，提出了发展全省中医药事业的一系列建议。

会后不久，湖南省中医药管理局通知我参加《湖南省中医药"八五"科技工作计划》起草小组，担任副组长。经过几个月的调研，在郭子华等同志的共同努力下，终于完成了起草任务。

二

1990年3月，我当选为政协湖南省第七届委员会委员。在第三天讨论政府工作报告时，在小组发言，引起全组的重视，第五天全组推选我代表小组就政府转变职能和反腐败问题在大会发言。我综合全组讨论的意见，讲了三点：一是政府工作的宗旨与政府角色的定位；二是政府角色的定位与政府职能的转变；三是政府职能的转变与反腐倡廉的关系。大会闭幕那一天，我当选为政协湖南省第七届委员会常委，以后又连任到第八届，兼任提案委员会委员、文教卫体委员会委员。参加了由文教卫体委员会陈克理主任等率领的多次调研、视察、考察活动，与高金木、尤昭玲以及有关部门负责人王天民、郭子华等同志一道，就反腐倡廉问题、高新区问题、医疗改革问题、中医药事业发展问题、企业改革问题、"三农"问题、乡镇建设问题等深入调查研究，每年都单独或联合撰写多份提案，并在大会发言，曾获得了"中国人民政治协商会议湖南省委员会优秀提案奖"。

三

1990 年春，国家中医药管理局抽调我来京参与起草《关于促进中医药科技进步的意见》等工作。报到的当晚，国家中医药管理局主持工作的朱杰副局长亲自找我谈话，说："政府文件的起草，要善于着眼大局，要善于把握方向，要善于结合实际，要善于引导实践。"带着这"四个善于"与办公室王华章副主任、科技司张瑞祥副司长、沙凤桐处长一道，集中在"中研宾馆"，经过调研、咨询、撰稿、讨论及征求各司、局、办意见，《关于促进中医药科技进步的意见（草案）》终于获得局党组会议的审核、通过。起草小组高高兴兴赴上海参加大会筹备工作。在大会召开的前一天晚上 7 点半，起草小组突然接到紧急通知：由于出席开幕式和闭幕式的做主报告的领导有变更，必须将两个报告的内容进行修改和整合。商量以后，就分头修改，重新送审同意后，已经是凌晨 2 点了，送印刷厂是绝对来不及了。经请示，同意用油印印制。一直干到次日早晨 7 点，才全部完成文件的印制工作。

1998 年冬，国家中医药管理局抽调我来京参与《关于中医药科技工作若干问题的决定》的起草工作。洪净、苏钢强、濮传文、林超岱、杨龙会等有关负责同志与我一起，经过一个多月的努力，顺利完成了初稿。

四

进入 21 世纪以来，中医药事业在不断地求生存、图发展，取得了长足的进步，但是在中医药行业内外出现了诸多质疑："'中医药现代化'究竟要把中医药引导到何处去？""中医药有什么特色优势？""中医药的医、教、研照现在这样下去，行吗？"社会上刮起了一股"唱衰"中医药之风。严峻的形势激发了我"位卑未敢忘忧国"的情怀，2005 年 3 月 18 日致书时任国务院副总理的吴仪同志。

不久，吴仪副总理亲自批示："请高强、佘靖同志阅研，孙光荣教授为中医药事业的发展表现出的热情令我感动，请高强同志能亲自听取孙教

孙光荣

肩担道义　术洛民康

授的意见。"卫生部党组书记、部长高强同志接着批示："请佘靖同志阅，孙光荣同志为振兴中医药，殚心竭力，仗义执言，提出了一系列意见和建议，令人感佩。请组织有关同志逐项进行深入研究，提出意见，择时约孙光荣同志面谈、请教。"卫生部副部长、国家中医药管理局局长佘靖同志再批示："请中医药局各位局领导阅。请人政司牵头按高部长和我在同件的意见批示落实。"紧接着，国家中医药管理局组织力量针对这封信提出的问题与建议，进行了深入调研，向卫生部、国务院提出了专题报告。

五

2005 年 8 月 5 日，K45 次列车在轨道上向南飞驰，出席"中华中医药学会中医药文化研究分会第三届委员会换届选举暨第八次学术研讨会"的代表们正奔向黄山。为了提高会议质量，张其成主任委员在车厢主持召开了"中华中医药学会中医药文化研究分会特别会议"，钱超尘、朱嵘和我都参加了这次特别会议。

会议是从探讨"究竟什么是中医药文化"这个问题开始的。大家提出了诸多建设性的意见，形成了这次特别会议的五项建议：

一是建议明确中华中医药学会中医药文化研究分会工作的指导思想。

二是建议确定中华中医药学会中医药文化研究分会的工作范围。

三是建议提出第三届委员会的任期目标。

四是建议遴选中华中医药学会核定的第三届委员会的重要活动项目。

五是建议确立中华中医药学会中医药文化研究分会第三届委员会工作的新机制。

六

2007 年 11 月 27 日，国家中医药管理局主办、中国中医药报社承办、深圳市中医医院协办的"全国中医医院中医药文化建设研讨会"在深圳隆重召开。我报告的题目是"突出中医药文化核心价值，提高中医医院竞争实力"。我认为，中医医院加强中医药文化建设要抓住三点：一是要抓住主题，就是要突出中医药文化核心价值；二是要抓住关键，就是要充实中医药文化内涵；三是要抓住重点，就是要彰显中医药文化特征。2009年3月8日，国务院有关部门根据李克强副总理和刘延东国务委员批示成立的中医药文化建设研究的项目课题组，在社会科学院召开了"两会"部分人大代表、政协委员对中医药发展提议的情况交流会，我应邀出席了会议，做了"关于发展中医药事业若干问题的认知与建议"的专题发言。

七

2007年1月11日，中共中央政治局委员、国务院副总理吴仪同志做出了"要将中医药文化知识纳入中小学教育"的指示。为了贯彻落实吴仪副总理指示精神，国家中医药管理局于当年3月20日、4月11日、4月24日、5月11日先后4次组织专家进行了专题研究与论证。

我在会议上提出了要明确将中医药文化知识纳入中小学教材的基本原则的具体建议："将中医药文化知识纳入中小学教材的基本原则是：①'选点渗透'。不单独开设课程、不单独设置章节、不改变教材结构、不硬性增添内容，而将纳入的中医药文化知识自然地、有机地融入中小学教材之中，就是选择适合纳入中医药文化知识的课程'点'、章节'点'、内容'点'，将最根本的、标志性的、表述明确的、结论准确的内容，循序渐进地渗透到可容纳的各个课程中去。②'择优置换'。现行语文、历史、体育、音乐等教材中，无论从作者地位、思想内容、篇章结构、遣词造句、韵味文采等方面，完全能够选择较之更为优秀的中医药内容，因而可以择优置换。③'适当增修'。可将中医药文化知识纳入中小学教材的'渗透点'，除语文、历史外，还有品德、科技、体育、音乐等课程。在不影响课程标准整体设计与结构的前提下，可以通过适当增修，采用贴近修改、贴近增选的方式纳入中医药文化知识。"

八

中医药继续教育历来是说起来意义大、做起来难度大、做下去困难大

孙光荣

肩担道义 术洛民康

的工作，作为中华中医药学会继续教育分会主任委员的我，责无旁贷地要对如何认识、如何开展中医药继续教育等问题进行调研与思考。

2008 年 10 月，我就开展中医药继续教育的思路与方法问题，拜访了张文康、佘靖、李振吉、贺兴东、何惠宇等卫生部、国家中医药管理局的老领导，北京市中医管理局赵静局长、谢阳谷老局长、屠志涛处长，吉林省中医药管理局邱德亮局长，北京中医药大学高思华校长，山东中医药大学王新陆校长以及师承教育、优秀中医临床人才研修项目的导师路志正老教授、陆广莘老教授，进行了多方请教。为了争取政府主管部门的支持，又向国家中医药管理局于文明副局长、人事教育司姜在旸司长、洪净副司长、赵明处长、周杰副处长等分别做了汇报。

通过调研，我深刻认识到，当前中医药事业发展中遇到的关键问题之一就是如何培养人才和如何使用人才，明确提出了一个理念，即"做强中医药队伍是做强中医药事业的根本"，并提出了十点建议。

2008 年 11 月 26 日，我带领继续教育分会的同志们协助北京市中医管理局、北京市中医药学会举办了"首都中医药继续教育高峰论坛"，并做了"做强中医药队伍是做强中医药的根本"中心发言。

长期以来的理论研究与工作实践，促使我深入思考有关中医药人才培养方面的问题，在广东建设中医中药强省专家座谈会上做中心发言时，我热情、诚恳、直接地提出了创建"中国中医名家研修院"的建议。

九

"医改"关系到改革深化，关系到国计民生，是全民关注的大问题。《关于深化医药卫生体制改革的意见（征求意见稿）》发布后，我在一次有关会议上就说："这个征求意见稿至少有三个问题：一是谁出钱、谁花钱、谁管钱还不够明确；二是改革实施主体定位和权益界定不够明确；三是全文表述不够明确。"2008 年 12 月，吉林省中医药管理局邱德亮局长到北京开会，我与他在餐厅相会，谈到了医改征求意见稿。经过一段时间的整理研究，概括为"三医（医生、医院、医业）问题"。

《中国中医药报》2009 年 1 月 8 日发表了我和邱德亮的文章，题目是"医改应重视'三医'问题——医生、医院、医业事关重大"。

文章开宗明义地说："三医"问题，是指在医药卫生体制改革中凸显的医生（包括护理、医技、药剂人员，下同）、医院、医业问题。医生，是医药卫生体制改革的实施主体；医院，是医药卫生体制改革的实施平台；医业，是医药卫生体制改革的实施领域。文章分为三个部分：第一部分阐明"医生是医药卫生体制改革的实施主体，通过深化医药卫生体制改革充分调动医生的主动性与积极性，是解决'三医'问题的关键"；第二部分解析"医院是医药卫生体制改革的实施平台，通过深化医药卫生体制改革，大力提高医院的服务力与可信度，是解决'三医'问题的突破口"；第三部分论述"医业是医药卫生体制改革的实施领域，通过深化医药卫生体制改革走出一条具有中国特色的医药卫生道路，是解决'三医'问题的终极目标"。文章还提出了系列建议。

＋

2008 年 5 月 12 日四川汶川发生了大地震。我从电视上看到了特大灾情的发生，在相关单位和会议上连续五次捐款。

7 月中旬的一天，国家中医药管理局医政司许志仁司长，新闻办公室蒋健主任、宋树立处长，北京中医药大学王琦教授，中华中医药学会温长路教授，中国中医药出版社王国辰社长和罗会斌主任以及各大中医医疗机构的专家都在，上级领导部署要抓紧编印中医药防治疾病的、老百姓看得懂的、在灾区用得上的宣传组图。我说："那就建议分类，编成口诀。"大家经过反复思考和推敲，集思广益，群策群力，终于在极短的时间内圆满完成了任务。定稿是：

1. 顺应天时 震后忽雨又忽晴，寒来暑往易生病；衣服加减要及时，气候变化要适应。

2. 适应地形 危山险岭泥石流，房倒屋塌死水沟；堰塞湖边断桥下，恶劣环境莫滞留。

3. 除秽洁室 清理垃圾打开窗，通风换气迎阳光；屋里屋外勤打扫，驱除秽气熏艾香。

4. 合理饮食 饮食合理讲卫生，米菜瓜果洗干净；干稀搭配水喝足，防腐防霉防鼠蝇。

5. 规律起居 早睡早起当遵循，劳逸结合锻炼勤；餐前便后须洗手，衣服被褥要干净。

6. 调理情志 震灾遭遇悲恐惊，剧烈持久伤心神；稳定情绪常调节，压力释放渐抚平。

7. 疾病预防 灾后须防疾病缠，更要杜绝疫情延；呼吸肠道皮肤病，未病先防是关键。

"忠言商国是"，确实是我为中医药事业发展竭诚尽力的真实写照，我对中医药事业是信心坚定不移、意志坚强不折、毅力坚韧不拔、行动坚持不懈，只要是关系中医药事业发展的事情，我总是满腔热忱、全力以赴、竭诚奉献。

仁术济民康

医术，仁术也！本仁慈之心，以医术救死扶伤而惠泽苍生，这是医德的根基。医者，意也！勤求古训、博采众长，上则通晓《灵》《素》，下则涉猎百家，融会贯通于胸中，因人因时因地制宜而化裁，这是医术的灵光。

一

1968年3月，一位李姓青年农民请我到他家出诊，孩子早产，生下来不到四斤。吃了"百日饭"后，孩子得过一次小儿急性肺炎，病好了以后就觉得他"很芳"（株洲话：没有生气、没有精神的样子），到来诊时也只长出两颗牙。孩子的背有一点"驼"，而且打不得"蹬蹬"（株洲话：扶着站不起来的样子）。这两三个月来，发现孩子的脑袋越长越大，老是把头偏着或垂着，抬不起来。城里一家大医院诊断是"脑积水"。

孩子"囟门未合，发枯齿迟，精神不振，声低音哑，头大如瓜，口糜唇焦，尿黄便结，纹青紫，舌干红"。我认为，此谓"解颅"，乃先天不足，后天失调，气血之源匮乏，升降之机失常。法当和气血、调升降、补后天、益先天，首先益气活血、清热通便以治其标，而后补气养血、补脾益肾以治其本。

处方：太子参9克，生北芪5克，紫丹参5克，北柴胡6克，金银花10克，蒲公英10克，大青叶6克，胖大海1枚，车前草5克，生甘草3克。

7剂，每日1剂，水煎，分多次服。

孩子服药以后好多了，大便解了，口也没有那么烂了，尿也没有那么黄了，有点精神了，但头还是抬不起来。

处方：前方加川草薢6克，14剂，意在用以分清泌浊。

第三次来诊时，孩子比初诊时精神多了，口糜唇焦、尿黄便结的症状没有了，脑袋有时能抬起一二秒钟，舌红有津。标证已除，自当治本。

处方：西党参9克，生北芪6克，紫丹参6克，於潜术（土炒）9克，制首乌10克，干黄精10克，大熟地黄9克，大生地黄9克，大红枣3枚，金毛狗脊9克，炒六曲5克（布包），生甘草3克。

7剂，每日1剂，水煎，分多次服。

另外，我告诉家长："把小乌龟捉来放在清水里养七天，每天打一个黑母鸡生的鸡蛋放进去。七天后，宰了小乌龟，去壳，去杂，放在砂锅里，放一把黑豆，7个红枣，加水，用文火炖烂，再加一点盐，最后把汁倒出来，让孩子喝汁，能喝多少就喝多少，三天吃一次。"3个月后，孩子的头型基本正常了，也抬起来了，眼睛也明亮了，头发有了光泽，牙也长出四颗。

二

1972年夏夜，长沙县某公社的张姓青年农民兄妹请我出诊。小张的妹妹说："我嫂嫂前晚生了个女儿，昨天中午起发高烧，到太阳落山的时候就发狂，掀开被单就往外跑，几个人才压得住，胡言乱语，水米不进。"走进"月婆房"，就闻到一股强烈的血腥气，病人半躺在床上，面色紫红，嘴唇发干，烦躁不安，汗出如浆，双手压着小腹，痛得大喊大叫而又声嘶力竭。我立即施以家传的补、泻两种推拿手法，重点是推拿和点击"百会""涌泉""气海""血海"等穴位。不到十分钟，病人安静了一些，"诊其脉细数，察其舌绛而暗，苔少"。我认为，此乃恶露不净，子宫蓄血，败血瘀阻于下而上攻于心，发而为狂。法当调升降、逐瘀血、安心神。

处方：西党参10克，当归尾30克，紫丹参10克，生蒲黄30克（布包），牡丹皮12克，老苏木10克，正川芎12克，延胡索10克，干荷叶15克，炙远志6克，生甘草5克。

2剂，当晚1剂，即煎即服。

大约晚上1时服第一次，病人到后半夜就睡着了。天亮前，病人退烧，起床解了一次大便，下了好多瘀血，小肚子不太痛了。随即又服第二次，又睡着了。一个月以后，小张全家以及当地的干部敲锣打鼓给我送来了一块扎着红绸的"华佗在世"四个金字的匾。

三

修建枝柳铁路的是20世纪70年代初实施的战备工程，1973年，我由上级派出的赵国纯连长、周凯指导员点名抽调，担任连部卫生室医生，开赴湘西中坊。正是立春时节，我就感到当地既是春寒料峭，又感到下午往往潮湿闷热。经过调研，立即建议连部抓紧预防流感工作。我说："必须购买一批预防药和消毒剂，同时要向指战员讲点预防知识。"

当地大山里的药材非常丰富，经过 7 天的精心采集，挑回来五担蒲公英、板蓝根、金银花、野菊花等，那时节金银花、野菊花还没有开花，只有茎和叶。用大锅将这些"本草"加上一些红枣、生姜等，煎成大桶大桶的"凉茶"。每天出发前和收队后，每个人都必须喝一碗，还利用晚上的时间集中讲授预防疾病知识，这样坚持了大约 1 个月。果然，流感爆发，许多连队几乎有一半人不能施工，而"赵国纯连"却是百分之百的出勤率。

连部设在湘西中坊公社一位姓周的贫农家里，周老爹中风偏瘫已三年，左侧肢体几乎没有知觉，左手已变形，左脚脚趾稍微能动，吃饭靠儿女喂，屎尿靠儿女接。患者脉沉细，舌体歪斜，舌质淡紫，舌苔灰暗，声音低微，小便频数。此乃左侧升降出入气机不畅所致，属气虚血瘀之证。法当益气补血，化瘀通络。

处方：西党参 15 克，生北芪 30 克，紫丹参 15 克，当归尾 30 克，酥地龙 6 克，破桃仁 6 克，净水蛭 3 克，上肉桂 1 克（同煎），正川芎 6 克，川红花 6 克，桑寄生 10 克，嫩桑枝 10 克（酒洗），川杜仲 15 克，川牛膝 10 克，炮干姜 6 克，炙甘草 5 克。

同时，先后选择合谷、肩井、肩髃、曲池、手三里、绝骨、昆仑、环跳、委中、足三里等穴，采用家传手法"一针、二摩、三灸"，每日轮流施治一次。

经过 3 个月加减治疗，左手能屈伸，左足能在搀扶下随行举步。再经两个月治疗，能够自己扶着手杖行走，左手能握物，但左手变形无明显改变。

四

20 世纪 80 年代初，长沙方姓女职工因患乳腺癌请我治疗。当时她已经做了肿瘤切除手术，但又复发，再经多次放、化疗，不仅没有缓解，而且她自己"无法接受放、化疗了"。我用内外兼治的方法给予治疗，病情逐步缓解、稳定，重新上岗，至今已存活28年。

1988年初夏，黄姓干部，被某大医院确诊为"脑胶质瘤（星形细胞瘤）"，已经做了三次放、化疗，效果不显。病人主诉头晕、头胀、头痛、恶心、口臭、纳差2年。近半年来，多次无前兆突然晕倒；近3个月来，视物模糊，有时可见重影。患者脉细弦无力，舌绛，苔黄腻，左眼球微凸。我认为，此乃气血两虚，升降失司，毒邪上攻，瘀阻脑络之证。法当益气活血，清热解毒，潜阳降逆。

处方：西洋参（蒸兑）12克，生北芪6克，紫丹参15克，生鳖甲（先煎）30克，生龟甲（先煎）30克，蒲公英15克，金银花15克，天葵子12克，白花蛇舌草15克，半枝莲15克，乌贼骨10克，制乳香（醋炙，布包）6克，制没药（醋炙，布包）6g，姜半夏9克，广陈皮9克，路路通15克，生甘草5克。

另外，取蛞蝓14条，洗净，放瓦上焙干，研末，装入胶囊，每天早餐后半小时，用温开水送服2粒。

一个星期以后复诊，自诉"头晕、头痛、头胀、恶心、口臭都减轻了，自己感到气顺多了，眼睛看东西还是模糊"。予前方再服14剂。

病人拒绝继续放、化疗，坚持服用中药。经过6个月的持续治疗，原有症状全部消失。后来，他将我的处方制成丸药，坚持服用3年，未见复发。

五

1990年冬，某男，71岁，患胃和十二指肠溃疡、冠心病、慢性前列腺炎、老慢支，吃不香，卧不安。每天至少呕吐一次，吐得五脏六腑都像要翻过来。脉弦硬无力，舌暗红少津，苔白微腻。按其胃脘、小腹，均无肿块，但都有轻微压痛。我认为，此乃脾虚胃弱、气滞血瘀、升降紊乱之证。法当益气活血，理脾健胃，降逆止呕。

处方：太子参20克，生北芪10克，紫丹参12克，生蒲黄15克（布包），乌贼骨15克，西砂仁6克，广橘络6克，鸡内金6克，云茯神12克，炒枣仁12克，延胡索10克，真沉香4克（兑），佩兰叶6克，谷芽（炒）12g，麦芽（炒）12g。

另代赭石30克与1个鸡蛋同煮30分钟。早餐后，再过半小时，喝一点用代赭石煮鸡蛋的汤，能喝多少就喝多少。

二诊：脉弦微数，舌绛，苔薄白，神清气爽，语言清晰，饮食正常，不喘不呕，但时有尿意而小便余沥。我认为，气机升降初顺，脾胃功能初复，气滞已有所缓解，血瘀尚待化除，而兼夹痰瘀阻滞，仍当益气活血、理脾健胃，佐以化痰利水为治。

处方：太子参15克，生北芪12克，紫丹参10克，生蒲黄15克（布包），乌贼骨12克，西砂仁4克，广橘络6克，鸡内金6克，云茯神12克，炒枣仁12克，延胡索10克，真沉香4克（兑），谷芽（炒）15克，麦芽（炒）15克，炒泽泻10克，干石韦10克，路路通10克，车前仁10克（布包），甘草梢10克。

7剂，每日1剂，水煎，分2次服。

并嘱其停服代赭石煮鸡蛋。

此后，多次往返，处方稍做调整，追访3年，基本平安健康，但小便余沥之症状始终未能彻底根除。

六

1995年，某女，17岁，慢性粒细胞性白血病，患病两年多。

初诊：脉细涩，舌淡、苔薄白。面色无华，眼睑、牙龈苍白，身形消瘦，眼光黯淡，声小音微，精神不振。15岁初潮，半年前开始月经过多，色淡，无块，白带增多，无异味，食欲减退，食后饱胀，低热，多汗，乏力。察其腋下浅表淋巴结多，但无明显肿大，无压痛，乳房无肿块，脾稍大、坚实、无压痛。无肝硬化、血吸虫病史。经外周血液检查及骨髓穿刺检查证实为"慢性粒细胞性白血病"。此乃气血亏虚、毒伤骨髓之证。法当补益气血，解毒填髓。

处方：白晒参 20 克，生北芪 20 克，紫丹参 6 克，大熟地黄 20 克，北枸杞 20 克，怀山药 20 克，山萸肉 10 克，阿胶珠 15 克，云茯神 12 克，炒枣仁 12 克，蒲公英 12 克，金银花 12 克，白花蛇舌草 15 克，半枝莲 15 克，土鳖虫 10 克，生甘草 5 克。

另外，猪脑髓 1 付，去瘀血，洗净，加入鸡蛋 1 枚、红枣 5 枚、生姜 3 片、食盐少许，蒸食，7 天食 1 次。并嘱其将"强的松"等逐渐减量，最后停服。

一个月以后，病情稳定了，连续吃了 30 剂，猪脑髓也吃了 4 付，现在觉得好多了。

复诊：脉细微数，舌淡红，苔薄白。面色萎黄，眼睑、牙龈稍显苍白，精神稍振。询知此次月经正常，白带减少，食欲较好，食后饱胀减轻，不发热，汗少，行动较前有力，但寐差多梦。察其腋下浅表淋巴结减少，脾仍大，坚实，无压痛。

处方：前方加川续断 10 克，夜交藤 12 克。

此后，原方加减，坚持治疗 1 年，患者临床症状全面缓解，外周血液检查及骨髓穿刺检查结果基本正常。

七

1998 年春，病人是 60 岁左右。

初诊：脉洪大而数，舌干红，苔黄腻。面赤唇绀，心烦易怒，时有胡言乱语，嬉笑怒骂，不认亲疏，自作报告，寐少，食少，尿黄，便结。我认为，此乃气滞血热、升降紊乱、上蒙清窍之证。法当理气、凉血、安神、开窍。

处方：西洋参 10 克，生北芪 10 克，紫丹参 12 克，石决明 20 克，法半夏 10 克，广陈皮 10 克，大生地黄 10 克，赤芍药 10 克，云茯神 15 克，炒枣仁10克，炙远志6克，九节菖蒲6克，灵磁石10克（先煎），生龙齿15克，火麻仁10克，生甘草5克。

另用，北京同仁堂安宫牛黄丸4丸。上方第一剂，每次用药吞服半丸，第二至第六剂，每次吞服1/4丸。

昨晚只服了一次药，病人就睡得很安稳，早上解了大便，也吃了早餐，没有发作。后来，电话中转了三次处方，临床症状全部消失。追访1年，未见复发。

八

2002年秋，小杨27岁，小陈30岁，小易25岁，得了同一种病，都是"功能性子宫出血"，我按照年龄大小一一诊治。

小陈，已婚。脉弦数，舌干红，苔薄白。其曾在月经期接到紧急任务而赴外地采访，劳碌奔波，突然血崩如注，后经当地救治而转安，自此月经淋沥不断，色红有块，经来小腹疼痛，食少寐差。面白无华，精神不振，少气无力，时时索饮。此乃气虚血热、瘀阻胞宫之证。法当益气凉血，化瘀止漏。

处方：西党参20克，生北芪30克，紫丹参12克，益母草10克，大生地15克，牡丹皮10克，赤芍药10克，阿胶珠12克，生蒲黄15克（布包），煅龙牡各15克（先煎），云茯神15克，炒枣仁10克，西砂仁6克，鸡内金6克，生甘草5克。

2剂见效。脉弦，舌红，苔薄。面色转红，精神稍振，略感口干，其漏初止，仍存点滴。处方：前方继服7剂，归脾养心丸4瓶，按照说明服用。

小杨，已婚。脉弦细微数，舌淡红，苔薄黄。其连续加班而又诸事烦心郁闷，易冲动，易发怒，月经淋沥不断，量多，色暗，无块，头晕心悸，口苦口干。面黄少华，倦怠乏力。此乃肝郁化火、迫血渗漏之证。法当疏肝开郁，凉血止漏。

处方：西党参 10 克，生北芪 10 克，紫丹参 10 克，益母草 10 克，北柴胡 10 克，大生地黄 15 克，牡丹皮 10 克，赤芍药 10 克，川郁金 10 克，制香附 10 克，云茯神 15 克，炒枣仁 10 克，合欢皮 10 克，蒲黄炭 15 克（布包），谷芽（炒）15 克，麦芽（炒）15 克，生甘草 5 克。

1 剂见效。仅感口干，其他症状均已消失。处方：前方加天花粉 12 克、麦门冬 12 克，7 剂。

小易，未婚。脉细弱无力，舌淡红，苔薄白。体质素弱，学习工作极其紧张，上月至今，月经淋沥不断 50 余天，赴医院两次治疗，时断时来，量少，色淡，质稀，小腹不胀不痛，头晕心悸，寐少纳差，腰酸腿软。面白少华，气短乏力。我认为，此乃气血两虚，统摄无权之证。法当益气补血、固涩止漏。

处方：西党参 15 克，生北芪 20 克，紫丹参 10 克，当归身 15 克，制首乌 15 克，杭白芍 10 克，北枸杞 15 克，女贞子 15 克，云茯神 10 克，炒枣仁 10 克，茜草炭 10 克，大蓟炭 10 克，小蓟炭 10 克，侧柏炭 15 克，谷芽（炒）15 克，麦芽（炒）15 克，生甘草 5 克。

1 剂的第一次服用即见效，仅感稍有头晕心悸、腰酸腿软。处方：前方加川杜仲（盐水炒断丝）12 克。

追访 1 年，未见复发。

九

2008 年秋，李先生在香港某医院确诊是"声门旁型"的喉癌，又叫什么"贯声门癌"。此乃气虚血瘀、毒聚咽喉之证。法当补气逐瘀，润喉开声。

处方：西洋参 10 克，生北芪 12 克，紫丹参 10 克，南沙参 15 克，山豆根 15 克，木蝴蝶 10 克，生地黄 10 克，赤芍药 10 克，干蟾皮 15 克，白花蛇舌草 15 克，半枝莲 15 克，桑白皮 10 克，冬桑叶 10 克，麦门冬 12 克，火麻仁 10 克，生甘草 5 克。

7剂，每日1剂，水煎，分2次服。

另外，嘱取蚝蝓14条，洗净，放瓦上焙干，研末，装入胶囊，每天早餐后半小时，用温开水送服2粒。

因没有办法找到蚝蝓，故改用石上柏30克，猪瘦肉60克，加少许食盐，炖食，三天一次。

一个星期后，患者打来电话说："我能讲几句了，自我感觉也好多了。"继用前方30剂。

2009年春节，李先生来电话，声音洪亮。

十

2008年初夏，一位母亲带着她的女儿来找我求治。她的女儿怀孕几次又都流产了，她今年35岁了，现在好不容易又怀孕了，想请孙老设法保住这"金贵"的一胎。

初诊：脉细滑无力，舌淡红，苔薄白。习惯性流产者，现停经42天，倦怠少食，面色少华，气短声怯。此乃气血两虚、冲任不固之证。法当补益气血，安胎保产。

处方：白晒参15克，生北芪30克，当归身15克，川续断15克，淡黄芩6克，熟地黄15克，正川芎5克，杭白芍（酒炒）15克，白术（土炒）12克，炙甘草5克，西砂仁4克（后下），糯米20克，生姜3片，大枣7枚（引）。

7剂，每日1剂，水煎，分2次服。

7个月后，患者稍感体力不支。脉象、舌象无异常。嘱其"不药"，但要其母准备人参10克，黄芪15克，桂圆15克，放入一瓷碗中，用薄纸多层覆盖，再用牙签在纸盖上刺孔多个。在预产期的前三天，每天蒸饭时，将瓷碗放在饭上蒸。临产，将纸盖揭开，打入鸡蛋一枚，煮沸，产前即服。2009年3月30日中午，孩子出生，母子平安。

我在中医临床方面学习和实践的体会是，要做到"三善于"，一要善于调气血，二要善于平升降，三要善于衡出入。

（孙光贵　郭明明　孙文政　孙玉冰　孙玉红　朱嵘　邓爱明　周亦农）

（吴浩恺　王绍刚　李淼　李彦知　杨建宇　张文娟　王兴　协助整理）

莫言大道人难得，自是功夫不到头

河南省中医院主任医师、教授、研究生导师　毛德西

【医家简介】毛德西（1940—　　），河南省巩义市人。河南省中医院主任医师、教授、研究生导师，全国第三批老中医药专家学术经验继承工作指导老师，国家名老中医传承工作室指导老师。曾任河南省中医院心内科主任、内科门诊主任、内科教研室副主任，河南省中医高级职称评审委员会委员、中医评卷组组长等职。为中华中医药学会首届百名科普专家，获全国中医药科学普及金话筒奖，河南省中医药事业终身成就奖，多次获河南省自然科学技术奖。

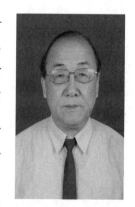

1980年毛德西教授曾赴北京在中医研究院西苑医院进修一年，跟随岳美中、方药中、时振声、王占玺等名老中医学习。后参与《中医症状鉴别诊断学》《中医证候鉴别诊断学》，以及《中国基本中成药》等著作的编写和统、定稿工作。

毛德西教授从医五十余年，治学严谨，明辨善思，谙熟经典，旁及各家，对中医内科疾病尤其是心脑血管疾病、脾胃病等诊疗体验尤深。对疑难杂症，敢于承担，善于承担，常用轻剂治愈危难之疾。

2012年8月成立"毛德西名医工作室"，他亲自带领工作室的学员南

下北上，拜访邓铁涛、李振华、周仲瑛、张学文四位国医大师，并认真书写拜访笔记，后又亲笔撰写大师们的学术思想和临床经验，分别发表在国家级学术期刊与《中国中医药报》上，以资鼓励年轻人走"读经典、拜名师"的路子。他善于总结临床经验与教训，常常笔耕不辍，著作有《毛德西临证经验集粹》《中国现代百名中医临床家丛书——毛德西》《国医大师》《疑难病症名验方辑要》《老中医话说灵丹妙药》《老中医话说中药养生》《湖岳村叟医案》（整理本）等20余部，发表中医学术文章百余篇，养生文章40余篇。至今他仍然是上午坐诊看病，下午读书看报，晚上撰写学术论文或总结临床经验。

治学历程

弃文从医

我是父母逃荒要饭至西安出生的，在西安的3年里，父亲靠卖煤球和香烟生活，后因生计难以维持，回到家乡河南巩县（今巩义市），父母靠种九分薄地艰难地过日子。生活虽然困苦，父母却希望儿子上学成才，长大能过上好日子，不被人歧视。

我于1953年秋小学毕业，那个时候学校很少，考初中不那么容易，考上了就可以继续学知识，一步一步地向前走；考不上，就回家种地，没有复读班，更没有再考的机会，用现在的话说，就是"一锤定音"。年幼的我有点渺茫，便找到当老师的二舅妈讨个主意，二舅妈说："考学靠的是自己的本事，只要努力，就会有希望！"看来只有好好学习，才有希望。我回到家里，天天挑灯读书，那个时候用的是小小煤油灯，晚上提着小煤油灯上自习，回到家里已经是9点多了，还要再复习一个小时。早上起来鼻孔被煤油灯熏得黑黑的，邻居的小孩见了就发笑地说："你昨天下煤窑了？"到了考试的时间，几个朋友想来想去，决定到郑州去考，一是城市的学校多，考取的机会也多；二是没有坐过"绿钢皮"客车，可以看看大城市，开开眼界。考试结束，回到家里没几天，母亲就忙着做被褥，我问："为何做被褥？"母亲直言道："你到郑州上学用！"我说："还没有发通知书，考不上怎么办？"母亲说："叫你去考，就得给我考上！"我听了心里一阵紧张，天天提心吊胆地等通知书。那个时候没有正式通知书，是到县教育科看《郑州日报》。到了7月下旬，几个朋友起早就上路了，离县城20多里的路程，连跑带走的一个多小时就到了。当看到《郑州日报》上的录取名单里有自己的名字时，那个高兴劲儿真的无法用语言形容。

在郑州读了初中读高中，六年中学的学习，我对文学、历史等文科特别感兴趣。到了高中阶段，我的作文常被当作范文受到老师好评，作为语文、历史、地理、俄语四门文科科代表，其文科考分总是名列前茅。直到今天，我还能大段背诵高中语文课里杜甫的《兵车行》、白居易的《琵琶行》、鲁迅的《故乡》，以及课文里《水浒传》的章节。但在那强调"政治"的日子里，我和几个好同学受到批评，被扣上"只专不红"的帽子。到了高考的时候，我满以为凭借自己文科的实力，考上大学文科没问题，所以很自信地报考了十八个文科院校的文学系。谁知却以"学习目的不明确"而被大学拒之门外，到了将要开学的日子，才收到河南省卫生厅中医本科学徒班的录取通知，是去还是不去？在家犹豫了几天，最后在父母与兄长的劝导下，才以"飞鸟归巢"的心理，走进了学习中医的殿堂。

背诵经典

我与其他三位同学被分配到开封医学高等专科学校中医教研室学习，除听课外，还跟老师上门诊，查病房。我的老师是知名的武明钦和张文甫先生。武明钦老师曾在江苏中医学校（南京中医药大学前身）师资研修班学习，他祖籍山东，六代行医，讲课思路清晰，方药简练，善用经方治疗大症。治疗内科杂病，善从肝入手，认为"肝为五脏之贼，郁为生病之源"。张文甫老师也是祖传六代世医，提起经典与历代医家，如数家珍，他能通背《医宗金鉴》所有歌诀。当拜见老师之后，却遇到了意想不到的事，老师说："你们必须在三个月内背会'四小经典'（即汤头歌、药性赋、濒湖脉诀、医学三字经）。"还当场把"四小经典"交到我们手里。当时不知所措，顿生几分怯气。但我还是壮起胆说：一定背会。待回到宿舍，翻开书一看，什么"医之始，本岐黄""诸药赋性，此类最寒""四君子汤中和义""浮脉唯从肉上行"等，像无序的数字，搞得我们眼花缭乱，几天都看不下去。后来老师知道了，把我们叫去，给我们讲解背诵的方法，亲切地说，"背会就有用，终身受益"。经老师这么一点拨，我等茅塞顿开，下决心要去背会它。回忆那个时候的背诵，简直是囫囵吞枣，不理解也得背。那是"瓜菜带"时期，整日吃不饱肚子，天气已冷，窗户四面透风，白天还好，晚上冷风吹得飕飕响，就围着被子看书，夜以继日，两个多月终于背会了。经过考核，老师还比较满意。我曾拿出当年所背诵的读本给年轻人看，几乎像发黄的老黄历，往事历历在目。我还保存着当年学习时用的教材，如《内经辑要》(南京中医学院编著)、《伤寒论讲义》(安徽中医学院编著)、《中医内科学讲义》(上海中医学院编著) 等，书里张贴了许多字条，上面写的密密麻麻小字，多是解词与注音，主要条文都用红笔画线，都是背诵的条文。我在学习期间，还背会了《医宗金鉴》杂病、妇科、儿科要诀以及《瘟疫安怀集》歌诀。老一辈专家还相继给我们教授了"四大经典"、中药学、针灸学、中医内科学、中医妇科学、中医儿科学、中医外科学，还讲解了《温病条辨》等。由于背书早，临床早，所以三年后，我们就能单独出诊，诊治一些常见病了。

回忆五年的学习，还有两位老师对我启发很大。一位是中医教研室主任李宝璋老师，他是河南林县人，朴实无华，备教认真。他是一位既熟悉中医，又略通西医的老师。他对疑难病的诊断，常常是先以望闻问切诊查，后用血压计、听诊器检视，搞不清楚的病，就请西医会诊。他对病人认真负责、科学细致的工作态度，给我留下了深刻的印象。李老师常说，当医生要学点辩证法，只有懂辩证法的人，才能当一名好医生。至今我还常用这句话来开导年轻人。另一位老师是李振中，他在附属医院工作，河南荥阳人，他对中医学的理解颇有张锡纯的味道。李老师治病注重实效，不主张恪守经验方。记得他治疗一例患盆腔炎的病人，开了一张傅青主的完带汤，加了两味药，即白芷和败酱草，问其为何？他说，白芷辛温祛湿，可以抑制分泌；败酱草清热解毒，有抗菌消炎作用。用现代的话说，就是在辨证论治的基础上，加上了药理研究成果。有的老师虽然接触不多，但他们的一堂课、一例治验，都给我留下了永远的回忆，每当在临床上遇到困难时，这些老前辈的言谈话语就会在脑海里浮现，是那样的亲近，那样的贴切，帮助我扩展思路，坚定信心，较快地解决问题。

赴京学习

经过十几年的临床实践，虽然在理论与实践的结合上有所收获，但十年的"文革"干扰了学术的发展。我深深感到，再不深造学习，就会落伍。经过推荐，我于1980年6月赴京进修学习，在中医研究院西苑医院见到了久负盛名的岳美中、方药中、时振声、王占玺等中医专家，并有幸跟随他们出门诊、查病房。老专家们高尚的医德医风、深邃的学术理念，经验的丰富多彩、诊治的入微精细，以及对年轻人循循善诱的学风，对我启发很大，每谈及此，久久难以忘怀，感到终身受益！在他们面前，不能有取巧之心，有的只能是踏踏实实地学习。要认真地去读他们的著作，从中吸取理论与实践的营养，经过反复实践，反复阅读，才能使自己得到升华。我对岳老如何读经典，怎样用经方的讲解；方药中老师查房时的严谨认真，特别是他在会诊中能恰如其分地引用经典原文，我心中默默念道：这才是大师的风范！还有时振声老师灵活的处方用药和精炼的学术论文，以及对肾病的独到经验；王占玺老师对《伤寒杂病论》的深入研究和实践，至今想起来如在眼前。我还多次聆听脾胃病专家步玉如老师的讲座，步老说道："不能把前人的经验方加一二味药，说成是自己的，那是很羞耻的事。"这句话说的是做医生切勿沽名钓誉，更不可拿经方或别人的经验来装点自己的门面，我也常常用此教育年轻一代。当时每周在北京中山公园的礼堂由农工民主党举办中医临床讲座，讲课的都是北京市的老专家。那里离西苑医院比较远，要转换两三次车，我在一年进修时间里，从未间断去那里听课。一年学习结束，我写了四本临证笔记，阅读了几十本珍本医籍。我还保存着最早版本《岳美中医案集》，翻开书页，有许多宝贵经验，在临床上常常被引用。后来我参加了《中医症状鉴别诊断学》《中医证候鉴别诊断学》等书的编写工作。其间曾带一篇文章请路志正老师修改，走进路老的书房，迎面看到一幅对联，写的是："板凳要坐十年冷，文章不写一字空。"路老还讲解了这幅对联的含义，以及怎样做学问，怎样写文章，现在这副对联成了我的座右铭。在北京的进修学习，是我从医道路上的转折点，眼界开阔了，思路明确了！年轻的中医要想有所提高，特别是要想成为一代名医，就必须拜名师，从临床上学起。从当前中医临床水平来看，拜名师与否，其结果是大不一样的。所以说，拜名师是学习的捷径，是中医教育的特色，也是中医成才的必由之路。

笔耕不辍

我在上中学的时候，就喜欢文学和历史，上高中阶段，聆听了著名作家李准的写作方法报告。现在还记得李准说的一句非常形象的话："写文章，就像生孩子，十月怀胎，一朝分娩。没有很好地观察生活，肚子里不装些五谷杂粮，是写不出文章来的。"为此，我还抄写了几百条河南地方歇后语和谚语。并学着写一些豆腐块样的文章，这为后来学习中医经典著作起到了一定的引导和启发。"文革"中所有医学杂志都停刊了（包括惟一的《中医杂志》），后来《中医杂志》恢复了，但名称却改成了《新医药学杂志》。我把所能见到的文章拿来一篇一篇地看，从文章题目到起承、论述、结语，去分析、归纳，并写在笔记本上，依样画葫芦地写一些小文章，投给《赤脚医生》《中原医刊》《新中医》等，有的发表了，有的被退了回来。对于退回来的稿子和编辑部所写的退稿原因，我都认真阅读，找出不足。后来我担任《中原医刊》等杂志的编审，阅读大量的稿件。我对每一篇文稿的优点与不足都记在笔记本上，以便提高自己的编写能力。后来看得多了，写得也多了，就给《中医杂志》和其他中医刊物投稿。第一篇刊登在《中医杂志》上的文章是"《伤寒论》相反相成配伍的探讨"，这一篇学习经典文章的发表，对我是一种鞭策和鼓励。1981年秋，我参加了《中医症状鉴别诊断学》的编写工作。那时家庭还比较困难，连张桌子都没有，只得伏在床上写，这样夜以继日地写了三个月，如期完成了任务。第二年春天，在无锡召开审稿会议，听到许多中医专家的发言，获益良多。是年5月，在上海南京饭店召开审稿会议，在近半个月的时间里，使我对校正、修辞、引经，以及语言逻辑的表达等，都获得了不少新知。有一次我将修改过的稿子交给张震老师（副主编）批阅，张老亲自把我叫到他的住室，一段一段地讲解怎样修改段落和文字，显示出老一辈对青年人的关爱和希望。后来我又参加了《中医证候鉴别诊断学》与《中国基本中成药》等书的编写和统定稿工作，得到许多前辈的指导，这为后来主持编写中医专著打下了扎实基础。

一分耕耘，一分收获。自20世纪80年代以来，我共发表学术论文150余篇，参加或主持编写学术专著20余部。特别是2000年退休以后，每天上午应诊，下午看书和写文章，一日不看书，不提笔写点什么，就好像虚度光阴一样，食不甘味，卧不安席。近年来，我在中医药报刊上相继发表养生科普文章50余篇，2010年10月荣获"全国中医科学普及金话筒奖"。通过写文章，不但提高了自己的理论水平，及时总结了自己的临床经验，同时也扩大了视野，获得了更多的知识，为提高疗效积累了丰富的资料。我所写的文章，都是读书和临证的心得体会，读起来通俗易懂，颇受读者青睐。学问，学问，又要学，又要问，不学不问，必然是坐井观天，孤陋寡闻。我非常喜欢裘沛然老师的论文集《壶天散墨》，每年都要

毛德西

莫言大道人难得，自是功夫不到头

阅读几遍，每阅读一次，都有新的感悟，都有新的收获。

"文章千古事，得失寸心知"（杜甫诗句）。我对自己所写的文章，轻易不出手，时常是放一两个月或更长时间才会拿出来，其间大约要修改三四次或更多次的修改，有的还征求同道的意见，即使这样，仍难免会有瑕疵。只有不断地否定昨天，才能有所进步，这就是欧阳修所说的"觉今是而昨非"吧。

温故知新

我非常重视对古典医籍的学习，讲义里边的知识是引导入门的，要想有所提高，有所作为，就必须学习经典，只有踏踏实实地去钻研经典，才能做到理论上明确，临床上入细。自1959年跟师学习至今，我从事临床工作已有50余年。就是在"文革"动乱时期，我也从未中断过临床工作。那个时候，早上"天天读"，晚上"学社论"，但我总是暗暗地带着书本，偷偷地阅读和背诵。就这样在十年动乱期间，我复读了四大经典、金元四大家著作、温病名著。还给自己开出读书目录，如成无己《注解伤寒论》、张景岳《类经》、李时珍《本草纲目》、吴又可《瘟疫论》、柯韵伯《伤寒来苏集》、王清任《医林改错》、周岩《本草思辨录》、吴谦《医宗金鉴》《陈修园医学全书》、江瓘《名医类案》《临证指南医案》、王孟英《回春录》、何廉臣《全国名医验案类编》、赵守真《治验回忆录》、罗止园《止园医话》、陆以湉《冷庐医话》《读医随笔》、张锡纯《医学衷中参西录》，以及《秦伯未医学全集》《蒲辅周医疗经验》《岳美中医学文集》《赵锡武医疗经验》等。没有的书就到学校图书馆借阅，那里的中医书籍也非常多，原因是这个学校的前身是河南大学医学院，所以存有许多中医书籍。

孔子在《论语》中说"温故而知新"。所谓"温故"，就不是读一遍两遍，而是读十遍百遍，"书读百遍，其义自见"。年轻时读经典，只是字面上的理解；临证中去书中寻找答案，只是权宜之计；到了年老反复去读，才能领会书中的奥义，才能从中有所"知新"。这种"新"，不是新的方药，而是新的理解，新的应用。我当学生时就知道达原饮治疗瘟疫的功效，但不理解为什么要用辛温药（草果、厚朴、槟榔）去治疗热性病，那样用岂不是火上浇油？后来学着去用，或然有效，但把握不大，心中无数；这样断断续续地去用，一直到2003年"非典"流行，看到达原饮对这种烈性传染病那样地有效，又去重读《温疫论》，才算真正理解这三味药的特殊作用及其奥义，那就是"湿去热孤""使邪溃散速离窝"。此后，再用达原饮治疗热性病，虽非"效如桴鼓"，但失误甚少。

我喜欢老子《道德经》里的一句话，即"天下大事，必作于细"。诊病除疾是件大事，读书要粗中有细，快中有慢；治病更要精益求精，不可有半点马虎。岳美中先生说，读书要"有恒""专一""入细"，他还把学验俱丰的医生叫"入细医生"，可见"入细"是读书的需要，也是临证的需要。我最喜欢的事是买书、读书，人站在知识海洋面前，显得非常渺小。用有限的生命去读无限多的书，要求有计划、有目的地去读，更要"入细"地读，马马虎虎，一目十行，读得再多，到了老年也是一知半解，品味不出书中的真谛，也就解决不了实际问题。

我读书的方法是：边读书边写笔记。写笔记可以增强记忆，可以抓住重点，可以归纳成章，不但有利于理论水平的提高，更可以为临床提供丰富的治疗方法。我在读《医学衷中参西录》时，记录了张锡纯治疗发热的经验，这些记录使我学习到了诊治发热的经验，并为以后撰写论文开拓了思路，也增添了更多的治疗发热的手段。

医德为上

做一个医生，医术固然重要，但医德是第一位的。医德不好的医生，必然把名利看得很重，名利看得重了，视线就会向金钱那边转移，技术再好也发挥不出来，这种行为是道德的堕落。我时常给年轻人讲解孙思邈的"大医精诚"篇，并把这种精神落实在对待每一位病人身上。看病把脉第一想的是治好病，其次是如何减轻病人负担。"能给老百姓看好病,那才是本事。"要做一个老百姓的医生很不容易。在病人中,打工的农民多,在校的学生多,下岗的工人多,他们是弱势群体,经济收入少,而付出的劳动多,患病机会多。但他们却占中国人口的大多数,不了解他们,不认真为他们服务,就是失去了方向。我提倡多用经方,不仅是经方药效好,而且经济实惠,最适合老百姓服用。有一位从百里外来的老妪,患胃痛病多年,请我诊治。我把脉诊病后,老妪不好意思地说:"我只剩50元钱了,不要开得太……"我赶紧安慰她说:"你放心吧,我知道了!"我开了3剂加味桂枝汤,只花了十几元钱,她高兴地说:"你真是替我想得周到!"后来她的儿子来看病,说他母亲吃了3剂药后,胃痛病到现在也没有犯过。

医德是多年自我修养的结果。处处为病人着想,为他人着想,再加上技术上精益求精,就会成为百姓最欢迎的医生。我在临床工作中,对年老者非常尊重,对年幼者特别爱护,对行动不便的老人,常常搀扶入室就诊。对于病情复杂,用药多样者,我都一一写在纸上,反复嘱咐,一直到病人明白为止。对于自己暂时不太明白的疾病,就请来同仁会诊,或者介绍到外院诊治。对于病人说出的服药后的反应,我都一一做详尽的解释。我还记录了一本常见病食疗方,经常翻出来给病人讲解,有时还亲自用毛笔写在宣纸上,送给病人,以方便他们随时使用。

我常常接到省内外病人的来函或电话,还有宝岛台湾的来信,我都一一做答。台中市一位姓张的中年人在台中市买到一本我撰写的《老中医话说灵丹妙药》,几次来信,询问书中方药的用法,我每次都用毛笔书写回信。他按照我的回信,服药后病情减去大半,高兴地寄来阿里山茶表示感谢!

《伤寒论》中"感往昔之沦丧,伤横夭之莫救",这是做医生的感慨,也是医圣张仲景留给我们的精神财富。不要轻视这两句话,心中装着它,就会把病人的痛苦放在心上,落实在处方用药上。我还把《伤寒论·序》

作为医德教材讲于年轻人听。《伤寒论·序》是一篇医学伦理价值很高的经典文献，其文字平易通达，言简意赅，文章中所彰显出的道德观、治未病观，至今读起来仍颇受启迪。

传承发扬

对于中医学，传承是基础，发扬是提高。只有基础厚实，才能有所提高。20世纪七八十年代，我相继给大专及本科学生讲授《中医基础学》《中药学》《伤寒论》等课程；90年代，还作为导师指导几名研究生；退休以后，年年应邀参加研究生毕业论文答辩；平时还带有实习生和进修生。对于备课，从不马虎，重复的课程，每年都要增加新的内容，讲解一些新的观点和思路。对于"西学中"的课程，尽量结合临床实践，使学生学有所用。通过这些基础课的讲解，不但提高了理论水平，特别是基础理论水平，还为临床遣方用药打开了思路。

我从1995年承担研究生导师工作，虽然只带教三名研究生，但身边一直有研究生侍诊学习。不少学生说道："跟毛老师学习收获最大！"2006年我被聘为全国第三批老中医药专家学术经验继承工作指导老师，由我带教的两名学术继承人毛开颜、袁晓宇已步入技术骨干年龄。他们深有体会地说："毛老对于学术问题从来是一丝不苟，对我们的指导也是从一点一滴入手，一个病人，一张处方，一味药物，一篇文章，一本书等，都给我们讲解得清清楚楚。"

2009年6月，我的名医工作室多了两位"洋人"，他们是来自意大利的中医大夫，都是60余岁的人，为何要来跟我学习呢？原来他们在中国几个城市的中医院做了考察，认为这里才能学到真正的中医。我在诊治疾病中，认真给他们讲解中医的基本知识与自己的临床经验，还让自己的学生用拼音为他们书写简易病历与处方。他们已经连续五年在这里学习，他们伸出大拇指说："我们看了几个地方，只有毛老这里才能学到真正的中医，中医的疗效真是棒啊！"

在我的工作室里，总是有干不完的事情。学员中有硕士、博士学历的，有正高、副高职称的，我总是想让他们多学一些传统的东西，为此除带教侍诊外，还为他们亲自授课、编写辅助教材、书写医学小品，带他们到外地参观求学等。这种"跟名师"的方法是正确的，但也给导师带来不少压力，真正是"卧不安席、食不知味"，我将尽心尽力，为他们在学业上成长铺路搭桥。

唐代文人吕岩有两句诗："莫言大道人难得，自是功夫不到头。"我虽年过古稀，但每天仍坚持看病读书，"大道"虽不可及，但求"道"之乐，却寓于心中。只有读书多才能底气足；只有看病多才能出经验。实践证明，读书与临证，二者不可偏颇。但二者都需要名师的指点，名师是医学理论与临床实践相结合的典范，名师的指点如同薪火一样，可以使人走出暗境，开阔眼界，思维清晰，明辨真伪，收到事半功倍的效果。最近这几年，我还不断地复习经典著作，阅读了大量的中医文化与养生类书，立志要将自己的点滴经验传授给年轻一代，使中医的薪火传递下去，让更多的百姓得到快乐，享受健康！

活到老，学到老，还要工作到老。我于2006年开始学电脑，有的朋友说"人过六十不学艺"，不要再费心血了！我认为，有的科学家七八十岁才学电脑，我才66岁，有什么学不会呢？有了这个决心，我买了一本儿童版《唐诗三百首》，这本书字大，附有拼音。我对着拼音，念着唐诗，一个字一个字地打。不到两个月，我便会在电脑上编写自己的书稿。后来在北京华夏出版社出版的《老中医话说灵丹妙药》和《老中医话说中药养生》，以及《国医大师谈养生》《国医大师》等书稿，都是我亲手编打的。年轻人听了我学电脑的故事，都非常惊叹，说："毛老师真是跟着时代走的人！"

尊重经典　不断学习

我对于医学经典著作的学习非常重视，经典就像阳光、水和空气，是须臾不能离开的。回顾中医发展史，许多名医都非常重视经典的学习，他们活到老，学到老，矢志不移。中医大师蒲辅周先生初出茅庐时，求诊病人很多，然亦有不效者。为此，蒲老毅然闭诊，关门读书三个月，将中医经典反复钻研、揣摩。之后复出悬壶，临证遂能得心应手，效如桴鼓。著名中医学者秦伯未先生指出，要做一个好医生，每年要拿出三个月时间温习经典。当代名老中医任继学先生说过"不到六十不懂中医"，此话颇耐人寻味，不仅是谦词，更多是启迪后人。

中医书籍，浩如烟海，据最新调查，古代中医书目有12000种。我们一个人一生不可能也不必要全部去阅读，但读经典却是最基本的要求。经典著作对于各学科、各专业都是必需的科目，在读经典的基础上，再结合自己的学科、专业，选择阅读历史文献及近现代教学、临床、科研的新成果、新进展。既然选择走中医之路，就要以中医学科为主，踏踏实实，坚持不懈地去读经典、用经典。最近几年，刘力红的《思考中医》能风靡全国，影响较大，其原因就是他在阅读经典、学用经典方面走了一条与人不同的路，即还其庐山真面目。他对经典的诠释基本观点正确，对年轻人颇有启发性。

读经典，是求本探源。正像长江黄河一样，不知源，怎么去治理、利用和发展。历代名医，没有不熟读经典的。张仲景就是在"撰用素问九卷，八十一难，阴阳大论，胎胪药录"的基础上，撰写《伤寒杂病论》的。清代名医徐大椿写了一篇"医学渊源论"。他要求医家要参考《本草》，穷《内经》，熟《金匮》《伤寒》，特别要重《内经》之学。秦伯未先生提出："余之教人也，先之《内》《难》《本经》，使知其本也；次之以《伤寒》《金匮》，使知变也；次之以诸家之说，与以博也；终之以诸家医案，与以巧也。"岳美中先生也提出温课与自律规划，他自己以五年为期，温习了《内经》和清代各家温热名著及历代其他各家专著。

读经典关键在于有恒心，有计划，有笔记。形成天天读经典，天天有体会的习惯。我学习经典的方法是：抓住要点，结合临床，由粗到细，缜密思考。抓住重点，就是要有选择性去读，例如学习阴阳五行，《素问·阴阳应象大论》等是重点；学习养生论，《素问》前四篇是重点；学习经络，《灵枢·经脉》等几篇是重点；学习病机，《素问·至真要大论》是重点；学习脏腑功能，《素问·五脏生成》等是重点。结合临床，就是学习不要落空，结合临床理解深，有的放矢记得牢。由粗到细，是讲先统看，后细读，"一目十行"是读书之大敌。缜密思考，是讲学习要用脑子，正面、反面都要考虑到。我对经典的学习，是这样讲的，也是这样做的。例如学习《伤寒杂病论》，我认为从方证学入手是一个好办法，一个方证一个方证地去探索。而对每一个方证，都要搞清楚它的形成原因、证候特点、药物性能、配伍结构、适应病证、病势转归等，而要明白这些问题，先要搞清楚它的语言逻辑特点。我喜用半夏泻心汤治疗消化系统疾病，而为了掌握半夏泻心汤的方证特点，我花了半个月的时间，查询有关资料，写了8000字的读书笔记，这只能算是初步学习。

勤于临床　敏于思考

我从事中医内科工作50余年，从未间断过临床实践。我认为读书的目的是治病救人，中医的生命力在于疗效。拿什么显出中医的特色呢？那就是中医临床。百姓来中医院，就是要听天人合一的养生道理，闻草药之香，取中药之方，接受针灸、推拿、正骨、气功、外敷等治疗方法。

我从河南省中医院建院以来，仅门诊病例记录就有一百余本，还记录了许多杂病医案。自退休以来，每周上四个半天门诊，但我总是7点半上班，常常是午后1点或2点下班。对每一位病人，望闻问切一丝不苟，诊治精细，拟方简练，疗效却常常出乎意料。一次，一位进修生说："毛老师的经验很丰富，方药很多，但我不知从哪里入手学习。"我说："方剂与用药的经验是可以慢慢记忆的，最主要的是辨证思路要搞清。没有正确的思路，单纯记一些经验方，等于拿着武器不会用。"中医临床的灵魂就是对不同矛盾采用不同的方法去解决，就是"因人、因时、因地"治疗，这里"因人"是第一位的。概括起来，就是同病异治，异病同治。回顾历代名医经验，品味各家医案，特别是近现代名医的医案，辨证论治贯穿其中，我们只有从辨证论治着眼，才能把他们的经验学到手，用到临床上。试看在百姓中有很高威信的国医大师，他们坚持临床工作几十年，取得了可喜的社会效益和学术成果，受到人民群众的爱戴。回顾他们走过的路，细读他们的磨炼经历，无不渗透着中医理论的精华，显示出辨证论治的生命力。

对于临床，应讲究"入细"，我常引用老子《道德经》的一句话来激励自己，"天下大事，必作于细"。对待每一位病人，都要认真负责。每拟定一张处方，都要有明确思路，不但君臣佐使要搞清楚，每味药的分量也要有分寸；不仅要知道每种药的功效，还要知道它的的副作用与反作用，特别是它的毒副作用，更要清清楚楚。对于大苦大辛、大热大寒的药物，我更是缜密考虑。药物用到病人身上，是关乎生命的事，来不得半点马虎，那种不分青红皂白地大剂量用药，是不科学的。

现在的学习环境与我学习时大不一样，分科更细，专业繁多，在跟名师方面可能会选择专业对口的老师，或亲炙，或私塾。但中医基本理论是一样的，不能丢开中医经典理论，单纯学习自己的专业知识，这样就会走偏，那就是舍本求末了。学习成功的关键在于善于思考，善于总结，不懂就问，学了就用；要动脑子，动笔杆子。要学会把经验撰写成文章，这样才能从实践上升到理论，以理论指导临床，不使自己陷入一病一方的范围内。

辨证论治　博采众方

辨证论治是中医学的主要特点，起源于《黄帝内经》，完善于张仲景的《伤寒杂病论》，丰富于金元四大家，发展提高于明清时期的温病学家。

辨证论治这个学术用语，最能反映中医学的特点，也是区别中医与西医思维方法的着眼点。辨证论治的核心是从整体上去分析疾病、治疗疾病和预防疾病。如果不是从整体上去诊治疾病，就会陷入"头痛医头，脚痛医脚"的困境，也就失掉了中医学的精髓。

辨证论治的前提是"辨证"，这就需要明确"证"的含义。"证"就是疾病本质，是疾病病因、病性、病机的综合概念，它是对疾病在发生、发展过程中某一个剖面的实质性的反映词。通过"证"的分析，就可以明白疾病现阶段的状态，拟定出正确的治疗方案和方药，并且可以预测到疾病的发展和转归。而"论治"则是"辨证"的目的，是解决问题的具体手段与方法。如果把"辨证"作为理论上的"虚"，那么"论治"就是临床上的"实"。"虚"是基础，"实"是实施，只有"基础"厚实，实施才能取得效果。这就是老一辈学者所说的，"用药容易认证难"。

现在许多年轻人读经典不够，记的方药也不多，所以开起方来只能是"临阵磨枪"。方剂和药物，犹如打仗的武器一样，只有记得多，记得熟，才能对付各种复杂病证。记得少，临阵只能孤注一掷，应付了事。我不仅能背诵许多经方和时方，还记住了许多民间验方，在遣方选药时，常能随手拈来，运用自如。

在临床跟师学习中，多数学生开始常感到我的经验难学，方药思路难循，但患者常说"疗效好"，其中缘由是与辨证思维密不可分的。无论经方时方，都不宜照搬照用，要善于加减化裁，使之与病情环环相扣。前人已效之方，不一定合今人之病，要善于结合刻诊病证，选用最合适的方药，这就是中医的"方证学"。即使是自拟方药，只要能治愈疾病，亦是创新。五十余年来，我融汇各家之长，师古而不泥，处方用药，形成了一套自己独特的思路，创新经验方就有百余首，在临床治疗中发挥着不可替代的作用，效果令人满意，求诊者盈门。

我的弟子毛峥嵘说："跟毛老师临床看病，常常看到他在把脉之后，有几秒钟的思考，那就是勾画治疗方案。"多数学生都体会到："毛老师总是在开方之后，讲几句遣方用药的原则，那几句就是辨证论治的关键。"我所讲的就是这个病的证候性质，立法原则，处方来源，为何加减，虽然不是什么警句，但主要是教年轻人怎样辨证论治。

中和之道　以平为期

和谐社会首先是要求一个"和"字。《淮南子·泛论训》曰："天地之气，莫大于和。"东汉·许慎《说文解字》这样解释："和，相应也。"相应，就是相适应、相回应，他要求人的行为不可过激、过偏，己欲立而立人，己所不欲，勿施于人，做到互爱互信，互尊互谅，人得其所，事得其宜，则社会和谐，生活幸福。我认为，看病开方，也要行"中和之道"。我所开的处方，力猛量大的药物几乎见不到，多是平常大家所常用的药。贵重稀罕之物几乎不用，即使需要大辛大热之附子，也是由 3 克或 5 克开始，根据病人情况逐渐加量。特别是在退休之后，很少用孟浪之药。我不轻易应用大黄、二丑、番泻叶之类峻药，更不会跟风跑。一张处方，药味一般在 6～12 味之间。这种治法思维反映在《黄帝内经》中，就是"平衡"。我常引用《素问·至真要大论》中的一句话，"谨察阴阳所在而调之，以平为期"，所谓"以平为期"，就是"中和"，就是阴阳平衡，即中和之道。这是中医治疗学的总则。一个人的健康是阴阳平衡的表现，而阴阳失去平衡，就表现为疾病。使阴阳恢复平衡，是治法的总则。在遣方用药时，将各种不同性味、归经的药物配伍在一起，以求纠正疾病的阴阳之偏，这就是"中和之道"。这种观点与实施方法在《伤寒杂病论》中，可以说比比皆是。临床中多出现相兼证候，如寒热错杂、虚实俱现、升降失序、气滞血瘀、大实有羸状、至虚有盛候等，在纠正这些证候时，所采用的平调寒热、补消兼施、升降有序、气血并举、攻补并用等，都是中和之法。

中和之道是总的原则，在具体应用时，即实施具体治法时，还要依据证候的性质以及所用药物的性能，进行药物的量化。例如黄连汤中的黄连与干姜，桂枝汤中的桂枝与白芍，大黄附子汤中的附子与大黄，小青龙汤中的姜、细、味等，都包含着中和之道的思维。但这些药物的配伍，是否有效，还要取决于药物的"量"。"量变则质变"，这是符合辩证法的。经方中的药量更是有严格要求的。例如把桂枝汤中的桂枝量加大，就是桂枝加桂汤，把芍药量加大就是桂枝加芍药汤，这就是经方的特点。

我特别偏爱经方中相反相成的配伍方法，对此多有研究。相辅相成的配伍，比较简单，也比较直观，例如大黄配芒硝、黄连配黄芩、黄芪配人参等，但对疑难杂病远不如相反相成的配伍疗效好。为此我深入研究了《伤寒论》中相反相成的配伍方法。我在20世纪70年代末所写的"《伤寒论》相反相成配伍的探讨"一文，就是利用中和的思维对《伤寒论》药物配伍进行深入研究，在有关《伤寒论》学术领域影响很大，至今还常被《伤寒论》学者所引用。

发展中医　贵在创新

我对中医的发展非常关心，多次在学术讲座中指出："中医要与时俱进，走现代化道路，这是必然的。纵观中医发展史，都是与当时的科学技术和人文科学密切相连的。时代在发展，人民群众对中医事业的要求也会随之提高。首先要从理论上有所突破，要吸取信息论、控制论、系统论中的合理部分。中医理论中微观概念说理不足，这样治疗的针对性就会笼统模糊。对于现代科学与现代医学中有益于诊断鉴别的技术，要学习，要吸收。但要提倡多元化发展，提倡学术争鸣。特别是对于走传统中医学道路的人才，要鼓励和支持他们成为'铁杆中医'。我们可以学习广东省中医院的经验，'中医水平领先，现代医学跟上'。制定每个病种的临床思路表，经过专家评价，分阶段在病区试用。这样经过反复努力，几年后，医院的专科专病特色就会显露头角，就会使医院的整体诊治水平有明显的提升。"

"君子忧道不忧贫"，这是中华民族的优良传统。什么是中医之"道"，"《黄帝内经》是中医之道，《伤寒杂病论》是中医之道，辨证论治乃是中医'道'之本，中药、针灸乃是中医'道'之术，这都是我们应当继承发扬的国宝。"当前，最主要的是继承、学习，继承要从青年学生抓起，继承的方法是背诵、是跟师、是临证。这些年来，我们把中医的"道"丢得太多了，大的药方多了，经方用得少了；贵重药方多了，惠民药方少了；不伦不类的药方多了，君臣佐使结构严谨的药方少了；有的凑上几味药，贴上祖传秘方的标签，贩卖非驴非马的东西，对中医声誉影响极坏。我们必须正本清源，真正把宝库中的东西学到手，继承在身。在当今市场经济、商品意识充斥各个角落的形势下，青年一代中医，必须坚持中医之"道"，发挥中医之"道"，创新中医之"道"，离开这个"道"的任何说教，都是变味的侈谈。

"中医现代化"是这些年来叫得最响的口号，什么是"中医现代化"，没有人说得很清楚，但与现代科技相结合这是时代的要求，是社会需要的必然趋势。我们在高呼口号的时候，要认清足下的道路，要找好切入点。结合自身的专业性质，从一个病种，或从一个证候，或从一首方剂，或从一味中药，或从一个治法，结合现代科学，进行深入的探索。坚持中医的整体思维体系，坚持中医辨证论治体系，坚持中药特别是复方汤剂的传统疗法，坚持以临床疗效为考核标准。把几千年传承至今的宝贵经验继承下来，把现代科学有机地结合上去，中医的特点就会更加丰满，中医的生命力就会变得更强，中医的繁荣时代就会迎面走来。

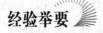

经验举要

冠心病（胸痹心痛）证治体验

冠心病属于中医"胸痹心痛"范畴。胸痹心痛是一个非常古老的疾病，我国马王堆西汉墓女尸是世界医学史上第一例经病理学检查证实为胸痹心痛的病人。但在20世纪60年代以前，由于科学水平的限制，中医治疗胸痹心痛的报道甚少。到了20世纪90年代，随着医学界对胸痹心痛研究的重视，中医才从支离破碎的经验中解脱出来。对病机的认识也从单一的"瘀血论"转变到"本虚标实论"。

"不通则痛，痛则不通"，这是人们对痛证产生的固有认识。由瘀血而导致的心绞痛，从理论上和实践上都是符合这一固有认识的。但是随着临床研究的深入，它的片面性也逐渐显露出来。通过总结教训和吸取新知，人们提出"不荣则痛"，即因虚致痛论。这种认识弥补了"血瘀论"的不足。这两种认识在临床实践中的有机结合，就构成了能够揭示胸痹心痛实质的完整概念——称其谓"本虚标实论"。

当我们把这种认识放回到历史的长河中去稽考的时候，发现张仲景关于胸痹心痛病的病机"阳微阴弦"乃是这种认识的滥觞。"阳微"即本虚，"阳虚知在上焦"，就是心之阴阳气血的虚损。"阴弦"即标实，概括了气滞、血瘀、痰浊、寒凝等诸因素。

胸痹心痛的本虚标实，表现为气（阳）虚血瘀者多。特别是气虚夹瘀常常贯穿于胸痹心痛的始终，心肌梗死尤其如此。

1. 益气养阴求生脉 生脉散，出于张元素《医学启源》麦门冬条下："麦门冬，脉气欲绝，加五味子、人参二味为生脉散，补肺中元气不足，须用之。"后又被其弟子李东垣记载于暑病门下，原为暑伤气阴而设，考其原方所治，即有气短、体倦、汗出、喘促、脉微等症，这些表现与胸痹心痛气阴两虚证类似。由此而将生脉散作为治疗胸痹心痛的补虚扶正第一方运用于临床。一般元气虚者用党参，元气衰者用红参，元气亡者用野山参，而气阴两虚者用太子参或西洋参。心动过速者可加丹参、龙齿；心动过缓者可加桂枝、附子；血压低者可加黄芪、桂枝、甘草，名生脉保元汤或保元生脉饮；血压高者可加杜仲叶与杜仲、霜桑叶。多项研究表明，本方具有强心、调节血压、改善心肌代谢作用，并能改善脑、肺、肾、肝和消化系统功能，对于胸痹心痛具有改善左心功能不全的即时效应。

临床观察，生脉注射液可取代能量合剂而用作胸痹心痛治疗的辅助药物，有与西地兰类似的正性肌力作用。抢救心源性休克的基本环节是益气养阴，生脉散应列为首选药物。我常将生脉散作为胸痹心痛（冠心病）、风心病、肺心病缓解期的必用方药，不但有治疗作用，而且可以作为二级预防药物使用。一般剂量为太子参 30 克，麦冬 30 克，五味子 10 克。若作急救用，可用红参 10 克，甚至用野山参 30 克救之。

2. 宣痹通阳话瓜蒌　痰浊痹阻、心阳不宣所导致的胸痹心痛，治宜宣痹通阳。《金匮要略》瓜蒌薤白剂为其代表方药。临床指征不能简单地用"心痛彻背"来概括，应当抓住"闷痛痞满，舌苔黏腻"而拟方。

《金匮要略》胸痹心痛篇有 10 首方，具宣痹通阳之功的有 3 首，即瓜蒌薤白白酒汤、瓜蒌薤白半夏汤、枳实薤白桂枝汤。就证候兼症与药力而言，瓜蒌薤白半夏汤兼痰浊较重，咳喘剧烈，胸背痛甚；枳实薤白桂枝汤阳气郁闭明显，胸背痛突然发生，疼痛部位也比较广泛。在应用时，常将 3 首方剂揉和在一张处方内，但分量有偏重。方药：全瓜蒌、薤白头、法半夏、嫩桂枝、炒枳实（或炒枳壳）等。若心痛彻背者，重用薤白；胸闷甚者，重用瓜蒌；兼胃脘不适者，调整半夏、枳实用量；而阳气不宣，手指寒凉者，加重桂枝用量。瓜蒌能降低血脂，有润肠作用，便溏者与薏苡仁、炒山楂相伍可免腹泻之苦，心率慢者要慎用；薤白有开胸散结与调肠止泻的功效，若遇心绞痛兼有腹泻者用之，每获良效。痰浊明显者可加入石菖蒲或郁金，前者用于湿痰，后者用于热痰。后方中有白酒一味，究属

莫言大道人难得，自是功夫不到头

何酒，临床运用颇不一致。有用高粱酒者，有用绍兴黄酒者，有用当地出产的黄酒，无论何酒均有通阳止痛的作用，一般可用10～30毫升兑药汁饮服。瓜蒌薤白剂不仅用于胸痹心痛，还可治疗风心病、肺心病、胸膜炎、肋间神经痛、支气管炎等。近年来有瓜蒌片、瓜蒌注射液问世，对心绞痛和心电图异常均有明显疗效。

3. 活血化瘀选芎芍　70%的胸痹心痛病人有瘀血征象，所以活血化瘀法是治疗胸痹心痛常用治则之一。对于瘀血证，中医药学家（包括韩国、日本的汉方医家）提出不少诊断标准。但就胸痹心痛而言，应当是心胸刺痛，舌紫唇青，在临证时常将舌下静脉纡曲、扩张，或是舌下满布暗紫络脉作为瘀血的重要指征，至于明显的舌质紫暗更不待言了。由于这些症状及体征与心肺内外相呼应，所以最能反映心脏的疾患。

治疗瘀血证的方药很多，多数人善用冠心2号方。这是由于该方是集体智慧的结果，经过大量的严格临床观察及实验研究，该方治疗心绞痛有效率为94%。药用：丹参、赤芍、川芎、降香、红花。全方活血而不破血，行气而不破气。最喜用川芎、赤芍二味。川芎，香窜辛散，上达巅顶，下至血海，开诸郁而止痛。古代医籍还记载有一味川芎粉治疗"九般心痛"的验方。鉴于川芎不但具有活血化瘀作用，而且还有行血中之气、祛瘀生新的作用，所以在冠心2号中定为主药（并非丹参）。近年来新开发的以川芎为主药的中成药，如心痛气雾剂、川芎嗪、川芎浸膏等，对心绞痛都有较满意的疗效。汤剂用量以不超过15克为宜。赤芍能散血中之滞、破凝滞之血，虽然在冠心2号方中列为辅药，但那是嫌其"破"字当头恐伤其正。正是由于其疏通血脉力大，所以对于心痛甚、瘀血重者最为适宜。一般用量为15～30克。川芎与赤芍相伍，前者辛温，后者微凉，温与凉合，不燥不寒，活血而不伤元气。根据研究，冠心2号方中，增加冠脉流量的以川芎作用显著，而抑制血栓形成、减轻血栓重量、抗心肌缺血缺氧作用的莫如赤芍。

4. 温通利尿寻真武 胸痹心痛，阳气不足是其基本病机之一。阳气不足有三层含义，即阳虚、阳衰和阳亡。人身阳气之根在于肾，温运血脉之力在于心。而肾主水，心主火，所以胸痹心痛阳虚证颇易见到下肢浮肿，中医称为"心水症"。附子具有温阳强心、化瘀、通脉等多种作用，是纠正心肾阳虚的首选药物。根据阳虚的程度，可用 6 克、9 克、15 克、30 克，乃至 60 克。但在明确附子功效的同时，必须要知道它的毒副作用，最主要的毒副作用出在乌头碱与次乌头碱，表现为严重的心律失常，最近几年均有所闻。所以对于附子的应用量要非常谨慎，宁无其效，无中其毒。附子用于心水症，常与茯苓相伍。附子与茯苓是真武汤的主药，茯苓不仅可以健脾养心，更主要的是利尿作用。胸痹心痛未至心衰无有浮肿者，慎用大量附子。"附子是心脏之毒药，又是心脏之圣药。"说明心脏病必须用附子时，又要慎用附子。它的最佳有效量与中毒量也是非常接近的。应用之巧，在于掌握时机，驾驭用量。多读张仲景《伤寒论》，能够领悟其中之奥妙。茯苓常用量为附子的一倍，临证应用时，还要配伍干姜、甘草等，这是仲景配伍法。

曾治一例糖尿病心肾功能衰竭病人，全身高度水肿，速尿用量每日 800 毫升，但尿量每日仍不足 1000 毫升，用炮附子 30 克、茯苓 60 克、干姜 10 克、赤芍 30 克、甘草 6 克，水煎服，日尿量增至 1800 毫升。附子大剂量应用，必须病至重度阳衰，服用一、二剂便知效果，不可长时间服用，以免引起阴竭。

5. 芳香温通觅宽胸 芳香温通是针对胸痹心痛气滞寒凝证而拟定的治法。中医有"寒则凝，温则行"的认识。宋代《和剂局方》记载苏合香丸可以治疗"卒心痛"，至今仍用于治疗心绞痛。芳香温通具有见效迅速的特点，对缓解心绞痛急性发作有较好疗效。临床指征为：心胸闷痛，遇寒而发。芳香温通方药有苏合香丸、冠心苏合香丸、麝香保心丸、苏冰滴丸等，我喜用宽胸丸。宽胸丸由荜茇、细辛、良姜、冰片、檀香、延胡索组成。缘由古代治牙痛的"哭来笑去散"化裁而成。马王堆西汉墓女尸墓穴中还保存有荜茇、良姜、细辛、桂心等芳香开窍理气止痛药，说明先秦时期治疗胸痹心痛已经习惯应用此类药物了。这类药物多含有挥发油，通过解除血管痉挛而取效。所谓"遇寒而发"，并非明显的气候变化，阴雨天、夜间、凉水淋身等，都应考虑在内。

6. 权衡病证拟新方 胸痹心痛是常见病，也是疑难病。它在临床上的表现很少是单一的证候，而是多种病候的交错，如虚实相间，寒热错杂，痰瘀互结，或心胃同病、心胆同病，或兼见腑气不通、肺气上逆、脑络不通，还可表现为"至虚有盛候"，或"大实有赢状"等。因此，临证诊察，不能用一种证候模式去概括一个胸痹病人的全过程，既要注意心脏与周围几个脏器的病机联系，也要观察证候的动态变化。

对于那些病情相对稳定、证候又较为复杂的病人，用预防与治疗并重的方剂，以冀在渐变中达到提高生命质量的目的。我通过实践与修正，拟定新方为"五参顺脉方"。该方组成为：西洋参（或红参）、丹参、苦参、三七参、沙参、赤芍、水蛭等。该方是在唐代孙思邈《千金翼方》"五参丸"的基础上加味而成的。近年来以三参、四参或五参组方治疗心血管病的经验屡有报道，但偏重于治疗心律失常的多。依据心血管病多气阴两虚、夹瘀夹痰的特点，对五参丸进行了调整。全方融强心、扩冠、溶栓、抗凝、降脂、纠正心律作用于一方（即益气、养阴、活瘀、利湿、化痰、调整阴阳等），对于胸痹心痛或风心病、肺心病等出现的心胸闷痛兼有气阴两虚夹瘀证，或因此而导致的心律失常，均有减轻痛苦、稳定病情、提高身体素质、减少发作的效果。

验案赏析

案1 谭某，男，52岁，工人，于1995年11月就诊。

主诉：胸闷胸痛，痛甚则牵涉背部，拍打胸背而后舒缓，已六月余。

初诊：心电图提示为：下壁及外侧壁心肌缺血。舌质略暗，舌苔薄润，脉弦细而缓。诊断为胸痹心痛，证属胸阳痹阻，血脉不畅。治宜宣痹通阳为主，佐以活瘀。用瓜蒌薤白半夏汤加味：全瓜蒌 15 克、薤白 12 克、法半夏 10 克、赤芍 10 克、郁金 10 克、秦艽 15 克、桂枝 6 克、生姜 3 克。7 剂，水煎服，日 1 剂。

二诊：服上药后胸闷减轻，闷痛间或发作。加冠心苏合香一丸，与药同煎。

三诊：服上药 12 剂，症状大为减轻，且不牵引背部，自述胸部舒畅。后因食包子闷痛增剧，遂于上方去秦艽、冠心苏合香丸，加生山楂 15 克、鸡内金 10 克、炒莱菔子 10 克，水煎服，6 剂。

四诊：闷痛减轻，脉象转为弦滑而缓。上方去鸡内金，加陈皮 10 克，赤芍改为 15 克，服 12 剂。闷痛基本消失。心电图提示：T 波有所改善。

按语：瓜蒌薤白剂的主药是瓜蒌、薤白。瓜蒌辛润，是通络开结之良药。古人指出，瓜蒌能使人心气"内洞"，"内洞"就是畅快。本例有胸闷痛并欲使人拍打，这是胸阳不得宣通的表现。故选用具有疏通胸中阳气，使气血得以流通的瓜蒌薤白半夏汤，随症增入通络的秦艽、桂枝，活血化瘀的赤芍、郁金等，这样就使瓜蒌薤白的通阳宣痹作用由气分深入到血分。气行则血行，而血行又使气分活而不滞。气血活，则痹阻自然消散。

案 2 刘某，男，41 岁，2013 年 3 月初诊。

主诉：胸闷胸痛 2 年。

初诊：心胸痛如缩窄，胸闷，心悸，遇寒发作或加重，形寒肢冷，舌质淡，苔白滑，脉沉紧。心电图提示：心肌缺血。证属阴寒凝滞。治宜芳香温通，开窍止痛。方选宽胸丸：荜茇 12 克，高良姜 10 克，延胡索 10 克，檀香 10 克，细辛 3 克，通血香 10 克，九香虫 10 克。

二诊：服药 7 剂后，患者胸痛缩窄感明显减轻，胸闷心悸好转，形寒肢冷消失。上方去九香虫、通血香，加薤白 15 克，炒白芥子 10 克，服用14 剂后，患者症状消失。

按语：本例的心痛，有寒凝症状，如心胸痛如缩窄，遇寒加重，四末寒凉，舌苔白滑，脉沉紧。有了寒凝的指征，就可以大胆选用宽胸丸方。这个方服用后的反应是起效快，心胸舒畅，好像压抑的心胸被打开一样，病人复诊时，常常表现出高兴的样子。有的还说，这是什么药，又便宜，又有效，又不苦，真是神了！

芳香温通为治疗胸痹心痛传统用法，它可以起到一般治法无法发挥之作用，由于芳香温通药物多为植物之花、叶、茎、果实等，所含挥发物起效快、作用强，且很少有毒副作用，所以受到医患双方的青睐。但它的不足是维持时间短，药效不能持久，且不宜久煎，所以一般以丸剂、膏剂为宜，如速效救心丸、苏冰滴丸、麝香保心丸、冠心苏合香丸，以及本方宽胸丸等，临床疗效比较持久。若作汤剂，凡芳香类药物应当后下，一般煎煮 10 分钟即可。若是动物类芳香药，如麝香等，一般不作汤剂，多入丸剂服用。

教书育人担道义　读书临证济世人

河南中医学院教授、博士生导师　唐宋

【医家简介】唐宋（1940—　），河南平舆县人，1966 年毕业于河南中医学院，教授，主任中医师，博士生导师。全国第四、五批老中医药专家学术经验继承工作指导老师，全国名老中医专家传承工作室指导老师。全国卫生文明先进工作者，河南省模范教师，郑州市第九届人大代表。曾任河南中医学院第一附属医院副院长、中医系主任、教务处处长，河南省中医药协会中医

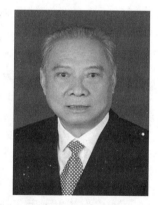

基础理论分会副会长，全国高等中医院校教学管理研究会理事，全国高等中医教育临床教育研究会常务理事，河南省卫生经济研究会理事。发表学术论文 40 余篇，出版专著 10 余部。出版有个人临床经验医论医话集《唐宋临证心悟》。获得省级一等奖 1 项，二等奖 3 项，教学科研奖多项。入选《中国共产党名人志》《中国当代中医名人录》《中国高级医师咨询词典》。

医术精湛，医德高尚，潜心中医临床、教学、科研工作近 50 载，德艺双馨，学验俱丰。主要学术思想观点有：通升降，畅出入，和气血，调阴阳；施对药，巧合方，调肝脾，安五脏；补脾气，升清阳，降肺津，泻阴

火；汇古今，参中西，辨病证，思维明；修医德，尚中庸，天人合，学术精；知"不易"，常"变易"，通"简易"，达"常变"。擅长运用中医药治疗肝、胆、脾胃病，以及不孕、不育、肿瘤等疑难杂症。

立志学医，济世救民

我幼年时期，国家正处在日本帝国主义的猖狂侵略和国民党反动派的腐朽统治时期，民不聊生，流离失所，亲眼目睹了老百姓深受社会动荡和疾病痛苦的折磨。后入学堂，学习四书五经，兼修现代科学知识。常以孟子"穷则独善其身，达则兼善天下"的名言勉励自己，从小立下治病救人的宏大志愿。

新中国成立后，在党的关怀和教育下，开始接受正规的现代化教育，并于1960年考取河南中医学院第三届中医本科专业，1966年大学毕业后，遵从国家安排，被分配到江西省工作，后调到河南中医学院工作。至今已经从事中医临床和教学工作近50载，始终把医务工作作为神圣而崇高的职业。我常对学生说："医学是关系到人们生命的大事。作为一名医生，虽然不能成为苍生大医，但绝不能做含灵巨贼，应以天下生民为己任，有天地之心，操术不可误人，不但要具备渊博的医学知识和精湛的技能，还必须有对病人高度负责的责任心。"我要求学生首先要树立仁术仁心的意识，把医德的培养放在首要位置。在临床中，勤修医德，对人一视同仁，视病人如亲人，诊病专心致志，一丝不苟。常遵孙思邈《大医精诚》，无论是做教学还是做行政工作和临床工作，都兢兢业业，恪尽职守，廉洁行医而自律，几十年坚持如一日。治病"不得问其贵贱贫富，长幼妍媸，怨亲善友，华夷愚智，普同一等"，"见彼苦恼，若己有之，深心凄怆"。"医乃仁术""医乃人学"，我认为中医应以"仁"为基，以"人"为本。孟子说"仁者爱人"，道出了"仁"的本质。"医乃仁术"，集中表达了医学的仁爱、仁慈和仁义观。人学，是关于人心、人性、人情的学问，在中医学中极为重视。"西医治人的病，中医治有病的人。"《黄帝内经》认为，在天地万物之中，"莫贵于人"。"医乃人学"，集中表达了医学是阴阳中庸之道的人学观。我认为在临床中，关注人心、人性，做到不失人情，高尚的医德加上高超医术才能成为大医。

崇尚中庸，天人合一

中医怀仁心仁术，崇尚中庸之道，以"天人合一"之思想为指导。"仁"由"人"和"二"组成，"人"阴阳也，"二"亦阴阳也，说明"仁术"即阴阳中庸之道。中庸思想是从阴阳对立统一观和整体平衡稳定、生生不息的思想观点出发形成的，这种观点是从天地阴阳二气交感中和而万物遂其生得出的结论。如《易·泰》云："天地交而万物通也，上下交而其志同也。"《易·否》云："天地不交而万物不通，上下不交而天下无邦也。"万物之所以能生生不息，是由于天地阴阳二气交感的作用。天地人三才，人与万物在其中。天地阴阳适中，人与万物才能有生。尚中庸思想，即中和之道，主要是讲人道，人事。《灵枢·逆顺肥瘦》曰："圣人之为道者，上合于天，下合于地，中合于人事。"因为人在气交之中，"以天地之气以生，四时之法成"，"人生于地，悬命于天，天地合气，名之曰人"（《素问·宝命全形论》）。《中庸》谓："中也者，天下之大本也；和也者，天下之达道也。至中和，天地位焉，万物育焉。"

关于"中庸"，在儒、释、道三家中都有完备的阐述。佛家讲"中道"，道家讲"守中"，儒家讲"中庸"。这里的"中"决不是折中主义的意思，它包含着极其深刻的思想内涵，它是对宇宙人生的体察和认识。"尚中庸"思想与"土为万物之母"之思想同出一处。五行金木水火土以土为中。《素问·离合真邪论》说："谓之中府，以定三部。"张隐庵注：

"中府,胃府也。"调和中气,以定三部之乱,明确地表达了治疗中的"尚中庸"思想。"尚中庸"思想的另一含义指阴中之阳,阳中之阴。阴阳交则万物生,阴阳离则万物死。阴中必有阳,阳中必有阴。阴盛则用阳,阳盛则用阴。

"天人合一"的思想体现了中医的整体观。我在临床中,始终用这一思想指导自己,努力做到"天人合一"。"天人合一"思想观念,主要有三种形式的体现:其一,人类本身就是大自然的组成部分,大自然是一个统一的整体。人是小天地,亦天亦人,言天即言人,言人亦言天。大自然通过具有不灭性、连续性、运动性、传递性、相互作用等属性的物质性本原的"气"的流行,保持着天地万物的相互对立、相互联系、相互依赖、相互促进的协调统一,在"阴阳"的支配下,永不停息地进行着生长化收藏的变化。其二,人与天地相适应,大自然的四时变迁,日月星移,海水潮汐等都给人体以影响,导致人体发生适应性变化。《素问·四气调神大论》谓:"故阴阳四时者,万物之终始也,死生之本也,逆之则灾害生,从之则苛疾不起。"《素问·生气通天论》谓:"阳气者,一日而主外,平旦人气始生,日中而阳气隆,日西而阳气已虚,气门乃闭。"《素问·八正神明论》谓:"月始生,则血气始精,卫气始行;月廓满,则血气实,肌肉坚;月廓空,则肌肉减,经络虚卫气去,形独居。"其三,人与自然是一个统一的整体。人从自然界摄取食物营养以维持自己的生存,同时人认识自然,利用和改造自然,"赞天地之化育",促进天地万物更好地发展。在"天人合一"思想指导下,人与自然保持着平衡、协调、统一、和谐的关系,维系着天地万物共生共长。《中藏经·人法于天地论第一》说:"人者,上察天,下委地,阳以扶之,阴以佐之。天地顺则人气泰,天地逆则人气否。""人有百病,病有百候,候有百变,皆天地阴阳逆从而生。"欲明辨证用药大法,必先明天合于人,人法于天和百病、百候、百变皆天地阴阳逆从之理。

中医以"天人合一"思想为指导，把人体置于天地万物大自然之中进行整体观察，又将人体从天地万物中分离出来，进行单独研究，通过对人体的解剖实践、生活实践和医疗实践的观察，积累了非常丰富的医疗实践经验。只有做到"天人合一"和"天人之分"的统一，才能明晓"天人合一"的内涵。《荀子·天论篇》说："故明于天人之分，则可为至人矣。"因此我告诫学生，要达到学术精，就必须做到理论精，勤于实践，"天人合一"。

"天人合一"的另一个含义是临床诊治疾病要注意身心合一。中医主张心身合一，形神统一。形神统一的思维方法是中医人文思想的深刻内涵，在当今西医学试图由生物医学模式，向生物－心理－社会医学模式转化时，对于人这个特殊的动物来说，中医的形神统一，身心合一的思维方法，在临床中的应用越来越体现了医学的需要。中医素有"天人相应"的整体观和"内伤七情"的理论。不管是从生理、病理还是从诊断治疗上来说，总离不开神的存在，也即现代医学说的心理因素。

中医理论主张"天人合一""形与神俱"。强调人与自然的统一，人与社会的统一，心身的统一。因此作为高明的中医，应该注重形神统一，努力实现诊治的"心身统一""天人合一"。

辨证辨病，精益求精

辨证论治是中医最显著的特色，是中医独特的诊疗手段和方法，也是中医学临床诊治疾病的完整模式。在望、闻、问、切四诊的基础上，结合地方、时令、气候、社会、人文变化及病人的性别、年龄、职业及精神情绪等情况进行具体的临床思维，从而辨识病证的性质、病位、程度，得出辨证结论，进行论治。但辨证论治是否准确，是否能达到理想疗效，需要有广博的知识和丰富的临床经验及慧然独悟的创新思维。《素问·著至教论》中，黄帝与雷公在讨论如何治学，如何理论联系实际，如何彰明医术时，雷公陈述了医生的困惑："诵而未能解，解而未能别，别而未能明，明而未能彰。"以"解""别""明""彰"概括治学的要义和逐步深入的过程。这不仅是治学的关键，也可以说是辨证论治学术思想之真要。要达"解""别""明""彰"，就必须在学术上精益求精。中医临床辨证论治的思维方式和方法是非常丰富的，纵观中医学术体系的发展，经历了古代的综合、近代的分析和现代的系统研究阶段，辨证论治不仅蕴含着丰富的思维方法，而且其内容和手段都在不断发展。我在长期的教学、临床实践中，逐步形成了系统的辨证论治的临床思维方式和方法，概括为辨证论治临床思维八法。即：①辨证论治，把握病证动静变化；②病证并辨，掌握疾病演变规律；③宏微结合，彰明疾病临床征象；④古今汇通，融贯医学古义新知；⑤形神同辨，实现诊治身心合一；⑥方证辨识，开拓临床简捷途径；⑦整局互参，统筹病情主次矛盾；⑧新旧互察，辨别疾病标本缓急。特别强调病证并辨，掌握疾病演变规律，明辨证辨病之医理。

中医学历经千年而不衰的原因之一就是具有西医传统所无，现代医学所需的整体观、辨证观、系统观的辨证论治思维方法，即辨证论治。虽然辨证论治在中医临床思维中很重要，但是不能忽视辨病论治。辨病论治在中医临床思维中也是一种重要的方法，也很重要。不管是辨证还是辨病，辨病不管是中医的病名还是西医的病名，都是辨别病证的名称，找出病情变化的规律。西医的病名，崇尚同中求异，务求将病变落到人体病原体实处，虽同一病变，力求分析出细微差别，故西医数百年来，恒于理化上着力，以求取病源为贵。中医的证，崇尚异中求同，病变万端，努力指向阴阳五行，故中医千百年来，恒于阴阳五行上下功夫，凡大医必精于哲理、易理，以把握阴阳五行为贵。故《黄帝内经》曰："善诊者，察色辨脉，先别阴阳。"中医辨证论治的临床思维方法，不能将"疾病"之"道"（医理、药理、病理、人事）进行充分地表达。因此说辨病论治和辨证论治都是中医学的重要组成部分和基本特点，对临床实践有着重要的规范和指导作用，历代医家都很重视辨证论治和辨病论治，因为人们认识疾病是一个不断变化和深入的过程，疾病的名称也有一个不断规范的过程，中医的首要任务是辨病，然后才是辨证。"疾病"是医学的基本概念，"病"指病人的痛苦之处，由于各种疾病的病因、症状、病程各不相同，因而冠以特定的病名，不论中医病名还是西医病名，均代表该病的本质及特征。每一个具体的病名都是医学上对该疾病全过程的特点（病因、病机、主要临床表现）与规律（演变趋势、转归、预后）等所做的病理概括和抽象，是对疾病的本质认识。诊治疾病是一个认识完善的过程，由证到病，由病到证，目的是找出疾病的发展传变规律，以利于治疗。辨病论治是着重疾病的整体性，突出治病的针对性，它有着辨证论治无法替代的论治作用。辨证论治着重疾病的变化性、复杂性，是辨病论治过程的组成部分。同时辨证论治能充分发挥医家的创造性。疾病是复杂多变的，医生治病的手段虽多，却远非尽善尽美，对有些疾病甚至束手无策，而且辨证论治在思维方式上不能适从，只能探索归纳治疗。许多疾病，如新发疾病，人们一时还难以把握其整体规律性，所以临证时要求对疾病的每一个环节和具体症状、体征都做具体全面辨证的分析，把医学理论和医家经验紧密结合起来，充分发挥医生的创造性，师古而不泥古，灵活运用理论和治法。

知常达变，继承创新

我认为临床辨证施治，要知常达变，即要有"常变"观，提出"知不易，常变易，通简易，达常变"的观点。"变易""简易""不易"是《易经》的三个大原则。所谓"变易"，即《易经》告诉我们宇宙万事万物，没有一样东西是不变的，佛教叫"无常"。任何东西，不可能不变，一定要变的。我们治疗的疾病也是在不断变化当中，如张仲景的《伤寒论》，

唐宋

教书育人担道义　读书临证济世人

各种病证千变万化，治疗不能固守一方，要辨证施治，随证治之。所谓"简易"，是指把复杂的道理，变得非常简化。《易经》首先告诉我们，宇宙间的万事万物随时都在变，尽管变化的法则很复杂，宇宙万事万物错综复杂的现象，在我们懂了原理、原则以后，就非常简单了。宇宙间的任何事物，有其事必有其理，然而宇宙间万事万物，有许多是我们的智慧和知识没有办法了解的。天地间有其理无其事的现象，那是因为我们的经验还不够，科学实验还没有出现；有其事不知其理的，那是我们的智慧不够，经验不足，找不出它的原理。诊治疾病也是一样，疾病千差万别、千变万化，许多疾病、许多变化，我们不知道、不了解，那是因为我们的知识不够，经验不足。《黄帝内经》曰："言病不治者，未得其术也。"所谓"不易"，即虽然万事万物随时随地都在变化，可是却有一种永远不变的东西存在，就是能变出万事万物的那个东西是不变的，那是永恒存在的。那个东西中医和古代哲学叫"阴阳"。宗教家叫它"神""主宰""上帝"。这个东西是不变的，这个能变出万事万物的"阴阳"是不变的。《素问·阴阳应象大论》曰："阴阳者，天地之道也，万物之纲纪，变化之父母，生杀之本始，神明之府也。治病必求于本。"这个"阴阳"，虽然是不变的，但是它的征象是千变万化的，是不可测的，只能去感知，故曰：阴阳不测谓之神。

疾病的发生发展是一个动态的过程，人们认识疾病也是一个动态发展变化的过程。由于疾病的复杂性，病情的变化性和中医学的整体观念，要求中医学者要有丰富的知识，才能把握住病证的阴阳动态和静态的变化。《素问·阴阳应象大论》云："善诊者，察色按脉，先别阴阳，审清浊，而知部分；视喘息，听音声，而知所苦；观权衡规矩，而知病所主；按尺寸，观浮沉滑涩，而知病所生。以治无过，以诊则不失矣。"《黄帝内经》就是用"常变观"认识生命运动、疾病规律、治疗法则和人体生理病理治疗方法的常与变的问题，力争把握好病证的动态和静态变化。辨证论治融辨识病证和治疗为一个体系，而不把证与治分开，证变而治亦变。辨证候、识病因病机、酌轻重缓急皆用系统思维和整体思维确定，优选治法。辨证的理法落实于方药，方药又是医生辨证时的具体物化，就是说辨证思维诊断的过程包含了治则方药的确定。辨证是论治的依据，论治是辨证的体现，二者合则为一，分则为二，犹如阴阳太极一样，动静之间，奇妙无穷。辨证是治疗的依据，所以，证辨得准确与否，在疾病诊疗过程中尤为重要。所谓证是人体疾病所反映的综合状态，它随着病势的消长，病机的转换，时刻都在变化当中。其变化的各阶段既有区别又有联系。其中包含着静态的稳定性和动态的变化性。所以中医有"同病异治""异病同治"的概念。辨证论治的过程并非简单地一次完成，有主次从略、先后缓急之分。要时刻把握住病证的动态和静态变化。病证的静态稳定性要求我们要有方有守，方能见效，但静态是相对的，动态是绝对的，动态的变化性要求我们要证变方药亦要变，常变结合。

临床中要想做到知常达变，就必须不断学习，古今汇通，融贯医学古义新知，不断追求继承创新之医术。中医学术体系的开放性要求我们做到古今知识汇通，融贯医学古义新知。清代名医张锡纯著《医学衷中参西录》，在这方面为我们树立了典范。有一部分人认为，现在中医临床出现"西化"现象，是因为大量应用现代检测方法的缘故，它不仅弱化了中医临床的辨证论治思维，也加重了患者的负担，并且临床疗效不佳，进而提出回归传统中医临床的本来面貌，才是中医发展的惟一正确的道路。不可否认，现代检测方法的滥用给中医带来的负面影响确实存在，特别是使广大患者错误地认为中医不需要现代检查，只有"三个指头一个枕头"才是真正的中医，而且表现突出。但是这不能说明现代检测方法对中医临床毫无必要，也不能把他们完全归于西医所拥有使用，只保留中医的"三个指头一个枕头"传统的望、闻、问、切，才是中医临床应有的本色。客观地说，出现这种负面情况，不能归咎于现代检测方法，虽然现代检测方法也有不完善和不正确的地方，相反，是忽视了中医学术体系的开放性，而是没有把现代检测方法纳入中医学术体系，进行辩证合理地利用。诚然，要想把现代检测方法等科技成果、手段都纳入中医辨证论治理论体系，不是一件容易的事，但是只要我们认清中医的发展方向，理清头绪，使古今知识汇通，中医西医贯通，一定能做到融贯古义新知。比如内镜下辨证，内镜下黏膜，气血循环表现最直接，古人如果有内镜观察手段，也一定会用于辨证辨病。对胃肠病来说，传统望闻问切四诊，结合取得胃肠黏膜局部微观辨证结论，进行施治，才能更准确。胃黏膜充血、水肿、红斑糜烂、溃疡活动期均是热证的表现，无论全身辨证是实是虚，是寒是热，治胃病辨证处方中需要加蒲公英、黄连等药；胃黏膜苍白、溃疡浅平、表面覆少许白苔，或者萎缩性胃炎，黏膜苍白等均是虚寒的表现，治疗在全身辨证的基础上加黄芪、党参、桂枝、白术、炮姜等药，充分而合理地利用现代检查方法进行局部辨证，结合传统中医辨证论治，才能发挥中医辨证论治的优势。

《黄帝内经》云："善言古者，必验于今。"传统中医和西医各有所长，亦各有所短，中医要发展，要进一步提高疗效，不能不吸纳现代检测方法以及现代科技知识和成果。中医不能有门户之见，而且还要懂西医，虚心向西医学习、请教，使现代医学知识为我所用，使现代科技为我所用。应该取"拿来主义"，中西融通，古今汇通，融贯医学古义新知，做到继承创新，努力形成现代的新中医。清代名医雷少逸在《时病论》中曾说："医家不可执古书而不读今书，参考古今择医理自得中和之道矣。"

教书育人，诲人不倦

我亲眼目睹并经历了中医药事业在新中国成立前后的巨大变化，尤其是对当前中医药教育事业发展造成的中医断层现象忧心忡忡。作为一名中医教育者，始终牵挂着中医药事业的发展，牵挂着中医学子的教育工作，经常应邀做学术讲座和报告，尽心竭力培育新人，为维护中医根本，发扬光大中医事业，做到无愧于心。不仅自已熟谙《黄帝内经》《伤寒论》《金匮要略》等经典著作，还常告诫学生，虽然在大学五年的"院校式教育模式"中，对四大经典有系统的学习，但对其他医籍几乎没有顾及，加之上班后，诊疗工作的繁忙，故对经典的学习，与古代医家相比，相距甚远。要不断巩固学习四大经典，学习各种中医典籍。严格要求学生制定自修计划，深刻理解学习经典著作，并要求书写读书笔记，对其中的名段名句要熟练背诵，力争对经典从理解到运用。培养学生养成中医思维，教育学生不仅要学好传统中医，而且要学好西医，做到衷中参西，以中为主，中西汇通。

中医药是中华文化的瑰宝，是几千年来维系中华民族生存繁衍的纽带，在健康领域许多方面，有不可替代的优势。但随着西方医学在国内的迅速兴起，使传统的中医药受到严峻的挑战。由于西医药的速效性和方便性，越来越容易被人们接受，加上当前一部分学生对中医学学之不深，学之不精，对中医缺乏信心，中医思维欠缺，临床能力薄弱，其中有少部分中医毕业生甚至背叛中医、攻击中医，这种状况严重影响了中医药事业的传承和发展。针对这种情况，我认为，培养中医大学生，必须首先培养中医思维，具有中医思维者方为中医。当前，利用中医药治病大有人在，但离开辨证论治和理法方药，就不是真正的中医，仅仅是用天然药物治病而已。正如一家报纸所说："用中药的医生不少，但用中药的医生并不等于中医。"面对现状，必须正本清源、返璞归真、坚定信念，牢固树立并坚守中医思维，让中医大学生牢固掌握中医学理论，熟谙中医学的自然观和方法论，才能培养出当今时代具有坚定的中医信念和较高的中医思维能力、临床水平的优秀中医人才。作为高等中医院校教育者，首先要坚定中医信念，传道授业做到"四个坚持不西化"，即：思维不西化、教育不西

唐宋

教书育人担道义　读书临证济世人

化、临床不西化、科研不西化。

对于当前中医面临的舆论压力，网络上很多学者随意发表论调，高举科学大旗打压中医、否定中医，甚至说中医是伪科学等，在社会上造成了恶劣的影响，严重影响了在校大学生和一些青年中医工作者学习中医、从事中医的信心。对此，我经常对学生讲，对于中医的疗效，必须进行客观的实事求是的研究。中医是千百年来我国人民与疾病做斗争经验和智慧的结晶，是实实在在的科学。我要求学生，要坚信中医不动摇，要从信念上相信中医的科学性和实践价值的无可争辩性。我经常用临床有效的案例，强化学生对中医临床的信心，教育学生树立一种意识，那就是中医疗效是与自身的中医临床水平和理论素养分不开的，是与群众认可分不开的，只要疗效肯定、百姓认可，这就是对中医事业的肯定。只要百姓认可中医，中医就不会受到个别人别有用心的污蔑，就一定能够不断壮大、健康地发展下去。

我从事教学、临床，努力留住中医文化之根，不仅自己重视中医经典和传统文化的学习，而且要求学生和徒弟熟读背诵中医经典，广泛涉猎传统文化，如《易经》《道德经》等。我认为要学习好中医，就要树立牢固的专业思想基础，打好坚固的理论基础。要打好中医理论基础，就要学好传统文化，了解中医的三大特征，即：中医的理论特征；中医的学科特征；中医的职业特征。中医的三大特征，就是中医文化之根本。具体讲，①中医的理论特征：中医在其漫长的形成和发展道路上，造就了独特的理论体系，在医学的基础上又具有了文学性、史学性和哲学性。例如一开始就讲阴阳五行学说，使传统的神权医学转变为哲学医学，这是中医学第一个划时代的转折，多思辨的朴素的唯物主义在医学中的应用，使中医学的思路更加开阔，具有了哲学性。中医理论历史悠久，它是2000多年前，春秋战国时期，根据时代不同、社会背景不同，经过群众在与疾病做斗争经验总结的基础上，逐渐发展起来的一套医学理论，因此它具有了史学性。

而中医与文是自始至终紧密相连的，所谓"大医必大儒""不为良相、愿为良医"的古语，就体现了文与中医的关系，而且在《春秋》《左传》等书中，都或多或少地渗透着中医学的内容，中医理论的文学性就不言而喻了。②中医的学科特征：中医是在历史漫长的发展过程中，由无数个医学家不断发展、修正、补充、完善起来的，它是思维与经验紧密结合、互相渗透的结果，其理论内涵有社会科学的特征，其应用蕴含有自然科学的特征。因此，它是介于社会科学与自然科学之间，既有思维科学，又有实验科学的一门独特的理论体系，故其思维的抽象性和实用的经验性，决定了中医的学科特征。③中医的职业特征：医学是以救死扶伤为宗旨的服务性职业，因而它所接触的是社会各阶层的人群，尤其中医，是集治疗学、营养学、养生学、行为医学等为一体的多科综合体。不同年龄、不同性别、不同性格、不同心理状态的患者，需要利用不同的接待方式和不同的治疗方法。因此，其职业反映出一个接触范围广、病症复杂、治疗多样的特征。为适应这种职业特征，作为中医工作者，必须具备有丰富的基础理论、广阔的社会知识、扎实的临床技能、高尚的职业道德和良好的医疗作风。否则，你就当不了名医，即使当了名医，也不是一个群众满意的医生。

读书临证，济世活人

中医学博大精深，很难一朝一夕探其根源。如孙思邈言："世之愚者，读书三年，便谓天下无病可治；及治病三年，乃知天下无方可用。"人体是一个复杂的有机整体，许多病很难简单解释，临床上没有现成的方药可以套用。作为一个中医工作者，首先，必须具备丰富的中医基础理论和广博的社会文化知识，以及扎实的临床技能。其次，一定要博览群书，广泛深入地探究医学原理，专心勤奋不懈怠，不能道听途说，一知半解，就说已经明白了医学原理。而且，随着社会的发展，人们生活方式和饮食习惯的改变，许多疾病的病因病机和临床表现与以往不同，或新的疾病不断产生，原来的理法方药已不能适应现在的需求，就要求我们重新制定新的证型、治则及用药方案。这些都说明，我们不能固步自封，举步不前，应活到老学到老，不断提高专业技术水平，丰富业务知识，了解本专业新动态，了解人文医学和社会学，开阔视野，把学到的东西转化为临床实践中每一个细节的操作，使病人获益，使人民健康，使社会和谐。我常教育学生要多读书，多临证，学而时习之，做到博而精。学习和继承中医，就是要遵循中医实践思维的特点，培养实践能力、动手能力。实践中医，感悟中医，强化中医独特的思维方式。中医学是一门实践性极强的科学，中医学对人体与疾病的研究皆以临床需要为前提，离开了临床，中医学理论便失去了使用价值。多读书，多临证是中医成才之路。临证必须做到"继承而不泥古，创新而不离宗"，才能济世活人。

探究中医的黄金真理

山东中医药大学教授　祝世讷

【医家简介】祝世讷（1940—　），山东省青州市（原益都县）人，先后就读于益都东关北阁街小学、益都二中、益都一中，1961年考入山东师范学院（现山东师范大学）政治系，1965年毕业分配到山东省教育厅工作，1970年调至莱芜钢铁厂工作，1978年调至山东中医学院（现山东中医药大学），任自然辩证法教研室主任，先后晋讲师、副教授、教授，专职担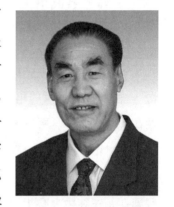任博士、硕士研究生的"现代科学技术革命与马克思主义""自然辩证法""中医系统论"等公共理论课教学，1988年在国内首次招收培养中医学方法论研究方向的硕士研究生。兼中国自然辩证法研究会生命哲学专业委员会委员、中国人体科学学会中医系统理论专业委员会委员、山东自然辩证法研究会副理事长、山东中医多学科研究会副主任委员。2000年退休，返聘到校史志办公室工作，参加《山东省卫生志（1985～2005）》编纂，主笔"中医篇"，任《山东中医药大学年鉴》执行主编、《山东中医药大学志》副主编。

长期从事中医科学原理研究，包括中医哲学、中医方法论、中医系统论、中西医比较、中医的科学发现和发明、中医发展战略等。出版个人专著8部：《系统中医学导论》《中医系统论》《中西医学差异与交融》《中医系统论与系统工程学》《中西医结合临床研究思路与方法学》《系统医学新视野》《中国智慧的奇葩——中医方剂》《中医的科学发现和发明》；主编著作4部：《中医学方法论研究》《自然辩证法概论》《中医新知识辞典》《中医文化的复兴》；副主编、参编、参译《中医哲学基础》等20余部；发表论文150余篇。

从哲学思考者到研究中医者

我不是学中医出身，与那些中医专业学者从事的"中医研究"不同，我是带着哲学思考半路跨进中医殿堂，把中医作为一门学术，来"研究中医"。因此，我思考的角度不同于传统中医，更不同于"以西解中"，而是站在哲学、科学、医学的交叉角度，从中医当代研究和发展提出的问题入手，探讨中医的科学原理。

我年少时兴趣广泛，喜欢语言文学、工程技术，曾希望能成为一名工程师。及至高中，爱哲学至酷，曾在学生中组织哲学学习小组，成为学生中思想文化活动的骨干。报考大学的第一志愿是哲学，录取到山东师范学院政治系，大学4年不满足于课程学习，把课余特别是周日和假期的大部分时间，都泡在图书馆里，尽己所能地在哲学领域冲浪，有计划地按专题进行研读，学会了做系统的考察和思考，撰写综述、论文直至书稿。

1965年大学毕业，遵守那个时代"祖国的需要就是我的志愿"，被分配到山东省教育厅工作，后来又调至莱芜钢铁厂支援"三线建设"。这期间正逢"文革"十年动乱，有困惑也有思考，也有机会读了二十四史和几本哲学名著。1978年调回济南，省人事局拟安排到省直机关做秘书，自觉不适应也不愿再做机关工作，厌倦了政治动荡裹挟理论折腾，想找个地方坐下来静心地做点学问，首次做了按自己的志愿寻求工作岗位的努力，要求调到山东中医学院，所看中的是中医千年传承的理论与实践，是中华民族的智慧结晶，蕴含许多待解之谜。

英国哲学家培根说："在人类历史的长河中，真理因为像黄金一样重，总是沉于河底而很难被人发现，相反地，那些牛粪一样轻的谬误倒漂浮在上面到处泛滥。"当我度过人生的主程，回首时，深感无悔无愧，并且自足和自豪的是，我所致力研究的中医，是中华民族的伟大创造，它饱含着深厚的黄金真理，因为其重而沉于河底，被漂浮在水面泛滥的泡沫和垃圾遮蔽太久了。我大半生的努力都是参与拨开那些泡沫和垃圾，认清沉于河底的黄金真理，尽己所能地探究中医的科学真理和真理的黄金性。

教学研究是我跨入中医殿堂的第一步。就在我调入山东中医学院的1978年，中医破天荒地开始招收硕士研究生，国家规定的硕士学位课有"自然辩证法"，我到岗接受的就是这门课的教学任务。这是一门新设的公共理论课，内容包括自然观、科学观、方法论，要求联系专业实际，面向全校所有研究生，每年72学时。到退休为止，共为24届硕士研究生讲授该课。1987年学校开始招收博士研究生，博士学位课有一门"现代科学技术革命与马克思主义"，面向全校所有博士生，每年72学时，学校决定由我承担，共教了15届。这门课要求更高，要了解和掌握现代科学技术革命的进展和成就，及其提出的新的哲学和社会理论等问题，并从这样的前沿来研究和解决本专业的相关问题。

这两门课都不是一般的哲学课，是自然哲学、科学哲学、医学哲学课，要求联系专业实际，为研究生们研究和解决本专业的学术问题开拓思路，提供理论和方法支持。为教好这两门课，我不得不对自己的学术素养进行脱胎换骨的改造。第一，调整治学方向，定位于自然哲学、中医哲学、理论中医学。第二，更新知识结构，从两方面"恶补"。一是补自然科学，包括中国和世界的科学技术发展史，以及现代科学技术革命的进展和成就，补到为本科生开设了"科学技术史"课。二是补中医学，学习各门教材，研读《黄帝内经》《伤寒论》等经典著作，及周易、道家、儒家的理论，广泛涉猎中国医学史、西方医学史等。这样改造的结果，形成一种特定的学术视野和思考坐标，即哲学、科学、中医学的交叉与综合，历史与现实的交叉与综合，可以从这样的视野和坐标来探讨所面临的中医问题。

通过教学研究，逐步地深入到中医的学术领域。正是在这个时期，中西医结合、中医现代化、中医国际化的实践，先后提出一系列问题，争论多，困惑多，有些认识存在混乱甚至谬误。这些问题大量属于中医哲学和理论中医学的性质，正是我的研究方向，它像一个巨大的"黑洞"吸引着我，开始了对这类问题的探讨，包括如何认识和评价中医、中医与西医的关系、中医现代化的战略、中医国际化的道路、中医现代研究的思路和方法、中医未来发展的方向等，我先后发表研究论文50多篇。

随着探讨的深入，研究方向做了两次浓缩。第一次是从中医哲学浓缩至中医学方法论。中医的哲学问题太多，其中的方法论问题特别突出和迫切，研究生教育也特别需要，因此把研究方向浓缩至中医学方法论。先后发表20多篇论文，1985年邀请全国相关专家编纂出版了《中医学方法论研究》。第二次是从中医学方法论浓缩至中医系统论。在方法论研究中发现，中医面临的方法论问题仍然很多，更加迫切和有决定意义的，不是那些具体的操作方法，而是关于研究战略和基本思路的"大方法"，关键是中医的系统论思维与西医的还原论思维的原则性区别。这时刚好系统科学传入中国并开始在医学领域应用，于是把研究方向聚焦于移植和应用系统科学于中医，研究和创立中医系统论。先后发表论文30多篇，出版中医系统论专著5部，建立起中医系统论的理论框架，并从中医系统论拓展至医学系统论。通过上述这些研究，我逐步地从一个哲学思考者进化为一个研究中医者。

2000年退休，"上帝把我还给了我自己"，谢绝了多种"继续工作"的建议，从心所欲地开始做"学术自由人"，集中精力于自己最想聚焦的思考。这时恰好迎来新世纪新千年，时代的转折出现的新形势、新动向引发新思考。东方文明复兴论、新的科学革命论、反思西医论、复兴中医论等新论层出，批"中医是伪科学"、网上签名"远离中医"的逆流再现，深深地意识到，对中医的认识和理解问题远未解决，关键是那深藏于水底的黄金真理，远未被认识到，更远未被揭示出来阐释清楚，仍然在被泡沫和垃圾遮掩和沾污。特别需要指出的是，它绝不只是医学问题，而是更深的科学问题、思想文化问题，需要从新世纪和新千年的划时代转折，从更高的视角和更深的层次再探究。为此，我下决心"坐穿这个牢底"，用有生之年来穷究中医那"沉于河底的黄金真理"。

新的探讨是尽可能地向深处挖掘，重点突破了三个问题。①从人类文明和医学发展的5000年历史，纵向剖析中医学的地位和价值，证明中医学创造了三大奇迹，即世界多元医学中惟一不中断地发展至今、中国多门自然科学中唯一不与西学融合、两千年前确立的理法方药体系至今仍主导临床。②对中医学在20世纪的三大实践（中西医结合、中医现代化、中医走向世界）进行系统的理论总结，论证这三大实践到世纪之交提出的三大科学难题，即中医基本原理与西医不可通约、中医的理论和实践现代科学解释不了、中医走向西方世界无轨可接。由此进一步探讨中医究竟有什么东西超越了西医、现代科学和西方思想文化，为什么会有这种超越？发现和证明那正是中医独创和原创的科学发现和发明。③探究中医学究竟有哪些科学发现和发明，而它们都是在西方医学和现有科学的视野之外。认清了中医是一个包含系列科学发现和技术发明的科学体系，重大的发现和发明有十多项，其发明度和贡献度远远超过已知的四大发明，因而是中国的第一大发明。特别是其发现和发明的方向和核心是健康与疾病的复杂性，复杂性是中医与西医的分水岭，而研究复杂性是现代科学和医学的最新发展方向，中医是世界上第一门复杂性科学和复杂性医学，这是中医的黄金真理所在。

正确认识中医学的科学特性

如何认识和评价中医学，是我遇到并探讨的首要问题。刚跨入中医殿堂就吃惊地听到一些分贝很高的噪声："七十年代骑老牛，今人反向古人求，今天是分子生物学时代，再研究古老的中医，是向负两千年倒退。""学了中医是误入歧途，考上研究生是走向深渊。"联系到1840年以来对中医的多轮争议，深感正确地认识和评价中医是个重大而迫切的问题，但它超出医学的专业学术范畴，而是科学哲学和科学学的问题，需要从这个角度来思考和解答。

1. 关键在立场、观点、方法　经过对近代以来怀疑和否定中医的各种思潮的考察，发现争议的焦点不在中医学术本身，而在立场、观点、方法。那些怀疑和否定论者，有的是民族虚无主义思想作祟，有的超越学术乱贴政治标签，有的不懂中医而妄加评判，有的以西医为标准论是非，有的以20世纪的科学水平为标准论是非。那些说"中医是文化""中医是哲学""中医不是科学"的观点，虽不否定中医，但对中医的学科性质认识不准确，在科学观上存在混乱或差错。

2. 中医学不是现代科学，但并非不科学或不是科学　提出认识和评价中医学要有三个观点，划清四个界限。

三个观点是：①全面的观点。要把中医学放到人类文明发展史的坐标上，从纵向和横向上进行全方位的比较和评价，不能孤立地从单一坐标或个别坐标点来判断。②历史的观点。科学的发展经历了古代、近代、现代三个阶段，古代科学、近代科学、现代科学都是科学，只是发展水平不同。现代科学是指1900年以来发展和形成的科学成果，不能把现代科学之外的科学都斥为不科学。③发展的观点。任何严格的科学理论都从不严格的理论发展而来，有些科学理论还没有达到成熟的程度，只能说它不严格或不成熟，不能说它不是科学。

四个界限是：①划清科学水平与是否科学的界限。中医学属于古代科学，不是现代科学，这是科学发展水平的差异，不是科学与不科学的区别。②要划清九个指头与一个指头的界限。中医学有精华也有糟粕，精华是主流，绝不能用糟粕来掩盖和抹杀精华。同时，精华也有发展水平和精粹程度的问题，大部分还需要进一步发展和成熟，不能因为其成熟的程度不够而斥为不科学。③划清实践与实验的界限。实践是检验真理的唯一标准，但医学的实践有多种，有临床防治、群体调查、医学实验等，不能把医学实验惟一化，特别是医学实验的现有水平十分有限，不只中医学，整个医学的许多内容都还实验不了。把医学实验作为判断是非的惟一标准是错误的。④划清科学与哲学的界限。中医富含哲理，但其学科性质是医学不是哲学，经典著作中只有《黄帝内经》等少数带有自然哲学的性质，其余以《伤寒论》为代表的绝大多数都是纯正的医学著作。中医理论的许多概念和理论源自哲学，如气、阴阳、五行等，但都医学化，反映着医学的专业内容，成为医学的专业概念和理论，已不再是哲学性质。中医学的更多概念和理论并非源自哲学，如经络、证候、正邪、寒热、虚实、表里、四气五味等，是纯医学专业的。

3. 中医学5000年创造了三大奇迹 为了全面系统地认识和评价中医，我把中医学放到人类文明和科学发展的全部历史上来考察，认识到并明确提出，中医学的5000年发展创造了三项伟大奇迹。

第一，世界多元医学中惟有中医学不中断地发展至今。人类文明有5个主要发源地（古中国、古印度、古巴比伦、古埃及、古希腊），都孕育产生了自己的医学，但其后来的发展非常不同。古埃及、古巴比伦、古印度的医学过早地衰落或落伍了，古希腊医学到"中世纪"那"黑暗的一千

267

年"中断了，16世纪开始的医学革命走上迥异于古希腊医学的还原研究道路，形成以"生物医学"为代表的全新体系，不包含古希腊医学的一个字。只有中医学是个例外，从起源到今天，5000多年的发展从未中断，一脉相承地连续发展至今，这在世界医学史上是个奇迹。

第二，中国多门自然科学中惟有中医学不与西学融合。医学和其他自然科学一样，理论是对客观规律的正确反映，具有客观真理性。源于不同地域或民族的科学，对于同一规律的认识，只要达到真理水平，必然会走向统一，真理是一元的。中国和欧洲是自然科学的两大主要发源地，17世纪以来，中西科学开始相互融合，中国的数学、天文学、地理学、物理学、化学、生物学成就，到19世纪末已经与西方相关学科的成就相融合，只有一个例外——中医学，尽管经过了专门的中西医结合研究，但中医学至今仍然不与西医学融合。中医学像喜马拉雅山那样，昂然自立于科学之林，这是中医学创造的又一奇迹。

第三，两千年前确立的中医学理法方药体系至今仍主导临床。中医学连续发展5000年没有中断的是什么？与西医学不可融合的是什么？主要是理、法、方、药体系。它确立于秦汉时期，以《黄帝内经》《难经》《神农本草经》《伤寒杂病论》为标志，是包括基础理论、防治法则、中药方剂、针灸推拿等的完整学术体系，是经典中医学术的主干和核心。它两千年一贯，至今仍主导临床，可靠有效，并已传至世界160多个国家和地区。这在世界医学中独一无二，是中医学创造的又一奇迹。

4. 中医学是中国第一大发明 对中医学的系统考察和思考，认识到并提出，世界已公认中国有四大发明（造纸、火药、指南针、活字印刷），但中医是比这四大发明更加重大的科学发现和发明。因为，那四大发明都是单项技术，而中医学不但有多项技术发明，更有多项科学发现，是一个包括众多发现和众多发明的庞大体系。而且，中医学所发现的医学现象和规律，远超西方医学的视野，许多甚至超越了现有科学的研究视野，属于新兴的复杂性科学的研究领域，符合甚至代表新世纪医学发展的新方向。2003年我发表文章，按论定发明的时间顺序，提出中医学是中国第五大发明，后进一步研究和提出，就发现度、发明度、贡献度而言，中医学远远超过那四大发明，是中国的第一大发明。

5. 中医学创造奇迹的三个条件　中医学这样的奇迹为什么出现在中国而不是别的地方？认识到主要基于三个条件。

第一，世界上最大的临床样本。临床防治是医学研究和发展的基础，中国历来人口众多，长期占世界人口的1/4，人多病多，是世界上最大的临床样本，为中医学的研究提供了独一无二的临床实践条件。

第二，社会长期统一稳定。社会政治经济的稳定和繁荣是医学发展的社会条件，在中医学发展史上虽然有战乱和朝代更替，但社会的基调是统一和稳定，为中医学的研究和发展提供了良好的社会环境，使中医学掌握的特大临床样本长期稳定，以其为基础连续不断地研究几千年，这在世界上也独一无二。

第三，中国思想文化的孕育。中医学由中国思想文化母体孕育而生，周易、道家、儒家等的思想系统地融入中医学，遵循其思想和方法对人的健康与疾病进行了中国式的研究，这是完全不同于西方医学遵循西方思想文化进行的研究，达到了西方医学至今无法企及的深度、广度和高度，把中医学的发明创造铸成中国式的。

解析中医学与西医学之不可通约

如何认识和处理中医学与西医学的关系，是我遇到和思考的又一个重大问题。医学为何分中西？中西医学能否统一？自西医东渐以来已争论了一百多年。我考察了中医学和西医学两个学术体系及其发展史，对中西医学进行了系统的比较，考察了关于中西医学关系的各种研究和认识，探讨了中西医学关系问题的各个基本点，发表论文 20 余篇，出版了专著《中西医学差异与交融》《中西医结合临床研究思路与方法学》，得出几项基本认识。

1. 中西医学差异的起源和发展 整个医学"一流五源"，人类文明的五大发源地都孕育产生了自己的医学，医学起源的多元性和多元之间的差异性，是各派医学差异的历史起点，也是中西医学差异的历史起点，中西医学差异不过是多元差异中的一元，没有必要也不可能追溯到比这更远的地方。中西医学从起源时的原始差别发展为今天的巨大差异，主要经历了三个发展阶段。

第一，古代——差异的萌发。公元 5 世纪之前的 1000 多年，东西方哲学思想各执一端，核心是中国的元气论与欧洲的原子论相悖，影响了医学思想并直至今天。中医学以《黄帝内经》为核心形成经典的理法方药体系，西方医学形成以希波克拉底为代表的早期学术体系，虽有许多观点相同或相近，但研究的具体内容却非常不同，形成中西医学的早期差异。

第二，中世纪——差异的扩大。欧洲的"中世纪"是封建社会，政教合一，医学沦为教会的婢女，陷入凋敝的"黑暗一千年"。而这一千多年正是中国封建社会的鼎盛时期，中医学全面系统地发展，形成了经典学术体系，成就远远地超过西方，呈现"东高西低"的巨大反差，决定性地扩大了中西医学之间的差异。中医学现有的学术体系和基本特色，主要在这个时期确立和定型，对于中西医学现有差异的形成，从中医学这方面起了定型作用。

第三，近代——差异的加深。1840 年以后中国进入封建社会末期和半殖民地半封建社会，中医失去新的突破和发展的条件，保持着经典学术体系缓慢前行。而欧洲则发生了文艺复兴、资产阶级革命、科学技术革命，医学也发生革命，走上用新的科技知识和方法进行还原研究的道路，经过"机器医学""生物医学"的发展，建立和定型为今天所见的西方医学体系，形成巨大的"西高东低"发展反差，决定性地加深了中西医学的差异。这个时期对中西医学差异起加深和定型作用的，主要是西方医学近400年的发展。

2. 中西医学差异的两个方面和两种原因　考察发现，中西医学的具体差异表现在多个方面和层次，但在整体上，根本性的差异主要有二。①发展水平的时代性差异。现有的中医学是从远古到1840年为止形成的经典学术体系，大体上属于古代科学的范畴。而现有的西医学是从1543年至今所形成的学术体系，属于近代和现代科学的范畴。②研究视野的方向性差异。中医学是以人为本的"人医学"，研究的是"人"的健康与疾病。而现有西医学是"人体医学""生物医学"，把人简化为人体，对人体进行分解还原，研究其形态结构能够用生物学和物理学、化学知识来解释的健康与疾病问题，不能做此研究和解释的就避而远之。

造成中西医学这两种整体性差异的，是两种基本原因，即影响医学发展的基本条件在中国和西方出现的差异。

第一，社会的政治、经济、科技。它是影响医学发展速度和水平的决定性条件，是造成中西医学之发展速度和水平差异的决定性条件。中国以1840年为界，前后的社会条件截然不同，在此之前中医学长期遥遥领先于世界，在此之后陷于滞缓。西医学以16世纪为界，在此之前经历了古代的兴盛和中世纪的凋敝，在此之后随着欧洲的资产阶级革命和科学技术革命而发生医学革命，赶上并超过中医，达到近代和现代的发展水平。

第二，思想文化。它内化为医学的学术思想，支配着研究的方向和视野，是造成中西医学之方向性和学术性差异的决定性条件。中医学遵循中国的思想文化，注重的是人，及人的整体性、生命运动、相互作用、生态调理。西医学遵循着西方思想文化，注重的是人体，及人的形态结构、分解还原、局部定位、实体粒子、对抗治疗。中国的"元气论"与西方的"原子论"的对立，是造成中西医学差异的最深思想根源。

3. 中医学的基本原理与西医学不可通约　中西医学结合研究是毛泽东主席倡导的一项伟大实践，中西医学究竟能否统一，始终存在着争论。经过半个多世纪的努力，却没有达到预期的结果，发现和证明中西医学的基本原理"不可通约"，怎么认识和解释？

基于中西医结合研究的实践，根据科学哲学所揭示的科学发展规律，我就中西医学统一的必然性、条件性、可行性等反复地思考了20多年，得出了一些基本认识。认为中医学和西医学是医学内部的两个学派，对于同一规律的不同认识必会统一，而分别认识的不同规律形成的不同理论不可通约，但会融合到未来的医学理论的统一体系中。

关键是中医学与西医学是不是真的不可通约，是什么不可通约，为什么不可通约？寻找答案还得回到毛泽东主席当年怎样提出中西医结合，他讲的是："'学'是指基本理论，这是中外一致的，不应该分中西。"[①] 实践结果所证明的，中西医学正是在"学"上无法统一。而"学"的不可通约，是不同的"学"分别研究和认识了不同的规律，其本质是不同规律之间不可通约。

经系统的考察和思考，认识到中西医学之间并非所有的东西都不可通约，真正不可通约的是基本原理，主要包括以下三个层次。

第一，基本理论反映的基本规律不可通约。中西医学的基本理论各自认识和掌握了健康与疾病的不同规律，中医的阴阳、脏腑、经络、病机、证候、治本、中药药性、方剂功效等，其规律都在西医学的视野之外，没有一项能够与西医学的现有理论相融合，按西医学的理论来研究也很困难。

第二，医学模式不可通约。中西医学之所以在同一研究对象分别认识不同的规律，在于研究视野有方向性差异，形成不同的医学模式。中医学与西医学在医学模式上的不可通约，主要是人医学与人体医学、生命医学

①　毛泽东. 同音乐工作者的谈话. 光明日报，1979-09-09.

与生物医学、生态医学与理化医学、关系医学与实体医学、调理医学与对抗医学、复杂性医学与分解还原医学的相悖。

第三，学术思想不可通约。造成中西医学两种不同医学模式的内在根源，是中国与西方的两种不同思想文化。中医学凝聚着中国思想文化，西医学凝聚着西方思想文化，不但造成"仁者见仁，智者见智"的差异，而且造成"仁者见仁不见智，智者见智不见仁"的隔阂。

中西医基本原理的不可通约是整体性和本质性的。目前临床流行的所谓中西医结合治疗，实际上是在不可通约的两种不同原理指导下的"AA 制"，即"两种诊断互参，两种治法兼用，两种药物并投，两种理论双解"。

4. 中西医学统一的必然性和可能模式 中西医学基本原理不可通约，还能不能统一？我思考的结果是，中西医学的基本原理不可通约，不能在现有水平上直接合并，但必将遵循两条规律，从两个层次走向统一。

第一，由科学理论的真理性决定，对于同一规律的认识走向一元化真理。医学和所有科学一样，研究的是客观规律，对客观规律的正确认识具有客观真理性，真理只有一条。因此，只要中医学和西医学所研究的是同一规律，只要认识达到真理水平，就一定会统一。

第二，由研究对象的同一性决定，不同的理论将纳入统一的理论体系中。在科学体系中，医学只有一门，即研究人的健康与疾病的科学。中西医学的研究对象是同一的，其不可通约的理论，不过是分别认识了同一对象的不同规律，只要认识具有真理性并发展成熟，各自将作为相对独立的理论并列地纳入到未来医学的统一理论体系中。

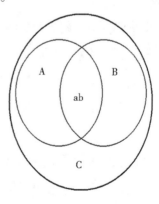

医学的"大一统"模式

中医学和西医学走向统一是客观规律，但统一的实现恐怕要几个世纪的时间，想把中西医学在现有水平上直接"合并"起来办不到。未来的方向应是"大一统"，其可能模式是："A＋B＋ab＋C"（如图）。式中，A是中医学不能与西医学相通约的理论及其发展，B是西医学不能与中医学相通约的理论及其发展，ab是中医学与西医学能够通约的部分理论及其发展，C是由中医学与西医学之外的其他医学及整个医学未来发展所贡献的新理论。

研究和创立中医系统论

把现代系统科学移植应用于中医学，挖掘和总结中医学的系统论思想，研究和提高到现代水平，创立中医学系统论，是我几十年努力的主攻方向。

1. 运用系统科学研究中医学　系统科学兴起于20世纪中叶，是现代科学革命的四大主要成就之一，其研究方向是世界的复杂性，主要学科有系统论、控制论、信息论、耗散结构理论、协同学、超循环理论、系统工程学等，系统论是其基础理论。系统科学于20世纪70年代末开始传入中国，也开始了在西医学和中医学的应用，成为新兴的中医多学科研究的一个重要方向。我于1980年开始致力于把系统科学应用于中医学的研究，目标是研究和建立中医系统论。该努力得到系统科学倡导者钱学森院士的热情鼓励和支持，曾六次亲笔写信来给予指导，并寄来他的专著《论人体科学》，鼓励我："据我所知，国内外研究中医的工作很多，工作大都是仪器测定，比较定量而严格……当然，这些工作也往往由于不知道系统论而未能解决问题，但这正是您可以大有作为之处。用系统论一点，'点石成金'！""您如能把中医固有理论和现代医学研究用系统论结合起来，那么，在马克思主义哲学指导下，一定能实现一次扬弃，搞一次科学革命。"把系统科学引入中医学，首先解决了以下几个问题。

第一，认清系统科学是正确理解中医学的一把钥匙。中医学现代研究所面临的许多问题，特别是那些中医学自己说不清"所以然"，从西医学无法理解和研究的问题，从系统科学的理论和方法来看，却正是系统科学所研究和强调的深层复杂机制和规律，是更科学和深刻的。系统科学的整体性、联系性、动态性、有序性等原理，以及系统、开放、耗散、协同、非平衡、稳定、有序、熵、信息、反馈、黑箱等概念和理论，与中医学的关系最为密切，从这些理论可以豁然开朗地理解和阐明中医理论的深层内涵，是在现代科学中真正能够理解和研究中医学的理论和方法。

第二，划清系统论与还原论的界限。系统论是在批判还原论的基础上形成和发展的，所研究的是不可还原和反还原的现象和规律，即系统特性和规律。划清系统论与还原论的界限，是认清中西医学差异的一个关键点。还原论是西方特有的思维方式，源于原子论，兴于近代的科学技术革命，主导西方医学至今。其基本原理有二：一是"原子－组合"，二是"分解－还原"。认为世界的本原是不可再分的最小物质颗粒"原子"，万物都由原子组合而成，因而可分解、还原到原子，就找到了其本原、根源。西医遵循这种思维方式，认为疾病的本质在微观粒子，对人体进行分解，力图还原到疾病的"原子"（或其化身）。而系统科学研究发现，世界特别是人的本性与这种思维方式相反，不可分解和不可还原是更加本质的特性。中医学正是如实地认识和驾驭了人的不可分解和不可还原的特性和规律，形成系统论思维。中医学的系统论思维与西医学的还原论思维的差异和对立，是造成中西医学学术差异的内在根源，由此可以看清中医学和西医学之各自特色的本质。

第三，确认和阐明中医学的系统论思维。运用系统科学研究中医学的重大收获，是认清了中医学思维方式的系统论性质，总结和阐明了中医学的系统论思维。从1981年开始，连续发表几十篇论文，提出和论证中医学的系统论思维，认识的基本点有四：①中医学思维方式的性质是系统论的，如实地反映着人的健康与疾病的系统特性和规律，现代系统论的基本原理差不多都可在中医学那里找到某种原型。②中医学系统论思维的发展水平还是自发和朴素的，需要运用现代系统科学来研究和提高，发展为具有现代意义的中医系统论。③中医学的现代研究需要坚持系统论思维，纠正那种抛弃和抹杀中医学的系统论思维，而改用西医学的还原论思维的错误做法。④根据科学思维方式发展规律提出，医学和整个科学一样，思维方式的发展逻辑是"古代整体论—近代还原论—现代系统论"，医学思维方式的未来发展方向是系统论，中医的系统论思维符合并代表着这一方向，西医学要从还原论转向系统论，中医学要从朴素系统论提高到现代系统论。

2. 研讨健康与疾病的系统规律　　中医系统论研究并非只是认定中医思维方式的系统论性质，更加重要和基本的，是探讨中医学究竟认识了健康与疾病的哪些系统特性和规律，抓住它进行现代系统科学的新研究，将认识提高到现代水平。而中医学所认识的那些系统特性和规律，正是与西医学不可通约的差异点，其差异和矛盾正从中西医结合研究和中医现代研究中暴露出来，成为热点性理论和方法问题。于是，我以这些重大的理论和方法问题作为突破口，逐步地深入进去。

中西医结合和中医现代化研究所提出的理论和方法问题众多，存在复杂争论和思想混乱。例如，阴阳的本质、经络的本质、五脏的本质、气和气化的本质、证候的本质、中药药性的物质基础、方剂整体功效的物质基础等，集全国之力几十年难以突破，许多重大课题无果而终。我抓住这些问题从系统论进行研讨，发现除了时代条件的限制，造成困难的共同原因是"以西解中"之误，是还原论引错了方向，像在养鱼网箱中寻捕大海深处之鲸。我从系统科学对这些重大问题进行新的探究，发表了几十篇论文，比较集中的是在《山东中医药大学学报》开辟了三次专栏讨论：1996～1998年在"中医学重大理论系列研究"专栏发表"阳阳的本质究竟是什么"等13篇；2007～2008年在"中医药自主创新思路研究"专栏发表"中医药自主创新应从战略上突破"等12篇；2009年在"中医问题访谈"专栏发表"怎样破解中医理论'不知其所以然'的难题"等6篇，阐述了关于这些理论和方法问题的系统论观点。

上述这些理论和方法问题的研究，关键是揭示中医学认识的健康与疾病的系统特性和规律，即那些不可还原和反还原的东西，从现代系统科学角度做出新的探讨和阐明。例如，从现代系统科学来研究发现，中医学的整体观有两层内涵，一是强调人产生和从属于天地之母，要把人的健康与疾病放到其母系统中对待；二是强调人的内部各部分产生和从属于人的整体，要把局部性病变放到整体背景中对待。这是标准的系统观，可从现代科学的最新知识进一步提高和阐明。阴阳是人生命运动的非对称矛盾特性，阴阳失调是矛盾关系的失调，既不能提纯出物质成分，也不存在特异指标，更不可还原为微观粒子。人的结构是复杂的，有解剖结构更有非解剖结构，经络是人的非解剖结构，从解剖结构去寻找经络的解剖形态的研究是方向性错误。"人"比"人体"复杂得多，"生命"比"生物"复杂得多，证候是人的生命运动失常，是人的疾病功能态，它涉及但主要的不是器质性病变引起的机能异常。人的结构是活的，由"功能A"建立和维持，然后才有结构所产生和负载的"功能B"，证候的病变首先是"功能A"失常。中药的药性是整体性的，不可还原，无法提纯和归结为物质成分的药理作用。方剂的整体功效是整体性的，不可还原，拆方研究找不到方剂整体功效的根据。

上述这样的问题探讨了大小几十项，得出的基本认识是，人是世界上最复杂的系统，其健康与疾病的系统规律客观存在，西医学由于还原论的束缚无从认识，中医学则按系统论思维接触了、认识了，只是由于时代条件的限制未能揭示清楚，运用现代系统科学进行新的研究，可以把这些规律揭示出来总结为新的理论。我所研究的规律问题主要有：健康与环境、心神与机体、整体与部分、宏观与微观、关系与实体、结构与功能、解剖的与非解剖的、有序与无序、平衡与稳定、能与熵、自愈与治愈等。通过研究提出了一系列新概念、新观点，例如，关于人的"整体性"，提出人的"元整体"性、"非加和"性、人的"系统质"、人的"功能子系统"等概念；关于人结构与功能，提出"结构"的本质是"关系"、人有非解剖结构、结构的发生和调节、疾病在本质上首先是功能性的；关于疾病的本质，提出人是典型的耗散结构、阴平阳秘是有序稳定、疾病不仅是失稳更是失序；关于人的自主性，提出人是典型的自组织系统、阴阳自和是生命运动的自组织；关于防治，提出五脏生克是机体自稳机制、治病求本是对人的自组织规律的驾驭、推动机体自主调理是治疗学的第一原理。

3. 提出中医系统论基本原理　把中医学的系统论思维提高到现代水平，创立中医系统论，是中医系统论研究的理论追求。1984 年在"全国2000 年的中医论证会"上，大会发言提出了"创立中医系统论与系统工程"的主张；1990 年中国人体科学学会成立"中医系统理论专业委员会"，做了"论中医系统论"大会发言，提出了中医系统论的理论框架，阐述了中医系统论的学科性质、研究对象、基本内容、主要特点、发展方向，指出中医系统论是关于人的健康与疾病的系统规律的学说。经过 30 多年努力，建立起中医系统论的理论框架，先后有 5 部专著进行总结和阐述。前期有《中医系统论导论》《系统中医学导论》《中医系统论》，初步总结了中医系统论的理论和方法；后期有《中医系统论与系统工程学》，全面系统地阐述了中医系统论的理论和应用；最后的《系统医学新视野》面向整个医学，从中医系统论拓展为医学系统论。

中医系统论的理论核心，是研究提出的六项基本原理。

第一，元整体原理。即人是分化系统、元整体。要区分两种不同的系统和整体，即分化系统、元整体与组合系统、合整体。人是前者，不是后者，不能混淆。人的整体和部分都是分化发生的，都要放到产生它的整体背景中对待，遵循其分化发生机制和元整体特性。

第二，非加和原理。即人的整体不等于部分之和。整体的属性、功能、行为是只存在于整体水平，即"系统质"，不能分解、归结为各部分的属性、功能、行为或其相加和。"系统质"的病只存在于系统的整体水平，不能分解、归结为各部分的疾病或其相加和。

第三，有机性原理。即相互作用是真正的终极原因。相互作用造成整体不等于部分之和，相互作用正常与否是健康与疾病的内在根据。实体是关系网的网上钮结，实体病是关系失调的表现或结果；关系有线性的和非线性的，非线性关系及其失调是病变的非特异性本质。

第四，有序性原理。即人的健康是有序稳定，疾病是失序失稳。人是典型的耗散结构，具有开放性、非平衡性，通过与环境交换物质和能量"吃进负熵"实现有序化。健康不仅是稳定，更是有序，是有序稳定。疾病不仅是失稳，更是失序，是失序而失稳。

第五，功能性原理。即人的病变在本质上首先是功能性的。病变的本质是人的生命运动失调，大都发生在器质性病变之前和之外，包括"系统质"病变、非解剖结构的结构性和功能性病变、"熵病"等，器质性病变是"功能 A"异常到一定程度或被外因所乘的结果。

第六，自主性原理。即人是自组织系统，发病和愈病都是机体的自主调理过程。自组织机制是"一只看不见的手"，自主地建立和维持有序稳定，健康是机体自组织的结果，病变是自组织的失常或失佳，防治的关键是依靠、调动、发挥机体的自组织机制。

4. 开辟中医系统论教学 为将中医系统论研究成果向临床、科研转化，我从 1983 年开始为硕士研究生开设了公共课"中医系统论"。先后以《中医系统论导论》《系统中医学导论》《中西医学差异与交融》为教材，每年讲授 40 学时，1990 年以后又扩展为中医、针灸、中西医结合等本科专业的选修课，迄今已授课 30 多年，教师更替了三代。

研究生对该课学习特别认真，把中医系统论的理论和方法运用于学位论文研究，有的研究就从中医系统论方向选题，有些论文直接或大量地运用中医系统论的理论和方法，因此我多次应邀参加博士和硕士的毕业论文答辩会。学生们反映，这门课程是从学术思想、理论观点、思路方法上面向现代的开拓和启迪，从中学到的不只是一种知识，更是一把钥匙，一条道路，影响了一代人。

1988 年，在国内首次招收培养了以中医系统论为主攻方向的硕士研究生，其研究课题有"'证'是人的疾病功能态""肾脏是人的功能子系统""论阴阳自和"等。

论证中医学的科学发现和发明

在上述研究的基础上，2000 年之后的思考进入一个更深的层次——探究和论证中医学的科学发现和技术发明，具体地揭示和阐明中医学究竟发现了什么，发明了什么，有何科学价值，对未来发展有何意义？

1. 总结中医学跨世纪提出的三大科学难题 世纪之交引起我深度思考的，是一个特别重大的问题，即中医学在 20 世纪有三项前无古人的伟大实践——中西医结合研究、中医现代化研究、中医走向现代世界，到世纪之交都暴露出深刻的困难和矛盾，这些困难和矛盾的实质是什么？

从历史长河的纵向看，中医学 5000 年创造了三大奇迹，而从世纪之交的时代横断面来看，中医学在 20 世纪的三大实践把三大奇迹的内在本质显露出来，成为中医学向医学、科学、思想文化提出了三大难题，而这三大难题之"难"，正是中医学的科学发现和发明所在。

第一难题，中医学基本原理与西医学不可通约。其具体内容如前述，它表明，中医学在西医学的视野之外，独到和独创地认识了另外的现象和规律。

第二难题，中医学的理论和实践现代科学解释不了。中医现代化研究不同于中西医结合研究，关键是运用现代科学技术来研究。但经几十年的努力，基本的学术问题几乎一个也没能解决。在基本理论方面，元气是什么？阴阳的本质是什么？经络是什么结构？五脏为什么找不到解剖形态？正与邪的本质是什么？失调所失的是什么？等等，这些问题都回答不了。在临床防治方面，证候是发生在哪里的病变？其寒热、虚实、阴阳、表里在人身上的具体变化是什么？回答不了；四诊研究了，用现代技术研发的舌诊仪、脉诊仪都不成功，对于舌象、脉象变化的内在机制及与病变的关系研究不了；常用的"寒者热之，热者寒之"等治疗法则，其机制是什么？中药的药性怎样转化和发挥为治疗功效？复方比单味中药多了什么？针灸的"得气""气至病所"的机制是什么等，都无法解释，甚至无法研究。

事实上，目前所说的"现代科学"，只是发展到本世纪之交的科学，水平仍然相当有限。其主要局限之一是没有进步到研究"人"，虽然有了生物学、心理学、脑科学、人类学等，但只涉及与人有关的某个方面，缺乏对人的全面系统研究，直到 1980 年，钱学森院士才倡导开展人体科学研究。然而，中医学却不同，从几千年前就以人为本，不加任何选择和取舍地接触、研究、认识了"人"的健康与疾病的各个方面和层次，其中大量或主体的内容是现代科学还没有涉足的。它表明，中医学在现代科学的视野之外，独到和独创地认识了另外的现象和规律。

第三难题，中医学走向西方世界无轨可接。从 1972 年开始的"中医西进"，是保持着 5000 年传统的中医学向西方医学一统天下的各国传播。开始曾期望与西方"接轨"，努力地去适应西方的法律规范和技术规范，但进展到一定深度却发现，"接轨"只能是表面的、技术性的，基本原理要"接轨"，就必须彻底改造中医，转换成西方医学理论，融入西方思想文化，也就是彻头彻尾地西医化、西方化，那样，就不再是什么"中医"国际化，而是非中医化、非中国化。因此，真正的中医走向西方世界，无轨可接，必须另行"铺轨"。

中医学走向西方世界之无轨可接，是中西医学不可通约的世界版。它表明，中医学不只与西方医学不可通约，而且与西方思想文化不可通约。这一事实证明，中医学独到的发现和发明不仅在西医学的视野之外，而且在西方的思想文化视野之外。

这三大难题所显现的，是中医学创造的三大奇迹之"奇"所在，是中医学在西医学、现代科学、西方思想文化的视野之外，独立完成的发现和发明所在，是超西医学、超现有科学、超西方思想文化的特质所在，是中医学黄金真理的实质。

2. 中医学是世界上第一门复杂性科学　中医学发现和发明的究竟是什么，为何既超出西医学，又超出现代科学和西方思想文化？这个问题从医学本身无法回答，从系统科学和复杂性科学找到了答案——中医学发现和发明的方向和焦点是复杂。

复杂性是世界的深层本质，科学发展到 20 世纪中叶，才出现了专门研究复杂性的系统科学和复杂性科学。复杂性的主要机制和规律有整体大于部分之和、相互作用、非线性、非平衡、非对称、自组织、自适应、随机性、有序、无序、混沌、模糊、突变等，其共同特征是不可还原或反还原，因此学术界把复杂性简明地定义为"超还原"。人是世界上最复杂的系统，科学的发展至今还没有进步到研究人的复杂性，但是，中医学已经研究它几千年了。中医学以人为本，道法自然，从临床防治来研究人的健康与疾病，临床有什么就研究和认识什么，不回避、不掩盖、不扭曲，按其本来面貌接触、认识、掌握了健康与疾病的复杂现象和规律，形成如实反映复杂现象和规律的理论和方法。因此，中医学是研究复杂性的先驱，中医学是世界上第一门复杂性科学，也是第一门复杂性医学。

复杂性的本质特征是不可还原或反还原，这是中医学与西医学的分水岭。中医学如实地研究和认识复杂性，但西医学走的是还原论道路，只承认和研究那些可还原的东西，不可还原和反还原的东西都被抛弃或否定，也就否定和背离了复杂性，这是中西医学术的分野所在。再深入一步，还原论源于原子论，原子论和还原论是融入科学和医学的西方思想文化的核心，它束缚着科学和医学长期不能研究复杂性，造成现有科学和西方思想文化难以理解和研究中医学。

总之，中医学的科学发现和发明，集中于人的健康与疾病的复杂性机制和规律。科学界认为，向复杂性进军是 21 世纪科学突破的方向，也是新的医学革命的方向。因此，中医学的科学发现和发明，可以说是面向和贡献给新世纪和新千年的发现和发明，它正符合并代表着新时代科学和医学的突破和变革的方向，将发挥不可替代的引领和推动作用。

3. 中医学的主要科学发现和发明　科学发现是对客观规律的揭示和总结，技术发明是把客观规律转化为操作工具或工艺，用于实践。中医学的发现和发明可列数很多，但哪些是真正超出西医学、超出现有科学、超出西方思想文化的？这需要高视角深层次地探究。我的思考基于三个坐标轴的交叉，一是从中西医学的不可通约处入手，来揭示中医学的发现点和发明点；二是从现代科学的最新发展主要是系统科学和复杂性科学，来阐明中医学发现和发明的究竟是什么；三是从新世纪新千年的新转折和新趋势，来论证中医学的发现和发明的价值和贡献。

要认清和阐明这样的发现和发明，必须超出就中医论中医的老传统，冲破"以西解中"的新传统，回到医学的原点，从"人体"回到"人"，从"生物"回到"生命"，从"理化"回到"生态"，回到未被分解的整体，回到原本的复杂，那些被埋没和否定的发现和发明，可以豁然开朗地看到和看清。

经络有没有结构？国内外寻找经络形态结构的努力均告失败，不是经络没有结构，而是研究者错误地认为人的结构只有解剖形态，把研究引到错误方向。人的结构是复杂的，除了解剖形态，还有非解剖形态的结构，经络是，五脏、六经也是，中医独到地发现了人的非解剖结构，将引领和开辟人的非解剖结构研究。

证候究竟是什么病变？只要从"人体"回到"人的生命运动"，就可看清证候是人的生命运动的异常，是疾病功能态。辨证论治独到地发现了证候病变系，它比西医学以病灶为核心的病变系统更加深刻和复杂，将引领和开辟人的"生命运动病变"的研究。

中医学发现的病机比病因和病理更深刻。病机是病因转化为病变的枢机，也是健康与疾病相互转化的枢机，因而是养生御病和治疗愈病的枢机，比西医学认识的损伤与抗损伤内在得多，深刻得多，将引领和开辟发生病理学和疾病发生学研究。

治病求本是中医学独到的治疗原理，是对人的自组织特性和机制的驾驭，是人的固有自组织机制把自己组织和保持在有序稳态，外来作用（致病的与治病的）都要经过其自组织才产生和表现为特定效应。"阴阳自和"是对人的自组织机制的认识，治病求本的原理是依靠、调动、发挥人的自组织机制进行自主调理，将引领和推动防治学向自主调理的方向变革。

中医学之于中药学的发明，关键不在发现了一万多种自然药物，而在将其中医化，按中医原理认识和使用以四气五味为核心的药性。这种药性自然发生于中药的整体水平，不可还原，是复杂药性。它代表并将引领自然药物之复杂药性的开发和应用。

中医学之于方剂学的发明，关键不在发明了十万多首方剂，而在"合群之妙"。复方比单味中药多了什么？复方不是药堆，典型地"整体大于部分之和"，是把中药的药性复杂化的用药方式。怎样复杂化？一是由君臣佐使结构和七情合和关系"妙"出整体功效；二是"方因证立"，针对证候设计方剂功效；三是"方从法出"，依据和通过治法发挥方剂作用；四是依靠"神应于中"的接应和转化发挥非特异功效；五是"知常达变"地根据病情变化而更方。这是中医学发明方剂学的真谛——方剂原理，是把中药的复杂药性进一步有序地复杂化，以适应人和病变的复杂性。它代表并将引领和开辟药物开发和使用的复杂性方向和道路。

中医学的复杂性发现和发明还有很多，五运六气、天人相应、养生、治未病、阴阳、正邪、气机、脉象、舌象、针灸、推拿、穴位、气功等，都包含着对复杂性机制和规律的发现和驾驭，需要拨开那些漂浮在水面的泡沫和垃圾，逐一地将其科学真理揭示出来。我的专著《中医的科学发现和发明》是对这个方向所做探讨的总结。

在曲折中执著治学中医

安徽省中医文献研究所研究员　任何

【医家简介】 任何（1941—　），安庆市人，中医研究员，《中医药临床杂志》副主编，安徽省第一批名中医。早年师从安庆名老中医查季璞老先生。1991 年成为全国名中医专家王乐匋教授继承人。

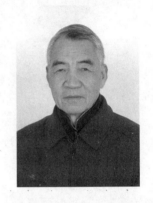

　　任何先生长期从事中医临床和中医文献研究，刻意中医经典，博览各家，理论联系实际，学术造诣较深。在临床工作中，擅治内科疑难杂病。

　　任何先生医学著述宏丰，发表论文 80 余篇，代表性论文有"王乐匋教授学术经验撷英""王仲奇学术经验蠡测""论医案文献数据库系统的现代研究"等。代表性著作《任何论文集》、《金陵版＜本草纲目＞校注》（与尚志钧先生合作完成）、《中医名医医案要略》、《尚志钧本草文献研究学术成就与经验》等。

　　任何先生学术渊博，研究领域从古代中医文献整理，到现代的计算机数据库中医应用，均有所建树。主持的科研课题有安徽省卫生厅"中国名医数据库系统研究"、安徽省科技厅"新安医学文献整理研究"、安徽省卫生厅项目"编撰《续本草纲目》"及"尚志钧教授本草文献研究的学术成就与经验数据库系统"。

　　我早年便有志习医，20世纪60年代初师从安庆名老中医查季璞先生。查老认真求实的学风深深地影响了我。他擅治胃肠、肝胆病证，处方用药简约、平正、有效。除临床功底深厚外，查老文献基础雄厚，举凡《内经知要》《伤寒论》《金匮要略》《本草备要》《脉经》《温病条辨》等书均能吟诵，如瓶注水，一字不漏。其间，我私淑安徽中医学院陈可望教授。陈老回故居养治眼疾，让我代他抄写处方。又先后下放同一处怀宁洪镇行医。陈老20世纪20年代考入上海国医学院，受陆渊雷、章次公、秦伯未诸位名医大家亲授，一生著作颇丰，经验深厚独到。他老人家要求我背诵《伤寒论》，熟读《内经素问》《金匮要略》，要求我治医要"居高临下，知难而懂易"，让我终身受益。1991年，在我事业上顺风顺水，一切都似乎按部就班的时候，我想到了进一步深造。我想成为像查老、陈老那样的专家型学者；面对患者和蔼可亲，应病无碍；提及文献如数家珍，条分缕析；登上讲台侃侃而谈，润物无声；提起笔来忠于事实，泽被后世。于是毅然放弃了在安庆市熟悉的生活、工作环境，只身来到合肥，作为专家继承人，师从于安徽中医学院教授、著名的新安医学传人王乐匋先生。

执着追寻中医的真理

　　古人说年过三十不学艺，而我感觉我从医以来的前30年都是在打基础，在旁人看来，我已是同行眼中的佼佼者，也在患者群中累积了相当的威望，没有必要重头来学，但我认为这个过程非常重要。作为一名医生，学习、进步永远在路上。

　　王乐匋（1921—1998）先生，笔名老匋，别名默庐，安徽歙县人。他是"新安王氏医学"第五代传人，安徽省新安医学研究会首任会长，全国首批老中医药专家学术经验继承工作指导老师。王乐匋先生亦是医文两兼之学者,曾历任安徽中医学院中医基础理论教研室、中医文献研究室主任,安徽中医学院新安医学文献专业硕士研究生导师。

跟师3年的经历是充实而有意义的。学成之后,笔者供职于安徽省中医文献研究所,任中医药文献研究室主任兼门诊部主任。新的岗位给了我更大的发展空间,不仅门诊治病继续赢得优良的口碑,而且因为有了前期的基础,使我有能力从学术全局的高度出发,主持并完成省卫生厅课题"中国名医数据库系统研究"和省科技厅课题"新安医学文献整理研究"。参加省教委课题"新安医籍考",并任《新安医籍考》的编委。担任《中医临床家徐志华》第一副主编,《中医临床杂志》审稿人。1997年被评为安徽省首批名老中医。退休后继续主持科研项目"本草纲目的现代研究",编撰《续本草纲目》等。

值得庆幸的是,我的几位老师均是医文并著的饱学之士,他们对于中医事业的真挚热爱,对于中医学术的钻研精神,永远值得我学习。就是在这样的工作、学习氛围之下,我也时刻留意将工作中的点滴心得及时归纳总结,草成文章,至今粗略数来已有80余篇之多,其中主要有:"攻补法则在虚实辨证中的应用""治遗汤治疗脑血管意外及其后遗症84例疗效观察""程杏轩《医述》评介""脑醒定临床应用""谈中医序跋文的学习""陈士铎精神医学思想探讨""试论考据在中医理论研究中的地位与作用""张锡纯对冲气为病的辨证""从'过程论'谈叶天士创'卫气营血'""张从正运用大黄的学术源流和经验""王乐匋教授学术经验撷英""王仲奇学术经验蠡测""中老年失眠症的中医病理及治疗对策""论医案文献数据库系统的现代研究""本草纲目的现代研究"等。

我认为自己前30年的从医、求学经历就是一个打基础的过程,在这个过程中有幸遇到了在临床、文献等各方面能给予我及时点拨的好老师。他们的治学精神和视野宽度,更进一步坚定了我的目标和志向。事实上,也指出一条达到这一目标的可行之路。

中医之成绩，医案最著

我始终认为，中医临床与中医文献并不矛盾，有些临床家对中医文献的保存、整理、加工工作不屑一顾，认为熟读汤头三百首便可临床应病无碍。事实上，在特定的条件下，我们不妨套用鲁迅"只有民族的，才是世界的"一语的格式，最为文献的，也为最临床的。

淳化本《伤寒论》（即《太平圣惠方·卷八》）是张仲景《伤寒论》传本中最难以理解的，其主治条文虽与后世条文略可打合，但六经条文归属，及主治方药有与今本截然不同者。其学理背景甚难解读，可谓文献领域之难点。然而它的形成却最具临床背景。其主体部分"六经篇"条文总凡124条，一般行文均较今本简洁，而每一个条文均有对应方剂。许多条文在今本《伤寒论》中是没有对应方剂的，这都体现了版本流传过程中人们重视临床的观点。千年而下，当初为临床应病而节要创作的淳化本《伤寒论》，成为文献家眼中最为古奥难懂的经典。

中医的临床疗效是中医发展的灵魂，中医文献汗牛充栋，其中固然有需要扬弃的糟粕，但多数文字是前代医家毕生实践经验的结晶。尤其是名医医案，更是辅助医者前行最为直接的启迪和指引。其中既有成功的探索，也有失败的教训。但古人的医案，多属个人或专科医案。至明·江瓘《名医类案》虽然视野极大拓展，但从明至今五六百年已经过去了。我一直在思考，如何建立一个开放包容的系统，来容纳精英才俊的无限智慧。20世纪90年代，我接触到了数据库的概念。在与一位计算机教授的交流中，我意识到数据库对于海量数据的管理保存，甚至于数字挖掘有着非同一般的意义。于是萌发了将中国名医医案的总结与数据库联合的最初想法，在安徽省卫生厅的大力支持下，由我领衔的"中国名医医案数据库系统研究"课题，成功争取到自然科学课题资格，并于1994年11月启动。

经过课题组成员唐兆年、汤万春、王松涛等人的共同努力，这项课题于1999年底结题。我们留下的手稿卡片装满了整整一个书柜，现在再回顾这些曾被我们推敲、讨论过多遍的卡片实物，真不敢想象我们竟然用最笨拙的办法，完成了当时最现代化的数据库建设的基本操作。随着数据库的调试成功，这些原始的卡片其实已经失去了保存价值，但作为5年来工作的见证，我们一直未丢弃。

2009年元月，中国中医科学院文献研究大家余瀛鳌先生在审察完这项工程之后，不无感叹地说道："任何教授等在多年前设计编纂的'中国名医医案数据库系统研究'，是一项前所未见、具有空前规模的医案巨编。"著名国学大师章太炎说："中医之成绩，医案最著。"随着医案数据库的不断充实和完善，我们在比较短的时间内缩龙成寸，高质量地完成了《中国名医医案要略》一书。经历了艰苦的数据库建设，我们更加明白搜集资料、驾驭资料之难。推己及人，为了方便读者使用，我坚持书后附赠全书完整的光盘版制品，真正做到学术公开、资源共享。我坚信，医案是后学登堂入室的必经之路，我愿意更多的人掌握中医这门学术，我愿意为后人搭建好登堂入室的阶梯。

承担义不容辞的责任

我国的中医药著述浩如烟海，蔚为壮观。几千年来，这些中医药名著一直在基础理论、方法手段、养生保健等方面指导着中医药工作者的临床实践，为保障人民的健康发挥了重要作用。但是，也有相当一部分中医药书稿未得到刊印和出版，一些有价值的书稿压在某个角落，不见天日，而成了"未刊本"。

从严格的定义上来说，中医"未刊本"是指未出版或未刊用的中医书稿。医家常常是通过学术著作来体现其地位的，事实上这也是造就名医、衡量名医的一条重要标准。古今名医都视著书立说为传承医术之千秋大业，当然，他们又都是"未刊本"的作者，他们手头都有"未刊本"。

古代名医李时珍为整理本草，著书立说，不惜辞去御医职位，专心致志于《本草纲目》的撰述，历经27年的艰苦耕耘，终于完成书稿。然而直到他辞世时尚未看到金陵初刻本《本草纲目》，这对李氏本人来说就成了"未刊本"，然而《本草纲目》这部医药学巨著如若日月，光耀千秋！

当代本草大家尚志钧先生，早年立志重辑亡佚的古本草文献，他60多年如一日，清贫乐道，奋笔疾书，先后辑复了19部本草专著，但目前他手头仍有"未刊本"6部。

安徽怀远汤万春先生，也是岁岁苦学，辛勤积累，潜心研究，冬夏不辍，相继完成了《小品方辑录笺注》《集试秘览》《未病学》等多部著作。"寒窗人老学犹勤，五夜书灯到晓明"，便是他不倦努力的自我写照。除了已经出版的著作，汤万春先生还有许多未及刊印的书稿。

还有许孔璋先生、龚士澄先生、许芝泉先生等。

解放后出版的《章次公医案》（江苏科技出版社）和《王仲奇医案》（安徽科技出版社）在诸多的已出版的医案专著中可谓是医案遗珍。余瀛鳌先生在评述《王仲奇医案》时说，这两部医案可以称得上是解放后出版的医案专著中最好的！这两部医案对王仲奇、章次公两位中医临床大家来说，都是"未刊本"。王仲奇一生诊务繁忙，无暇整理，一直到他死后50多年，《王仲奇医案》才由他的女儿、门人整理出来。章次公亦是如此，因肺癌于1957年过世，到1980年后《章次公医案》才由其门人朱良春先生整理出版。还有《未刻本叶氏医案》（上海科技出版社）出版时还是标明"未刊本"，一方面是叶氏医案的真实面貌，另一方面是叶氏生前未出版过，因《临证指南医案》是经过其门人整理加工过。

由于种种原因，我国中医药书籍，包括"未刊本"屡遭厄运，这对中医药学术的发展和学术研究是极为不利的。严格地讲，从宋代开始，许多学者就已经做了有关辑录医书的工作。郑樵在《通志·校雠略》中专有"书有名亡实不亡论"一篇，为人们指出辑佚的基本原则和方法。其中有两节还专门谈到了医书，如《名医别录》《李氏本草》。但至今尚未对"未刊本"作过专题论述，著述虽多，但珍稀本却少。总之，"未刊本"不可多得。

从目前看，"未刊本"的中医药书稿之所以未刊有多种原因：没有出版条件或者出版条件不成熟；有出版的可能，但错过了机会，或因故被耽误；医稿不成熟或是医稿质量差，或是医者著书态度谨慎，担心书稿不成熟而有误人之害。从社会因素方面看，有的名老中医正在病中，有的已经故去，其子女后学未能抓紧时间认真整理，还有一部分名老中医健在的时候，其子女或门人已整理出一定水平的临床资料，但因老人离世，整理者改行，一直无暇再继续完成。如安徽省立医院毛梓敬老中医的《毛梓敬医案》手稿，由同行张大有先生保存，因张先生现已改行，这部"未刊本"只能以"文物"形式存放在他的家中。也有的"未刊本"书稿被文物贩子收走转卖，有的被不懂行的人收藏视为"废纸"，有的被视为"无价之宝"紧攥在手中不放，或要天价，有的交给了当地卫生行政部门或科研医疗机构等。

如何挖掘"未刊本"？我和我的工作组成员采用了查书目、查馆藏、到实地挖掘3种方法对"未刊本"进行收集整理。首先充分运用目录学知识和工具书，对《中国医籍考》《中国医籍大辞典》《皖人书录》等进行通检，笔录了所有未刊本书目及部分内容提要；先后到安徽省博物馆、安徽省图书馆、安徽中医学院图书馆进行了调研，对这3个单位收藏的"未刊本"进行了考察和登记；还到皖南医学院、黄山市新安医学研究所、休宁县中医院、歙县中医院进行了调研，发现休宁县中医院存的书稿较多。

通过调查研究我们发现，"未刊本"馆藏的比私藏的要多，但从学术价值看，私藏的"未刊本"比馆藏的要高。分析其原因，主要是馆藏这么多年来，历次出版选题机会要比私藏的多，而私藏的"未刊本"被选上的机会要少得多，这样馆藏的"未刊本"逐次剩下的本子，价值就下降了，仅以方书验方为主了。

在收集的中医"未刊本"中，新安地区中医"未刊本"为最多。这是由于新安医家以儒医群体和世医家族链为特征，自宋代以来，世代相传，代不乏人。如歙县蜀口曹氏外科，历经五代而不衰；歙县黄氏妇科世家，至今800余年，相继25代，人称"医博世家"；歙县郑村"南园、西园喉科"，同样是家族世袭专业，相传至今13代。据不完全统计，自北宋以来，3代以上至30多代的家传名医有63家，达300余人。这些名医世家家中多藏有不少"未刊本"。

中医药"未刊本"是中国传统文化中很有价值的遗产，蕴含着古今医家诸多精辟的学术理论与丰富的临证经验，是中医药文献整理研究的一个重要方面，尤其是其中的临床各科与医案部分，每每有独到的理论启迪与临床见解，有助于拓展治疗的思路、丰富治疗的方法，具有深入整理研究的价值。

我曾向有关部门建议，建立新安医学文献"未刊本"整理组织和新安医学文献研究出版基金。对新安医学文献"未刊本"应进行甄别、遴选和确定，以便能出版高质量的文献；对大量"未刊本"文献可采取数据库、光盘方式先进行保存；对当代名老中医临床经验和新安医学文献要深入发掘；编一部安徽省中医药古今"未刊本"书目，出一套《中医未刊本丛书》。

我一直认为："开垦这一块空白之地，让中医药古今'未刊本'重见天日，不仅是我们责无旁贷的工作，而且是继承中医学遗产的重要任务。"在我的心中，"未刊本"医书出版是一项长远的系统工程。而一项长远工程的展开，固然要有全局眼光，更要有一个良好的开端。现将我多年来，采集到的"未刊本"医著信息，分门别类罗列如下，希望有精力的年轻人

在曲折中执著治学中医

继续完成这项宏伟的任务。对现存的"未刊本"中医药书稿（包括部分抄本)，依据《全国中医图书联合目录》类目，结合《中国分省医籍考》类目进行归类分目，共分13类：

第一，中医诊法，如许承尧的《诊脉统属赋》、程秉烈的《脉诀捷径》、朱佩湘的《脉诀》、方以智的《脉考》、黄予石的《衣言堂脉经》等；

第二，医经：方以智的《内经经略》、王少峰的《内经选读》、韦格六的《内经完化篇》等；

第三，综合性医书：许承尧的《医阶》、曹恒占的《曹守堂医补》、王少峰的《人身谱》《钞本医书》《医药杂抄》等；

第四，医学论述：郑承湘的《医学正义》、余国佩的《医理》、汪机的《医学原理》、方中履的《论医药》等；

第五，伤寒温病类：汪时泰的《伤寒经析疑正误》、汪文誉的《伤寒辟误三注真经》、程秉烈的《伤寒注释》、王泽普的《吴又可温疫论》、龙宗树的《七十二痧症仙方》等；

第六，医案医话类：戴谷荪的《谷荪医话》、郑承湘的《愚虑医草》、尚启东的《尚启东医案》、毛梓敬的《毛梓敬医案》、唐竹轩的《丹山医案》、叶熙钧的《东山别墅医案》等；

第七，内科杂病类：《杂症》（不著撰者）、王少峰的《杂证类钞》、潘文元的《杂病》等；

第八，妇儿类：程文囿的《女科集要》、黄予石的《妇科衣钵》、汪宗沂的《小儿方药》、徐用宣的《袖珍小儿方》等；

第九，喉科类：叶子长的《喉科秘笈》、张绍修的《时疫白喉捷要》、程镜宇的《痧喉阐义》等；

第十，外科痘疹类：洪玥的《外科秘要》、《外科虚实治法》（撰者不详)、程坤锡的《痘疹集成》、江希舜的《痘疹玄珠》等；

第十一，眼科、跌打类：《钞录眼科》（不著撰者）、蔡寄寰的《秘传湖州府双林镇蔡寄寰眼科秘要》《跌打损伤》等；

第十二，本草类：《诸品药性》（不著撰者）、吴承荣的《摘要本草》、殷长裕的《本草便读补遗》、尚志钧的《中国著名本草文献源流考》、汤万春的《尔雅中药笺注》等；

第十三，方书类：《膏药书》（不著撰者）、吴鸣吉的《经验良方》、方良萃的《集验拔萃验方》。

中医药"未刊本"不乏在中医药理论上有独到的见解，或在临床实践上有丰富的经验，如《尚启东医案》《毛梓敬医案》等即是。不仅是内容完整，版式清楚的善本，而且具有学术价值、应用价值，是我们中医药文献整理研究的主要对象。

《中医图书联合目录》收录全国 113 个图书馆藏至 1980 年底为止的馆藏中医药图书，其中"未刊本"3924 种。我们此次整理出 537 种，仅安徽省的，占有一定的比例，数目可观！安徽省不仅是已出版的中医药书籍大省，也是藏有"未刊本"的大省。

我们的工作仅仅是个开头，真诚地希望有关部门和领导能重视"未刊本"的整理研究。我们的建议是：①先编一部安徽省中医药古今未刊本书目，使未刊本现状得以完整全面反映；②对现存的未刊本书稿中的经验方进行整理发掘，充分发挥我省中医药资源优势，提高中医药研究质量和水平，以满足我省中医药事业发展的不断需求；③资金资助，组织一定的人力，先筛选一组未刊本书稿，对有学术价值和应用价值的，出一套《中医未刊本丛书》。

整理研究中医药"未刊本"立足本省，继承中医学遗产，开垦至今留有的这一块空白之地，呼吁社会、中医学术团体和个人，重视这项研究，完善这项研究，为安徽中医事业的发展，贡献自己的一份力量！

在曲折中执著治学中医

与尚志钧先生亦师亦友

　　尚志钧（1918—2008），皖南医学院教授，从事中医临床、中医教学、本草文献研究工作50余年。先后被确定为全国首批500老中医药专家学术经验继承工作导师、全国高等教育事业有突出贡献的专家，享受国务院政府特殊津贴。他长期矢志于本草文献学研究，以其一己之力，钩沉复辑了久已失传或残缺不全的19种本草典籍，出版本草著作33部，发表本草论文268篇，手抄笔录本草卡片资料2000多万字，内容之博、工程之大、历时之久都是罕见的。其中历时33年辑复的《新修本草》，填补了本草文献整复工作的空白，使1300年前世界上第一部国家药典的原貌灿然复见于世，奠定了我国古本草学研究的基础。在高质量辑佚本草中，尚志钧教授还发明了"本草三重证据法"，他继承运用了乾嘉学派的考据学方法，融目录、版本、校勘、考据、章句、修辞于本草学之中，自觉运用新材料、新视野、新方法，在二重证据基础上结合现代植物分类及药物学新知识，创造性地将"三重证据"运用于本草文献领域之中，形成了独特的"尚派"本草考辨经验和风格，其本人也被誉为本草研究的泰斗。他的学者风范、学术成就和经验，深受海内外医药界关注，尚氏专著折服日本同仁。

　　我与尚志钧先生是莫逆之交，尚老在我的《论医文集》一书序文中写道："80年代初，我开始读到任何的一些医学论文，行文老练。后来我们相识，我很欣赏他虽然从事临床工作，却很重视中医理论研究，并能利用诊余时间多读书，我深感他有卓识的灵心。"与尚老10多年的合作过程中，对他的人生历程，学术道路，学术风范，治学轨迹、方法和经验，有了神交之感悟，忘年之友谊。于是萌发出对其学术经验进行深入整理发掘的想法，此前我们曾通力合作，完成了金陵初刻本《本草纲目》的校注工作，并入选《世界记忆亚太地区名录》。金陵初刻本《本草纲目》校注本2001年9月由安徽科学技术出版社出版，并获得2002年5月第15届华东地区优秀科技图书一等奖，北京中医药大学钱超尘教授对该书做出很高的评价。

由我牵头主持的这项工作尚老非常满意，于是我所在的安徽省中医文献所于2007年向省卫生厅申报的中医文献研究项目"尚志钧教授本草文献研究学术成就与经验数据库系统"获得批准。项目开始前后，我曾先后四次带领课题组成员前往芜湖，当面向尚志钧教授做了汇报，得到了尚老的热情支持和充分肯定，并就数据库的内容、预期目标、框架结构与实施方法和规模进行了充分的商讨和确定。在此期间，尚志钧教授将其一生的研究成果托付给了我，并郑重出示委托书，全权委托我进行整理研究。2008年8月30日这项课题正式开题。

由于尚老年事已高，开题会上由胡剑北先生宣读了尚志钧先生的发言稿，不料尚老未能见到这项课题的结题，于40天后谢世了。他在发言稿中谈到："我今年已90岁了，为本草文献研究付出了一生的心血，首先要感谢省卫生厅中医管理局领导以及皖南医学院弋矶山医院领导，对本人本草文献工作研究的大力支持和关心。今天，任何研究员主持的《尚志钧本草文献研究学术成果与经验数据库系统》开题了，我非常高兴，这一数据库信息管理系统的建立，不仅能全面地收集、整理、保存我本人研究的中医药本草文献资料，使中医药专业人员和其他使用者都能得到方便、迅速的查询、检索服务，更重要的是，还可以进一步挖掘出历代中医药文献的潜在信息和规律，提供给后来的中医药研究人员做更深层的研究。这项工作不仅起到本草文献的传承作用，还起到了本草文献研究的推广作用。开展这一项目是一件很有意义的大事，同时也是一项很有创新的工程。通过利用现代化的计算机技术，为传统的中医药文献研究注入新的生命力，非常之好，我非常支持，我女儿尚元藕能参加该项课题，我也深感欣慰，元藕会全力投入此项工作。祝此项研究顺利成功！"

尚老的过世，使课题组人员更加明显地体会到时不我待，需加倍努力。接下来的几年时间，我们在紧张和兴奋中度过。

我们首先建立了"尚志钧教授本草文献研究学术成果与经验数据库"，对尚志钧教授已出版和未出版的本草文献研究专著和论文中所包含的大量资料进行收集、整理、存储；其中主要对尚志钧教授 33 部本草著作和 268 篇本草论文进行全方位的录入、分类和编排，这是对数据库中资料信息实施查阅、分类、检索的基础。其次利用数据库信息管理软件系统，实现录入、修改、查询、统计、输出等功能，使众多使用者都可以在电脑上通过该数据库软件系统方便迅速地对尚志钧教授的本草药物、本草人物、本草著作和本草论文方面的成果进行查阅、检索、关联、比较，从中获取有用的信息，在屏幕上显示或用打印机输出。在此基础上，利用计算机数据挖掘技术，从研究本草古籍的资料中，最大限度地发掘中医药的理论和经验，建立完整的知识库、方法库，以寻找历代各本草著作间相互关系和本草学发展规律、各本草学家流派和师承渊源关系，对传统中医药理论做更深入全面的探讨，对现代中医药发展前景做科学的预测。

2008 年 9 月 10 日，《中国中医药报》以"尚志钧本草文献研究将实现数字化"为题，对课题进行了客观的报道。11 月，课题组邀请中国中医科学院医史文献研究所柳长华所长、王凤兰教授以及丁侃博士对课题组成员进行数据库技术指导及培训工作，出于对尚志钧教授的敬仰以及对中医文献研究事业的共同追求，中国医史文献研究所愿意无偿提供中国医史文献研究所自行研制开发的中医古籍知识加工平台作为本项目的标引平台。其后，所领导带领课题组成员先后三次到中国医史文献研究所调研学习，对编程和技术性问题进行交流和修订，并派两位课题组成员参加了"中医古籍整理与数字化研究方法培训班"，对中医古籍知识加工平台的内容与操作方法进行了系统的学习，逐步领会了柳长华教授提出的"基于知识元的中医古籍计算机知识表示方法"这一指导中医古籍资料深度发掘的新理论。项目实施过程中，共召开了五次课题组工作会议，加强了课题组成员之间的交流与沟通，及时解决标引过程中发现的问题与困难。

按照项目既定的进度与计划安排，首先对尚志钧教授出版的 33 部书籍、268 篇论文及 3000 多张卡片等资料进行收集、登记、分类与整理，此项工作得到了尚老子女尚元胜、尚元藕的支持与协助。从 2009 年 1 月起，开始对 33 部书籍进行扫描识别及数据采集，共保存影像图片 6 万余张。在扫描的同时，对已转换成 WORD 文档的书籍进行了三次校对，校对的过程也是对书籍的熟悉过程，确保课题组成员在对书籍的文字、结构、内容三个层面充分把握的前提下，使用中医古籍知识加工平台对本草文献进行标引。在本草文献整理的基础上，逐步建立及完善解析标注规范，制定《本草元数据标引规范》，使本项目的标引工作得到规范化控制。对本草文献的标引工作学术性强，需要具有一定学术水平的人员实施，面对海量数据的深度加工任务繁重，课题组成员付出了大量的时间和精力。至 2012 年底，共完成了 16 部辑复的古本草文献近 2000 万字的扫描识别、校对及标引工作。

文献是承载和传播知识的主要载体，本草文献的研究与整理是实现对本草知识理解、传播和利用的主要方法和途径。文献的数字化是本草文献整理的延续发展，是现代社会人们获取知识的重要方法，大大提高了对本草文献的保护、整理、研究和利用的方式和能力。本项目的实施是将传统的文献整理与数字化建设相结合，使用中医古籍知识加工平台，运用"基于知识元的中医古籍知识表示方法"，对尚志钧教授辑复的古本草文献进行深度加工，在此基础上建立 18 部本草医籍的知识库系统，客观总结出尚志钧教授本草文献研究的学术经验和方法，使后学者有规律可循，有经验可继承，为广大中医药工作者提供一个获取本草知识的优秀平台。本数据库可基本实现：①常用的检索功能有专项、语义、高级检索，满足用户检索需要；②知识导航的检索，以导航为单位，形成特定知识单元的知识网络；③古籍叙词检索，揭示知识体系，形成知识关联；④提供药与药、方与方、病证与病证等之间的共性、异性、关联性；⑤对药、方、病证等的特征分析、演变分析，形成知识单元的历史数据分析。

对尚志钧教授辑复的古本草文献进行基于知识元的深度加工，学术性强，工作难度大。通过本项目的实施，客观反映了尚志钧教授的学术水平、学术成就和学术经验，充分展示了本草学这份科技文化遗产的源远流长和博大精深，增强和激发了中医药文献工作者的专业自信心和自豪感，带动了青年中医药人员的科研积极性，提高了中医药人员的专业科研水平，培养了一支人员稳定、有相当技术水平和足够工作经验的专业工作团队，增强了中医药工作者耐得住寂寞，坚守中医药文献研究阵地的信念。作为项目研究成果之一，于 2010 年出版发行了《尚志钧本草文献研究学术成就与经验》一书，发表了"水流花放，老树春深——尚志钧本草文献研究述评"等论文。本项目录入文字数量庞大，古本草文献整理难度大，对现代数字技术的处理和研究也是一种尝试。本数据库尚存在着若干问题，有待在以后的研究中进一步完善。

校注合一，开启扫除字词句障碍大门

我步入金陵版《本草纲目》的整理研究，主要原因有二：其一，《本草纲目》为现存本草名著中，最具应用价值、文献价值、学术价值和权威性；其二，迄今为止，尚无校注合一的《本草纲目》专著。

历经数载，锲而不舍，与尚志钧先生通力合作，《本草纲目校注》（金陵版）终于由安徽科技出版社于 2001 年 9 月正式出版。该校注工作量大，是国家古籍整理重点项目，我承担其中 19～52 卷任务，包括校勘、句读、注释三个具体研究工作。

（一）关于《本草纲目》校勘研究

《本草纲目》一书虽数次校勘出版，书中的文字错落现象仍需要校正。

"书不校勘，不如不读"（叶德辉《藏书十约·校勘》），强调了古书校勘十分重要，说明古籍中文字衍、脱、倒、讹、错简的普遍性。

1. 校正衍脱字 卷三十三"附录诸果"下注云"《拾遗》一种"。按"一种"当作"二种"。"附录诸果"中从《本草拾遗》中收录两类药，一为"灵床上果子：《拾遗》，藏器云：入夜谵语，食之即止"。另一种是"诸果有毒"类，如"凡果双仁者，有毒杀人"，"凡果忽有异常者，根下必有毒蛇，食之杀人"等。合计之李时珍从《拾遗》中收录为两类药，而非一种。又考卷三十三卷首子目"附录诸果"下有"《拾遗》二种"四字。刘衡如在"二"字下注云："二，原作一。今将诸果有毒条计入，始与前附录二十三种数合。"按：刘衡如将卷首子目之"一"改为"二"甚是，然亦宜将卷末"附录诸果"四字下的"《拾遗》一种"之"一"字改为"二"字。

卷三十六枸橘附方。按《本草纲目序例》第一卷《引据古今医家书目》第十九页作夏子益《奇疾方》，当作《奇病方》。夏子益，宋代医家，名德懋，字子益。取师传方药及家藏方编为《卫生十全方》十二卷，附自著论述治疗疾方一卷，共十三卷，已佚，今从《永乐大典》中辑出《卫生十全方》三卷，《奇疾方》一卷。辑方主要依据者为《永乐大典》，而《永乐大典》今已残缺殆尽，可从《本草纲目》中仔细搜寻，或可补其罅漏。李时珍当时所见者尚为全帙。《奇疾方》所载医方每有逾出常规者。如枸橘条"附方"载治咽喉怪证方云："咽喉生疮，层层如叠，不痛，日久有窍出臭气，废饮食，用臭橘叶煎汤连服，必愈。夏子益《奇病方》。"刘衡如在"臭"字下注云："《传信适用方》卷四附夏方第九无此字。"

卷四十一行夜"释名"："张杲《医说》载：鲜于叔明好食负盘臭虫，每散，令使人采取三五升，浮温水上，泄尽臭气，用酥及五味熬作饼食，云味甚佳。"刘衡如在"令"字下注云："原脱。今据干·子·鲜于叔明条补。"按：《干·子》唐温庭筠撰，载《说郛》卷二十三。但张朝璘本无

任何

在曲折中执著治学中医

"令"字，"散"字作"使"，即"每散，令使人采取三五升"之句作"每使人采取三五升"，意尤明晰。

2. 校正讹字 卷二十四大豆附方治"热毒攻眼"方："热毒攻眼，赤痛脸浮，用黑豆一升，分作十袋，沸汤中蒸过，更互尉之，三遍则愈。"其中"脸"字当作"睑"。从张朝璘本作"睑"，是。卷二十五"糟"热布裹慰之。"慰"字误，从张朝璘本作"熨"。见卷三十五芜荑"集解"气臭如菜。《广韵·去震》："菜，小兽，有臭，居泽，色黄，食鼠。"卷四十二蛞蝓条"释名"蜓蚰螺。按："蜓"字误，当作"蜒"。李时珍在"集解"中说："名谓称呼相通，而俱曰蜗与蜒蚰螺。"又"附方"治"脚胫烂疮"方："臭秽不可近，用蜒蚰十条，瓦焙研末，油调傅之，立效。《救急方》。"卷五十一羚羊条·羚羊角"修治"："凡使不可单用，须要不拆元对，蝇缚，铁锉锉细……"我改"蝇"作"绳"，纠正了底本之误刻。

3. 校正错简 金陵版《本草纲目》有错简错落之处，均按不同情况，或出注说明，或按《本草纲目》体例移文中注。如"卷五十一果然附录全文"在该条集解项后，在《本草纲目校注》将"附录文"移至"果然"条文末。

（二）关于《本草纲目》句读研究

《本草纲目》为中医名著，句读如有失误，直接影响到对医学经典的理解。这些年来，《本草纲目》虽有数种版本，经过专家的校点，但仍难免存在一些缺憾。"学问如何看点书"（《盗暇集》卷上引稷下谚），说明句读的重要性。

1. 纠正缺乏专业知识之错句读 卷二十六菥"集解"中"扬州一种菥叶，圆而大"，在《本草纲目校注》中改作"扬州一种菥，叶圆而大"。卷二十六·马薪条孙炎释云："似芹而叶细锐。可食菜也。一名菼。一名马薪子入用药。"按：这里说的是马薪一药，《本草纲目》拿它作为正名。此药与芹同类而异种。它有"菼""牛薪""胡芹"和"野茴香"等异名，而未见有名"马蕲子"者。"子"字属下而误上。在《本草纲目校注》中改为："孙炎释云：'似芹而叶细锐，可食菜也。一名荬，一名马蕲。子入药用。'孙氏的解释有三层意思：一为描绘马蕲的形态，二为列举马蕲的异名，三为说明其种子可入药。句读者疏于一点之差，点出了新的异名"马蕲子"。更严重的是，把入药的种子，误成马蕲的全草了。

卷五十二发条附方"小儿客忤"："发十茎、断儿衣带少许，合烧研末，和乳饮儿，即愈。"断名有误，在《本草纲目校注》中改作："……合烧研末，和乳饮，儿即愈。"

2. 纠正当断而不断之错句读 卷四十八·鸡条："一用白乌骨鸡一只，杀血入瓶中，纳活水蛭数十于内，待化成水，以猪胆皮包，指蘸捻须梢，自黑入根也。"按："以猪胆皮包"，欲包者何物？包"待化成"之"水"吗？何以蘸之？乃包"指"也，以防手指被染黑。犹今之用指套也。句读者不明于此，误将"指"字下连。改正为："一用白乌骨一只，杀血入瓶中，纳活水蛭数十于内。待化成水，以猪胆皮包指，蘸捻须梢，自黑入根也。"

3. 纠正广义不明之错句读 卷四十三·龙条"集解"："龙者鳞虫之长。王符言其形有九，似头，似驼角，似鹿眼，似兔耳，似牛项，似蛇腹，似蜃鳞，似鲤爪，似鹰掌，似虎是也。"句读有错。在《本草纲目校注》中改作："龙者，鳞虫之长。王符言其形有九似：头似驼，角似鹿，眼似兔，耳似牛，项似蛇，腹似蜃，鳞似鲤，爪似鹰，掌似虎是也。"

（三）关于《本草纲目》注释研究

《本草纲目》中许多难字、生僻字，是不少读者的语言文字障碍，往往不能通其义、明其理，甚至产生错误的理解。在校勘句读的同时，对《本草纲目》全书中难字、生僻的字词进行注释，不仅节省了读者在阅读时的翻检之劳，而且有许多启迪借鉴作用。

1. 为文化典籍、历史人物注释 对《本草纲目》中涉及的历史人物、文化典籍，根据一般读者的了解程序，酌情或详或略作注。

卷二十三稷条"正误"云："孙炎正义云：稷即粟也。"《本草纲目校注》注释为："孙炎，三国魏经学者……撰《周易春秋例》《尔雅音义》。'正义'当为'音义'，即《尔雅音义》。"

卷二十三罂子粟条"集解"："嵩阳子云：罂粟花有四时……"《本草纲目校注》简注为"嵩阳子，明代本草学家，著《威灵仙传》。"

卷二十五大豆豉条"发明"讲到豆豉制作，提取"依康伯法"。《本草纲目校注》为："康伯：豆豉的一种。《北堂书钞·博物志》：外国有豉法，以苦酒溲豆，暴令极燥，以麻油蒸讫，复暴三过，捣椒屑令合，中国谓之康伯。"

2. 为难字、生僻字注释　卷四十二马陆条"集解"："百节，身如搓，节节有细蹙文起。"《本草纲目校注》注："蹙（cù）：皱。《洪武正韵·屋韵》：'蹙，皱也。'"

卷四十八鸡·丹雄鸡肉"发明"："三年羯鸡，常食治虚损，养血补气"字"羯"字，《本草纲目校注》注为："羯（shàn）：去势的公羊，此指被阉割的公鸡。"

3. 为历史地名、典故作注释　由于历史变迁，古今地名变化较多。对此较生僻的地名均作注，如沙州（今甘肃敦煌）、廓州（今青海尖扎）、福禄（今甘肃酒泉）、中水（今河北献县）、同州（今陕西大荔）、北庭（今新疆奇台）。又如卷十一硫黄条"集解"云："今第一山湖南林邑……"其中"湖南"据《本草经集注》当为"扶南"之误，即今之柬埔寨，而"林邑"则为今之越南南部。如不注，可能造成读者误解。

4. 为不常见的古今、通假、异体字作注释　《本草纲目》中古字"齐、文、内、邪、采"等，《本草纲目校注》分别注"剂、纹、纳、斜、彩"等。

《本草纲目》中异体字"酢、箣、箇、蚘、柂、蕛"等，《本草纲目校注》分别注作"醋、算、个、蛇、舵、剪"等。

《本草纲目》中假借字"闷、雕、禁、常、颠、厉"等，《本草纲目校注》分别注出本字为："秘、凋、噤、尝、癫、癞"等。

回顾整理研究《本草纲目》的历程，极其艰辛。目睹《本草纲目校注》能在前人和老前辈研究的基础上，开启、扫除与《本草纲目》相关的诸多字、词、句障碍，又很欣慰。

目标逾高远、步伐逾坚定

《本草纲目》是我国明代著名医家李时珍编撰的一部本草名著，全面总结了明代以前的本草研究成果。明以降，随着社会和科技的进步，本草学术也得到了极大的发展。近 400 年本草学术的延续发展，成果丰硕，资料充分，加上本草应用性的需要，必须有一部新的《本草纲目》问世，以继承李时珍《本草纲目》，在新的起点、新的高度上著述明代以来中药学术研究成果，并适应中医药科研、教学和临床应用的需求。2007 年我所申报的安徽省卫生厅中医文献研究项目"编撰《续本草纲目》"获得批准，课题组成员历时 6 年努力，取得一些成果。

本项目，以《本草纲目》体例，展示明代以来中药学术研究成果。《续本草纲目》主要包括总论（即序例）、各论及索引三部分，载药 868 种，对每一味中药都从校正、释名、集解、辨疑、正误、修治、气味、主治、发明、附方等方面进行详细阐述，并附有药物彩色图解 400 幅，药方 8900 首，全书共 280 万字。

《续本草纲目》主要采用"目随纲举"的方法，仿《本草纲目》体例，并结合当代《中华本草》对药物的现代分类，对本草内容进行考订、辨析和补充，再利用现代数字技术实现全部内容的科学整理与编排。

全书主要包括：

在曲折中执著治学中医

（1）总论部分，即序例，按照论题要求萃取相关资料，归并专题内容素材，系统补充理论性内容，并进行有序编排，自成体系。

（2）各论部分，利用属科分类系统对植物类药物、动物类药物以及矿物类药物进行分类。详细阐述每一味药的出处、产地、形态、生态环境、药用部位、采收时间、性味鉴别、质量评定、功能主治、配伍等，并以"发明"一项集中阐述对药物的观察、研究及诸多新发现、新经验，集中介绍每一味药的临床有效处方、用法和用量。且配有彩色图解，真实表现其基原和药材。

（3）索引部分，编制相关检索系统，提供多种简便、快捷的查阅途径。

《续本草纲目》项目经安徽省卫生厅批准后，我们即成立了编写小组，并专程前往芜湖拜访著名本草专家尚志钧教授，向尚老请教，商谈《续本草纲目》编写有关事项。

经过大半年的酝酿，我们确定采用"目随纲举"方法，仿《本草纲目》体例。其一，李时珍在确定较为完备的编撰体例之前，已下过一番考察功夫，尤其注目于全书、汇编一类的综合性本草专著，如《证类本草》《本草经集注》《本草汇编》等，选定"不分之品，惟逐今部，物以类从，目随纲举"体例，经过李时珍的处理，便形成了《本草纲目》独特而又完备的框架结构。以后的本草发展也证明，这种便于讨寻的编排方法，深受中医药工作者的欢迎。其二，从《本草纲目》的编写体例，使我们能处处看到它与历代本草之间的渊源关系，汲取前人编撰本草的经验，并有所发展。李时珍以"博而不繁，详而有要"的"剪裁式"编写方法，彻底结束了延续千年的逐层"贴补式"的本草编写旧例。由于李时珍注重学术内容方面的内在有机联系，又部分保留了古本草重视资料出处的优良传统，从而建立了在当时堪称完备的本草体系，使《本草纲目》具有一定的文献价值和相当高的实用价值，并对后世本草的编纂方式和体例有着深远的影响。其三，鉴于以上所述，结合当代《中华本草》对药物的现代分类，我们择善而从。《续本草纲目》设序例，即总论，是中医药理论的集萃。除按论题萃取相关资料外，还要以专题内容归并素材的办法，系统补充大量理论性内容。此项要略而确切，约而纯正，编排有序，自成体系，是全书各论的桥梁、过渡。各药列事为目，分为：①释名，正名也；②集解，解其出产形状和采集也；③辨疑、正误，辨其可疑，正其谬误也；④修治，炮炙也；⑤气味，明性也；⑥主治，录功也；⑦发明，疏义也；⑧附方，著用也。其中"附方"一项，十分重要，如去附方，则是有体而无用。不要以药附方，而一定要采用"方以病附、方随药立"，才能一线贯穿，使之更切实用。

《续本草纲目》与《本草纲目》一样，不是一般意义上的本草专著，在信息时代的今天，对编撰要求更高了，所以我们拟定了编写要旨："以严谨的治学态度，用可靠翔实的第一手资料，摩挲梳理，钩沉继绝，继承李氏《本草纲目》，展示明代以降本草学术研究成果。"编写具体工作安排和要求为：①苦志辨疑诊误——对本草内容的考订、辨析和补充，也就是李时珍所说的"绳谬补遗，析族区类"；②留心篡述诸书——进行文献整理和编排，也就是李时珍所言"剪繁去复、振纲分目"。

具体而言，如书稿中"集解"项，我们拟以本草生态为基点，以王德群先生数十年教学科研的结晶，具体、客观、形象地写出每味药来。药图为彩色，重在真实表现中药的基原与药材，一定要药与图统一。即图与药一一对应，避免数种药物集于一图，一种药分列数图。附录不配图，药图原则上自制。

关于附方选录的原则：

（1）原则性。①张仲景方全录；②古方删繁，有实用性的选录，明清及明清以前的名家方择优；③近、现代名方精选；④任何的经验方全录。

（2）灵活性。①化裁方剂选录要有代表性和应用性；②部分药物附方少的可以重录。

（3）附方选择顺序。①按年代顺序排；②主治分类按内、外、妇、儿顺序（相对集中）。

（4）选录要求。①君药；②以该药命名的方剂。

关于引文。《续本草纲目》引文远远要超过《本草纲目》，单就本草专著，《本草纲目》上参引了31部，共参引276家，估计我们的附方参考书就要超过300家。所以，参引文献越多，则：①出注书名不能混乱，特别是那些相似的书名；②引文不能更改，杂揉包括割裂原文；节取缩写，不能臆改原文、篡改原文；③撰者的创见，属于自己的文字，要写明"德群曰""任何云"。

在认真仔细地学习《本草纲目》中黄芪、芍药、苦参及半夏等一些药物的写法，对相关资料进行梳理归类，项目组认为有必要围绕"如何体现《续本草纲目》的特色"召开一次专家评估会。2008年4月，我们邀请了省内外的部分本草专家召开了《续本草纲目》阶段性工作审定评估会。与会专家纷纷认为，编撰《续本草纲目》的想法非常好，如果编写成功，将会载入中医史册。并就《续本草纲目》"续"的继承和创新、名录、实用性、创新性和科普性等问题发表了各自见解，提出了一些指导性建议：①"续"要处理好古与今的关系，如古今病名的统一、新发现的药的收录、现代药理的阐述等；②《续本草纲目》的药物名录要结合实用与临床，不需求全，收载中药重点应在目前常用的中药，《本草纲目》中过时的中药应删除；③要真正分清药名的历史沿革，要正本清源；④体例可继承《本草纲目》，但应有区别，要有自己的特色；⑤发明条中的中药药理要紧扣中医药理论；⑥附方要有实用性，结合临床，突出某药在方中的作用；⑦可以分两块做，即既追求社会效益，创品牌，又要追求经济效益，具有科普性。

根据专家的建议，项目组对药物的选定和编写体例做了进一步调整，附方的选择更有临床指导性，历时6年，完成了近240万字的书稿。

启悟活法、彰显疗效

不论在安徽中医文献所做研究还是退休之后，我一直坚持做临床，每周安排5个上午看门诊。扪心自问，自己的一生最牵挂的是患者的健康。不论做文献还是做临床，目的只有一个，即为了患者的健康、为了人民的幸福。

在临床工作中，我擅治内科疑难杂病，以护胃阴、保胃阳、通降复常之法治疗胃脘痛；果敢审慎用温通法治疗腰腿痛；用清肝息风和络法治疗脑血管意外。用自己数十年来验之于临床的有效处方如"脑醒定"治疗癫狂症，"眠尔康"治疗中老年失眠症，用"清、调、正肝法"治疗急、慢性乙型肝炎及早期肝硬化。下面总结几则临证体会。

1. 五更泄泻未必全在于肾虚 五更泄泻者，历来多责于肾阳不足，命门火衰，投以四神丸。我曾治一农妇，拂晓之前，腹痛肠鸣，随即腹泻已一年余。起于痢疾失治，大便溏薄，间有黏液，肠鸣里急。前医以香连丸加白芍、槟榔、苍术、山楂等治之，黏液除，里急止，但五更腹泻如故。迭进四神丸合平胃散，迁延不愈，诊为慢性结肠炎。症见五更泄泻，完谷不化，肠雷鸣，腹部时有胀痛，连及两胁，面白少华，形疲神倦，纳少乏味，进食嗳气。脉弦滑，苔黄厚腻。更方为：乌梅、太子参各15克，细辛、川椒各3克，煨姜、川连各4克，附片10克，桂枝、黄柏、防风各10克，香附12克，炒荷蒂、当归各10克。隔日1剂，2旬后泻止病愈。

温肾法治疗五更泄泻，收效甚多。但临证时，不可以此遮住视线，本案之前治即是其例。泄泻日久可渐致体弱正虚，虚可夹湿、夹热，兼风、兼郁，故取乌梅丸为汤剂，或收，或散，或逆，或从。有寒有热，随其所利而行之，调其中气，使之和平。配以防风，意在"风能胜湿"，盖湿多成五泄也。用香附解郁以利枢机，用荷蒂裨助脾胃，以升清气。量小频服，除邪无伐胃气，以防"欲速而不达"。可见五更泄泻不能全着眼于肾虚。

2. 癫狂证与"脑醒定"　　癫狂证，属疑难杂病，治疗起来比较棘手，有"怪病"之称。癫与狂，虽然症状各异，但在病理变化上，仍有关联。癫病经久，痰郁化火，可出现狂证；狂证既久，郁火渐得宣泄而痰气留滞，亦能出现癫证。二者不能截然分开，故常癫狂并称。我根据七情、六淫、脏腑、经络所致阴阳失调，发生气、血、痰、火、郁等一系列病理变化，病变中心是心、脾、肝、胆的中医理论，治疗癫狂等中医神志病时，于"气、血、痰、火"四字中求之，发现二者异中存同，自拟复方"脑醒定"，通过较长时间的临床应用，收效满意。处方由百合、生地黄、菖蒲、郁金、生大黄、生明矾、白芍、白术、茯苓、丹参、白芥子、生铁落、礞石、法半夏、陈皮、小麦、珍珠母、生甘草、红枣等组成。

李时珍指出"脑为元神之府"；王清任进一步认识到"记性灵机在脑"，用癫狂梦醒汤；沈尧封治痰迷制"六神汤"，重在醒脑清神；林珮琴谓"癫狂皆心火自焚，痰迷窍络"，主张"先夺其食"，不使胃火复助阳邪，特别是釜底抽薪，安神用滚痰丸，降火用生铁落饮；张仲景治情志病用百合地黄汤、甘麦大枣汤之属。可谓先获我心。然每用以上某一法，或某一方，临床实际，颇难收效。故集众家之长，合众力而一路攻也，聚多方药中之精萃，即所谓的"兼备"。"脑醒定"方实由上述诸方化裁而来，突破某单一治法，治疗有法不囿法。"兼备"是我处方的一个重要法则。特别是针对病因病机错综复杂，症状或"癫"或"狂"或"癫狂并作"的癫狂证，就必须全面衡量。如果施"兼备"方而得奇中的话，那是临证有得，着手成春。临证时，我体会运用"脑醒定"要一方到底，贯穿疗程的始末。效从缓图，徐除病根，药证相合，才能癫者可醒，狂者可定。

3. 慢性肝炎重"调和"　　慢性肝炎多为急性肝炎恢复不顺利，病情反复迁延所形成。由于肝藏血，主疏泄，喜润恶燥，胆则内寄相火，胃亦喜润恶燥。故肝、胆、胃最忌热邪燔灼，脾则喜燥恶湿，最忌湿邪困阻，故在急性期多是湿热互结，慢性期湿热因素仍可继续存在，但因肝郁气滞，气滞而血瘀，这是慢性肝炎表现为实证的两个方面。由于病程较久，精气内夺，如热盛煎熬精血，或治疗中过用苦乃致化燥，导致肝阴内耗；如肝郁而脾虚不运，精血来源不足，导致肝脾两虚；如湿困脾阴，引起脾阳不振，这是慢性肝炎表现为虚证的三个方面。由于慢性肝炎的病程较长，从而形成湿热毒邪未尽，正气内损的局面，使本病呈慢性进展过程，故虚中夹实，正虚邪恋往往比较多见。慢性肝炎是正邪相争，消长转化于长期对峙的局面，肝为原发，脾为继发，肝脾同病，肝脾失和，治疗当以调和为先，使肝能条达，脾复健运，枢纽通畅。处方用药应立足于整体，着眼于调整。改变正邪相争对峙的局面，则可大大缩短治疗周期，防止肝体实质性的变化。处方由八月札、当归、生白芍、太子参、炒白术、茯苓、青皮、陈皮、广郁金、对座草、藿香、紫丹参、生谷芽、生苡仁组成。方中当归、白芍、丹参，养血活血偏养血；白术、茯苓、苡仁、太子参仿参苓白术散意，健脾利湿益气，太子参益气健脾而不滞气；归、芍、参、术取归芍六君意，既能健脾，又能养肝，符合"肝病实脾"之治。对座草即大金钱草，甘淡性平，清热利湿解毒；八月札利气，健脾和胃，活血治肝胃气痛、食呆、胁痛；郁金、青皮、陈皮疏气活血行滞化，恢复肝之疏泄；生谷芽开胃；藿香快气和中祛湿，气味和平。全方着眼于整体，调肝和脾，促使正气恢复，毒邪祛除。

慢性肝炎由于病机错综复杂，病情反复波动，症见虚实夹杂，辨证又常施之于多法多方，但其要点是正邪对峙，肝脾同病，故宜执简驭繁，以调和为先，使枢纽通畅，肝能条达，脾复健运，邪祛正复而病愈。切勿见肝治肝。张仲景有明训："见肝之病，知肝传脾，当先实脾。"因肝病最易传脾，在治慢性肝炎时当先实脾，以防止疾病的传变发展。脾为后天之本，实脾的目的在于使脾气充实，增强机体免疫力，提高抗病能力。因此，在本病的治疗过程中，运用这一方法——立足于整体，着眼于调整，是取得疗效的一个重要因素。我反对堆砌"抗肝炎病毒药"于一方以治肝炎的中医中药疗法，只见树木而不见森林，其结果必然是用大量"抗肝炎"药而肝炎不愈。因此，在临床上切勿被"肝炎"二字框死。慢性肝炎，用药宜轻不宜重，宜仿李东垣轻灵见长的经验。因为慢性肝炎病证虚实夹杂，多如乱丝打结，而调肝和脾法又如理丝解结，欲速则不达。治疗慢性肝炎过程中，运用"调和"方法不可能都很顺利，如若出现反复，或病情加重现象，宜酌情处理，具体问题，具体对待。

（赵怀舟　黄辉　整理）

承岐黄路　惠及众生

济南市中医医院主任医师　浦家祚

【医家简介】浦家祚（1941—　），山东省蓬莱市人，1965 年毕业于山东中医学院（医疗系本科）。济南市中医医院主任医师，山东中医药大学兼职教授、博士研究生导师（师承），全国名老中医传承工作室建设项目专家，第四批全国老中医药专家学术经验继承工作指导老师，山东省首批名老中医学术经验继承指导教师，山东省五级中医药师承教育项目指导老师，山东省名老中医，山东省名中医药专家，济南市名老中医。曾任济南市中医药研究所常务副所长，济南市中医医院内科主任，中华中医药学会延缓衰老专业委员会委员，山东中医药学会常务理事、内科专业委员会副主任委员，济南中医药学会副理事长，济南市中医药学会内科专业委员会主任委员，山东省及济南市高级职称评审委员会评委、中医专业组长，济南市卫生局医学专家咨询委员会委员，济南市科技成果评审委员会评委，山东省医疗事故鉴定专家库成员。

从医 50 年以来，一直从事中医临床、科研及教学工作；始终注重经典著作的学习，坚持以整体观念和辨证论治的方法指导临床和科研工作，注

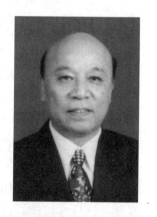

重四诊合参；在辨证论治基础上，倡导中西医结合，优势互补，注重创新；倡导辨证与辨病相结合；倡导未病先防的预防医学学术思想，重视中医养生，用药特别注重后天"脾胃"和先天之本"肾"的调护，重视肝木的疏泄调达，强调正气为本、扶正以驱邪的治疗观。根据多年临床经验研制的"通脉浸膏""消栓灵""醒神健脑颗粒"等已广泛应用于临床，疗效显著。主编《中医学教材》（上、下册）、《中医内科临证摘要》、《常见病中医防治手册》等，审定《师承浦家祚教授临证经验荟萃》。主研完成"中风病综合疗法的临床研究""消栓胶囊治疗缺血性脑卒中的临床与实验研究""小麦胚芽辅助治疗糖尿病的临床研究"，分别获山东省卫生厅科技进步三等奖及济南市科技进步三等奖。虽年过古稀之年，但仍坚持门诊、病房及临床带教工作。常以"老牛自知夕阳晚，不需扬鞭自奋蹄"为座右铭，并践行着"大医精诚"的传统医德。

崇尚医学　矢志岐黄

　　1941 年我出生于山东省蓬莱市的一个大家庭，与爷爷、奶奶、大伯、大娘、姑姑都住在一起，同辈的兄弟姐妹十余人，经常嬉戏打闹，十分快乐。在我的记忆中，有一个弟弟，从小体弱多病，常常有位年长者到家中给弟弟扎针或开点药，有时也顺便给其他孩子摸摸头、看看手，甚至于在他们的小手上扎几针，都会感到很痛，所以一听说这个人又要来家给弟弟看病时，其他兄弟姐妹都会躲藏起来。后来，才知道这位长者是我们本家的一位会看病的长辈，应该称他为爷爷，因为名字中有一个"宝"字，所以都称他为"宝爷爷"。记忆中小时候我有时出现"积食"，这位"宝爷爷"就在我的手指关节上扎针（应该是现在针灸中所说的"四缝穴"，可以消食除疳积），虽然扎针时很痛，但每次扎完针后，在幼小的心灵中萌生着治病的奇妙感受。

5 岁时离开了蓬莱，来到青岛，6 岁时被送入青岛市江苏路小学和黄台路小学读书。随着年龄增长，走在路上经常看见许多中药店，门面上挂着某某中医师的牌子，偶尔带着好奇的想法走进中药店看看，闻到那些中药的芳香气味，看到瓶瓶罐罐和很多有着小抽屉的橱子，上面都写着许多药名；看到医生在给病人"把脉"的场景时，感到很新鲜又很神秘，但大部分也只是好奇而已。上初中的时候，母亲由于操劳过度，常常睡不好觉、头晕、耳鸣。那个年代，医疗卫生条件很差，青岛只有两家公办医院，早晨要很早去排队挂号。我陪母亲看了几次西医大夫，病情未见好转；后来母亲又常到中医那里去看病，中医号脉、看舌头，然后开药方，取药回家后，都是我给母亲煎药。母亲的症状有时轻有时又很明显，始终不能完全缓解或消失。我当时想，这些花草植物根叶能治病吗？在缺医少药的年代，也只能这样了。母亲身体患病的痛苦儿女不能代替，但心中常常感到不安与内疚，母亲也常常对我讲："好好学习，将来去学医。""学出医来给我治病，也能给别人治病，那多好啊！"那时的我虽然对医学还是很生疏，但从内心逐渐地有了学医的想法，好好学习，立身医道，服务病人。1959 年高中毕业，我决心报考医药类专业，选择了山东中医学院，开始了岐黄之路。

系统学习　夯实基础

高考结束后，我幸运地被山东中医学院录取。高中的同学们在离别时，有的同学见了我，说："好好学习，以后我们有病就找你了。"亲戚、朋友、左邻右舍听到这一消息也前来祝贺。母亲的病痛、老师同学的期待、亲戚朋友的羡慕增加了我学习医学的信心。

山东中医学院的师资力量十分雄厚，来自全省及省外的诸多中医大师云集于此，在迈进中医学院的第一天起我立志：要在这充满医学专业知识的殿堂里，刻苦学习，完成做医生的梦想。现在我还记得在中医学院上的第一堂课，是王万杰老师主讲的《医经》（即《黄帝内经》）。"阴阳者，天地之道也，万物之纲纪，变化之父母，生杀之本始，神明之府也……"听得我是一头雾水，莫名其妙，与我在中学时学习的内容一点关系都没有，同学们之间也都有这样的感觉，有的同学产生了退学想法，我当时想慢慢学学，适应一下可能会好些。第一学年第一学期开了两门专业课即《医经》和《中药学》，另外还学习了《医古文》。随着慢慢的学习，我从中感悟出中医学的深奥及博大精深，《黄帝内经》是我国劳动人民长期与疾病做斗争的经验总结，开创了中医的独特理论体系，是中医基础理论的经典著作，通过对生命现象的观察，从医疗实践的反复验证，由感性到理性，由片段到综合，逐渐发展而形成的。是学习中医学的最基础知识，需下苦功夫，在老师的引导与讲解下，我能很好地理解其中的精髓，对重要段落都还能背诵。同时由于对中医产生了兴趣，第一学期末考试两门主课全得了满分。

在校学习，是掌握中医基础理论知识最好的机会，是为将来临床实践打基础的过程。学习中医基础理论课，许多内容都需要死记硬背的，把其中重要条文先记忆，再进一步去理解，去探索，从中悟出真谛。要想读懂古文的深奥理论，就需要提高对古文阅读和理解能力。学习古文语法虽然很苦，但苦中有乐，医古文是提高阅读中医古代经典及各家原著的最好工具。俗话说"医书一担，儒书一头"。掌握了古文知识，对学习中医经典能达到获益匪浅的效果。在校期间对经典著作一字字一句句地细抠，做到读熟、消化，无论是字音、字义、词义，都要想方设法地弄明白，从不不求甚解，不了了之。在六年的学校学习中，结合教程学习了《黄帝内经》《伤寒论》《金匮要略》《温病条辨》《中药歌赋》《中药方剂》《中医诊断》以及内、外、妇、儿、针灸、推拿、眼科、喉科等十几门临床课，此外，还学习了西医基础理论以及相关边缘学科知识。放假回家探亲，乡亲们听说"在省城上学的中医大夫"回来了，纷纷来到家里找我看病。记得第一例是一个胃脘痛的患者，开始心里很紧张，我按四诊先问了一下病人自身不舒服的感觉，再仔细切脉、望舌，利用基础理论及实习经验首先要辨清虚实证，因为病人胃脘部以胀痛为主，且又走窜不定，伴嗝气，平时又经常好生气，我诊断为"肝胃失和、气滞胃痛"，用柴胡疏肝散为主开了3剂药，病人用药后，高兴地对我赞扬了一番，"学得真不错，将来一定是一个好中医大夫"。后来又治愈了几例眩晕、胸痹、痹证、皮肤疾病等患者，这对我是一个莫大的鼓舞。良好的临床效果，病人的喜悦和感谢，治愈病人的成就感，使我的心灵得到了满足，更加激发了进一步深入学习中医的信心。我想，有来生还会选择学习中医。

虚心学习　勤于临床

　　1965年大学毕业了，分配到济南市中医医院内科工作。市中医院云集了济南地区诸多中医专家，如李乐园、张希五、陈伯咸、钱翔卿、李廷来、刘东昇、焦勉斋等，对我从事临床工作是一个非常好的学习环境。其中，李乐园是中华全国中医学会第一届理事会常务理事，医术精湛、医德高尚，在省内外享有很高声誉。李乐园是我上班工作的第一位老师，对我要求十分严格，在业务上他不保守，精心传授，使我耳濡目染，受益终身。有名师的指点，加上工作中的不断实践和体验，在学校学习时得不到的知识通过临床得到进一步的完善补充，这激发了我对中医学的更大兴趣和热忱。李乐园主任每周查房两次，我都侍奉其左右，认真地记录，反复研究李主任的处方，结合复诊病人反馈的结果，再重新分析辨证，对照学习过的理论和课本知识，总结心得体会，不断丰富自己的临床经验，做到理论与实践的真正结合，真正体会到要想成为群众信任、被病人认可的有真才实学的好医生，就要不断学习总结，不断提高。在李主任的三年精心带教过程中,他高超的辨证思路和方法,深深地感染了我。李主任对《医宗金鉴》很多内容都能背诵,有很深的造诣,而且善于教授,他的大家风范至今还在影响我,是我的难忘恩师。

"勤求古训,博采众方。"除了做好临证工作之外,我大部分时间都是在读书中度过。"要想学好中医,必须在中医经典著作上下功夫。"我学习经典著作讲究:一是要"读,"要熟读、反复读,读一遍有一遍的收获,正所谓"读书百遍,其义自见";二是要"写",要边读边记,随时摘抄记录;三是要"背",读熟了,很容易就背过了,临证时就得心应手;四是要"思",勤学必须多思,既要领会其意,又要举一反三。工作后,我对《黄帝内经》《伤寒论》《金匮要略》《温病条辨》《医宗金鉴》《寿世保元》《类证治裁》《濒湖脉学》《本草纲目》等著作重新阅读,结合临床体会其中精华所在。在读书回味中,深刻体会到:学海无边,乐在其中;精研典籍,其乐无穷。

医生是一种学到老、干到老的职业。知识要更新、书要不断读,一名有作为的医生,知识面不能窄,要博学,对中医学更要在继承的基础上通过临证实践去发扬光大、去提高,创出自己的独特理论和技术专长。学习西医知识是为中医所用,吸收西医学中的诊疗技术和临床治疗方法,以增加辨证的准确性和用药的有效性。中医的辨证论治一人一方、一证一方,是中医的专长特色。但是在当今社会,科技飞速发展的客观环境中,适合病人的需要、吸收西医之长,也是相当重要的。

外出进修、学习、参加学术活动是拓宽知识、汲取同行的精华、相互交流学术经验,以及沟通信息的方法。参加山东中医药管理局组织的"高级中医研讨班",班上有来自全省各大医院的骨干,借助学术上的交流、临证心得的沟通,经过反复的切磋,达到取长补短的效果。1984年我去了北京,在中医研究院第一临床部——西苑医院进修学习。西苑医院聚集了全国各地的中医精英,设备先进齐全,医疗技术精湛,中医古典书籍非常丰富。聆听中医大师的精彩讲座，大师们临证技巧、辨证妙法和精辟方药，令我大开眼界，不仅丰富了自己的中医理论及临证实践能力，而且对今后的发展和提升增加了新的动力。

医德高尚　爱岗敬业

2001 年退休后，我仍坚持出门诊、带教及教学工作。每周一、四上午的专家门诊从未中断过，不管刮风下雨、严寒酷暑，都按时来到诊室，认真为患者诊治疾病。我的病人很多，许多患者很早来到医院排队候诊。医生不仅要有高超医术，更要有"大医精诚"的传统医德。"万事德为先，百业术为重"，对于以济世活人为要务的中医大夫来说，医德和医术同样重要。我经常告诫年轻医生必须本着"仁爱为怀，济世活人"的理念，以病人为中心，把病人的利益放在第一位，因人命攸关，一剂之药可治病，一剂之谬可送命，必须尽心尽力。虽然我已过古稀之年，坚持耐心细致地接诊每一位患者仍是我的工作原则，对病人提出的问题，我都要耐心地回答；下班时间已经过了很久，对于没有看完的病人一定要耐心诊疗，达到病人满意而归。多年养成了不管和患者说多少话，多么口干舌燥，上班时从不喝一口水的习惯。徒弟们总是劝我多喝点水（因我曾患有肾结石），我认为在患者面前喝水不好，是不礼貌的，要体会到病人焦急的心情，再者，水喝多了还要去厕所，耽误病人时间。许多病人把我当作知心的朋友、精神的寄托、康复的希望。治愈病人的幸福感，比得到很多钱还满足，病人高兴我也高兴，"如果有来生，还会选择做医生"。

对任何来诊的患者都要认真周详地了解他的主症是什么，起病经过和相关的病史，一丝不苟运用辨证论治方法，去归纳分析，确定其病机、证型，遣方用药，环环相扣。只有这样才能有好的治疗效果。曾有一位老大娘 70 多岁了，因头晕数月来就诊，在其他医院都按"脑供血不足"治疗，而且做过很多检查,用过许多药物,花费上万元,效果不明显。前来找我诊治,我详问病史,再结合舌脉,通过辨证,我认为是脾胃亏虚,清阳不升证,经调理脾胃,升清降浊,服药数剂后,症状逐渐缓解,最终痊愈。另有一名患者便秘数年,多家医院均给服通导泻下药,虽然大便通畅,其后大便仍难解,甚至较前更甚。病人痛苦万分,情绪相当低落,常有放弃治疗的想法,后经别人介绍来到我的中医工作室。患者精神不振,面色苍白,言语低怯,气短无力,纳呆食少,腹部胀满,查看其以往病历多服用泄下通便、行气导滞等方药,经四诊合参,我认为该病人的便秘证应为气虚所致,与患者体质虚弱,加之既往过用寒凉、泻下之品伤及正气有关。气虚不运,肠道缺乏推动之力,致糟粕积滞不下,故发生此症。当用补中益气汤加减治疗。并告患者要均衡饮食,避免生冷之品,适当增加户外活动,养成定时排便习惯。患者连续服用中药十余剂,大便通畅,且无反复。病人对我感激不尽,为此我也觉得是对病人尽到了义务而感到欣慰。还有一例胃癌术后长期发热患者,其体质非常虚弱,饮食不下,精神不振,病人烦躁,拒绝任何治疗,家属多次劝说无效,一家人陷入痛苦之中,后经朋友推荐求救于我。我先耐心做病人的思想工作,不厌其烦地与病人沟通交流,最终患者同意先服用中药三剂以观疗效。根据病史和临床实际情况,我投以补中益气甘温除热方法治疗,病人服3剂药后,发热退,对我十分信任,最终患者饮食增加,精神、情绪好转,体质较前大有改善。如此病例不胜枚举。数十年的行医历程赢得了广大患者的尊敬和爱戴,有的一家四代同堂均找我看过病。医患之间的和谐关系,取决于医生的高尚医德和精湛医术,能够满足患者就医的需求,把病人当亲人,缓解乃至治愈病人的病痛是医生的义务,一意赴救,恪尽职守,自然会赢得病人及家属的理解、信赖和尊重。孙思邈的《大医精诚》永远是医生的镜子,事事德为先,切记!切记!

在50年的医疗、科研、教学中，我精勤不倦，广收博采，不断探索，以"古为今用、西为中用"的原则，推陈出新，逐渐形成了自己独特的医学思想。

1. 注重整体观念在临证中的意义　我认为人体是一个统一整体，虽内有五脏六腑和"形诸于外"的筋、肌肉、皮毛、脉、骨以及耳、鼻、口、眼等外窍，在经络的联系下形成了一个完整的机体，体现生命过程。人体与自然界也是息息相通、相互关联的，必然会受到自然变化的影响。论治过程中要时刻牢记，病机演变既要注意主病位，又要重视相关联的脏腑，这是抓住病机环节的关键。结合因人、因时、因地的制宜规律，做到辨证精确，既可以从病位入手直捣病所，又可以运用相生相克的规律，从脏腑功能相互关系，制定治疗方案。

2. 主张辨病与辨证相结合　我在对疾病的认识上，主张"辨病与辨证相结合"，即中医辨证论治与西医辨病诊治应很好地结合。既要为病做出明确的诊断，又要重视辨证论治。辨病与辨证，都是认识疾病的过程。辨病即是对疾病的辨析，以确定疾病的诊断为目的，从而为治疗提供依据，合理指导用药；辨证是对证候的辨析，以确定病的原因、性质和病位为目的，从而根据"证"来确立治则。中医的"证"是疾病过程中某一阶段或某一证型的病理概括，是一个综合性的概念，比"症"更全面。但是也有局限性，只考虑了病的阶段性和类型性，忽略了病的全过程，没有总体认识的前提，再深入认识病的本质是会有一定困难的，不利于中医学术发展。同样，片面强调辨病，盲目丢掉辨证论治，是放弃了中医学精华，失掉了中医灵魂；辨病与辨证的有机结合思路，更符合临床实践要求，做到整体认识明确诊断，又从局部和阶段去论证分析，诊疗会更全面，既保持了中医传统的辨证论治特色，又达到了辨病为我所用，有利于促进中医事业的发展，更符合病人的要求，保证了诊疗的安全。

3. 注重气机的升降运动　重视中医气机升降理论，临证通过调节脾升胃降功能、肝木疏泄功能以达到调节气机的目的。《黄帝内经》云："出入废则神机化灭，升降息则气主孤危。故非出入，则无以生长化收藏。是以升降出入，无器不有。"气机紊乱是脏腑功能失调，精气血津化生和输布障碍，病理产物产生的根本原因，疾病发生皆是气机升降出入运动失调表现于外的现象。五脏皆以各自不同的运动形式参与人体气机运动，各脏器互相依赖、互相制约。肝木自左升发，肺金从右肃降，心火下潜以温肾水，肾水上滋以济心火，而脾胃位居中州，脾升清、胃降浊对各脏之间气机的运转和协调，起着重要的中轴转枢作用，正如吴达《医学求是·血证求源论》所云："土位于中，而火上、水下、左木、右金。左主乎升，右主乎降。……而升降之权，又在中气，中气在脾之上、胃之下，左木、右金之际。水火之上下交济者，升则赖脾气之左旋，降则赖胃土之右转也。故中气旺，则脾升而胃降，四象得以轮旋。"脾胃为气机升降枢纽，对气机升降起着重要作用，脾胃为后天之本，对疾病的恢复，固护和补益正气十分重要，临床中应放在首位。气机升降出入正常，是人体健康的标志，"正气存内，邪不可干"。

4. 擅用"和法"治疗内科杂病　临证擅用"和法"治疗眩晕、不寐、头痛、胃痛等内科杂病。"和法"有调阴阳、调营卫、调气血、调脏腑的作用。顾名思义，和法就是通过调理人体，使有病的身体恢复和谐状态，阴阳调和达到平衡，疾病也就不会发生。《黄帝内经》秉承了中国文化"和"的观念，重视人与自然之间的和谐，重视人体内在脏腑气血的调和，强调"阴平阳秘"，为和法奠定了理论基础；《伤寒杂病论》对前人"和"的思想进一步发挥，创制了"和"的代表方剂小柴胡汤、半夏泻心汤和四逆散等方剂；明代张景岳进一步阐述了"和法"概念，"以和方之制，和其不和者也……务在调和元气，不失中和之贵也"，为后世和法的发展指引了方向；清代程钟龄把"和法"列为中医治法的八法之一。近代很多学者认为"和法"是诸多治法的总纲，当列为诸法之首。

5. 坚持"治未病，未病先防，既病防变"的从医理念　中医是以平衡来认识人与病的关系的，"阴平阳秘、精神乃治，阴阳离决、精气乃绝"，"正气盛则实，邪气夺则虚"，故此在治疗方面"扶正祛邪"是根本治疗方法。《黄帝内经》中提到："圣人不治已病治未病，不治已乱治未乱，此之谓也。夫病已成而后药之，乱已成而后治之，譬犹渴而穿井，斗而铸锥，不亦晚乎。"其蕴含着预防的思想，这种防重于治的思想，不仅仅体现在"未病先防"，同时还体现在"既病防变"。从顾护正气来权衡，防当重于治。

6. 重视先天之本"肾"的调节　临证时注重先天之本"肾"的调节。肾为水火之脏，内寓真阴真阳，肾藏精，精是十分宝贵的，精是人体繁育后代的源泉，精是人体生老病死的最基本的内在物质基础，来之于先天，益养于后天，内藏于肾。临床诊治病人时，要分清肾阴虚、肾阳虚，以及肾阴阳两虚等变化。对老年病的防治，中医有明显优势，其根本即在于此。临证常用地黄丸、大补元煎、左归丸、右归丸、肾气丸、二仙汤等方剂进行加减，对慢性病、亚健康调治有突出效果。

7. 注重后天脾胃的调护　"脾胃"为后天之本，气血生化之源。脾胃功能失调，一则不能运化水谷精微，气血化生乏源，二则水湿代谢不利，停聚为痰、为饮，进而影响血液运行，致瘀血内生，痰瘀交织为害，临床可出现多种病证，如中风偏瘫、眩晕、头痛、不寐、胸痹、心悸、痴呆等。临证经常选用陈皮、半夏、白术、茯苓、黄芪、党参、石斛、砂仁、炒谷麦芽等健脾益气化湿药物。胃主降浊以降为和，脾主升清以升为顺，脾胃健运，脏腑才能和调，元气才能充沛，在论治中不容忽视。

8. 注重肝木的疏泄功能　临床上治疗疾病时刻考虑肝疏泄功能正常与否。在治疗原则和方药上，若疏泄太过，宜柔肝降逆为主；若疏泄不及，宜疏肝达气为先。常用方剂有柴胡疏肝散、逍遥散、一贯煎等。中医强调"情志致病"是一种人性化的认识，尤其在当今社会竞争激烈，生活工作压力大，精神过于紧张，心因性疾病十分多见，情志变化之所以能致病，在于导致气机紊乱，"百病皆生于气也"，关键是肝疏泄失司。《黄帝内经》所云"恬淡虚无，真气从之，精神内守，病安从来"，其意义就在于此。

甘做人梯　精心育人

　　毫不保留地把我的知识传授给年轻后学者是我的责任，鼓励年轻医师多学习，多看中医经典著作，多做临床。告诫我的学生，要打好中医基本功，根深方可叶茂，理论高强，临证方可运用自如。在传承教育上，根据不同层次的人员，采取不同的对应性辅导，按时进行专题讲座，无论讲哪一个专题，我都特别重视"三个结合"，即古代与现代结合、理论与经验结合、自己与他人结合。言传身教，更重于身教。多年来培养出博士生、硕士生多名，大专生、本科生数不胜数。我告诫学员，坚定的专业理想，是学好中医学的根本，要想成为一名合格的中医，除学习好中医基础理论知识外，还要学会按中医理论的思维方式去探索中医学术，这样才能从传统的中医文献中汲取其精华，达到继承、发展、提高的目的，才有利于中医事业发展，才能成为一个合格的中医大师。

　　此外，还常年承担着山东协和学院的部分中医教学任务，是山东协和学院中医精品教研室内科的主任，是该校学术委员会成员，负责对教学老师讲课的指导工作。

　　师承教育是培养优秀中医药人才的重要方法，自己的学术思想和积累的实践经验，更具有现实指导性，有利于后学者尽快成才。几年来带出的徒弟和研究生，都已经是学科带头人和业务行政领导，甘做人梯、精心育人，既是义务又是责任。

我的养生观点是：不抽烟、饮食以清淡为主，有时小酌一杯；喜欢品茶、博览群书、散步、慢跑；为人和气、谦让；遇事沉着、心态平和，与世无争。虽年过七旬，尚耳聪目明、思维行动敏捷。喜欢与不同年龄段的人交往，年轻人的朝气蓬勃，会增加我的身心活力和健康。本着"三人行必有我师"的原则，从各层次的同行中汲取营养，以补己之不足。

（李春红　郭海峰　整理）

浦家祚

承岐黄路　惠及众生

勤奋耕耘求创新

山东中医药大学附属医院主任医师、教授、博士生导师　丁书文

【医家简介】丁书文（1941—　　），山东单县人。师从全国著名中医学家周次清教授，医学硕士学位。山东中医药大学附属医院主任医师、教授、博士生导师。享受国务院政府特殊津贴。山东省名老中医药专家，山东中医药学会心脏病专业委员会主任委员。全国第三批、第四批老中医药专家学术经验继承工作优秀指导老师，中国中医科学院全国中医药传承博士后合作导师。

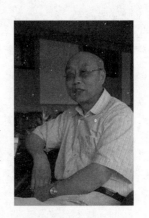

从事中医临床教学科研 50 余年。首先提出心系疾病的热毒说，深入研究并初步构建了热毒学说的框架。创新性将抗疟疾中药青蒿、常山引入抗心律失常的临床治疗。参加编写全国高等中医药院校教材《中医内科学》、国家药品监督管理局《中药新药临床研究指导原则》等书籍。先后开发研制中药新药 4 个。培养硕士、博士研究生及博士后 53 名。师承带高徒 5 名。

步入医林

祖籍山东省单县，自幼生长在农村，羡慕文化人。那时能见到的有文

化之人，只有教师和医生。因姐姐患病，常常随父亲请邻村医生为姐姐求医诊病，因此，"医生"在我少年时期就留下了较深的印象。1960年初中毕业，由于家境不富裕，于是放弃升高中，报考了菏泽医学专科学校，开始步入医学之路。

二次深造

1964年菏泽医学专科学校毕业后被分配至山东中医学院任教。山东中医学院大环境使我对中医产生了浓厚兴趣和学习欲望，便开始自学中医，经常阅读一些中医书籍，坚持搜集单方、验方。1971年参加了山东省西医学习中医班，结业后到中医学院附属医院内科做临床工作。

1978年全国恢复研究生招生，山东中医学院开始招收中医硕士研究生。当时我已37岁，已经过了学习的最佳年龄。但又觉得"文革"十年之后，对具有专科学历的我是一个难得机会，便下决心报考了中医内科硕士研究生。

在备考过程中，首先要过的是外语关。上学时虽然学了点俄语，但十几年过去忘得差不多啦，日语没学过。专业虽然经过西医学习中医班学习，但基本是以自学为主。当时工作紧张，家事繁忙，经济拮据，居住蜗小，全家5口人，居住只有7.5平方米的单身房2间。在这样工作生活条件下，又正值盛夏炎暑，每日起早贪黑读书到深夜。终于攻克了外语关、专业关，1978年考取了山东中医学院首届中医内科硕士研究生。

攻读硕士研究生学位期间，师从全国著名中医学家、山东中医学院终身教授周次清。周老处世低调，为人谦和，潜心致学，精通医理，辨证细致，用药精练，疗效卓著，为中医临床大家。周老又是当代衷中参西的典范，出于临证需要，他50多岁又去学习西医。他学习认真，态度谦逊，让西医专家深受感动和钦佩。研究生毕业后又继续在周老身边工作，直至

2003年周老病逝。"师恩似海"，周老的学术思想和致学态度影响我一生的学术发展。

勤奋耕耘50年

20世纪70年代初，山东中医学院附院内科开始分专业组，我有幸到了心血管专业组，即现在心血管内科的前身。当时，资深西医专家、全国首批西医学习中医专家肖珙教授任内科主任兼心血管组长，我开始跟随肖珙教授工作，学习心血管病的诊疗。门诊、急诊、病房反复轮转，白班、夜班夜以继日地工作，无数次危重病人的抢救，与死神相搏，无数次的会诊、疑难病例的讨论，与同道共同切磋。凭着对生命的尊重，对职业的热情和工作的责任心，救治了无数病人，其中有大量成功病例，也有失败的教训。一天值夜班，一个病人突然呼吸停止，我便毫不犹豫地实施口对口人工呼吸，赢得了进一步抢救的时间。一顽固心衰病人夜间病情突然加重，危在旦夕，我应用各种方法，千方百计坚守生命阵地，一夜没合眼，终于把病人从死亡线拉回来。也有过沉痛教训，一中年病人患风湿性瓣膜病伴轻度心衰，为了进行手术治疗，先来内科纠正心衰，万没想到几天后该病人死在输液架下。

1994年，我被聘为国家新药评审专家，每年要去北京参加全国新药评审几次到十几次。2000年后又被聘为国家自然基金委员会生命科学部评审委员，每年都参加全国科研项目的会议评审。参加评审人员都是来自全国各专业的资深专家，评议内容广泛深入，涉及医学药学相关的多个领域。专家们一起讨论交流，广泛磋商议事。我本着既工作又学习的态度，积极发表意见，又虚心学习，10多年的评审经历提高了思维方式方法，启发了研究思路。

经历就是财富。回想起在山东中医药大学附属医院这方沃土勤奋耕耘

50 余年，经历了住院医师、主治医师、副主任医师、主任医师的成长过程。50 年来，立足中医临床，中西医兼容，逐渐形成了立足实践，注重疗效，力主创新，发展才有生命力的思维方式和学术理念。

创新发展

1. 提出心系疾病的热毒学说 基于现代自然环境、社会环境、生活工作状况、饮食结构的变化，人们的体质及发病机理、疾病谱有很大改变，当今不再是虚证为主，而是以实证为主，湿热瘀滞为当今病机主流。经多年临证体验，在多次成功或失败的典型病例启示下，在动脉硬化炎症病理学说影响下，20 世纪 90 年代初开始探索研究心系疾病的热毒证，带领多届研究生从热毒病机对动脉粥样硬化、高血压、冠心病、心肌病、心律失常、病毒性心肌炎等进行系统深入的临床及实验研究达 10 余年之久。依据研究结果提出心系疾病的热毒学说，建立了热毒学说的框架，并发表了多篇相关论文。心系疾病热毒学说成为指导心系疾病防治的一个新的重要应用理论，充实发展了中医的理论和实践，获 2006 年山东省自然科学奖三等奖。

2. 将抗疟中药引入心律失常治疗 20 世纪 90 年代，我 50 多岁，心里总想创新发展的事情，好像埋在土壤里的一颗种子往外冒芽。

一天，想起既往与山东医学院附属医院心内科高德恩教授交谈时他说过的一句话：有些治疗疟疾药物有抗心律失常作用，奎尼丁就是从抗疟中药金鸡纳树提取而来的。我查阅文献，青蒿素、常山乙碱在实验室研究发现有影响心律失常的作用，但尚无临床应用研究的报道。于是我以"研究青蒿、常山抗心律失常"申报立项了国家中医局临床研究课题，后来又申报立项了国家自然基金委基础研究项目。由于我参加多年新药评审，熟悉新药申报研究的程序和技术要求，在上述科研的基础上进行新药"心速宁胶囊"的开发研究，2005 年获国家新药证书，成为治疗快速性心律失常实证的一个创新性新药。临床疗效很好，深受广大患者欢迎。后来又相继研制开发新药正心泰胶囊、参龙宁心胶囊等，创造了一定的社会效益和经济效益。

回忆个人成长发展走过的路程，深深体会到，一个人的发展有三方面因素：一是个人努力，要不怕吃苦、吃亏，努力拼搏；二是抓住发展机遇，果断决定，不要错过；三是前辈提携、领导关心、群众支持，家和万事兴。这是我作为一位老医生要告诉年轻人的几句话。

学秉家传　道由心悟

成都中医药大学附属医院教授、博士研究生导师　胡天成

【医家简介】胡天成（1942—　），四川眉山人，主任中医师、教授、博士研究生导师，享受国务院政府特殊津贴专家。全国第五批老中医药专家学术经验继承工作指导老师、全国优秀中医临床人才研修项目指导老师、全国名老中医药专家传承工作室导师。

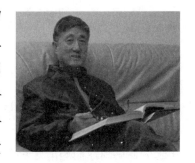

出身中医世家，系"胡氏儿科"第四代传人。1967年从成都中医学院毕业后被分配到宁南县工作。1973年调入成都中医学院附属医院，从事儿科临床、教学和科研工作。曾任儿科副主任、业务副院长，国家药品监督管理局药品审评专家，中华中医药学会儿科分会常务委员，四川省卫生厅离退休高级专家顾问团中医组组长，四川省中医药学会常务理事及儿科专委会主任委员，《四川中医》编委，成都中医药大学学术委员会委员、学位评定委员会委员、校科协副主席，成都市中医药学会副理事长等职。1998年被评为"四川省首届名中医"，2013年12月，被四川省人民政府授予"第二届四川省十大名中医"称号。

从医40多年，德艺双馨，学验俱丰。指导和培养硕士、博士研究生

50 多名,学术经验继承人 8 名,全国"优才"学员 9 名。参加了多部中医儿科学专著和教材的编写及审定工作。出版专著《胡天成儿科临证心悟》《活幼大家胡伯安》。主研国家"七五"攻关项目"小儿高热及其伴发的惊风厥脱之系列研究",获省部级科技进步三等奖 2 项、厅局级科技进步二等奖 2 项,参与开发Ⅲ类新药 2 个,其中清热化湿口服液被国家中医药管理局列为 1999 年度中医药科技成果推广项目之一。

矢志岐黄承家学　名医指点受益多

1942 年 9 月我出生于苏东坡故里——四川省眉山县一个中医世家。我的曾祖父胡良元、祖父胡启厚均擅长中医内儿科,医术精湛,享誉一方。父亲胡伯安继承祖业,20 岁时即在县城开设"义元堂"诊所,悬壶济世。解放后受命组建"眉山县中心卫生院国药部",主持门诊工作,全心全意为群众治病,屡起沉疴,活人无数,门庭若市,声名远播。常有病人到家中求治,见到他们病情好转直至痊愈,儿时的我萌生了对医生的敬仰与羡慕之情。受到家庭环境的熏陶,耳濡目染,我自幼喜爱中医,并立志学习岐黄之术,梦想今后也要成为像父亲那样的医生。父亲也有意引导,教我认药,背诵《药性赋》《医学三字经》等,尽管当时"内经""伤寒""中风""痹证"等虽然还只是一些朦胧的概念,但对我还是有潜移默化的影响。

1956 年父亲奉调成都中医学院(现成都中医药大学)。1959 年我从眉山转学到成都,1961 年高中毕业,为了圆我学中医梦,高考我填报的第一志愿就是成都中医学院医疗系,结果如愿以偿,正式走上了学习中医之路。

大学期间,每天早操之后,我就背诵药性方歌、经典条文,现在我记忆中的《药性赋》、常用方剂及《伤寒》《金匮》条文,绝大多数都是在学生时代就已能背诵。我认为年轻时多背诵一些经典，多记忆一些方药，终身都会受益。

书要越读越薄，课余我常常将老师讲课内容消化后进行归纳小结，将要点制成卡片或将病因、病机、证候、治法、方药绘成示意图，提纲挈领，一目了然。

大学期间，有凌一揆、吴棹仙、宋鹭冰、彭履祥、罗禹田等一批大家名师为我们传道授业解惑，他们渊博的知识、丰富的经验使我大开眼界，受益匪浅。假期则跟随父亲抄方，家父耳提面命，收获良多。由于我父亲与同道内科刘安衢、眼科陈达夫、外科文琢之、温病宋鹭冰等大家性气相投，交往甚密，闲暇常常聚会品茗，因而我也有机会听他们谈论医道。他们所讨论的"真寒假热""真热假寒"的辨识、"亡阴""亡阳"的救治等，增进了我对中医的热爱，激发了我学习中医的热情。六年苦读，我成为全年级 4 名"全优生"之一。

艰苦环境磨意志　书为我师勤多阅

1967 年成都中医学院医疗系毕业后，我被分配到西昌地区（现凉山州）宁南县骑骡沟区医院工作。该院地处彝族同胞聚居山区，离县城几十里，山路崎岖，交通不便，医院规模小，人员少，设施简陋，中医诊室与中药房都在一间不足 10 平方米的小屋里，没有药柜，只有挂在墙上的药袋，中药品种亦很有限。医生看病不分内妇儿外，诊病、处方、划价、抓药，甚至进城购药和一些粗加工都是我一手包干。此后，我参观"四川省中草药新医疗法展览"回成都，购买了戥称、铁臼、药碾、筛箩等称药打粉工具，肩扛手提带回医院，初步改善了药物加工条件。尽管当时照明是煤油灯，饮用是山泉水，每天只吃两餐饭，但我牢记救死扶伤职责，不畏艰苦，克服困难，全心全意为病员服务。除了门诊，还要到彝族村寨巡

333

诊。为培训全区赤脚医生，我还举办了学习班，尽我所能传授中医药知识。

在骑骡沟区医院工作期间，父亲不在身边，当地也没有老师可以请教，父亲给我的《医宗必读》《景岳全书》《类证治裁》《医学心悟》等书就成了我的老师，一有空我就看书，遇有疑难病例，就在书中找解决办法。至今我记忆犹新、印象深刻的一个病例是 1969 年 6 月一鲁姓彝族 5 岁小孩，右侧臀部生一痈疮，经西医用鱼石脂油膏外敷后，破溃流脓，每天换药，脓汁由浓稠渐变清稀，新肉不生，久不愈合，疮面肌肉瞤动，身热口渴烦躁。当时条件有限，西医已束手无策，遂邀我会诊。我见患儿形体瘦弱，精神萎靡，肌肤灼热无汗，口渴喜热饮，疮面淡白，肌肉时时瞤动，食少便溏，小便正常，唇舌淡，苔薄白，脉大无力。联想《伤寒论》中有误汗而致"身瞤动"一症，临床上还没有见过，如今目睹患儿疮面肌肉瞤动，何故？我翻阅《类证治裁·诸疮》中有"发热烦扰，筋惕肉瞤，气血虚也，八珍汤"的论述，与之颇为相似。因患儿素体虚弱，罹患痈疮之后，正气更虚，故脓汁由浓稠变清稀，久不生肌收口；气血不足，血虚阳浮故精神萎靡，肌肤灼热，疮面淡白，肌肉瞤动；唇舌淡，脉无力，均系气血两虚之象。鉴于患儿正不胜邪，无力托毒外出，故治宜补益气血，托里排脓，化腐生肌，遂在八珍汤气血双补基础上加黄芪，且重用黄芪，配当归，即合当归补血汤治血虚阳浮，肌肤发热；另加金银花以清解余毒，如此配伍，气血双补，扶正祛邪，3 剂后汗出身热渐退，脓液渐稠量少，疮面渐红活，肌肉未再瞤动。继服 3 剂，精神转好，胃纳增加，疮面缩小，长出新肉，据此原方去金银花加天花粉 12 克、神曲 6 克，续服 4 剂，其病痊愈。

另有一例"发背"患者，是当地税务局干部，35 岁，平素嗜酒，喜辛辣食物，因下乡征税，汗出当风，坐卧潮湿之地，即感恶寒发热，头身疼痛，背部焮热疼痛，故来医院就诊。查看其背部皮肤红肿，面积约 15cm ×

20cm。了解发病经过后，察其舌苔白，诊其脉浮数有力，四诊合参，诊为"发背"，乃外感风寒湿邪，营卫不和，经络阻塞，气血凝滞所致。因系痈疮初期，治用消法，遂处荆防败毒散加黄芩、金银花煎服，1剂热退，头身痛减大半，背部红肿缩小，疼痛减轻，遂去黄芩加连翘，继服2剂，其病痊愈。

虽然学习中医外科学时老师讲过痈疽，也知道痈之大者名发，但对"发背"一病我尚未见过，更没有治过。虽然荆防败毒散我用治流感头身酸楚疼痛者效果甚佳，但用治"发背"心里还是没底，但从治疗效果看，疗效奇佳。这个病例显示了外科消法之功，也印证了荆防败毒散"败毒"之效，使我对消法和荆防败毒散在外科痈证中的应用有了进一步认识。

1973年5月，为了继承我父亲几十年的学术经验，组织上把我从宁南调回成都中医学院，在附属医院儿科工作。当时附属医院儿科西医力量强大，5位主任中4位都是高级西医。我在病房工作期间，安排我与一名高年资西医医生在一组，中西结合，互教互学，我从她那儿学到了许多西医临床知识和技能，掌握了静脉穿刺、腰穿、骨穿等技术，为后来从事"乙脑"科研打下了基础。

鉴于当时基层医院抗生素用得比较普遍，而由于不合理使用，也产生了一些药源性疾病。如过用抗生素导致肠道菌群失调，腹泻较多，患儿泻下稀水样大便，滑脱不禁，四肢不温，根据病机十九条中"诸病水液，澄澈清冷，皆属于寒"，我辨证为脾肾阳虚，火不生土之泄泻，常以桂附理中汤温补脾肾，补火生土而愈。又如患儿黄某，男，1岁，平素身体虚弱，6天前吃炒猪肝，数小时后即开始腹泻，初为稀便，以后为水样便，有黏液而无脓血，日10余次。当天在厂医务室输液，静脉滴注庆大霉素。次日腹泻加重，且伴发热，仍用庆大霉素治疗，发热减轻，腹泻如故。3天前去县医院就诊，服中药2剂无效。昨日腹泻加剧，一日数十次，泻下稀水，尿极少，同时又伴呕吐，不思饮食，精神萎靡，囟门、眼眶凹陷，始转我院。其时手足欠温，皮肤弹性较差，唇红舌干，指纹淡青。入院后大便涂片，查见"大量革兰阳性球菌及极少量革兰阴性杆菌，未见霉菌"，大便培养"无致病菌生长"。诊断：①中毒性消化不良，中度失水，酸中毒；②肠菌群失调。中医辨证为脾肾阳虚，以温补脾肾，佐以收涩止泻法治之。在补液同时，内服桂附理中汤加味：潞党参9克，白术9克，炮姜9克，肉桂3克，附片9克，罂粟壳1.5克，赤石脂15克，乌梅15克，甘草3克。服上方2剂后，腹泻明显好转，大便由稀水样变为稀糊状，次数由每日数十次减至二次，精神转佳。继服4剂后大便已成条状，大便涂片复查，查见"大量革兰阴性杆菌及少量革兰阳性球菌，未见霉菌"。乃以健脾益胃法调理善后，病愈出院。后来我把这类病例收集整理分析后撰写了"温补脾肾法治疗小儿肠道菌群失调腹泻的初步观察"一文，发表在《成都中医学院学报》1979年第1期。

小儿泄泻中有一证型为"惊泻"，通常认为小儿神气怯弱，不耐刺激，若目睹异物，耳闻异声，卒受惊恐，肝气横逆，克侮脾土而成。我在病房时见一半岁婴儿因"肺部感染"使用抗生素，天天打针输液，不几日患儿大便稀薄，粪青如苔，睡中惊惕，面青唇淡，出现惊泻症状。此患儿无目睹异物，耳闻异声史，为何出现惊泻？通过家长了解到，患儿近日常在熟睡时打针输液致啼哭不止，此乃惊吓之故。遂停输液，服益脾镇惊散合痛泻要方两剂而愈。这个病案在我教学时也曾讲给学生们听，藉以启发后学读书切勿死于句下，临证之际审因论治一定要细致周详。

1974年下半年，我院部分学员到什邡县开门办学，我作为儿科带教老师既要承担课堂教学，又要临床带习。一天我接诊一位中风病人，神识不清，舌强言謇，半身不遂。患者是一位退休工人，家中只有一个女儿，父女相依为命。女儿送患者到医院看病很不方便，此后我就每天带学生到患者家中看病。记得初服导痰汤加减，患者喉间痰鸣渐少，舌强言謇渐好，神识渐清，渐能说话。其后用补阳还五汤加减，服药20余剂，半身不遂明显好转，已能拄杖上街。因治疗这位病人需要用竹沥涤痰，当时没有鲜竹沥成药，我让患者徒弟去农村找来一些荆竹，两头削尖，置火上烤，这样取得的竹沥水效果很好。没有亲自烤取和目睹服后效果是不会有此感受的。整个治疗过程，学生们全程参与，对我而言印证了书本知识，对中风中脏腑的证治有了更加深刻的认识；对学生而言，同样加深了对中医辨证论治的认识。

1970 年在宁南工作时，我带队参加"西昌中草药新医疗法展览"，曾上山采集中草药，制作标本参展。1973 年 9 月省卫生厅下达的"四川省抗肿瘤中草药资源调查"项目由我院牵头。我和重庆中药研究所、中国医科院简阳血液病研究所、西昌卫生局等单位抽调人员一道赴西昌地区冕宁、德昌、米易、会理、宁南等地调查。每到一地都深入医疗机构了解当地肿瘤发病情况，治疗肿瘤中草药资源，并上山采集有关中草药标本。这两次经历让我有机会认识了许多中药材，对西昌地区出产的党参、柴胡、续断、牛膝等多种中草药鲜品、干品、饮片都比较熟悉，对其性味功效也有了进一步了解，丰富了对《中药学》的感性认识。

中医中药相辅相成，密不可分，当中医必须识药，既要掌握性味、归经、功效和运用，也要熟悉其外表，调配时庶不致误。这点我在骑骡沟区医院工作时就有这种体会，因此 1979 年我在灌县（今都江堰市）带毕业生实习时，就安排每位学生轮流去中药房抓药一周，让他们了解临床常用药物与剂量。虽然只有短短一周，但这段经历让他们直观认识中药，留下了深刻印象。

学用经典多临床　理法方药炼悟性

《黄帝内经》《伤寒论》《金匮要略》《温病条辨》被称为"四大经典"，学好四大经典是中医的基本功。我从学习中医开始即重视经典著作学习，几十年来坚持用经典理论指导临床实践，取得良效。

1978年儿科曾收治一白血病患儿，女孩子第一次住院放疗后头发大量脱落，几成光头。第二次住院时我根据"发为血之余"和肾藏精，"其华在发"，发的生机根源于肾精，发为肾之外候理论，放疗前就服补肾填精药，结果放疗后头发非但没有脱落，而且长得浓密黑泽。

根据"太阳之为病，脉浮，头项强痛而恶寒"及"太阳病，项背强几几，反汗出恶风者，桂枝加葛根汤主之"，我用桂枝加葛根汤治愈斜颈1例。患儿吴某，女，5岁，1979年11月9日初诊。8天前患儿在田间玩耍，不慎失足落水，当时仅将裤子打湿，头身未见外伤，患儿亦未诉任何不适。傍晚，其父收工回家，即发现患儿颈项向左偏斜，不能转动，入夜不能平睡，呼叫颈项疼痛。因疑为"失枕"，次日即请人"端颈"，未见好转。第3日又外敷药2次，均未见效。病后，患儿白天嬉戏如常，暮夜即感不适，要母怀抱。如此已8日，病无起色。亲友又以为"骨伤"所致，嘱到骨科就诊，经检查排除颈椎病，遂邀我诊治。其时患儿头颈明显向左偏斜，颈项肌肉强硬，皮色不变，亦不发热，但压之疼痛，头汗甚多，口干喜饮，饮食减少，大便1日1次，小便不黄，舌质正常，苔白，脉浮。审为太阳中风，经输不利，处桂枝加葛根汤，药用：桂枝10克，白芍15克，生姜10克，大枣12克，甘草3克，葛根24克，天花粉18克。水煎服，1日1剂。二诊其母诉上方连服3剂，1剂汗止，3剂颈即不偏，惟转动尚欠灵活。此太阳经输之气尚未完全疏通之故，仍守上方，更加秦艽15克、丝瓜络12克以祛风通络。结果病儿继服2剂后，颈项即活动自如。

根据肺主气，主宣发与肃降，肺与大肠相表里之说，用麻杏石甘汤治愈肺热大便干结失禁。患儿尹某，男，5岁零6月，1994年1月6日初诊。其父代诉，患儿大便失禁半年。半年前不明原因患儿出现大便失禁（大便干结量少），常便入裤裆内方觉。此外，平时尚有一"怪癖"，常微启双唇频频朝前呵气，常感鼻塞，并喜由鼻孔喷气，声响可闻。近日病情加重，多方医治无效，经乡亲介绍，前来我处就诊。询问其父得知，五官科检查鼻喉未见异常。患儿胃纳、睡眠尚可，小便微黄，查舌质红，苔薄黄，脉数有力。综上分析，此病乃肺热郁结，宣肃失常，遗热大肠，传导失司所致。治宜宣肺清热，调畅气机，予麻杏石甘汤加减，药用麻黄8克，杏仁10克，石膏30克，黄芩12克，瓜蒌仁12克，前胡12克，射干10克，炙枇杷叶15克，葶苈子12克，枳壳12克，厚朴12克，水煎服3剂，嘱忌辛辣燥热食物。1月10日二诊：患儿大便失禁次数减少，"怪癖"症状好转，大便仍干结，舌脉同前。效不更方，守方加减：上方去厚朴加槟榔15克、牵牛子10克、生大黄10克（另包煎，兑入药汁中服）泻下通腑，继服3剂。1月15日三诊：其父述患儿大便已能自控，亦不干结，"怪癖"消失，其病告愈。

根据"小水虽利于肾，而肾上连肺，若肺气无权，则肾水终不能摄。故治水者，必须治气；治肾者，必须治肺"理论，用麻杏石甘汤加减治愈肺热遗尿。患儿卿某，男，4岁半，2004年9月17日就诊。其祖母代诉，患儿平素小便正常，一周前去海南旅游后，近日每晚尿床，睡眠深不易叫醒，白天尿频尿黄，臊气甚大，喉痒即咳，咳则连声，痰少黏稠，口干喜饮，胃纳稍差，大便干，每日1次，舌质偏红，苔薄黄，脉滑数。病因海南旅游受热，邪热郁肺，肺气上逆而咳；热邪灼津，炼液为痰，故痰少而黏；肺热治节不行，通调失司，膀胱不约而尿床，臊气大，舌偏红，苔薄黄，脉滑数，均是有热之征，故以麻杏石甘汤加减治之。药用：麻黄10克，杏仁10克，石膏30克，黄芩12克，瓜蒌皮12克，信前胡12克，射干10克，炙枇杷叶15克，炒知母12克，炒黄柏12克，草薢12克，石菖蒲6克，一日1剂。连服3剂后复诊，其祖母诉服药后3晚均未尿床，白天小便次数减少，尿量增多，尿色不黄，已无臊气，咳嗽好转，遂改投止嗽散加减，调理而愈。随访半年，未再尿床。

根据"脉缓身痛，舌淡黄而滑，渴不多饮，或竟不渴，汗出热解，继而复热……黄芩滑石汤主之"，用黄芩滑石汤治愈长期高热。如患儿苏某，女，9岁，小学三年级学生，2010年1月21日初诊。其母代诉反复发热2月余。患儿于2009年11月16日无明显诱因出现发热，体温39.9℃，偶咳嗽，余无不适，先后到416医院和市儿童医院就诊，给予口服药物（药名、剂量不详），患儿热退后仍反复发热，体温39.9℃~40℃。其间曾4次去华西附二院诊治，血常规检查正常；胸片示肺纹理增多模糊，心影大小未见异常，心影内可见瓣膜影（患儿2岁时因"动脉导管未闭"曾在该院做"封堵术"）；查肺炎支原体抗体（凝集法）阴性；抗环瓜氨酸肽抗体0.78RU/毫升；流式检验报告，CD3 58.3%，CD4 31.6%，CD8 21.6%，CD4/CD8=1.5；ENA抗体谱均阴性；免疫球蛋白定量各值均在正常范围，α-酸性糖蛋白0.64克/升，抗"O"53IU/毫升，类风湿因子13IU/毫升，EBV-IgM 25.8U/毫升。先后多项检查，均无异常，体温波动在40℃~41.8℃，于12月8日以"发热待诊，急性支气管炎"收住成都军区总医院儿科。当晚体温41.9℃，次日上午、中午体温均高于42℃，12月10日出现上腹痛。胃镜检查报告：胃幽门螺旋杆菌快速试验Hp（-），胃窦溃疡（A2期），二便常规、肝肾功、电解质、胸片、肺炎支原体抗体IgM、肺炎支原体IgM、肺炎衣原体IgM均阴性，心脏B超、流式细胞检查、骨髓象、血培养均正常。患儿门诊和住院期间，经抗感染、解热镇痛和对症治疗均无效。

在多方诊治，诊断不明，治疗无效的情况下，患儿家长向四川电视台4台"新闻现场"栏目组求助。1月21日下午在该台两名记者陪同下，到我处就诊。就诊前体温高于42℃，在询问病情、查阅有关检查治疗资料后，我根据患儿反复发热，汗出热解，继而复热之特点，结合高热时仅感头昏，皮肤并不发烫，亦无口渴喜饮等症，小便黄，偶尿床，舌质红，苔白黄腻，辨证为湿热为患，乃湿热浊邪，困阻中焦，湿热并重之证，治宜清热利湿，拟黄芩滑石汤加减：黄芩12克、滑石15克、猪苓15克、土茯苓 20 克、大腹皮 15 克、白蔻 10 克、通草 6 克、石菖蒲 6 克、郁金 15 克、青蒿 15 克，水煎服，4 剂。

1 月 28 日二诊：服上方后 7 天未发热，一般情况良好，大便溏，小便黄，咽微红，苔薄黄，效不更方，守方加减：加黄柏 12 克，去青蒿，继服 6 剂。

2 月 4 日三诊：服上方 6 剂，近 2 周均未发热。自诉晨起鼻塞，咽部不适，喉间有痰，大便正常，小便微黄，咽微红，苔白黄，中根部稍厚，脉平，此为中焦湿热渐退，复感风热外邪，乃外感风热夹湿之证，法当疏风清热，佐以渗湿，改用银翘马勃散加减：金银花 15 克，连翘 15 克，马勃 10 克，牛蒡子 10 克，黄芩 12 克，滑石 15 克，射干 10 克，杏仁 10 克，桔梗 12 克，薄荷 10 克，水煎服，6 剂。

3 月 4 日四诊：初诊至今已 40 余天未发热，体温正常，现患儿一般情况尚可，惟纳差偏食，大便偏干，两天 1 次，小便正常，舌质正红，苔薄白，脉平，此乃病后脾胃虚弱，脾失健运，治宜健脾益气，佐以芳香化浊，拟香砂异功散加减：太子参 30 克，白术 12 克，茯苓 12 克，陈皮 10 克，藿香 10 克，砂仁 10 克，炒枳实 10 克，厚朴 12 克，山楂 10 克，鸡内金 12 克，石菖蒲 10 克，郁金 15 克，水煎服，5 剂，调理善后。

上述案例无一不是在经典理论指导下辨证论治，获得佳效的。

弘扬家学采众长　攻坚克难虎山行

多年来在继承发扬父亲学术经验的基础上，博采诸家之长，师古而不泥古，善于化裁古方，创立新方，执简驭繁，治疗小儿肺系和脾胃疾病以及多动症、抽动症、过敏性紫癜、肺含铁血黄素沉着症等病。对小儿外感肺系疾病如感冒、咳嗽、肺炎和哮喘等病证，总结了"多热证、多实证、多气逆、多夹痰"等特点，将上述病证中，因外感所致的类同证型归纳为风热、湿热、痰热、燥热等4个类证，异病同治，熔书本知识与临床经验于一炉，提纲挈领，简明适用。我将治疗风热类证和湿热类证的两个经验方研制成院内制剂清肺口服液和清热化湿口服液（现更名为银葶清肺口服液和蒿芩化湿口服液），用治外感风热或湿热郁肺所致之发热咳嗽、肺炎喘嗽、哮喘，疗效可靠，受到病员和同道好评。在治疗脾胃疾病方面，根据"脾为阴土，喜燥而恶湿，得阳则运；胃为阴土，喜润而恶燥，得阴则和"之理论，结合家传经验，优化处方，进行剂改，研制了治疗脾气虚弱，脾阳不运之健脾增食片；治疗胃阴不足，阴虚胃热之益胃冲剂。用于治疗小儿厌食、老人消化不良等脾胃虚弱之证疗效确切。

在近50年的临床医疗工作中，我时刻铭记父亲教导："名医除了德高尚须术精，要德艺双馨。"既要熟练诊治常见病，更要勇于解决疑难病，要当"真医"，不要当"时医"。为继承发扬父亲敢于攻坚克难精神，我决心向一些西医治疗效果不好的疾病发起挑战。

"特发性肺含铁血黄素沉着症"（简称肺含铁），这是一种少见的，病因不明，好发于儿童，以弥散性肺泡毛细血管反复出血，肺间质含铁血黄素沉着为显著特点的疾病。西医无特效疗法，主要采用激素和免疫抑制剂治疗。虽然近期能控制症状，但是远期疗效不理想，且副作用较大，后期出现肺纤维化或呼吸衰竭，预后大多不良，本病严重威胁到小儿健康成长。几年前我曾治愈四川省仪陇县一许姓患儿的"肺含铁"，其后患儿家长将诊治过程和他的感想写了一篇文章，名为"四年之痛"，发到网上，一些"肺含铁"患儿家长看后，纷纷前来成都找我治疗。看到孩子们可爱的脸庞和家长们焦急的心情，促使我挑战这一疑难重症。几年来我采用辨病辨证结合，以中药为主进行治疗，取得了较好的疗效。通过临床观察，我率先提出该病以"肺脾肾虚为本，湿热痰瘀为标；病性本虚标实，虚实夹杂"的观点，归纳了急性期与缓解期虚实6个证型，制定了相应的治疗方案与调护要点。

4年来我已接诊全国23个省市自治区近百名患者，要求鉴于绝大多数是省外患儿，不可能每次复诊都来成都，于是我特意购买了电脑，采取"网上诊病"的方法，让患儿在服药十天半月后，家长将患儿的病情与检查报告和舌苔照片以电子邮件形式发过来，我根据患儿病情、舌象和检查结果调整方药后发过去，为"肺含铁"患儿在网络上开辟了一条"绿色通道"。儿孙们都夸我老中医也与时俱进了。目前我正就"肺含铁"治疗中减停激素时机、方证效应、控制复发、预防肺纤维化等问题进行更深入的临床研究。

　　回顾我的中医之路，从事中医让我感觉到充实和自豪，庆幸我当初的选择是正确的。老骥伏枥，志在千里，虽然我年过古稀，但我还想在有生之年，继续为中医事业做出更多的贡献！

潜心岐黄　躬耕杏林

安徽中医药大学第一附属医院主任医师　胡国俊

【医家简介】胡国俊（1946—　），安徽歙县人，安徽中医药大学第一附属医院中医内科主任医师。先生出生于皖南新安中医世家，幼承庭训，尽得其父胡翘武先生之真传。从医近50年，先后担任全国第四、五批老中医药专家学术经验继承工作指导老师，全国、安徽省名老中医药专家传承工作室指导老师，南京中医药大学师承博士研究生导师，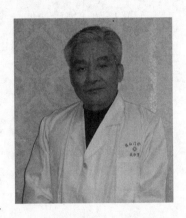安徽中医药大学新安医学教改试验班首届、二届指导老师，安徽省中医药学会中医肺病专业委员会名誉主任委员，安徽国医名师。先生熟谙经典，治学严谨，心圆智方，大胆探索，融汇各家，学验俱丰，崇尚脾胃学说及其后新安汪机之固本培元，尤喜运用伤寒、温病经方，其在继承前贤家学的基础上，更有发挥，学思相济，融会贯通，精辨善治，屡起沉疴。擅长内科、儿科，尤对肺系、脾胃系顽难病证的辨治独具匠心，具有独特的中医学术特色。在医、教之余，先生坚持偷闲笔耕，整理丰富的临床经验和治医的学术思想，已发表在医学论文百余篇，并著有《中医临证三字诀》《老中医经验集·胡翘武专辑》《胡国俊内科临证精华》及《橘井一勺——四时常见感症求径》四部中医著作。

精诚医者

1. 淡泊名利, 仁心近人 《初学记》中有云："夫医者, 非仁爱之士, 不可托也; 非聪明达理, 不可任也; 非廉洁明良, 不可信也。"先生正是这样的医者。先生常云, 对于患者关键在医者, 对于医者关键在医术和医德, 而医术之关键在于医者的进取之心, 医德之关键在于医者广施仁心。先生虽诊务繁忙, 但对患者的态度总是笑容可掬, 讲解总是从容和缓, 言语间常流露出关切、安慰之情。正如孙思邈《备急千金方·大医精诚》中的古训: "凡大医治病, 必当安神定志, 无欲无求, 先发大慈恻隐之心……若有疾厄来求者, 不得问其贵贱贫富, 长幼妍蚩, 怨亲善友, 华夷愚智, 普同一等, 皆如至亲之想。"先生不仅以此言教, 更时时为患者着想作为身教。先生近古稀之年仍每周应诊六次之多, 虽每次门诊都因各种原因而加号, 他却从不厌烦, 几乎每次都耽误吃饭、休息, 但把病人看完, 让患者满意而归, 已是从不更改的惯例。

除了每周定时应诊外, 先生还承担着诸多干部保健工作。对为官者他无欲无求; 对活动不便的患者, 他不辞劳苦, 离开座椅到患者的轮椅旁边诊脉; 很多慢性病或老年患者言语唠叨, 他总能耐心解释, 又可发掘其中重要信息, 充满着对他们无微不至的关爱; 常常有很多外地患者慕名前来求诊, 尤其是一些慢性病患者需要经常复诊, 先生考虑到患者往返旅途的不便与花费, 总会诸多嘱咐, 甚至会开出不同情况下的方子, 嘱其交替服用; 许多患者时常打电话要先生指导更是家常便饭。先生常说, 中医药知识可渗透到我们生活的方方面面, 不仅指导人们养生、防病、治病, 而且指导人们生活中的一言一行, 他教导我们做人可淡泊名利, 做事要尽心尽力。

胡国俊

潜心岐黄　躬耕杏林

2. 以患为师，学思相济　常言道"学无止境"，医道亦然，清代名医赵濂在《医门补要·自序》中提出的治学格言为："医贵乎精，学贵乎博，识贵乎卓，心贵乎虚，业贵乎专，言贵乎显，法贵乎活，方贵乎纯，治贵乎巧，效贵乎捷。知乎此，则医之能事毕矣。"先生一惯以之律己。先生认为，习医者必须学会精读、勤读、泛读各种古今医书，博采众家之长，才能触类旁通，提高临床疗效，并常以章次公老先生的话勉励我们：中医乃千年瑰宝，需"发皇古义"，还要"融会新知"。

先生一再告诫，向古人学、向老师学是理所，向同行学、向病人学也是当然。不管对方年长年幼，只要他确实能给你启发，给你帮助，都可以成为你的老师。用他的话说则是："还应拜掌握绝技专长的村妇乡翁为师，不耻下问，为我所用"。在先生行医初始，曾治一患坐骨神经痛半年的患者，经中西诸法屡治少效。来诊时右下肢冷痛，步履艰难。诊视后断为阳虚寒湿入络，在用温通肾督、散寒蠲痹的方中，重用制川乌45克，先煎2小时，岂知7剂后寒痛大减，调治一月步履正常。先生告知此案45克川乌之用，非其盲目胆大，而是其云南一亲戚身验口授所得。

以患为师，实事求是，多临证、多用方、多看病人是先生丰富经验的源泉。先生问医涉病之广，遣方择药之宽，开阔了我们的视野，使我们有机会接触到更多的疑难杂症。《礼记》云"独学而无友，则孤陋而寡闻"，以书为友，以师为友，以患为友，这种严谨又宽阔的治学风格，潜移默化地影响着我们，着实可谓"润物细无声"。

3. 薪火传承，甘为人梯　先生是传统的中医，也是坚定的中医，对中医的疗效深信不疑，经他治愈的疑难杂症也数不胜数。他常说，目前很多医生疗效不好，不是因为中医本身不行，而是做医生的没有真正按照中医的方法去做。怎样才能成为一个真正的中医呢？首先要有中医思维；其次，必须注重传统中医理论特别是经典的学习和运用。先生的言行，坚定了我们按传统中医思维治病的信念，坚定了我们继承中医、发扬中医的信心。

在我们跟师学习过程中，先生要求我们温习古籍，泛览今书，四大经典著作要放在手边，时常翻阅，并将自己读过的、认为有临床价值的书籍推荐给我们阅读。他还要求我们做好读书笔记，写出学习体会，如此才能体会到温故知新、认真思考的重要性。先生常检查我们的学习进度，为我们认真批改读书笔记和临证心得，让我们每次取回批改的作业时都有如获至宝的感觉。先生常说，读书时思考，才能融会贯通，临证后思考，才能修正错误，及时总结。

跟师临证是学习先生诊疗思路的好机会。每次出诊后，先生总会选择典型病案予以讲解，给我们深入浅出分析疾病的病因病机、立法治则及如何遣方用药，把他治疗此类疾病的经验毫无保留地传授给我们，甚至在别人眼中本应该是秘而不传的具体方药和剂量，他也毫无保守，口传心授，娓娓道来，让我们每每有意犹未尽之感。有时他会针对一二个典型病例提问，对我们的回答进行评价并加以点拨，并反复强调"一定要多用、多体会"，鼓励我们会"功到自然成。"

自跟师以来，耳濡目染了一些疑难重症经先生治疗屡起沉疴的实例，对中医的神奇疗效有了更深刻的体会，进一步增强了我们的专业自信心和学习兴趣，开拓了我们的学术视野，提升了我们的中医临证思维能力。先生学验俱丰、严谨治学的感召力，使我们在学习和实践中医学的道路上充满了激情和力量。

新安渊源

1. 新安古蕴，深厚纷呈　从皖南古徽州这片文化土壤中生发出来的新安医学，是我国中医药学的一个重要组成部分。新安医学底蕴深厚，源远流长，名医辈出，成就卓著，传承有序，影响深远。尤其在鼎盛时期，医家之众，医著之丰，均属全国各地域流派之首，在中医药发展史上举足轻重，有明清医学"硅谷"之美誉。新安医家推崇金元四大家，学术上提倡"穷探《内经》、四子之奥"。新安医家对《伤寒论》的研究可谓出类拔萃，见解独到。方有执开"错简重订"之先河，之后有程应旄、郑重光分别著《伤寒论后条辨》及《伤寒论条辨续注》，三者合称"新安伤寒三条辨"，学术影响至今不衰。新安医家在积累临床经验，探研学术思想的过程中，提出了一系列有重要影响的学术见解，如汪机"固本培元"说、"营卫一气论"、"新感温病"说；孙一奎"动气命门"说、"胀满火衰论"；方有执"错简重订"说；吴澄"理脾阴"说；余淙"热能化湿"说；郑梅涧"养阴清肺说"；程国彭"八纲辨证""医门八法"等，在中医学术史上都占有重要的一席之地，以其仁风济世而昭示来学。

2. 秉承家技，兼收并蓄 先生出生于皖南新安中医世家，自幼即受家庭良好学风之熏陶。学龄前，在其母之谆谆教诲下对《三字经》《百家姓》《千字文》《幼学琼林》及《千家诗》等启蒙读物的部分内容已烂熟胸中并会背诵，更耳濡目染了其父及父辈们运用中医药治病疗疾屡起沉疴的情景，对中医药产生了极其浓厚的兴趣。1961年初中毕业，因某些原因未能继续升学。恰逢当时有抢救中医，号召中医带徒的政策，遂与其兄一起随先师胡翘武先生学医，在先师指导下边侍诊边诵读《内经知要》《伤寒杂病论》《温热经纬》《外感温热论》《温病条辨》《汤头歌括》及《药性赋》，后逐渐研读诸如金元四大家的论著，《景岳全书》《临证指南医案》及近现代的名医名著。未满20岁时开始了中医职业生涯，研读了大量新安医家典籍和医案，如汪机的《石山医案》、吴谦的《医宗金鉴》、孙一奎的《赤水玄珠》、汪昂的《本草备要》、程嘉谟的《本草蒙筌》、程国彭的《医学心悟》、吴澄的《不居集》、方有执的《伤寒论条辨》等，后又用四年时间师从先师。完成了第一批全国老中医药专家学术经验继承工作。

先师歙县胡翘武先生，家学渊源，幼承庭训，诵习医经，稍长复从歙县名医汪泽民先生学医，五年卒业，悬壶于宣郎陇亩之间。1946年参加南京中央考试院国医考试，成绩合格并获中医师证书，1979年荣膺荐举赴安徽中医学院执教。先师既禀家传，又得师承，更兼力学，因其学验俱丰，故卓然成家。历任宣城地区中医学会第一副会长，安徽省中医内科学会理事，新安医学会顾问等职。先生生于新安，学医于此，行医于此，更得先师启蒙、严教、真传，加之对新安医家著作的广泛涉猎，故而深受新安医家学术思想的熏陶，对其行医之路影响深刻。比如先生在临证实践中一贯案简理明，注重固本，擅调脾胃，喜用经方，用药轻灵等都是新安医家学术思想在他身上的深深烙印。

3. **融会贯通，推陈出新** 先生对新安医家的诸多理论谙熟于胸，行医论药信手拈来，看似平淡无奇，却着实灵验不已，常有出其不意之效，其中对温病理论运用最广，对"新安伤寒三条辨"最有感情，对"脾阴"最有见地，对"固本培元"最为推崇，对"轻灵派"最为亲近。但先生认为，研究新安医学，不仅是要体现出历史上新安医学的发达，更重要的是要通过对新安医学的整理、学习、借鉴，来提高今天的医疗水平，要融会贯通，更要推陈出新。譬如汪机固本培元的提出是源自当时多清热、发汗、通下的时弊，然而当今随着人们生活方式、营养状况的变化，时弊已经发生了变化，一味补益易致气、血、津液黏滞不畅，滋生痰、热、瘀等内邪，故先生提出在固本培元学术思想的基础上，要注重祛邪助运以"两顾其虚"。对于脾阴及脾阴虚，先生认为常常被医者忽略，实因长期囿于"脾为阴土，喜燥恶湿""太阴湿土，得阳始运"之学说，临床医家大多喜用温中、补气刚燥之剂。然脾有阳之不足，岂无阴之亏虚？若脾阴亏虚而致生之诸疾，仍按"脾喜刚燥"而投以辛温燥烈之品，非但无效，而必偾事，故先生常在内伤杂病及外感时邪之诊治中顾护脾阴而独辟蹊径。

治学思悟

1. 读书与实践并重 要成为名医，就必须经典熟，临证多。自古医者"白日临证，夜晚读书"，结合其自身的习医历程，先生认为研习中医之大要在于读书与临证并重，二者同步前进，其效乃著。先生初学中医时，白日随先师侍诊抄方，各种病证的诊疗过程尽收眼底，印入脑海，夜晚除系统学习中医经典著作外，常带着侍诊的问题于经典中寻找答案并请先师释疑解惑，这种带着问题学的学习方式使先生受益匪浅，并成了他终身的学习习惯。在其近50年的行医生涯中，白天工作，晚上读书，基本从未间断，这种"教学做合一"的方法，让他从做学生到做导师一直颇为受用。

先生行医半生，博览群书，谙熟典籍，他告诫我们，研读中医经典著作，极需耐性，又不能没有悟性，重要章节必须烂熟于心，出口成诵，用时方能信手拈来。但"纸上得来终觉浅"，要完成理论与实践的真正结合绝非易事，需要实践中学，实践中用，实践中提高。因此阅读经典著作和参加临床实践对学习中医不可或缺，必须钻进去，再跳出来，才能体会到中医理论的真谛。临证中遇到疑难杂症，要注意检索学习前人治验，加以比较推敲，久之必有大悟独识，而后验之实践，才能使自己的医术铢积寸累，疗效日增。只有长期注重理论与实践相结合，在学习中善于发皇古义，知常达变，融会新知，有所创新，才能解决疑难杂症，从而得到病人的信任。

2. 读书重经典 孙思邈《大医精诚》中有言"学者必须博极医源，精勤不倦"，然中医书籍浩如烟海，汗牛充栋，本本去读，是读不完的，所以要拜读其中尊为经典的著作。先生常教导，之所以它们能被视为经典必读之书，主要是它们确有实用价值，能解决前人不能解决的问题，这些书含金量高，皆源于临床，来于实践，具有极强的指导意义。先生认为《内经知要》《伤寒杂病论》《温热经纬》《外感温热论》《温病条辨》《汤头歌括》及《药性赋》皆为必读之经典，且宜部分背诵为佳。其他诸如金元四大家的论著，《景岳全书》《临证指南》及近现代的名医名著也应涉猎。"书读百遍，其义自见"，先生要求我们要反复研读经典，如此总会有新的感悟。

如先生将《温病条辨》一书与叶天士的《外感温热论》皆奉为温病学的经典之作，认为它们继承、创新，立论中肯，发前人之所未发，补前人之所未见。让先生深有感触的是，温病理论非但于外感热病有指导作用，对内伤杂病也有极高的使用价值，反复叮嘱我们要细细玩味。又如先生认为中医临床大家张锡纯，处在传统文化备受西方文化冲击的时代，尚能本于中、参于西，以西为我用的观点去研讨中医的传承与发扬，与其注重实践不尚空谈，医精胆大而效捷有关，所著《衷中参西录》应为中医临床学者需读之本。先生在临证中常运用张氏理论方药贯穿于诸多疾病之中，如用大气下陷理论之补益升举法治疗肺脾气虚的似喘非喘之症，用降中纳气之法治疗肺气欲静而冲气不止的咳逆上气之症，每使症平疾安，使呼吸顽疾获它法难以获得之效。

3. 实践重求实 先生指出："当今去古甚远，非但方土物候，起居服食殊异，且'三废'污染，温室效应，生态失衡，也古之罕见，由此所罹之疾，其时鲜矣；再如新医所列之病，及其医源药源而致之疾更为典籍之无稽，面对前无古鉴，后少今验接踵求治之恙，吾等只得潜心岐黄，探赜索微，于变易中求不变之律，不变中觅简易之法，始能执简驭繁，见微知著，先其所因，防患未然，古为今用矣。"但崇古不可薄今，当求实不欺，需注重反思失败原因。认为少效无效案例不全是病情之顽难所致，尚有思维之僵化，辨治之偏执，或固守一家之言，缺乏相通互补，灵活善变的辨治方法。如先生在临证实践中发现盗汗并非皆阴虚，自汗也并非皆阳虚。尚有痰热久蕴肺金，气阴伤耗日久，致肺主之皮毛疏松，而无法密固，汗常溱溱而出，可发于昼，也可发于夜。这既不是阴虚也不是阳虚，只有清化肺金痰热，才能使气阴少耗，而肌腠日渐固护，汗始有敛。再如泄泻一证，大都责诸脾虚水湿内盛，肾虚阳气不足，但由脾肾阴虚而致泄泻久治不愈者也不少见，投以养脾阴滋肾水即可向愈。如此等等不一而足，可见业医者必须破门户之见，勿囿于一家之言，容各种流派，纳各家学术，博采众长，融会贯通，才能应对变化万千、错综复杂的各种病证。

4. 心悟与笔耕相益 在医、教之余，先生执着于笔耕不辍，不单将先辈们丰富的临床经验和治医的学术思想整理出来，对自己的学习心得、诊疗体会及临证经验也常笔录于本。因先生与其先师朝夕相处，对他的治疗验案及学术思想常在侍诊、会诊、释疑、解惑中获得，不但有理性认识，更有感性认识，故先生对先师的临床经验及学术思想在期刊报道颇多，且经常得到期刊杂志社及主编们的认可与好评，也常有组稿及索稿的函文邮他。如"胡翘武临床运用甘遂配伍经验"就是《上海中医药杂志》组稿发表的。再如"少男遗精证治初探""感证调补举隅""杂病治肺十法""胡翘武养阴温阳法在湿（热）温病中的运用""厚土敛火法刍议"等，分数年刊登在《辽宁中医杂志》上，皆深得该杂志社的好评。

先生"自思既入岐黄之道，决意专心致一，临证之暇非涉猎医籍，即反刍诊疗得失，或谈医论药于师徒之间，或追访询视于病患之中，一有所得，辄偷闲毫端"，整理成文。如从肺治疗郁证在临床取得疗效后，即在《中医杂志》上发文"郁证治肺一得"。再如对病程冗长，症状复杂，涉及诸多脏腑，又虚实一体，寒热互见，处方用药实难措手的病例，先生在前人理论的指导下，结合当时的实际症情，采取执中运旁、调治脾胃一法，取得理想疗效后，遂在《北京中医》撰文"证涉五脏治中说"。又如蚕砂是一味临床运用较为广泛的药物，方书皆谓其性温味甘辛，但先生在实践运用中发现其具有祛风清热利湿辟秽的作用，再结合《慎斋遗书·用药权衡》之言及王孟英主治湿热霍乱之蚕矢汤，遂书"蚕砂的临床运用（附性味质疑）"发表于《中医药学报》冀以抛砖引玉。诸如"论闷咳证治"

"额痛证治初探""哮喘治痰一得""喉源性咳嗽辨治四要""支哮夏季发作辨治体会"等，皆为先生临证之心得体会，成文以冀交流同道，增益杏林。因勤于著述，迄今为止先生共发表医学论文百余篇，并著有《中医临证三字诀》《老中医经验集·胡翘武专辑》《胡国俊内科临证精华》及《橘井一勺——四时常见感症求径》四部中医著作。先生常常提醒我们要多记多写，不写永远不会，越写越有信心，并对我们的作品不辞辛苦加以润色，认为写作是对临证的反思，是思想火花的升华，笔耕与心悟可相得益彰，否则一点心得，一丝感悟会似流水一样一去不复。先生言："若此记事纂言，虽片鳞只羽，也熠熠映辉，与臆度闭造者未可同日而语。"

临证心诀

1. 坚持中医思维　中医来源于实践，优势在于临床疗效，需要在临床实践中培养中医思维。先生在临证中一直坚持以中医为主，能中不西，先中后西，西为我用的原则，坚信中医的生命力。

中医思维偏重于综合，擅长于直觉观察善于取类比象，注重万事万物的生死荣枯演化变易的过程，主张"天人和谐"；中医认为人独具"灵性"，除有生物特性又具有社会特性，强调"心神合一"，这些都是中医理论构建的最基本原则。坚持中医思维是临床实践的立足点、出发点，先生视其为临证第一要务。中医看的是生病的人，而非人生的病，要把握好"辨证""整体""天人"三关。

由于西医的快速发展和大力宣传，社会接受度远超中医，常有临床医师于临证中，以西医指标套用中医之证，以中药药味套用西医之用。然中西医目前来说还完全是两种截然不同的医学体系，有不同的哲学基础、发展规律和认知方法，对于萎缩性胃炎即为胃阴不足，高血压即为肝阳上亢，胃下垂即为中气下陷，肺炎之麻杏石甘汤，山楂、泽泻、首乌降脂，杜仲、寄生、黄芩降压，玉竹、枳实、附片抗心衰，银花、大青叶、板蓝根抗病毒，五味子降转氨酶这种非西非中、不伦不类的临证方式，先生极力反对，疾呼要"戒以西套中，约定成俗""戒中药西化，对号入座"。

2. 紧扣病机症结 张景岳说："机者，要也，变也，病变所由出也。"因此，病机就是疾病发生、发展与变化的机理，是疾病的本质。先生认为临床辨证就是分析病机，所以《黄帝内经》称为"求之"，所谓"求之"就是根据临床的客观表现来探求疾病机制。中医病机是病因、病位、病性、病势四个要素及其关系的总括，是从整体上和动态中对患病机体所呈现的病理状态和病理变化的高度抽象与概括，因而能够更全面、更具体、更深刻地揭示病证的本质，阐释疾病过程中的各种临床现象，为确立治疗方案、处方用药提供明确的依据。因此先生认为紧扣病机症结在临证中最为关键，绝不可小觑。

在这一过程中，先生认为辨清表、里、寒、热、虚、实、阴、阳的八纲辨证是最核心的，在此基础上结合辨病，利用五行生克制化关系进一步分析脏腑关系，此外还要注意复杂病机的夹杂，以及表现还不突出而易被医生所忽略的某种潜隐性病机关系。如对于慢性喘病患者，即使肾气虚弱并不明显，大多会有肺肾同治的思想，即体现了辨析潜隐性病机的临床价值。先生认为至少要综合八纲、脏腑及兼夹潜隐病机，才能基本做到"必伏其所主而先其所因"。当然对"先其所因"的病势分析，还要着眼发展变化，动态把握，才能真正做到病与机相合。

3. 明察细辨识证 要"主先因"，必要"去伪存真"，先生常有感慨：识证难啊！中医临床辨证要求四诊合参，综合判断，其一般思维过程是：在四诊合参基础上，抓住主症以明确疾病诊断，然后分析病因病机以确立临床证型。先生强调，对临床证型的确立，"识证"关乎成败。

识证以抓主症为要，要多查细问，舌脉俱察。主症、次症和舌脉相合者，识证不难且最为稳妥，主症与次症互吻，次症与舌脉对应，多可确立。然临床上这样典型显露的并不多，那就要体悟三者之间的关系了。

比如畏寒多与阳气温煦不能有关，伴有肢冷尿频，腰酸膝软，不喜饮自可理解，舌淡苔白也相符，但也有患者口干喜饮，舌红苔薄，让人费解，究其症结仍在阳气，前者是阳虚不足温煦不能，后者是痰热内蕴阳气被郁不能外达温煦。

有时一症即可确立，如《伤寒论》对少阳病小柴胡汤证从少阳病病机与症状之联系，就提出"但见一症便是，不必悉具"。

临证中脉症舍从的情况也经常会有，先生认为舍脉从症或舍症从脉的关键在于抓辨证过程中的主要矛盾，但仍需要根据临床疗效或病情变化随时予以调整，方可获效。再如舌诊，尽管舌有胖瘦、老嫩、水滑少津、有痕多裂等不同，单就淡红舌而言，有偏淡者，有偏红者，先生认为从偏淡到偏红绝不仅是一条线之隔的变化，而是一个较宽的面的变化，需细细体察，方药则往往判若霄壤。可见识证确非易事。

4. 悉心取方用药 方随法变，法应病机。程钟龄在《医学心悟》中指出："论治病之方，则又以汗、和、下、吐、温、清、补、消八法尽之。盖一法之中，八法备焉，八法之中，百法备焉。"先生认为方随法变，不为古人的一方一法所束缚，而是圆机活法，知一反三，以常应变，才能参悟玄机，饮略奥妙，汇古今于一炉，施变化于一心。先生组方以法为衡，可取一方之意，也可撷取多方之验，无论如何组方不背病机即可，但切记要气血阴阳、动静刚柔相配，勿持一端。

先生常言："识证难，用药更难。"药为治病之器，具四气五味、归经及七情和合，它的使用需要理论指导而单行或配方。一药备有多种性味，故其治疗作用也非一种，可能既有这种功效，也有那种功效，如要充分发挥其治疗作用，方剂的配伍显得十分重要。先生谓一个成熟的中医师非但对方剂要熟记，对药物之功用更要娴熟于胸，同一种药物有时会有截然相反的作用，全在审慎精当，配伍绝妙。以芍药为例，用于养血配当归、熟地黄，用于缓急配甘草，用于收敛配五味子，用于降逆配牛膝等，皆在药物相须相使的作用下发挥疗效，若只芍药一味单行，让其具有以上治疗作用就勉为其难了。

《素问·至真要大论》云："气有高下，病有远近，证有中外，治有轻重，适其至所为故也。"在准确判断疾病之轻重深浅的基础上，使用药之轻重、药味之多少、服药时间之长短等恰如其分，以求"适事为故""恰到好处"。还要参合地土方宜、性别男女、年龄长幼、体质强弱、气候变迁等因素。是故先生告诫，临证用药宜轻、宜重，宜浅、宜深，要在适事为故，不要图名与人比较大方重剂，每诩为胆略过人，殊不知小方轻剂，重点突出，以轻去实，更须真识灼见。"用药如用兵"，观先生用药虽看似平常，药味少则六到八味，多也不过十二到十五味，用量不大，组方精良，配伍精妙，取效显著。

方药运用

1. 惯用经方、古方 先生自幼谙熟新安医家，对新安医家所创方剂如止嗽散、半夏白术天麻汤、五味消毒饮、龙胆泻肝汤、香砂六君子汤、清气化痰丸、贝母瓜蒌散、养阴清肺汤、启膈散等方用起来得心应手，常能灵活变通，一方之中常汇集多方之义，取各方之长，灵活化裁。

先生对经方也甚为喜爱。以胃脘病为例，常以小陷胸汤、半夏泻心汤、四逆散组方，以升降脾胃，以调为补；又如咳喘病，常以小青龙汤、苓桂术甘汤、麻黄附子细辛汤等方化裁，以温阳化饮，止咳平喘；温清并投常用各种泻心汤、乌梅丸等。

2. 喜用药对 先生在临证中喜用药对，在他长期的诊疗实践中也创制了一些药简效宏的药对。以脾胃病为例，总结出黄芪配甘草、干姜配甘松、生地配花粉、紫河车配当归可助健中补虚；代赭石配枇杷叶、黄芪配防风、厚朴花配砂仁壳、佛手配九香虫、乳香配没药可阔气助运；蒲公英配土茯苓、大黄配枳实、甘遂配芒硝可泻实祛邪；大黄配代赭石、炮姜配阿胶球、田三七配白及、乌贼骨配煅瓦楞可止血止酸。

又如牡蛎功善敛阴、潜阳、止汗、涩精、化痰、软坚，主治惊痫、眩晕、自汗、盗汗、遗精、淋浊、崩漏、带下、瘰疬、瘿瘤等疾。且药源丰富，价格低廉，不失为内伤杂病常用之良药。先生总结出其配附子可既济水火交泰心肾，配玄参可软坚散结消匿瘰瘿，配山药可滋益脾肾驻车止泻，配椿根皮可养阴清热愈带止崩，配夏枯草可镇息风阳清灵上窍。

再如附子，临床适应证非常广泛，先生常用前人创制的附子与干姜、肉桂、麻黄、细辛等配伍的有效方剂，并总结了附子与矿物介壳类重镇之药及苦寒清解活血之品的配伍运用。如配石膏治风水、咳喘、疹出难透，配代赭石治崩漏，配石决明治怔忡、头痛，配大黄治咯血、胸痛、泄泻，配黄连治湿温后期便溏，配黄芩治恶寒发热日久不解，配山栀治心腹疼痛，配炮甲治骨骱疼痛、疬癖，配豨莶草治风湿痹痛，配丹参治胸痹心悸脉结代。

3. 擅用枝茎藤类治痹证　枝茎藤类药物多具入四肢、通经络、利关节、止痹痛等作用，先生习用之于痹证疾患，或伍于配方之中，或独味煎浸饮服，或汇枝藤于一方，验者甚多。然先生告曰，枝茎藤类植物入药者颇多，性味归经不同，主治功用亦别，故于枝茎藤类药物之择用时，或主或辅，何取何舍，则应随证而宜。

如风寒湿痹证择用枝茎藤药物时，则应以辛温之品为佳，再视三邪孰主孰次，配伍于祛风散寒利湿方中，可选桂枝、海风藤、松节、天仙藤、丁公藤、伸筋草、透骨草等。性寒味苦之枝（茎）藤类药物，以其具清热利湿及祛风通络作用，故在治疗风湿热痹证方中加用，主辅此类枝藤药物可增清热通络、逐痹止痛、祛风消肿之效。常用者有桑枝、络石藤、忍冬藤、豨莶草、青风藤、大血藤、常春藤等。辛热枝藤时有加入风湿热痹方中者,取其通络宣痹或作反佐之用,用量不可大,以防喧宾夺主。

其他枝茎藤类植物入药,如千年健有活血通络之用,可温阳补肾壮督;桑寄生可益血脉、补肝肾;夜交藤专主失眠之疾,可安神滋阴养血;鹿衔草补虚益肾、祛风除湿、活血调经;鸡血藤补血暖肾、活血调经;血藤养血理气、消瘀化湿,善治脚气痿痹、月经不调、跌打损伤,还可治疗痨伤吐血胃脘疼痛等症。当然对于忌辛烈蠲逐的体虚痹痛,选用此类甘温濡养之枝茎藤类配于对证方中,有相得益彰之妙用。

4. 巧选虫药搜剔,血肉有情治咳喘　虫类药古即用之,然当今运用较古人尤多,在长期的临床实践中,先生认为,虫类药较草类药有不可替代的功效,尤其可在咳喘病中发挥奇功。虫类药种类繁多,归经性味、功用各有不同,它们或祛风解表、宣肺解痉善于宣,或清热化痰、驱寒散结长于泻,或理气活血、逐瘀通络宜于通,或滋补肺肾、填补精血适于补。如能将其或补泻合用,或攻补兼施,无论对于迅速控制症状,或是缓图调治,都有独到效验。

对风寒袭肺、痰气郁闭、宣肃失司者,可配伍蝉蜕、僵蚕、全蝎、蜈蚣。先生认为,僵蚕配伍蝉蜕治疗风痰留恋肺络而致咳喘缠绵难已者,其效甚显。而蜈蚣与全蝎、僵蚕、蝉蜕等相须为用,则可迅速解除因风痰寒凝而致之支气管痉挛,达到降逆止咳平喘的目的。

对痰热蕴肺、肺失清肃、络脉瘀阻者,可于相应方中伍以清热化痰通络平喘之地龙、水蛭。先生认为,对久咳、瘀咳之祛瘀透络,两者确系佳品,可缓缓调治,不无效益。对寒痰凝闭、胸阳被遏、肺络痹阻者,先生常加蜈蚣、鹿角片、露蜂房以增强蠲痹通络、散寒止咳平喘之用。

对脾肺气虚、精血不足、肺失宣肃之咳喘久罹者,先生根据辨证于相应处方中或增紫河车、阿胶,或辅冬虫夏草以补精益血、养肺宁咳,疗效显著。而对肾督阳虚、肺络瘀痹、久喘气逆之人,常表现形体清癯,精神衰惫,四末冷凉,面颊青晦,腰脊酸软不温,舌暗淡或青紫,或有瘀斑,两脉沉涩细弱者，先生常于阳和汤或金匮肾气丸中加海马、蛤蚧、露蜂房、鹿角胶等以增温补肺肾、理气活血之功。

对肾阴暗耗、肺失滋润、络脉失濡、血燥且瘀者，先生常在滋阴润肺、纳气平喘方中辅以咸寒清热、滋阴通络之龟甲、水蛭，或佐以咸寒逐瘀、散结化痰之鳖甲、地龙，阿胶、冬虫夏草亦可辅入。精血不足之体，补之以味，古有明训，治当缓缓调治。

（安徽中医药大学第一附属医院胡国俊全国名老中医工作室）

（李泽庚、朱慧志、王胜、钱力维、曹仕健、杨程等整理）

胡国俊

潜心岐黄　躬耕杏林

坚守龙砂特色　弘扬运气学说

安徽中医药大学教授　顾植山

【医家简介】顾植山(1946—)，安徽中医药大学教授。历任国家中医药管理局《中华本草》学术编委、新世纪全国高等中医院校《中医文献学》教材主编、教育部"十一五""十二五"规划教材《中医文献学》主审，主持国家中医药管理局"运用五运六气理论预测疫病流行的研究"特别专项课题、国家"十一五"科技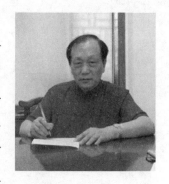

重大专项"中医疫病预测预警方法研究"子课题等。现任国家"十二五"科技重大专项"中医疫病预测预警的理论方法和应用研究"课题组长、国家中医药管理局中医学术流派传承推广基地理事会理事、国家中医药管理局龙砂医学流派传承工作室代表性传承人兼项目负责人、国家 973 项目"中医学理论体系框架结构与内涵研究"课题专家组成员、"中华中医药学会五运六气研究专家协作组组长、中国中医科学院博士后科研工作站五运六气合作导师组组长、国家卫计委"十三五"研究生规划教材《中医文献学》主审、无锡市龙砂医学流派研究所所长、江阴市致和堂中医药研究所所长等职。主编《中医经典索引》、独著《疫病钩沉》等学术著作 7 部，发表学术论文 80 余篇。

顾植山全面继承了龙砂医学流派"重视《黄帝内经》五运六气理论与临床运用，运用六经三阴三阳理论指导运用经方，擅用膏方'治未病'"等三大流派特色，特别在五运六气的研究方面，为全国这一领域的学术带头人，享誉国内外。在中医内科、妇科、老年病及诸多疑难杂病的治疗方面有较深的造诣。

家承岐黄龙砂脉，早年磨炼在基层

我于1946年出生在江苏省江阴市的一个乡镇，外祖父曹仰高是镇上的老中医，开了一爿留春堂药店；母亲曹鸣（曹桂凤）原是教师，毕业于南京女师，因外祖父的关系，当了几年教师后，又改入上海中国医学院学中医，受业于江阴柳宝诒再传弟子薛文元，为该校第六届毕业生。父亲是西医，抗战前毕业于上海陆军军医学校。20世纪40年代，父亲与母亲在家乡月城镇开了一家"鸣岗医院"，我从小受家学熏陶，对医学颇有兴趣。到60年代，因家庭出身的缘故，我失去了上大学的机会，但国家政策允许和鼓励老中医子女可以通过师承教育学习中医，于是我在1961年走上了学习中医的道路。

江阴号称"中医之乡"，文化底蕴深厚，历代名医众多。宋末元初，江阴出了位精通经史百家和医学的大学问家陆文圭。陆氏集两宋学术大成，被学界推崇为"东南宗师"。宋亡后，陆文圭在江阴龙砂地区专心致力于教育事业达50余年，培养了大批文化和医学人才。其后龙砂地区名医不断涌现，明清时代形成了以龙山、砂山地区为中心和源头，不断向周边扩大，乃至影响全国的"龙砂医学"流派。清代乾嘉时期的著名学者孔广居在《天叙姜公传》中说："华墅（镇名，龙山、砂山的所在地，今称'华士'）在邑东五十里，龙、砂两山屏障于后，秦清一水襟带于前，其山川之秀，代产良医，迄今大江南北延医者，都于华墅。"到近代，这块名医辈出的土壤依然薪火不熄，绵延700余年的"龙砂医学"群星灿烂，桃李天下。我从小在父母身边，对龙砂医家的许多故事耳濡目染，暗暗立下继承发扬龙砂医学的心愿。

学习早期，母亲给我指引的学习方法是先读好《黄帝内经》，而且要求先读白文本，做独立思考，以免被后世一些不正确的注家局限和误导。第一年读《黄帝内经》，第二年读《伤寒》《金匮》，第三年再读方药和临床各科。父母的家训是马援的名句："汝大器，当成晚，良工不示人以朴。"那时教我们医古文的庄祖怡老师颇有学养，其父庄翔声乃民国时期上海光华大学中文教授，与蒋维乔、曹颖甫等至交，庄祖怡的启蒙老师就是曹颖甫先生。在父母和庄先生的影响下，我阅读了较多中医古籍和文史类文献。

1966年学习期满毕业，因"文革"的缘故，我从长江南岸的江阴来到了淮河北岸的安徽省怀远县，开始了长达十余年的农村基层医疗工作。那时在乡镇医院，中医、西医，门诊、病房，内、外、妇、儿、针灸、推拿，甚至化验、护理、调剂等，什么都得干。接触的病种多，处理急重病的机会也多，受现在医院条条框框的束缚少。这段经历对提高自己的临床能力和深入认识传统中医的临床疗效具有非常重要的意义。

1978年12月26日中央发出了邓小平同志亲自批示的中医界著名的52号文件——"关于从集体所有制和散在城乡的中医中吸收一万名中医药人员充实加强全民所有制中医药机构问题的通知"，我抱着试一试的心态参加了安徽省的选拔考试。当时安徽省有500个名额，其中80个是推荐名额，实际通过考试录取只有420个名额，而报名参加考试的有1万多人。所幸的是我不但以怀远县第一名的成绩被录取，并且被安徽省政府作为"特别优秀的青壮年中医"选调到安徽中医学院任教。

广涉各家筑文献功底，验证气象探运气理论

我于 1979 年底接到调令赴安徽中学院工作，学校领导见我在应试论文中引用各家论述较多，先是将我分配到中医各家学说教研室任教，又在 1985～1986 年被选派到中医研究院就读中医文献研究班，回校后在安徽中医学院开设中医文献学课程，担任文献教研室负责人。

从一个基层中医到中医大学的教师，跨度极大，"教而后知不足"，需要补充许多知识。为了加强中医理论的基本功，我重新系统学习了中医四大经典，《中医经典索引》（安徽科学技术出版社 1988 年出版，获全国首届优秀医史文献图书及医学工具书银奖）就是我在此时逐字逐句研读五部经典著作的副产品。

当时安徽中医学院的制度在学院任教的教师没有参加临床的硬性要求，教师参加临床不算工作量也没有任何报酬，但我始终认为，教中医课程的老师是不能脱离临床的，教科书的理论必须经过临床的检验。因而我坚持每周两次以上的门诊，做到"雷打不动"。

教学中需要对各家学说和历代文献做出评价，感到教科书中的许多观点与传统认识和临床实际不一致，我在讲授各家学说时，尽量能结合亲历的临床案例进行评析，受到学生的欢迎。

对《中医文献学》课程，原来使用的教材把《中医文献学》定性为古典文献学的分支学科，按照古典文献学的结构着重讲授目录、版本、校勘、训诂等文献方法学的知识，这样的课程内容在非文献专业的本科教学中势必不能引起学生广泛兴趣，因而那时大多数院校的《中医文献学》课程在本科学生中开不下去。我认为课程内容应紧紧围绕培养目标，中医本科学生的培养目标主要是临床医生，对一个临床医生来讲最需要的不是文献整理的方法，而是如何利用文献的知识。我在安徽中医学院开设的《中医文献学》课程，从学生的实际需求出发，自编中医文献学教材，主要讲

授历代中医文献的源流，"辨章学术，考镜源流"，指引读书门径，让学生对历代中医文献的概况及利用要点有一基本了解；在文献整理方面则着重于指导学生如何选择利用文献整理的成果。我们进行的中医文献学教改取得了较好效果，自编《中医文献学》教材获得学校教学成果奖。20世纪末全国中医文献学教材编写会议在我校召开，参照我校教材模式，由我跟北京中医药大学老师一起主编了首部"新世纪全国高等中医药院校《中医文献学》"教材。以后又在此教材基础上修订为教育部普通高等教育"十一五"国家级规划教材和全国高等中医药院校"十二五"规划教材。

《中医各家学说》和《中医文献学》中都不可避免要涉及五运六气的内容。那时中医界对运气学说争议较大，教科书对涉及运气的内容不敢做正面介绍，偶而提到时也多带有一定的批判倾向，造成中医院校毕业的学生基本都不懂五运六气，这对中医学术的继承发扬带来了很大负面影响。

"重视五运六气"是龙砂医学流派的一大特色，历代龙砂名医对"五运六气"理论的研究和应用著述颇丰，如明代吕夔的《运气发挥》，清代缪问注姜健所传《三因司天方》，王旭高著《运气证治歌诀》，吴达《医学求是》有"运气应病说"专论，薛福辰著《素问运气图说》，高思敬在《高憩云外科全书十种》中著有《运气指掌》一书等。另外有些医家虽无运气专著，但在论著中带有明显运气思想，如柳宝诒据运气原理对温病伏邪理论的阐发，承淡安在针灸中弘扬子午流注，章巨膺用五运六气观点解释各家学说的产生等。龙砂姜氏世医临床善用"三因司天方"治疗内伤外感的各种疾病，更成为独家绝技。

龙砂伤寒名家曹颖甫先生在晚年所著《经方实验录·原序》中云："年十六，会先君子病洞泄寒中，医者用芩连十余剂，病益不支，汗凝若膏，肤冷若石，魂恍恍而欲飞，体摇摇而若堕，一夕数惊，去死者盖无几矣。最后赵云泉先生来，授以大剂附子理中加吴黄丁香之属，甫进一剂，汗敛体温，泄止神定；累进之，病乃告痊。云泉之言曰：'今年太岁在辰，为湿土司天，又当长夏之令，累日阴雨，天人交困，证多寒湿，时医不读《伤寒》太阴篇，何足与论活人方治哉！'"龙砂医家运用五运六气思想在临床上取得卓效，给幼年的曹颖甫留下了深刻印象。

类似这样的医闻轶事，我在幼时也常会听到父母和先辈们谈论，因而从小就知道中医的五运六气是个好东西。我在教学中不迷信教科书上的现成说法，而是通过自己的研究探索和临床实践观察，做出自己独立的分析意见。

为了验证五运六气的科学性，20世纪80年代前期我去安徽省气象局收集了当时所能收集到的安徽省全部气象数据进行了系列的统计分析，结果与五运六气常位推算的符合率明显高于平均概率，说明古人总结的五运六气规律是有科学道理的。但为什么有的时候又不符合呢？通过对《黄帝内经》原文和名家注释的认真研读，领会到影响运气变化的因素是多方面的，运气学说的精神是看变化的动态是否正常，需动态地多因素综合分析，而不是简单地按照天干地支的推算就行。若把五运六气看作六十干支的简单循环周期，仅据天干地支就去推算预测某年某时的气候和疾病，这样的机械推算显然是不科学的，是违背《黄帝内经》精神的。《素问·五运行大论》强调"不以数推，以象之谓也"。若单从天干地支的推算去预测，就是"数推"了。而且，对预测重大疫病来说，分析不正常运气的状态比六十年常规时位的推算更为重要。

我们在教学中尝试着与同学们一起对每年的气候用多因素动态分析的方法进行预测实验。1991年夏的特大洪水，我们在春天就做了分析预测。洪水发生后，中国科学技术大学一位刚从美国海归的教授要我预测下一个异常气象，我告诉他这年冬天会特别冷。冬至过后的半个月气温比常年偏高，中科大一位老师拿着中央气象台预报将是暖冬的报纸来找我商讨，我跟他讲还未到三九，不急。三天后一场暴雪，合肥气温降到 - 18℃，为合肥地区有气象记录以来最低。

2000 年，中央气象台预测长江流域要发生超过 1998 年的大洪水，安徽一位干部调任长江水利委员会，行前聊到此话题，我将按五运六气的预测意见告知该年重点要抗旱而不是防洪，实际情况就是发生了严重干旱。

由于预测结果绝大多数都能与实际气象符合，坚定了我们对中医五运六气学说的信心。

1988 年，中国科学技术大学第一次请我去做关于五运六气的演讲，此后与中国科学技术大学一些对研究中医有兴趣的学者经常来往交流，其中有科学史和科技考古、统计、计算机、化学、理论物理、天体物理等多方面的专家，在五运六气的研究方面进行了多学科的共同研究探索。

"三年化疫"说"非典"，《疫病钩沉》初试锋

2002 ~ 2003 年，"非典"的爆发，给人们带来了灾难，也给中医学和五运六气学说带来了考验和机遇。

过去一些医家对运气学说提出质疑，焦点在对疫病的预测功能上。现在疫病来了，按照运气学说能预见到吗？

2003 年 4 月中旬，"非典"疫情见诸媒体公开报道，安徽科学技术出版社的同志找到我，要求在最短的时间内写出一本防治非典的科普宣传读物。我在 4 月 24 日完成出版了《非典防治》的小册子，在书中按照五运六气的观点，尝试着预测疫情会在 5 月 5 日立夏时出现转折，5 月下旬进入三之气后消退，后来疫情的发展果然如此，这就增强了我对五运六气疫病预测的信念。六七月份我集中两个月的时间对《黄帝内经》的运气学说及历代医家在疫病方面的重要著作进行了系统复习，写成了《疫病钩沉——从运气学说论疫病的发生规律》一书（2003 年 10 月由中国医药科技出版社出版）。

在重温《黄帝内经》的运气理论时，发现按照《素问遗篇》中"刚柔失守""三年化疫"的理论，完全可以在两年以前就预见到 SARS 疫情

的发生。

《素问遗篇·刺法论》说："假令庚辰刚柔失守……三年变大疫。"《素问遗篇·本病论》中更具体指出："假令庚辰阳年太过……虽交得庚辰年也，阳明犹尚治天……火胜热化，水复寒刑。此乙庚失守，其后三年化成金疫也，速至壬午，徐至癸未，金疫至也。"这两段话的意思是：假若庚辰年的年运"刚柔失守"，三年以后将出现大的瘟疫。庚辰年刚柔失守的表现为天气干燥，气温偏高，并出现寒水来复的变化，此后三年化生的大疫名"金疫"。快到壬午年，慢到癸未年，"金疫"就来了。

2000年正好是经文提到的庚辰年，该年出现全国大面积干旱，年平均气温偏高，而11月份又出现月平均气温20年最低的现象，符合"庚辰刚柔失守"的运气特点。按"三年变大疫"之说，正好应该在2003年发生大疫情。经文说："速至壬午，徐至癸未，金疫至也。"广东最早发现SARS在2002壬午年，北方大规模流行在2003癸未年，而且经文明言发生的是"金疫"——肺性疫病，预见的准确性已超出一般想像。对运气理论的信心进一步加强。

2003年5月下旬以后，SARS为什么会消退？我们看到西医的疾控理论认为冠状病毒在10℃～20℃时最活跃，气温超过25℃就不复制了，故他们预测下半年气温回到25℃以下时，SARS还将卷土重来。我们根据运气学说在《疫病钩沉》一书中明确指出："像上半年那样的大规模流行不会再出现。下半年'完全不具备运气致疫条件'。"实际情况是下半年一个病例都没有，再次验证了运气理论的准确。

《疫病钩沉》问世以后，一些学术期刊纷纷刊出我从五运六气谈SARS的论文：《中国中医基础医学杂志》在2003年第12期发表我的"三年化疫说'非典'"一文，《中医药临床杂志》2004年第1期发表了我的"内经运气学说与疫病预测"，《江西中医学院学报》2003年第3期发表了我的"从SARS看五运六气与疫病的关系"，说明五运六气与SARS关系的讨论成为大家关心的话题。

预测课题敢担当，屡测屡验彰绝学

运用运气理论对 SARS 疫情的预测，引起了国家中医药管理局的重视。2004 年 3 月，国家中医药管理局启动"运用五运六气理论预测疫病流行的研究"特别专项课题，由我负责组建课题组，安徽中医学院、中国中医研究院基础理论研究所、中国科学技术大学、北京中医药大学、广州中医药大学、中国中医研究院附属广安门医院等单位的十多名专家参加了课题研究。

朋友劝告：疫病预测是世界性难题，五运六气又是争议较多的学说，准确与否立马要见分晓，风险极大，搞不好身败名裂！我觉得中医学中这样精华的内容，不把它弘扬光大，是愧对我们先祖的！因而毅然接受了这一任务。

2004 年 4 月，课题刚启动，考验就来了。安徽一位研究生从国家疾控中心实验室感染了病毒，在北京和安徽两地出现了 SARS 疫情，4 月 21 号疫情见报，22 号课题组接到通知要对疫情做分析预测。我们 24 号上报的预测报告中明确指出：目前发生的 SARS "只是散在发生而已，不必担心会有大流行。"

紧接着我们在 5 月中旬做出了对 2004 年下半年疫情的分析预测，认为2004 年下半年"不具备发生大疫的运气条件，即使有人为输入性因素发生疫情，也不会引起大的蔓延。"

在 2004 年 12 月所做"对 2005 年疫情的五运六气分析报告"认为：2005 年是疫情多发年，会有疫情出现；疫情规模一般，可无大碍；疫情规模虽不大，但"其病暴而死"，可能死亡率较高。三之气后需适当注意疟疾一类传染病；若气候"湿而热蒸"，需注意肠道传染病。验证结果是，卫生部发布的2005年7月份疫情报告：霍乱67例，较去年同期上升了2.5倍；流行性乙型脑炎1690例，较去年同期上升28.32%。并且还发生了猪链球菌病和人间皮肤炭疽暴发疫情，部分地区出现了少见的鼠间及人间鼠疫疫情。

2005年9月29日，世界卫生组织某负责人就人感染高致病性禽流感发出警告："500万到1.5亿人将会丧生！"引起社会恐慌。我在11月12日作出书面预测报告："今冬明春属疫情多发期，发生小疫情可能性极大，但不必担心有大疫情。至明年（2006年）二之气（3~5月份）后可较乐观。"实际情况再次验证了五运六气的预测是准确的。

课题对2004~2006三年的疫情先后作了7次预测报告，结题时专家组验收意见："所作数次预测与以后发生的实际情况基本一致，初步证明了五运六气学说在疫病预测方面具有一定准确性，为重新评价运气学说提供了重要依据。""课题组在预测方法学上从多因子综合和动态变化的角度辩证地进行疫情分析预测，态度是科学的、客观的，方法是先进的。"

2008年要开奥运，世界卫生组织发出通知，要求各国必须做好应对新的一波大流感的准备。4月份国家有关部门向我咨询，我说："奥运会期间无疫情，可放心开。"

因为有上述特别专项课题的预测成果，2008年启动国家科技特别专项课题时，"中医疫病预测预警方法研究"被列为国家"十一五"科技重大专项子课题，仍由我负责。

2009年3月5日，我在"十一五"重大专项课题启动会当天就上报了《2009年需加强对疫情的警惕》的预测预警报告，认为"2009年是疫病多发年"。3月24日提交第二次预测预警报告："今年发生疫情的可能极大，规模可达中等。"报告分析了2009年疫情与2003年SARS的区别："疫情的强度应比2003年轻，但在下半年还将延续。"3月下旬出现了较严重的手足口病疫情，有关方面发出警告，认为手足口病5~7月还将出现高峰。

我们在4月13日上报的第三次预测预警报告中认为："5月后手足口病可望缓解，不必担心5~7月会再出现高峰。"并在有关会议上提出，进入5月后，运气条件改变，手足口病消退，2009年的主疫情暴发。事实果如所测。

因为我们对甲流预测的准确，《中国中医药报》2009年12月21日用整版篇幅刊登了"顾植山与运气疫病预测"的专题报道。

有了"十一五"期间预测的成果，课题又滚动进入"十二五"国家科技重大专项课题。

2013年出现的H7N9疫情，4月2日首见报道，我们在4月4日的分析报告中判断："当前出现的H7N9禽流感属于节段性运气失常。""节段性运气失常引发的疫情多为小疫。因此，H7N9禽流感发展成SARS那样的大疫情可能性不大。风性的疫病一般来得快去得快，持续时间也不会太长。"（见《中国中医药报》4月8日第1版） 4月中旬疫情最紧张时，我们又在4月17日作了进一步分析，指出："5月5日是立夏节，立夏后的运气将有所转变，可期望出现疫情消退的转折点。"（见《中国中医药报》4月19日第4版）

2013年的H7N9疫情在5月上旬如期消退。2014年初，H7N9流感疫情再次发生，发病人数超过2013年。课题组1月9日所作"对当前疫情及中医药防治原则的几点看法"中，对疫情规模的判断维持了"小疫情"的预测意见。在2月10日所作"对2014年疫情的预测报告"中进一步判断："甲午年的运气已经迁正行令"，春节后的寒潮"对H7N9疫情的消退则是有利变化，故预计H7N9疫情将趋缓"。以后的疫情变化再次得到应验。

从预测SARS到禽流感、手足口病、甲流、H7N9，可谓屡测屡验，显示了运气学说对疫病预测预警的意义和价值。

社会上对运气预测存在一极大误区：认为运气学说是仅仅根据天干地支的推算去预测的，有些人没有去观察和分析实际天气情况，仅仅摘用

《黄帝内经》中的片言只语就去搞预测，自然经常会不符合，遭到怀疑和反对也就可以理解了。我们在课题研究和预测实践中不断总结五运六气理论应用于疫病预测的规律和方法，在2006年的《中华现代中医药杂志》上发表了"五运六气预测疫病的科学态度和方法讨论"，在《中国中医药报》和《中华临床医药杂志》上发表了"五运六气预测不是机械推算"等有关文章，帮助大家了解运气预测是怎么回事。

通过对SARS的预测，我们看到运气学说的意义，不仅表现在对疫病的预测上，更是中医分析疫病病机和制订治则不可或缺的重要依据。

SARS暴发之初，一些"指南"上讲的是"风温""春温"，要求按卫气营血和三焦进行辨证施治。但临床看到的既不是风温、春温，也没有按卫气营血和三焦传变，病人的证候寒热错杂，燥湿相间，中医病机怎么分析？有主热毒的，有主寒湿的，一时间众说纷纭，莫衷一是。国家中医药管理局设立了接受献方办公室，收到全国各地献方上万首，但终无一适宜之方，难怪古人要发出"不懂五运六气，检遍方书何济"之叹！

从运气的角度分析，庚辰年刚柔失守产生的"燥"和"热"是伏气；癸未年的"寒"和"湿"则是时气，由疫毒时气引动伏气，燥、热郁于内，寒、湿淫于外，伏气和时气的交互作用，导致了SARS内燥外湿、内热外寒的病机证候特征。

古代医家认为："凡病内无伏气，病必不重；重病皆新邪引发伏邪者也。"因此对SARS来说，伏燥伏热是主要病机，而寒和湿是当年时气所致，是次要病机。由于"伏燥"在现行教科书中全无论及，成了现代中医的盲区。我发掘了前人文献中有关伏燥的论述，在2005年的《中国中医基础医学杂志》上发表了"伏燥论——对SARS病机的五运六气分析"一文，又在《中华中医药杂志》上发表了"运气学说对中医药辨治SARS的启示"的文章，并作为第三届国际传统医药大会优秀论文在大会上做了宣讲。

　　"三年化疫"之论出于《素问》遗篇。对《素问》的两个遗篇，因有学者认为出自唐宋间人伪托而不与《黄帝内经》同等看待，《黄帝内经》的注本常舍此两篇不注；一些影响较大的研究五运六气的专著，如任应秋先生的《运气学说》、方药中先生的《黄帝内经素问运气七篇讲解》等也都不讲遗篇。我认为，运气七篇大论主要讲的是六十年运气的一般规律，以时气和常气为主；而两个遗篇重点讨论的是运气的不正常状态，两者结合，才是较完整的运气学说。研究疫病的发生规律及防治，更要重视《素问》遗篇中的有关论述。为纠正学界对《素问》遗篇的偏见，我在《中医文献杂志》2004 年第 1 期上发表了"从 SARS 看素问遗篇对疫病发生规律的认识"，在《中医杂志》2004 年第 11 期上发表了"重评黄帝内经素问遗篇"的文章。

　　2005 年 11 月，我撰写了"让中医五运六气学说重放光芒"一文参加中华中医药学会在杭州举办的中医药学术发展大会，大会特邀我在会上作了专场演讲（后发表在《浙江中医药大学学报》2006 年第 2 期）；2007 年12 月又出席在北京人民大会堂举行的"第二届中医药发展论坛"以该题作专场演讲，论文获大会优秀论文一等奖。

　　在疫病的病因上，西医注重的是直接致病原，在 SARS 就是冠状病毒。但冠状病毒不是 2002 年才有的，为什么 2003 年 5 月下旬人们并没有把冠状病毒消灭掉病就没有了？现在病毒还在却不再发生疫情了？西医的病因理论无法解释。中医的理论是天、人、邪"三虚致疫"，比西医单一的致病微生物理论就要全面得多。"天虚"是五运六气出现了乖戾，是自然大环境出了问题。事实启示我们，人体的抗病能力、致病微生物的传染力和生物学特性，都受制于自然大环境的变化条件。中医天、人、邪"三虚致疫"学说，将是对西方医学流行性传染病病因学的必要补充和重大突破！在疫病的防治上，若仅仅盯住致病微生物，病毒会不断变异，新的致病微生物会不断产生，老是被动地跟在致病微生物后面跑，绝不是解决问题的好办法。若能充分运用五运六气的理论，把握疫病的发生发展规律，在与致病微生物的斗争中，就可以发挥中医治未病的优势，变被动为主动。

太极图重释阴阳五行，开阖枢演绎六经大义

1987 年在北京曾拜访著名中医学家方药中先生，方先生说："五运六气是中医基本理论的基础和渊源！"此话对我影响很深。从方老这一观点出发，再去研读《黄帝内经》，就会发现《黄帝内经》中处处都是五运六气，五运六气思想还渗透到中医学理论的各个方面，《黄帝内经》的理论基本建立在五运六气基础之上，例如"五藏六腑"显然源于五运六气，"六经辨证"其实就是"六气辨证"，丢掉了五运六气，教科书中许多中医的基本概念都走样了。故需要用五运六气来重新认识中医基础理论的构架原理和起源问题。

我从龙砂医学传承的宋代理学的太极河洛思想入手，首先重新诠释了阴阳和五行的本义。研究发现，阴阳代表了气化运动的两种象态，即由衰到盛——阳象，由盛到衰——阴象；河图洛书是数字化的太极图。自然界的阴阳气不是静态的比对，而是具有盛衰变化的节律运动。古人将自然界阴阳气的盛衰变化理解为一种周期性的"离合"运动。《黄帝内经》中有《阴阳离合论》的专篇。气化阴阳的离合过程形成开、阖、枢三种状态，阴阳各有开阖枢，就产生了三阴三阳六气。三阴三阳说是中医学对阴阳学说的一个非常重要的发挥和创新，是中医阴阳学说的精髓，指导中医辨证意义重大。

用三阴三阳六气思想来指导经方的应用是张仲景在理论上最大的贡献，抓住了三阴三阳，就能提纲挈领，执简驭繁。明代著名医家王肯堂晚年总结说："运气之说为审证之捷法，疗病之秘钥。"

《伤寒论》"六经欲解时"，即源于"开阖枢"的时间定位。三阴三阳

的"开阖枢"时间定位，可以在临床应用上得到验证。例如，我发现根据"厥阴病欲解时"，不管什么病，凡症状主要出现在丑、寅、卯三时者，用厥阴病主方乌梅丸方治疗，每可获得奇效。现在这一治病思路得到了越来越多医生的采用（一些学术期刊和《中国中医药报》时有报道）。

辨三阴三阳六气是看动态、抓先机的思想。现代人把中医看病的思路归结为"辨证论治"四字，但《黄帝内经》中并没有这个词，《黄帝内经》反复强调的是"病机"问题！辨病机要求从五运六气时间的动态规律看问题，抓的是隐机、玄机、先机，而辨证主要是空间的、静态的、治已病的思维方式，病未发作时往往无证可辨，只能在已病后抓"后机"了。

对温病的卫气营血辨证与《伤寒论》的六经辨证，学术界颇多争议，其实叶天士在讲卫气营血时，依据的仍是阴阳开阖枢理论，从三阴三阳开阖枢的模式就可以把两者统一起来。

在近现代的中医研究中，开阖枢三阴三阳几乎是个盲区，中医教科书中的三阴三阳已不知所云，失去了其应有的地位。

五行是自然界"五常之形气"，把一年分作五个时段，就会依次出现木、火、土、金、水五大类自然气息。阴阳是事物变化的性态，开阖枢是动态，开阖枢"三生万物"，五行是万物的象态，三者构成一完整体系。把五行说成是"构成世界的五种基本物质"，当然就没有继承发扬的价值了。

阴阳五行首先是古代的自然科学模型，然后才有哲学层面的推演和说理。阴阳五行强调的是动态、时态。天人相应的关键是要把握天地阴阳动态节律中的盈虚损益关系。

中医的"藏象"讲的是天地自然五行之象在人体的表现，《黄帝内经》讲"各以其气命其藏"，自然界有五行之气，故人有"五藏"。现在将基于时间的藏象学说代之以基于空间解剖实体的脏腑器官，藏象理论的天人相应思想被严重曲解。

"天不足西北，地不满东南"和"七损八益"等都是对天地阴阳动态变化盈虚损益的描述。《素问·阴阳应象大论》提出调和阴阳的大法是"知七损八益，则两者可调"。"七损八益"是启示我们辨时机、抓先机、治未病的思想。由于摒弃了五运六气，这重要思想在现行教科书中成了"房中术"。

中医要发展，学术是根本。从运气学说入手，可澄清中医学术中大量历史"悬案"。不懂五运六气，就不会真正搞懂中医理论。近十年来，我致力于用五运六气思想对中医基本理论进行正本清源式的整理，发表了多篇论文，并做了较多宣传推广演讲，例如：

在 2006 年第 8 期的《中华中医药杂志》上发表了"从五运六气看六经辨证模式"；

在 2006 年 7 月 21 日的《中国中医药报》上发表了"黄帝内经'七损八益'不是房中术"；

2009 年 9 月在中国科协第 36 期香山科学会议上作了"需要用五运六气来重新认识中医基本理论的构架原理"的主题发言；

2009 年 6 月 27 日在中国社会科学院召开的"中医影响世界论坛北京专题会议"，发表了"学术是根本，传统要继承"的专题演讲；

在 2011 年 2 月 16 日的《中国中医药报》上发表了"还中医药理论本来面目"的文章；

2012 年 6 月 19 日，在中医影响世界论坛北大会议上作了"阴阳离合之道——中医阴阳学说中一个被忽视的基本原理"的主题发言；

2012 年 7 月 8 日，应邀在人民大学召开的中医临床疗效评价学术研讨会上作"评价中医临床疗效如何体现中医特色优势的几点思考"的专场学术报告；

2013 年 8 月 6 日，应邀在福州召开的"全国第十三次《内经》学术研讨会（《内经》高层论坛）"上作"三阴三阳开阖枢——《黄帝内经》研究中的一大盲区"的专题报告等。

研究发现，中医学术流派的产生与不同历史时期五运六气的不同有很大关系。2013年10月10日，我在中华中医药学会主办的全国第五次中医学术流派交流会上发表了"中医学术流派与五运六气"的学术报告，就这一问题做了阐述。

已故中医名家邹云翔先生说："不讲五运六气学说，就是不了解中医学。"五运六气理论的存废，关系到对整个中医理论的阐述和评价，已不容回避。丢掉了五运六气，中医学术失去了最核心的基础，现行中医教材与以《黄帝内经》为代表的传统中医思想已有很大差距。

记得有一年在上海拜访裘沛然先生，裘老讲到现在的中医院校培养不出好中医的问题时说：不能怪学生没学好，是老师没教好；但老师教学都很努力，老师都是按教材讲的，所以也不能怪老师教不好，是教材没编好。

中医要发展，教育是基础；教育要发展，教材是根本！始编于20世纪50年代的教材，为中医的生存和中医院校的兴办建立了历史功绩，其中的良苦用心也令人唏嘘。现在更新中医教材到了历史性的关键时刻！

我应《健康报》约稿，在2012年2月8日的《健康报》上发表了"中医教材需要更新"一文；又在《中医药管理杂志》2013年第1期上发表了"中医要发展，教材是根本"一文，呼吁教材改革。这一呼吁已引起国家卫计委和中医药管理局有关领导的重视。

推广龙砂学术特色，培育流派传承人才

太极河洛思想和五运六气学说为宋代两大显学，张仲景的伤寒学也于北宋时期成为医家经典。宋代的这些学术精华经过作为东南宗师的陆文圭的传承阐扬，在龙砂地区得到很好的继承、发扬。重视五运六气，运用开

阖枢三阴三阳理论指导运用经方，擅用膏方治未病，成为龙砂医学流派的三大主要特色；而这三大特色，恰恰都是目前中医学传承中濒临亡佚的薄弱环节。

2006年我从安徽中医学院教学岗位上退休，缘我是江阴致和堂创始人柳宝诒四传弟子的关系，江阴市政府于2007年成立了"致和堂中医药研究所"，邀请我回家乡担任研究所所长。针对龙砂医学的三大特色，研究所设立五运六气、经方和膏方三个研究室。

2007年，研究所首先在江阴市科技局申请了"致和堂膏滋药制作工艺研究"的科研课题，对柳宝诒的膏滋药制作工艺进行了发掘整理。2009年致和堂膏滋药制作技艺成为江苏省非物质文化遗产，我个人获"2007年度江阴市科协创新人才一等奖"。2011年，致和堂膏滋药制作技艺成为国家级非物质文化遗产。

陆文圭传承的两宋太极河洛思想，为明清肾命学说的嚆矢，龙砂文化影响苏南广大地区，在此文化基础上产生了冬令服膏滋药的江南民俗，龙砂膏方体现了传统膏方养生治未病的内涵。

近年来，膏方市场空前繁荣，原流传在江浙民间的膏方正在迅速向全国推广，但各地对江浙膏滋民俗产生的文化背景和理论并不清楚，大多将治已病的膏剂混同于治未病的养生膏滋。为了推广和普及膏方知识，2009年10月，中华中医药学会"全国首届膏方应用与制作培训班"和"全国首届膏方学术研讨会"由江阴致和堂中医药研究所承办，我在培训班上作了"膏滋方理论考源"的专题报告（该文发表于《中国中医药报》2009年11月6日和《中医药文化杂志》2009年第6期）。以后我们每年都要举办1~2次国家级的膏方培训继教班，"龙砂膏方"已在全国多个省市推广。2009年我们在江阴市科技局立项的"膏方理论与临床应用研究"课题，于2012年获江阴市科学技术进步奖。

在五运六气的研究方面：2008年4月参加国家中医药管理局"中医药

应对突发公共卫生事件工作座谈会"，在会上我作了"中医五运六气理论对疫病发生的相关性研究"的专题汇报演讲；2008年9月承办了由中华中医药学会主办的国家级继续教育项目"中医五运六气研讨班"和"全国五运六气学术研讨会"，同时，我也是研讨班和研讨会的主讲人；2008年底，由我所牵头的"中医疫病预测预警方法研究"列入国家"十一五"科技重大专项。其后每年都要举办1~2次以五运六气为主题的国家继教培训班。

我们在承担国家科技重大专项课题时，与中国科学技术大学从事科学史、统计学、计算机等方面的专家共同组成课题组，进行多学科合作研究；2010年后，我们加强了与科技各界的交流合作，例如在2010年6月专程访问了华南师范大学光子中医学实验室；2010年11月访问了长江水利委员会水文局，后与水文局有关专家就疫病与灾害预测的相关性及水文资料在五运六气研究中的应用等问题多次进行了讨论；2011年3月参加北师大与美国科罗拉多大学联合举办的"人类健康与环境"国际会议，我在会上作了"中医五运六气理论对气候变化与疫病发生规律的认识"的主题演讲；应邀在中国科学院大气光子研究中心作"中医学对自然变化周期性规律的认识"的专场学术报告等。

对龙砂医学流派的发掘整理和传承推广：江阴市科技局2008年立项资助"龙砂医学的发掘与研究"课题，2011年通过结题验收。随后，我们在2011年10月的《中国中医药报》上连载了"江南杏林一奇葩——龙砂医学说概"的文章，系统介绍了龙砂医学流派的源流和学术特色，使这一濒临湮没的重要学术流派重见光明。2012年，国家中医药管理局启动对中医学术流派传承工作室建设项目，龙砂医学流派率先成为建设项目的试点，随后又成为首批立项的全国64家流派之一。乘流派传承项目的东风，我们在2012年8月举办了首届"龙砂医学国际论坛会"；后来每年举办一次，2015年8月将举办第四届。2013年无锡市编办批准正式成立了无锡市龙砂医学流派研究所，特聘我担任所长。无锡中医院29名医师踊跃报名争当龙砂流派后备传承人，通过考试首批遴选了 12 人，2015 年将遴选第二批。流派建设推进了整个地区中医药的发展。2013 年在广州召开的学术流派传承工作会议，我作为龙砂医学流派的代表性传承人暨传承工作室建设项目的负责人，作了题为"流派传承显生机"的试点工作经验介绍，为全国的中医学术流派传承工作起了示范作用。2013 年 10 月，我们承办了中华中医药学会"全国第五次中医学术流派交流会"，全国主要中医流派汇聚江阴，共商流派传承大计。

国家支持中医学术流派传承的目的，除了避免失传外，更重要的是要做好推广发扬。"一花独放不是春"，遍地开花才能催生流派传承的繁荣春天！

我的宗旨不是为流派而流派，流派传承的最终目的是要让一个流派的"独家秘术"成为大家都能共享的知识和技术，这个流派就完成了历史使命。所以我们要努力做好传承推广工作，争取成为最早"消灭"掉的流派！我们对前来拜师学习的弟子倾心传授，毫不保留，一视同仁，所以传承弟子每次跟师抄方，都会有新的收获，业务上进步都很快。进行试点时，我们与广东省中医院和山东省临沂市人民医院建立了合作共建关系，试点一年多的实践证明，流派传承工作使合作共建单位的中医状况发生了很大改变，如临沂市人民医院产生了"一石激起千层浪"的效应，龙砂特色门诊的临床疗效得到很大提高，拜师龙砂的弟子很快从一个普通医生成长为市名中医，ICU 的危重病人请中医会诊已形成常态，而且还促使该院的西医掀起了学习中医的热潮。我们在该院举办国家继教项目"中医五运六气临床应用培训班"时，有超过 100 位西医到场听课；目前已有 7 名西医的主任医师拜师学习龙砂医学流派，小儿外科主任刘宇在《中国中医药报》上发表了"一名西医对五运六气的认识和应用"的文章，有望形成中西医结合的新模式。现山东省卫生计生委已在全省推广临沂经验，2015 年 4 月 2 日在临沂召开了山东省"全省综合医院和妇幼保健机构中医药工作现场推进会"。

目前，我们已新增无锡市中医医院、山东烟台毓璜顶医院、江阴市中医院等单位为合作共建推广单位。全国各地前来拜师者踊跃，现在拜师的龙砂弟子已超过 100 人，分布全国 12 个省市，其中正高职称的占了 40%。

为了让更多的人尽快了解到龙砂医学流派濒临亡佚的学术，这几年在全国各地作了一百多场次的宣讲；除每年多次的全国性和国际性学术会议、国家级继教项目外，还包括人事部"中医骨干人才能力建设培训班"，国家中医药管理局第二批、第三批全国优秀中医临床人才研修培训班，国家中医药管理局传染病专项临床人才研修班，上海市"海上名医传承高级研修班"等培养高级中医人才的讲座，并应邀在中国中医科学院基础理论研究所、中国科学技术大学、上海中医药大学、南京中医药大学、福建中医药大学、辽宁中医药大学、黑龙江中医药大学、长春中医药大学等研究机构和高校作专题学术报告。

"钥匙"明灯照方向，《内经》医魂是根本

习近平在澳大利亚皇家墨尔本理工大学"中医孔子学院"授牌仪式上说："中医药学凝聚着深邃的哲学智慧和中华民族几千年的健康养生理念及其实践经验，是中国古代科学的瑰宝，也是打开中华文明宝库的钥匙。"

习总书记的讲话给了我很大的震撼和启发。过去只是讲伟大宝库的重要组成部分，是伟大宝库中的一颗明珠，"钥匙"论较之"重要组成部分"的提法显然又上升了一个层次。

自古以来，我们一直自称"炎黄子孙"，常说"上下五千年"，习主席也几次提到五千年文明。古代文献中讲伏羲画八卦，伏羲比黄帝早得多，古人为什么不自称"伏羲子孙"？为什么不把文明的起源定于伏羲或者更

早而要定在黄帝时代？中华文化丰富多彩，四书五经、诸子百家，为什么看上中医药学能成为“钥匙”呢？

在“钥匙”论这盏明灯的指引下，我对我国的文化史和医学史重新进行了系统学习和思考研究。

终于明白了五千年是中华民族的文明史。伏羲时代的代表性文化符号是八卦，“太极生两仪，两仪生四象，四象生八卦”，这种二分制推衍模式，虽已表达了阴阳的概念，但还不足以成为文明成熟的标志。黄帝时代的文化特征是什么？《史记·历书》说：“盖黄帝考定星历，建立五行”，阴阳学说上升到了五行的层面。在阴阳五行的基础上，才可能有“大挠作甲子”“容成造历”等划时代的文化标志出现，中华民族才进入成熟的文明时代。“炎黄子孙”的提法，反映了古人在这一方面的共识。中华民族的第一次文化高峰应该是在黄帝时代而不是有些人讲的春秋战国时期。

终于明白了阴阳五行在夏代以前已成为全社会的重要准则，决不是某些国学权威所讲是春秋战国时期才形成的思想。中医学最重要的经典是《黄帝内经》，《黄帝内经》最核心的思想是阴阳五行。所以中医学是植根于黄帝文化的医学，相比之下，道家和儒家是春秋时期才出现的思想，都只有两千多年的历史，故在传统国学中，只有《黄帝内经》最能代表中华文明的源头——黄帝时代的文化，而且《黄帝内经》整合了太极阴阳、开阖枢三生万物和五行学说三大基本理论，反映中华文化原创思维的系统最为完整；《黄帝内经》从阴阳五行模式推衍总结出来的五运六气、藏象经络等学说，在传统文化中已达最高学术层次；《黄帝内经》探讨的是天人相应的科学道理，是古代的科学瑰宝，受后世封建迷信等思想的掺杂最少，保持了中华传统文化的纯净内涵。

终于明白了“钥匙”说的深刻伟大和重要意义！如何看待中医药文化在中国传统文化中的地位，不但关系到中医药传承发展的大方向和根本原则，更关系到弘扬中华优秀文化的大局！

习总书记在全国宣传思想工作会议上强调，要"讲清楚中华文化积淀着中华民族最深沉的精神追求"；"讲清楚中华优秀传统文化是中华民族的突出优势，是我们最深厚的文化软实力"。

能成为"打开中华文明宝库的钥匙"，绝对不是只从临床技术和疗效的角度上讲的，需要我们讲清楚中医药文化的精神追求和突出优势。有了"钥匙"论这盏明灯，再读《黄帝内经》感觉就完全不一样了，随处可见中华医学的特色优势，处处都是中华文明的奇珍异宝！

现在的教科书把《黄帝内经》讲成是战国至秦汉时期的著作，他们研究中医文化时，经常会讲《黄帝内经》的思想来源于春秋战国时期的诸子百家，其实《黄帝内经》是西汉刘向等汇编"周、秦间人传述旧闻"的著作，它的命名，是编者认为该书"言阴阳五行，以为黄帝之道也"。现在有些人仅依据传世本《黄帝内经》载体的时代特征去判定该书的成书时间，对于流传久远的古籍来说，文献载体的时代特征，不能代表该文献中学术思想的形成时间，这应该是文献学的一个常识。考察《黄帝内经》学术思想的产生时代，内证比载体更为可靠，例如《黄帝内经》中讲"九星悬朗"是指北斗九星，但中原地区人在 3600 年前才有可能看到北斗九星；运气理论中冬至点定在二十八宿的"虚"位，那是 4000 年前的天象等。看不到《黄帝内经》的理论基础是黄帝时代的文化模式，就难以理解中医药学可以成为打开中华文明宝库钥匙的英明论断！中医学与中国的道学、儒家思想是同源异流的关系，由于《黄帝内经》的基本思想直接植根于黄帝时代的文化，保留了许多其他文献中见不到的内容，《黄帝内经》可以给国学其他方面的研究填补一些缺失，提供一些新的视角。通过对《黄帝内经》文化源头的疏理和阐述，有助于恢复和弘扬被湮没和已被曲解的古代文化的原貌，从而对中华文明的历史作出新的评估。中国医药学的悠久历史必须重新认识，中医基本理论需要彻底改写！

现在通行的中医药理论模式要"重铸中华医魂",是感到现在的中医学术已失"魂"落"魄"!中医之"魂"首先是中华文化之魂!中医药理论植根于中华民族传统文化的土壤之中,凝聚着中华优秀文化的精髓。中华文化的源头是太极河洛,是阴阳五行。太极河洛是古人对自然变化规律的基本认识,阴阳五行是时间的动态模型,这些都是中医思想的灵魂。丢掉了五运六气,模糊了三阴三阳,据西医的解剖生理学来研究藏象,用有效成分分析方药,在西医的辨病之下搞辨证,以证明部分内容能合乎西医原理而沾沾自喜,诊脉成了做做样子,"天人相应"徒留空名……诸如此类的问题不胜枚举!中医当然就"失魂落魄"了!

基于这一认识,我在 2013 年 7 月 18 日的《中国中医药报》上发表了"找回中医思想的魂";2013 年 9 月 11 日的《中国中医药报》又用整版篇幅发表了我"中医之魂在《黄帝内经》中"一文;2013 年 12 月 24 日我在世界中医药学会联合会与中国中医科学院联合举办的"世中联中医药传统知识保护研究专业委员会成立大会暨中国中医科学院第二届中医药文化论坛"会上作了"《黄帝内经》的文化定位思考——学习中医药学是'打开中华文明宝库的钥匙'"的专题报告,呼吁中医界要高度重视"钥匙"论的重要意义,重新认识中医药文化的科学内涵,真正担当起打开中华文明宝库钥匙的历史重任!

随着年岁日增,精力日衰,深感传承龙砂学术,弘扬中医药文化的责任性和紧迫性,但愿在有生之年还能为中医药复兴的伟大事业再添瓦加砖,尽一点个人绵薄之力。"知我者谓我心忧,不知我者谓我何求。悠悠苍天!此何人哉?"(《诗经·王风·黍离》)

附图:

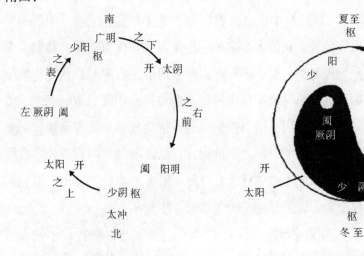

图1　三阴三阳开阖枢图　　　　　　图2　三阴三阳太极时相图

（陶国水协助整理）

千淘万漉始到金

辽宁中医药大学附属三院主任医师　张存悌

【医家简介】张存悌（1947—　），辽宁沈阳市人。主任医师。1982年毕业于辽宁中医药大学，曾任沈阳市大东区中医院副院长，后任辽宁中医药大学第三附属医院内科主任，1998年晋升主任医师。从医33年，曾在美国、澳大利亚、香港等地行医、讲学，弟子众多。擅用经方，用药简练，为经典火神派的代表，对常见病、疑难病积累了丰富经验，人誉"关东火神"。近年钻研火神派，著有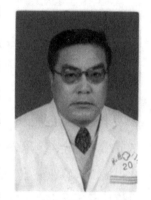《火神郑钦安》《中医火神派探讨》《火神派温阳九法》《火神派示范案例点评》等书，现任全国扶阳论坛组委会常务委员。治学勤奋，造诣深厚，发表论文、医话200余篇，出版专著30余部。主要有《火神派名医验方辑要》《中医火神派医案全解》《中医火神派医案新选》《刘冕堂医学精粹》《新编清代名医医话精华》《近代名医医话精华》《宫廷美容养生秘方》《品读名医》《欣赏中医》《中医往事》《名医方笺墨宝赏析》等。

高考改变命运

俗话说，"三十岁学吹打"，我学中医确实是半路出家。我走过"文革"中大多数"老三届"走过的一条典型的人生之路：下乡3年，在工厂8年。工人、农民都当过。1977年上大学时已经30多岁了。读高中在沈阳二中，是个名校，郭沫若题写的校名。1966年高中毕业时报考志愿填的是北京大学数学系，可惜"文革"终止了我的大学梦。恢复高考后，1977年我成为"文革"后第一批入学的大学生。当初报考中医，原因很简单，为的是家人亲属有病时能派上用场，这也暗合了古人"事亲者不可不知医"的理念。

大学读书时我是用心的，重点学科如内科、妇科、伤寒、温病等，先后都做了三套笔记：课堂上做一套，课后对照讲义再整理一套，最后拣重点再归纳出很实用的一套，北方话叫"捞干的"，供自己随时习用。由于有"老高三"的底子，加上用功，我的中医学得不错，《内科学》结业考试成绩100分，全班260多人，只有2个人满分。《方剂学》的所有方剂都背得滚瓜烂熟，方歌是自编的，后来编著《汤头歌诀应用新解》时，这些自编方歌用在书中，没用现编。在同学中我以"纯中医"著称。

勤求古训　博采众方

毕业30多年一直未脱离临床，读书、临床两未偏废。张仲景"勤求古训，博采众方"之旨一直鼓励着我。

勤求古训，对医经、各家学说没少下功夫，先后钻研过傅青主、王清任、秦伯未、张锡纯、岳美中、方药中、蒲辅周、范文甫、朱仁康、何绍奇等名家的著作，各种读书卡片做了1万多张。其中秦伯未、方药中二位的基础理论造诣很深，归纳的脏腑辨证系统最明晰，我从中加深了对中医基础理论的理解。他们的文章深入浅出，学问很好；岳美中、何绍奇的医话写得很漂亮，充盈着人文哲理，从中受益匪浅，我的毕业论文写的就是"岳美中学术经验初探"；张锡纯的书写得很好，写得活泼，看得明白，如升陷汤、固冲汤、活络效灵丹等，1993年我在美国行医，曾用固冲汤治愈一例十分顽固的崩漏病人；傅青主的妇科、朱仁康的皮肤科我都颇为中意，傅氏完带汤、生化汤等，朱氏皮炎汤、小儿化湿汤等常能获效；王清任的活血化瘀学说独具一格，五个逐瘀汤亦为囊中常备之方。此外，我一直很喜爱《中医各家学说》这门课程，收集了多种版本的《中医各家学说》，经常翻阅揣摩，对各家特色多有了解，眼界大开。

博采众方。"医之学也，方焉耳。"通俗地说，中医的学问不过在用方上罢了。说明方剂的重要性，它就如同将士杀敌致胜的武器弹药。方剂是中医的核心，是根本。中医治病的学问最终要体现在用方上。为此学了很多方剂，包括偏方、验方，如从岳美中的延年半夏汤治疗急性胃痛；方药中教授的肝肾系列方如参芪地黄汤治疗肾病，苍牛防己汤治疗腹水，黄精汤、加味异功散治疗肝病等；朱仁康教授的皮肤病系列方等。当然，我最看重、最喜欢的还是经方，这期间发表的几篇论文都是有关经方的体会，如"经方治顽证医话二则""苓桂剂在心脏病中的应用""半夏泻心汤在脾胃病中的应用"等。

对于冠心病、高血压、糖尿病、头痛等常见病，肺癌、胃癌、肝癌、乳腺癌等常见癌症，我还下大工夫整理了筛选方30首。所谓筛选方，即针对某一病症如头痛，查找有关头痛的报道，收集、选取各家针对该病的经验方20多个，将其中药物摘出，然后按照出现频次多少予以排列组合，最后将出现频次多者截取前20味，组成该病筛选方。为此花了很多时间，其中关于肺癌、肝癌的筛选方还曾做过报道。总计而言，这些年学习和掌握的方剂当在500首以上，临床应用可以顺手拈来。

我的一些学生，本科生、研究生，很多人记不住几首汤头。有一次心血来潮，让他们随便考我《方剂学》中的任意一首方剂，"我若答不上来，算我没学问"。开始他们还不好意思，后来考起来，干脆专拣难的考，"五积散""普济消毒饮""独活寄生汤"等大方，考了十几个，我都脱口而出。至今犹记1998年晋升主任医师时，现场答辩通常要考一道方剂题，考官给我出的题目是"膈下逐瘀汤"的组成，没用思索即张口答出。

学中医是要讲究一点背功的，退一步说，别的可以不背，方剂不能不背，它是治病的本钱。

前二十年学医得与失

以接受火神派为节点，回顾从医前二十年间的得与失，有下面若干体会：

从收获而言，一直在孜孜以求地学习，在探索，基础东西掌握得比较好，坚持不脱离临床，对常见病的治疗效果不错，对经方有些粗浅体会，发表了18篇临床报道和体会。另外，从行医开始即自觉地走向治学之路，既当医生，又作学者，写书做学问。为此一直保持两个好习惯，一是读书必动笔摘录，积攒资料，20年间发表医论医话50篇，如"疑难病辨治八法""慢性病调理八法"等，出版专著10本，包括《品读名医》《宫廷美容养生秘方》《名医治疗疑难病千方千例》等。二是治病必留医案，为日后总结留下素材。行医15年之际，1998年我得以顺利晋升中医主任医师。

不足之处呢？主要是受学院式教育影响，喜清畏温，凡病多从热论，尤其是咳嗽、感冒、"上火"之类的病症，自己有病服药亦多偏凉，脑袋里装的多是桑菊饮、银翘散之类的温病方。再有就是中医西化，对号入座，糖尿病认定是气阴两虚，肿瘤则用清热解毒法，高血压就用镇肝息风汤等，跟着西医的诊断和化验指标跑，治不好也不明白怎么回事。虽曾治好一些病，与后十年掌握火神派思想后相比，颇有"今是昨非"之感。

关键是有些常见病按教材的分型辨证方法论治，自觉也算严丝合缝，治疗就是无效，心中不解。一些疑难病症，认证还在疑似之间，处治没有把握，疗效不得而知。尤其是自觉不自觉地陷入到见病医病，对症下药的路子，张景岳说得好："见热则用寒，见寒则用热，见外感则云发散，见胀满则云消导。若然者，谁不得而知之？设医止于是，则贱子庸夫皆堪师范，又何明哲之足贵乎？"确实如此，但苦于不能提高一个层次，因而一直不断地摸索、思考，渴望找到一个突破口，将学识提到一个更高境界，但多年来未能如愿。

例如，我对方药中教授归纳的"辨证论治五步"很有兴趣，他将辨证论治过程规范成五个步骤：定位，定性，必先五胜（即找出症结标本），治病求本，治未病。按理说，中医有多个辨证模式，如伤寒的六经辨证，温病的卫气营血辨证，院校科班教育则以分型辨证为主，还有脏腑辨证等，不免交叉繁复。方药中教授将其统一为几个步骤，让人有所遵循，确是好事，我很赞成，还写了一篇"方药中教授论病机十九条及其运用规律"，发表在《中医药学刊》上。但实践起来感到麻烦，一般门诊接待病人，望闻问切之后，通常已经有个辨证概念，直接闪现的是用什么方剂。而不太可能按方药中教授的五步，一步一步地推导，既嫌繁琐，也不实用，而且门诊业务也不允许这样过多占用时间。由此，方氏五步被我否弃。

又如筛选方，按理说，筛选方体现了优选法原则，集中了各家经验的精华，疗效应该略胜一筹。可是临床投用，不见得有效。怎么回事呢？反复思考，觉得问题出在各家用药虽有不同，但筛选出来的药物却大致不离某个套方，例如头痛一症，最后筛选出来的药物基本上是川芎茶调散的组成，不过多了些蜈蚣、全虫之类的虫蚁止痛药，未离风寒头痛套方套药，仅是选药更精当些罢了。果系风寒头痛，投之固然有效，但头痛有多种原因，若非风寒所致，这个方就不会收效，若是阳虚引发，甚至可能治坏。

再如糖尿病筛选方，最后筛选出来的药物基本上是生脉散与六味地黄丸两方所含药物，未离消渴之套方套药，果是气阴亏虚，用之有效，我曾治过一例，效果很好。但现代糖尿病的特点与古代大有不同，典型的多饮、多食、多尿之"三消"症状已不多见，以笔者所见，倒是湿盛阳微者多见，用此筛选方其实是南辕北辙，效果不会好。从根本上说，筛选方走的是套方套药的路子，有违辨证论治大法，由此，我对其兴趣也减了下来。

尽管走过弯路，但我一直没有停止学习的步伐，没有放弃追求，时欲上下而求索，尽早登入中医殿堂。

发现火神派，衰年变法

功夫不负有心人，2003 年 2 月 17 日《中国中医药报》发表了何绍奇先生的一篇文章——"火神郑钦安"，小半版，介绍火神派的开山宗师郑钦安的学术思想，其中火神派注重阳气，擅用附子的独特理念令我心动。反复揣摩，觉得火神派也许蕴藏玄机，于是沿着该文线索，千方百计收集火神派的资料，从校图书馆借了《吴佩衡医案》，当时《郑钦安医书阐释》刚出版，市面上还没有，托人从巴蜀书社买出寄过来。由此孜孜钻研，逐步深入，结合临床实践，结果大开眼界，大获收益，于是在五十多岁时毅然变法，以火神心法应世，疗效大幅提高，患者口碑相传，局面很快打开，许多疑难杂症都能应手而愈。

想当年，齐白石 58 岁时已有声名，却毅然改变画风，学八大山人将工笔与写意结合，称之为"衰年变法"，终成大师。上下求索 20 年，于今方有登堂入室之感。坦率地说，学了火神派之后，我才觉得真正会看病了，此前困惑的问题大都得以解决。我曾想，以前那些工夫是不是白下了？仔细想想不是，观千剑而后识器，有比较才有鉴别，正是有了以前下的工夫，才能比较出火神派的独特和优势，才能毅然选定火神派，正所谓"千淘万漉虽辛苦，吹落黄沙始到金"。其实像我这样在学习和实践中认识到火神派的价值，一改原来医风（多是吴门温病清轻风格），弃旧图新，奉行火神派，成为擅用附子的医家，历史上和当代都大有人在，而且都是名医大家，我将在医话中列举。

回顾我的人生，主要有两个转折点：一是恢复高考迈入大学，从工人转变为医生，学有专长，否则我至今可能都是一个身无长物的普通工人；二是发现火神派，衰年变法，医术和疗效都得到质的提高，否则我不过是一介平庸之医。单说出国讲学，如果没有火神派的研究成果，就算挑一千位名医恐怕也轮不到我，但要论火神派，我的研究当列前茅，受邀自在情理之中。任继学教授说，"中医60岁才会看病"，在我身上得以应验，靠的是火神派给我带来的长进，否则尽管60岁，我可能仍旧不会看病。

我至今庆幸能在知命之年摸索到火神派的方向，学识提高到一个新境界，否则至今可能仍在困惑中摸索。回想起来，这应该感谢何绍奇先生。

学习火神派的体会

1. 火神派疗效确切　郑钦安"只重一阳字，握要以图，立法周密，压倒当世诸家，何况庸手！"（敬云樵语）火神派治病确实管用，个人以火神派招法应世，疗效大幅提高，真如郑氏所言，疗效差不多"百发百中"。常见病不用说，疑难杂症多能应手而愈，信心倍增，通常我可以对患者说："服药一周，慢性病两周，必须见效，否则另请高明。"当然所谓见效不一定就痊愈，但是症状必须减轻。

2. 阴阳辨诀是第一关　阴阳辨诀至关重要，是学习、掌握火神派的第一关。张景岳说："医道虽繁，而可以一言蔽之者，曰阴阳而已。"陈修园谓："良医之救人，不过能辨认此阴阳而已；庸医之杀人，不过错认此阴

391

阳而已。"自从掌握阴阳辨诀，分清了阴阳，才真正会看病了。"明于阴阳，如惑之解，如醉之醒"（《灵枢》），确实感同身受。如果说火神派的用药风格是"心狠手辣"，那么用阴阳辨诀认证则心明眼亮。

本来我是主攻内科的，由于分清了阴阳，其余外、妇、儿、五官、皮肤科的病症辨治可以说一通百通，治起来同样得心应手，从医案就可以看出这些所谓"小科"，我治好的病人并不比内科少。我常跟病人说："中医没有治不了的病。"就是因为有阴阳辨诀做标尺，什么病都可以分得清，治得好。

3. 弄清阴火，获益最大 郑钦安学术最独到、最精华的部分，是对阴火的认识，也是我学习火神派的最大收获。以前不识阴火，误诊阴火为阳证，确是"千古流弊，医门大憾"。现在认清了阴火，治好了很多名医治不好的"假火"病症，张景岳所说辨识假热为"医家第一活人大义"，确实可信。

4. 附子运用的五原则 关于附子用法，为保证其安全有效，本人综合火神派名家的经验，提出五条原则，即辨证、先煎、渐加、配伍、验药。

辨证，即坚持辨证论治的原则。郑钦安所谓"总之用姜附亦必究其虚实，相其阴阳，观其神色，当凉则凉，当热则热，何拘拘以姜附为咎哉？"附子用法，固然要讲三因制宜，注意天时、地域、个体差异等因素，但最重要的还是遵从辨证论治大法，所谓"病之当服，附子、大黄、砒霜，皆是至宝；病之不当服，参、芪、鹿茸、枸杞，都是砒霜"。

先煎，即附子要单独先煎。这是众多火神派医家的共识，吴佩衡先生谓："附子只在煮透，不在制透，故必煮到不麻口，服之方为安全。"附子用至 30 克以上理应先煎 2 小时。

但在抢救急危重症时，可相机权变，李可先生认为："按现代药理实验研究，附子武火急煎 1 小时，正是其毒性分解的高峰。由此悟出，对垂死的心衰病人而言，附子的剧毒，正是救命的仙丹。"因此，治疗心衰重症，倡用开水武火急煎，随煎随喂，或鼻饲给药，24 小时内频频喂服 1 ~ 3 剂，可收起死回生之效。

渐加，即开手宜从小剂量用起，得效后逐渐增加。大剂量用药拿捏不准时，可先从小剂量用起，循序渐进。《神农本草经》讲："若用毒药疗病，先起如黍粟，病去即止，不去倍之，不去十之，取去为度。"《金匮要略》甘草附子汤说"恐一升多者，宜服六七合始"，皆堪取法，我用附子最初是从 10 克、15 克用起来的。须知，附子并不一定概用大剂量，即郑钦安也并非都用大剂量，而是"在分量轻重上斟酌"，不少医家用中小剂量也治好了很多急危重症，其经验更属宝贵。同等病情如用中小剂量取得与大剂量相同效果者，当然前者更高明。但是如果病重，则应用大剂量，吴佩衡所称"病大药大"之谓也，该用大剂量时绝不手软。我现在一般出手用到 30 克，由于方向对头，很多案例用此剂量时即已取效。偶合的是，这个剂量恰恰是郑钦安处方的常规剂量，看其自制的姜附茯半汤、附子甘草汤中附子剂量都是 30 克（一两）就可以知道，而其潜阳丹、补坎益离丹中附子剂量都是 24 克（八钱），也算接近吧。

配伍，即选择药物监制附子毒性。试验表明，附子与干姜、甘草同煎，其生物碱发生化学变化，毒性大大减低。此三味配伍恰为《伤寒论》中的四逆汤，故又称"仲景附子配伍法"。何绍奇经验：用附子，多加生姜 30 克，蜂蜜 50 克，可以减低毒性。李可先生凡用乌头剂，必加两倍量之炙甘草，蜂蜜 150 克，黑小豆、防风各 30 克；凡用附子超过 30 克时，不论原方有无，皆加炙甘草 60 克，可有效监制附子毒性。考炙甘草、蜂蜜、黑小豆、防风均有解毒作用，可供参考。

验药，即要检查尝验所用附子的质量。乌头、附子种类庞杂，药效、毒性差别很大，因此选用好的品种是题中应有之义。"天下附子在四川，四川附子在江油。"作为道地药材，江油的附子应该是最好的。还有附子的加工质量，也是一个重要问题。医生要谨慎选择自己所用的附子，原来

张存悌

千淘万漉始到金

未曾用过的附子，新进的附子，要先尝试，用过几次后才能做到心中有数，前贤所谓"屡用达药"是也。我的医案中即有一例痹证病人，因为用了不道地的附子，服后产生反应。一般而论，倡用炮附子，生品慎用。

掌握好附子用药的五原则，使用附子是安全的，即使用大剂量也不会出事，像吴佩衡、范中林、唐步祺、卢崇汉等辈均曾声言，用了一辈子附子也没出过事。

思考与总结

行医33年，甘苦得失寸心自知，下面结合自己的经历，谈谈怎样成为一个好中医、高明的中医。今我渐入老境，既是总结，也是思考。

1. 首重读书，培养根基 虽云"熟读王叔和，不如临证多"，强调临床实践的重要性，但这丝毫不能成为忽视读书的理由。前贤认为读书在前，以培根基，方能指导临床，此乃要义。辽宁名医张奎彬说："古今天下事，未闻不学而可为，亦未闻学之未精，为之即精者。""虽然有善读医书而不善临证者，然断无昧于医书而精于临证者。故必先读书以培其根柢，后临证以增其阅历，始为医学之全功焉。"（近代名医朱沛文语）清·姚龙光说："熟读王叔和，不如临证多。此乃世医欺人之语，非确论也。心中无此理解，即临证百千仍属茫然不悟。所以，多读名贤专集为第一义。"

郑钦安说："书要多读，理要细玩。"多年来，日间临床无暇，读书常至子夜，已经成为习惯。读书丰富了我的阅历，提高了学识，使我摸索到火神派，渐臻上工境界。关于读书方法，我将另文专述。

2. 经方入手，高出时医 任何专业，都有入门诀窍。黄煌教授认为："学好中医，选择门径是关键，而以从经方入门最容易。""经方虽不是中医学的全部，但应该说是中医学的精华所在。"陈修园说："大抵入手功夫，则以仲圣之方为据，有此病，必用此方。……论中桂枝证、麻黄证、柴胡证、承气证等以方名证，明明提出大眼目。"陆九芝曰："学医从《伤寒论》入手，始而难，继而易。从后世分类书入手，初若甚易，继则大难。"刘渡舟教授称："经方药少而精……有鬼斧神工之力，起死回生之妙。"均为阅历有得之论。我是毕业多年后才体会到这一点的，诚如汪莲石所言："究竟从伤寒入门者，自高出时手之上。"由此也能体会到岭南四大金刚之一陈伯坛所说"余读仲景书，几乎揽卷死活过去"的痴迷劲儿。

有了伤寒基础，掌握六经定法，再学习火神派，可以说如虎添翼。

3. 行医治学，互相促进 我能走到今天，除了守住临床，治病为本，还有一个重要因素，即将行医与治学结合起来，行医读书为治学奠定基础，治学著书则使医术得以总结、提高，二者并行不悖，互相促进。至今我已出版专著30余部，这个数目在省内同行恐怕罕有人及。由于抓住火神派的方向治学，思考不断加深，感悟日渐丰富，下笔如有神助，连续出版了相关专著10部，如《火神郑钦安》《中医火神派探讨》《火神派示范案例点评》《火神派名医验方辑要》《火神派温阳九法》等，在国内均有影响，有的销量达到5万册以上，有的还在台湾出了繁体版，不知引领多少医家踏入火神之门。由此先后受邀到香港、澳大利亚等国家地区讲学，把火神派的种子传播到世界。伤寒名家黄煌教授称我："你的大作催生了一个流派！没有你的鼓与呼，没有你的点与评，火神派不会这么热。期待您有更多的佳作问世。"

当初并未想到走上著述之路，出版这些专著完全是学中干，干中学，一步一步摸索出来的。行医之初，为了积累资料，自觉地定下三条规矩：读书要做笔记，读报要留剪报，治病要留医案。三十多年一直坚持不辍。资料积多了，自然就想如何利用起来，先归纳思考，再编排总结，觉得可以成书了，于是走上著述之路，逐渐地著书立说成为我的习惯，每一本书都是学习、积累、思考的结晶，理所当然也不断提升了我的学识水平及在业界的影响。

学术观点梳理

行医大半生，渐渐积累了一些认识和体会，借此机会整理一下，梳理出若干见解和观点，也算一种升华，今公之以飨读者。

(1) 火神派经世致用，疗效卓著。郑钦安屡次称治病"百发百中"，敬云樵称其"只重一阳字，握要以图，立法周密，压倒当世诸家，何况庸手!"其言不虚。

(2) 外感法仲景，阳虚法钦安。汪莲石说："究竟从伤寒入门者，自高出时手之上。"有了伤寒基础，掌握六经定法，再学习火神派，如虎添翼。

(3) 善诊者，察色按脉，先别阴阳。"医道虽繁，而可以一言蔽之者，曰阴阳而已。"(张景岳语)"良医之救人，不过能辨认此阴阳而已；庸医之杀人，不过错认此阴阳而已。"(陈修园语)为此首先要掌握郑钦安之阴阳辨诀，而领会阴阳辨诀的关键是"八字真机"。(参见余之"明于阴阳，如醉之醒"一文)

(4) 阴火辨认乃是大问题，"医家第一活人大义"。"既从斯道，不可不先明斯理。"(张景岳语)郑钦安名言："总之众人皆云是火，我不敢即云是火。"说的是假火、阴火。"后学懵然无据，滋阴降火，杀人无算，真千古流弊，医门大憾也。"敬云樵批注："齿牙肿痛，本属小症，然有经年累月而不愈者，平时若不究明阴阳虚实，治之未能就痊，未免贻笑大方。"

个人观点，头面五官多阴火。五官科有"阴火四大症"，即口疮(含舌疮、唇疮)、眼病(眼睛红肿疼痛、干涩)、咽炎、牙痛，是五官科最常见的阴火(假火)症。

(5) 阳常不足，阴常有余。这是火神派经世致用的病势基础。"今人气体远不及古人，阴常有余，阳常不足，亦消长之运然也。故养生家必以补阳为先务，即使阴阳俱亏，亦必以补阳为急。盖阳能生阴，阴不能生阳，其理亦复如是。……医者要知保扶阳气为本。"（清·梁章钜语）

"人以阳气为主，阴常有余，阳常不足。近世医工乃倡为补阴之议，其方以黄柏为君，以知母、地黄诸寒药为佐，合服升斗以为可以保生，噫，拙矣！人之虚劳不足，怠惰嗜卧，眩晕痹塞，诸厥上逆，满闷痞隔，谁则使之？阳气亏损之所致也，乃助其阴而耗其阳乎？人之一身，饮食男女，居处运动，皆由阳气。若阴气则随阳运动而主持诸血者也。故人之阳损，但当补之、温之，温补既行，则阳气长盛而百病除焉。"（《上池杂说》）

（6）经方为主，用药简练。经典火神派才是火神派的纯正境界，臻于上工。

（7）明医三诀：明于阴阳；分清真假；知常达变。

"见热则用寒，见寒则用热，见外感则云发散，见胀满则云消导。若然者，谁不得而知之？设医止于是，则贱子庸夫皆堪师范，又何明哲之足贵乎？"（张景岳语）

"见病医病，医家大忌。盖病有标本，多有本病不见而标病见者，有标本相反不相符者。若见一证，即医一证，必然有失。惟见一证，而能求其证之所以然，则本可识矣。"（周慎斋语）

个人观点，中医有四大假症，即假喘、假胀、假秘（便秘）、假火（热），分别相对于实喘、实胀、实秘、实火而言，皆因虚而致，极易误为实证。

（8）"医之学也，方焉耳。"从务实角度说，方剂是临床的根本，案头方要少，心头方要多。但要注意知常达变。"医有上工，有下工。对病欲愈，执方欲加者，谓之下工；临证察机，使药要和者，谓之上工。夫察机要和者，似迂而反捷，此贤者之所得，愚者之所失也。"（《皇汉医学·医

家十诫》）

（9）治急性病要有胆有识，治慢性病要有方有守。"治外感如将，兵贵神速，机圆法活，去邪务尽，善后务细，盖早平一日，则人少受一日之害；治内伤如相，坐镇从容，神机默运，无功可言，无德可见，而人登寿域。治上焦如羽，非轻不举；治中焦如衡，非平不安；治下焦如权，非重不沉。"（吴鞠通语）

（10）药贵精而不在多。"药过十二三，大夫必不沾。""用方简者，其术日精；用方繁者，其术日粗。世医动辄以简为粗，以繁为精，衰多哉。"（《洛医汇讲》）

（11）擅用峻药，方显胆识。"惟能用毒药，方为良医。"（杨华亭语）范文甫说："不杀人不足为名医。"意谓不善用峻烈药（峻烈到能杀人程度）者，不足以成为名医。

（12）"附子、大黄为阴阳二证两大柱角。"（郑钦安语）"变更附子的毒性，发挥附子的特长，医之能事毕矣。"（祝味菊语）"善用将军药（大黄），为医家第一能事。"（《经历杂论》）

（13）三分治，七分养。慢性病不仅要治，还要善于养，养重于治。林则徐讲："不惜元气，医药无益。""养身在动，养身在静。饮食有节，起居有时。物熟始食，水沸始饮。多食果菜，少食肉类。头部宜冷，足部宜热。知足常乐，无求常安。"国民党元老陈立夫寿享101岁，此为其"养生箴言"，差不多涵盖了养病的全部内容。

（14）中医西化三大表现：跟着西医诊断走，跟着化验指标走，跟着药理检验报告走（中药西用）。

（15）道无术不行，术无道不久。"术"是指医术；所谓"道"，指行医之道，待患者之道，也可以说道德。士先器识而后文章，医先品德而后学问。古贤说："凡为医者，性存温雅，志必谦恭，动须礼节，举乃和柔，无自妄尊，不可矫饰。"

精研医术为大众　躬耕杏林传岐黄

山东中医药大学教授、博士生导师　侯玉芬

【医家简介】侯玉芬（1948—　），山东莱州人，中共党员，山东中医药大学教授、主任医师、博士生导师，第四、五批全国老中医药专家学术经验继承工作指导老师，山东省名中医药专家，山东省千名知名技术专家。兼任中华中医药学会周围血管病分会副主任委员，中国中西医结合学会周围血管疾病专业委员会副主任委员，山东中医药学会周围血管病专业委员会名誉主任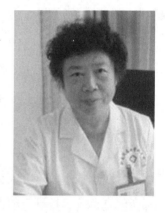委员，中华中医药学会科学技术奖评审专家库专家，中华医学会医疗事故技术鉴定专家库成员，《中国中西医结合外科杂志》常务编委，《山东中医杂志》和《山东中医药大学学报》编审。

　　1974年8月毕业于山东医学院，同年被分配到山东中医药大学附属医院从事中医外科及周围血管疾病的医疗、教学和科研工作。2007年荣获"山东省优秀医务工作者"称号，并荣立三等功。2008年荣获"山东省高工委优秀共产党员"称号，同年荣获"山东省优秀医院管理工作者"称号。2009年在"两好一满意"活动中荣获"山东省示范标兵"称号，并荣立二等功。2012年，被国家中医药管理局批准成立"侯玉芬全国名老中医传承工作室"。

研究成果分别荣获中国中西医结合学会二等奖 1 项，山东省科学技术委员会三等奖 4 项，山东省教育委员会三等奖 2 项。出版《中医外科病名释义》《周围血管疾病中西医结合诊疗学》《实用周围血管病学》《周围血管疾病防治》《中西医结合周围血管疾病学》等专著 10 余部，撰写学术论文 80 余篇，为周围血管疾病的临床诊治和科学研究做出了突出贡献。

刻苦求学 夯实基础

幼时，因为家境贫寒，我一直到 9 岁时才得到渴望已久的入学机会。我非常珍惜这来之不易的学习机会，入学后，就认真听讲，刻苦学习，很快就成为班里的尖子生，各门功课成绩优异，并很快引起班主任及各科任教老师的注意。1968 年，我以优异的成绩毕业于山东省莱州市第十一中学。当时正经历着轰轰烈烈的"文革"，我便回村参加农业劳动。在回村三年中，我被村委会推荐为民办教师。在这三年中，我教过一年级幼小的孩童，教过六年级茁壮成长的少年，也教过联中的学生。接手的班级，我都会认真负责，把班级的各项工作做得有声有色，给校领导和学生留下了深刻的印象，得到了大家的一致好评。1971 年 3 月，我被山东省莱州市第十一中学及山东省莱州市沙河镇路旺侯家村联合推荐为第一批工农兵学员，到山东大学医学院中医系（原山东医学院中医系）学习。在那个特殊的年代，我深知学习机会的来之不易，在校期间，一直是早起晚睡，勤学好问，认真攻读每门功课，为以后的从医生涯打下了坚实的基础。

勤思精研 硕果累累

1974 年 8 月，我以优异的成绩完成大学的学业，毕业后被分配到山东中医学院附属医院（山东省中医院），从事中医外科、周围血管疾病的临床、教学和科研工作。怀揣着"悬壶济世"的理想，我精心钻研中医经典及外科专著，尊古而不泥古，吸收现代医学的研究精华，参西而不离中，开始走中西医结合之路。从医以来，我认真进行临床及科研研究，刻苦钻研业务，虚心向老前辈学习，对病人服务周到、热情，很快引起医院领导及科室领导的注意，并获得好评，同时也受到了患者的爱戴。1991年，山东中医药大学附属医院周围血管病科成立，由于工作突出、认真负责，我被医院领导任命为科室副主任。我深知责任的重大，积极配合科主任干好每一项工作，不管是分内的还是分外的，都会认真地做好。1996年，我被任命为山东中医药大学附属医院周围血管病科主任。在1996～2009年担任科主任期间，我带领的团队和科室，成为山东省中医药管理局重点中医专科、山东省优势学科、山东省教育委员会重点学科、"十五"国家中医药管理局重点中医专科，一直保持着周围血管疾病学术水平在全国的领先地位。2003年，我被授予"山东省名中医药专家"（鲁卫中发［2003］5号）、"山东省千名知名技术专家"。2008年、2012年，我分别当选为第四、五批全国老中医药专家学术经验继承工作指导老师。我历任第三、四届中华中医药学会周围血管病分会副主任委员，第六、七届中国中西医结合学会周围血管疾病专业委员会副主任委员。2008年，我筹备、成立了山东中医药学会周围血管病专业委员会并担任首届专业委员的主任委员。2011年，担任山东中医药学会周围血管病专业委员名誉主任委员，为周围血管病专业的发展付出了巨大的心血。我还兼任中华中医药学会科学技术奖评审专家库专家，中华医学会医疗事故技术鉴定专家库成员，《中国中西医结合外科杂志》常务编委，《山东中医杂志》和《山东中医药大学学报》编审。

因为工作出色，我荣获2006～2007年度"山东高等学校优秀共产党员"荣誉称号；2007年被评为"山东省优秀医务工作者"，记三等功；

侯玉芬

精研医术为大众　躬耕杏林传岐黄

2008 年被评为"全省优秀医院管理者"（鲁医协发［2008］25 号）；2009年被评为"全省卫生系统'两好一满意'示范标兵"，记二等功（鲁卫政发［2009］4 号）；多次荣获山东中医药大学附属医院先进工作者等荣誉称号。

荣誉的背后，是我四十年在中医临床、教学和科研工作中的辛勤付出。为了周围血管病科的建设，可以说倾注了我全部的心血，把自己的爱心无私地奉献给了周围血管病事业，奉献给了所有的患者。1996 年以来，我做过两次大手术，而每次手术尚未痊愈，就拖着虚弱的身体回到心爱的岗位，回到日夜牵挂的患者身边。为了把科室的工作做好，为了完成领导交给的每一项工作，我总是早出晚归。我认为医院里的一切工作都是大事，解除患者的病痛是大事，教育好每一位学生的教学工作是大事。为了完成医院交给的第一批国家中医药管理局重点专科建设的任务，我曾带领科室人员通宵达旦地忘我工作；为了患者的抢救工作，我经常在医院到深夜，直到患者平稳后才离去；为了培养好学生，我总是手把手地教，一字一句地修改学生书写的病历及论文。四十年里，我以科学严谨的态度，积极发掘中医药理论的精华，精心设计科研方案，并不断创新。经过艰辛的探索和实践，先后研究出了中药外敷疗法、微创手术治疗下肢静脉曲张等治疗方法，并建成了集中医药精华和现代技术为一体的中药熏洗室，其功效可使药物直接作用于病变部位，具有活血化瘀、通络止痛、清热解毒、利湿消肿、改善机体微循环等多种功能。这在国内独此一家，占据了国内这一学术领域里的领先水平。运用中医药治疗外科疾病、周围血管疾病，我积累了丰富的经验，具有独到的见解，尤其擅长周围血管疾病的诊治，如对下肢深静脉血栓形成、闭塞性动脉硬化症、糖尿病性坏疽、血栓闭塞性脉管炎、多发性大动脉炎、雷诺综合征、下肢静脉曲张、血栓性浅静脉炎、肢体淋巴水肿、小腿慢性溃疡、丹毒、血管炎、痛风等均有丰富的治疗经验。

我主持和参与了"脉荣合剂治疗闭塞性动脉硬化症的基础与临床研究""彩色多普勒在周围血管疾病检查及中医临床中的应用""消栓通脉合剂治疗下肢深静脉血栓形成的临床及基础研究""消栓通脉颗粒剂对深静脉血栓形成干预机制的研究""凉血散瘀法治疗静脉性溃疡""糖尿病肢体动脉闭塞症血管内皮相关张力因素变化规律及中医药干预研究"等课题的研究,获中国中西医结合学会科技二等奖 1 项,山东省科技进步奖 4 项,山东省教委科技进步三等奖 2 项,山东高等学校优秀科研成果三等奖 1 项,山东软科学优秀成果三等奖 1 项。

我不断总结,笔耕不辍,主编和副主编《中医外科病名释义》、《周围血管疾病中西医结合诊疗学》、《实用周围血管病学》、《周围血管疾病防治》、《中西医结合周围血管疾病学》、《中医外科学》(全国高等中医药院校规划教材),参编专著 10 余部,发表学术论文 80 余篇,在本学科具有较大的影响。主编的《中医外科病名释义》一书荣获 1998 年山东省教育委员会科学技术进步奖三等奖;"中西医结合治疗下肢深静脉血栓形成 311 例分析"论文荣获 1998 年第二届华东地区科学技术推广大会优秀论文二等奖。借助媒体,我积极普及周围血管疾病防治知识,撰写并出版了《周围血管疾病防治答疑》丛书,提高了广大人民群众预防周围血管疾病的知识水平,深受大家欢迎。

中西汇参　独树一帜

我嗜好典籍,勤于钻研;重视临证,博采众长。在《黄帝内经》、张仲景《伤寒杂病论》、陈实功《外科正宗》、吴师机《理瀹骈文》、唐容川《血证论》、王清任《医林改错》等名家名著的影响下,我形成了"脾肾为本,兼调心肝;遣药组方,治病求本;内外并举,辨证论治;治未病"等学术思想。

临床实践中，我坚持中医整体观念、辨证论治的精髓，中西医互参，形成辨病与辨证结合、宏观辨证与微观辨证、整体辨证与局部辨证结合的思辨规律，并研制了消栓通脉颗粒、花栀通脉片、冰硝散等治疗周围血管病行之有效的内服和外用药物。我运用中医药诊治周围血管病的独到见解和临证经验，主要有以下几个方面。

（1）辨病辨证，因人制宜。我诊治周围血管疾病时，首先辨病，明确疾病诊断，区分血管病变的性质。更重要的是注重疾病的复杂性，因人而异，施以治疗。还要善于将辨病与辨证相结合，在明确疾病诊断的基础上，根据疾病分期、发病部位、病变性质、禀赋体质等因素，按照中医理论进行辨证论治。

（2）无创微创，病人至上。在诊治病人时，我首选彩色超声多普勒、节段动脉压测量、CT等无创诊断措施，治疗上积极开展微创手术与中医药治疗相结合。如开展的下肢静脉曲张激光治疗术及中医药特色无创疗法，临床疗效非常突出。

（3）组方遣药，治病求本。在长期的临床实践中，我善于围绕周围血管疾病的主要病机，治病求本，并将自己的经验处方组成协定处方、科研处方或院内制剂，无私地在临床实践中推广应用，这既有利于总结临床经验，又便于深入探讨其药理机制。

（4）祛邪活血，紧密结合。我认为，周围血管疾病属于中医血瘀证范畴，在传承应用活血化瘀法治疗周围血管疾病的基础上，应根据致瘀的不同病理因素，以清热解毒、利湿化湿等祛邪药物结合活血化瘀药物组方，标本兼治，方能取得良好的临床疗效。

（5）多途径给药，力达病所。在治疗周围血管疾病时，我善于运用中医外科丰富的中药剂型，多途径给药，力促药力直达病所。例如在治疗急性下肢深静脉血栓形成时，强调内治的同时，十分重视中医药的外治疗法，自创冰硝散外敷患肢，擅用熏洗疗法等，取得满意疗效。

言传身教　桃李芬芳

我忠诚于中医事业，努力钻研，学为人师，以身作则，因材施教，教学相长，别开生面的教学方法，平易近人的风格，深受学生的推崇与爱戴。在课堂授课和临床教学中，谈医理，讲文理，深入浅出，循循善诱，善于激发学生的积极思维，揭示知识的"未完性"，传递新信息，常常使学生产生探索问题和学习的兴趣。1995年我被山东中医学院聘为硕士研究生导师，至今已培养硕士研究生30余名，大多已经成为医疗战线上的业务技术骨干。2003年又被山东中医药大学聘为博士研究生导师，至今已培养博士研究生12名，大部分学生成为中医外科及周围血管疾病专业学术骨干，有的还成为学科带头人。我十分重视中医学术的传承和发展，强调培养优秀的中医人才离不开"读经典、跟名师、做临床"，通过言传身教，已培养学术经验继承人2名，目前指导着学术经验继承人2名。2012年国家中医药管理局批准成立"侯玉芬全国名老中医药专家传承工作室"，为更好地传承名老中医的学术思想和临证经验提供了高层次的研究平台。

临床验案举例：

例1　徐某，女，54岁。因左下肢广泛性粗肿、胀痛5天，以"左下肢深静脉血栓形成"于2009年5月14日来我院就诊。

初诊： 2月前，患者扭伤左足外踝致骨裂，卧床静养。5天前，患者左小腿出现胀痛，未予重视。2天前，左下肢出现广泛性粗肿、胀痛。在当地医院行药物治疗，疗效不佳，故来我院。现患者左下肢广泛性粗肿、胀痛，无胸闷、胸痛、咯血，无发热、头晕，纳食可，夜寐安，二便调，舌暗红苔白，脉滑数。查体：左下肢广泛性粗肿，浅静脉扩张，皮色暗红，皮温高，腓肠肌饱满紧韧，挤压痛，胫前呈凹陷性水肿，股三角区压痛。测肢围周径如下：内踝上5cm、髌骨下缘下15cm、髌骨上缘上15cm，左侧肢体分别为 24cm、42cm、58cm，右侧肢体分别为 22cm、36cm、50cm。

辨证思路：患者外伤后，脉络损伤，气滞血瘀，加之长期卧床，耗伤气血，血行不畅，瘀久化生湿热，湿热下注，经脉痹阻，营血回流不畅，水湿泛溢肌肤，故肿胀。气滞血瘀，不通则痛，故胀痛。湿热熏蒸肌肤，故皮色暗红，皮温高。舌暗红苔白，脉滑数皆为湿热下注之征。

中医诊断：股肿（湿热壅盛型）。西医诊断：急性下肢深静脉血栓形成（中央型）。治以清热利湿，活血通络。方用消栓通脉汤（茵陈 30 克、赤小豆 30 克、赤芍 20 克、水蛭 10 克、黄柏 12 克、金银花 30 克、栀子 10 克、苍术 15 克、桃仁 10 克、红花 10 克）加川牛膝 15 克，水煎服，日 1 剂。复方消肿散（芒硝、冰片、红花等）外敷左下肢。

酌情配用尿激酶、低分子肝素、丹参注射液等药物治疗。

复诊：2009 年 5 月 25 日。治疗后患者左下肢肿痛减轻，纳食可，夜寐安，二便调，舌暗红苔薄黄，脉滑。查：左侧股三角区压痛，Homans' sign（＋）。同一平面两侧周径差最大为 5cm。D－D3：2.15μg/L，Fib：3.67g/L。此仍为湿热之邪为患，脉络淤滞，瘀血痹阻经脉，营血回流受阻。治法不变，仍以清热利湿、活血通络为主。内服消栓通脉汤加川牛膝 15 克，外用复方消肿散。

三诊：2009 年 6 月 4 日。经上次治疗后，患肢轻度粗肿，皮色略暗，浅静脉扩张，纳可，眠安，二便调，舌质暗，苔薄白，脉弦。查：左侧髂股静脉行径无压痛，Homans' sign（－）。此时患者以血瘀、湿邪为主，热邪渐消，已经不明显。治法以活血化瘀、利湿通络为主。消栓通脉汤去栀子，加川牛膝 15 克、当归 15 克、茯苓 20 克，以活血化瘀、健脾利湿。

四诊：2009 年 7 月 5 日。经治疗后，患肢基本不肿，皮色略暗，皮温可，纳可，眠安，二便调，舌暗苔白，脉沉。此上诸症为血脉瘀滞，故以"疏通气血，令其调达"为治则，治以活血化瘀、行气通络。方选血府逐瘀汤加减（当归12克，生地黄12克，桃仁12克，红花9克，水蛭6克，枳壳9克，赤芍12克，柴胡10克，甘草6克，川芎10克，怀牛膝9克，苍术12克，党参15克，鸡血藤20克），水煎服，日1剂。穿医用弹力袜。服10剂后，彩超示左下肢静脉血栓形成，部分再通。

按： 股肿主要因创伤、产后、长期卧床，致肢体气血运行不畅，瘀阻脉络，营血回流受阻，水津外溢，流注下肢而发病。"脾主四肢"，"诸湿肿满，皆属于脾"（《素问·至真要大论》），故其与脾脏关系密切。《医宗金鉴》载："产后闪挫，瘀血作肿者，瘀血久滞于经络，急发则木硬不红微热。"该患者早期，以"湿、热、瘀"之邪为主，急则治其标，治以清热利湿、活血通络；迁延期以"湿、瘀"之邪为主，宜标本兼顾，治以活血化瘀、健脾利湿通络；后期以"瘀"为主，以调理气血为主，治以行气活血、化瘀通络。古人云："外科之法，最重外治。"复方消肿散外用具有消肿止痛作用，能快速改善患肢症状和体征，在急性期效果尤为明显。

例2 牛某，男，40岁。因左上肢广泛性粗肿、胀痛25天，以"左锁骨下静脉血栓形成"于2008年5月22日来我院就诊。

初诊： 患者有胰腺炎病史10年，2002年、2004年先后复发。2000年查出糖尿病，2003年患高血压病，现长期药物治疗，血糖、血压控制较稳定。25天前，患者左上肢突发广泛性肿胀，曾行药物治疗，效不佳。就诊时患者左上肢肿胀，抬举肢体肿胀减轻，下垂则加重，无胸闷、胸痛、咯血，无发热、头晕，纳食可，夜寐安，二便调，舌暗苔薄黄，脉弦。查体：左上肢广泛性粗肿，浅静脉扩张，皮色暗红，皮温高，沿锁骨下静脉行径无压痛。静脉彩超：左锁骨下静脉血栓形成，近端未通，远端小部分再通25%。

辨证思路： 患者消渴日久，加之饮食不节，损伤脾胃，痰湿内生，气血运行不畅，气滞血瘀，经脉痹阻，营血回流不畅，水湿泛溢肌肤，故肿胀。瘀久化热，湿热熏蒸肌肤，故皮色暗红，皮温高。舌暗苔薄黄，脉弦皆为血瘀日久，内有湿热之征。

中医诊断：肿胀（湿热壅盛型）。西医诊断：锁骨下静脉血栓形成（左）。治以清热利湿、活血通络为主。方选消栓通脉汤（茵陈30克，赤小豆30克，赤芍20克，水蛭10克，黄柏12克，金银花30克，栀子10克，苍术15克，桃仁10克，红花10克）去栀子、黄柏，加桑枝30克，黄芩12克，炒地龙12克，水煎服，日1剂；复方消肿散外敷患肢。

同时应用低分子肝素等抗凝、疏血通活血化瘀以及降糖、降压、调脂药物。

复诊：2008年6月2日。患者左上肢轻度粗肿，下垂后感坠胀，皮色略暗，肩部浅静脉扩张，纳可，眠安，二便调，舌质暗，苔薄白，脉弦。彩超示：左锁骨下静脉血栓形成，近端微通，远端再通50%。热邪渐退，前方去黄芩，加当归12克，云苓20克以助活血化瘀、健脾利湿，并用活血消肿洗药熏洗患肢。

三诊：2008年6月16日。服药14剂，患肢症状有明显改善，效不更方，继服上药。

四诊：2008年7月2日。

经治疗后患肢下垂后略肿，舌暗苔白，脉弦。彩超示：左锁骨下静脉血栓形成，近端再通12%，远端再通85%。此时湿热之邪已去，血脉瘀滞。以"调理气血"为主，治以活血化瘀，行气通络，软坚散结。方选血府逐瘀汤加减。药用：当归12克，生地黄12克，桃仁12克，红花9克，枳壳9克，赤芍12克，柴胡10克，川芎10克，鸡血藤20克，水蛭10克，桑枝30克，浙贝10克，甘草6克。水煎服，日1剂。

五诊：2009年7月17日。经上次治疗后左上肢诸症状消失。

2009年3月16日随访，彩超示：左锁骨下静脉再通40%，远端基本再通。

按：本病属中医学"肿胀""脉痹""瘀血""瘀血流注"等范畴。

《备急千金要方》记载："气血瘀滞则痛，脉道阻塞则肿，久瘀而生热。"《血证论》描述更加详细，如："瘀血流注，四肢疼痛肿胀，宜化去瘀血，消利肿胀。""瘀血消散，则痛肿自除。"因"脾主四肢"，"诸湿肿满，皆属于脾"（《素问·至真要大论》），故本病与脾脏关系密切，病位在血脉。深静脉血栓形成下肢发病者居多，上肢发病者较少。本病的病机特点为"湿、热、瘀、虚（气虚、阳虚）"，其中瘀血既是病因，又是病理产物。该患者早期，以"湿、热、瘀"之邪为主，急则治其标，治以清热利湿，活血通络；迁延期以"湿、瘀"之邪为主，宜标本兼顾，治以活血化瘀，健脾利湿通络；后期以"瘀"为主，以调理气血为主，治以活血化瘀，行气通络，软坚散结。

例3 季某，男，64岁，因右足发凉、怕冷、疼痛半年，踇趾切除术后1个月，以闭塞性动脉硬化症（三期2级）于2009年2月10日来我院就诊。

初诊：半年前，患者右足出现发凉、怕冷、疼痛，伴间歇性跛行，跛行距离约100米。3个月前右足踇趾出现干黑、坏死，疼痛剧烈，当地医院诊为"脉管炎"。1个月前行右足踇趾切除缝合术，拆线后局部渗液，疼痛，活动后加重，为系统治疗，遂入院。现患者右足背红肿，触痛，踇趾缺如，切口处破溃、渗液，纳眠差，二便调，舌质红，苔黄厚腻，脉弦滑。查体：右下肢皮色可，皮温低，胫前凹陷性水肿，足背红肿，触痛，踇趾缺如，残端有0.5cm×0.3cm大小的坏死，有少量渗液，压痛。泛红试验（＋），肢体位置试验（－）。左下肢皮色、皮温可。足背动脉、胫后动脉、腘动脉、股动脉：左侧（＋）、（＋）、（＋）、（＋＋），右侧（－）、（＋）、（＋）、（＋＋）。股动脉听诊未闻及血管杂音。动脉彩超：右下肢动脉硬化并粥样斑块形成，股、腘、胫后动脉狭窄，血流尚可，足背动脉闭塞。有高血压、冠心病病史5年，现口服卡托普利、硝苯地平，血压控制不理想。

辨证思路：老年男性，肝肾亏虚，气血虚弱，加之病久耗气，气虚无力运血，瘀血阻于脉中，经脉痹阻，四末失于温煦濡养，故有肢体发凉、怕冷、间歇性跛行。气滞血瘀，不通则痛，故疼痛。术后，脉络损伤，血瘀日久化生湿热，湿热下注，热胜肉腐，故有坏死、渗液，疮周红肿。舌红苔黄厚腻，脉弦滑皆为湿热下注之征。

中医诊断：脱疽（湿热下注证）。西医诊断：①闭塞性动脉硬化症；②高血压。急则治其标，治以清热利湿，活血止痛。方选八妙通脉汤（金银花30克，玄参30克，当归20克，甘草10克，苍术15克，黄柏12克，怀牛膝10克，薏苡仁30克）加减。配合静滴抗生素、活血化瘀中药制剂及口服解热镇痛药、降压药等药物治疗。

复诊：2009年2月17日。患者右足仍疼痛，但较前稍减轻，夜间加重，纳可眠差，二便调，舌质暗苔白，舌底脉络迂曲，脉弦结。查体：右足溃疡少量渗液，疮周皮色暗，皮温可，略肿，轻度压痛。湿热之邪减轻。仍以祛邪为主，治以清热利湿，活血止痛。效不更方，上方继服。解毒洗药溻渍，日一次，外用马黄酊以达清热解毒、活血化瘀、消肿止痛之效。

三诊：2009年2月24日。经治疗后患者右足疼痛明显减轻，纳可，眠安，二便调，舌质暗苔白，脉弦结。查体：右足大部分坏死痂皮脱落，溃疡结痂，无渗液，疮周皮色、皮温可，无浮肿，无压痛。气血亏虚，经脉痹阻，四末失养。宜标本兼顾，治以益气活血、化瘀通络。方选血府逐瘀汤加减加炒地龙、金银花。解毒洗药溻渍，日一次，外用马黄酊以达清热解毒、活血化瘀、消肿止痛之效。

四诊：2009年3月3日。患者右足溃疡面痂皮部分已脱掉，无渗液，纳可，眠安，二便调，舌质暗苔白，脉弦。气血亏虚，脉道不利，四末失养。宜标本兼顾，治以益气活血、化瘀通络。方选血府逐瘀汤加减加炒地龙、金银花。解毒洗药溻渍，日一次，以达清热解毒、活血化瘀、消肿止痛之效。10日后，痂皮全部脱落，溃疡完全愈合。

按："脱疽"最早见于《灵枢·痈疽》："发于足趾，名脱疽，其状赤黑，死不治；不赤黑，不死。治之不衰，急斩之，不则死矣。"通过本病案，体会到"脱疽"的手术治疗，不能操之过急，若局部血运未得到明显改善，"急斩之"，则导致术后病情恶化，切口不愈合。此患者的治疗体现了局部辨证和整体辨证、疾病分期与证候、内治和外治结合的整体治疗思路。

（刘政　刘明　张莉　协助整理）

侯玉芬

精研医术为大众　躬耕杏林传岐黄

橘井汲水四十春

莱芜中医研究所所长、主任中医师　张同振

【医家简介】张同振（1949—　），曾用名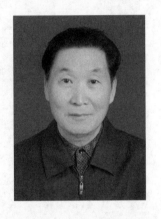
张同震，号彤震，五福堂主人，山东省莱芜市鲁
西村人。生于书香门第，医学世家，家中藏书较
多，自幼耳濡目染，对中药、方剂耳熟能详；"文
革"结束后参加了1978年高考，进入山东中医学
院（今山东中医药大学）中医系学习；毕业后在
莱芜市中医院工作，工作中兢兢业业，任内科主
任后，并没有安于现状，又以优异的成绩再次考
入山东中医学院中医基础理论研究生班学习；研究生毕业后，回莱芜市中
医院先后任内科兼急诊科主任、医务科主任，成为当时莱芜市第一个中医
研究生。为了更好地继承发扬传统中医，1992年辞公职创办莱芜中医研究
所。从事中医工作近40年，理论基础踏实，临床经验丰富，对内科、妇
科、儿科常见病有较深入的研究和较好的临床疗效，尤以心脏病、脑血管
病、脾胃病、痛经、不孕不育、儿科时令外感为著。发表有《长寿秘诀选
注》《实用中药鉴别》等著作及十余篇学术论文。其中"《伤寒论》《金匮
要略》用药剂量续考"一文的内容被全国高等中医药院校规划教材附录所
引用。获"莱芜市科技标兵"称号，于2005年被评为"莱芜市名中医"。

耳濡目染，矢志不渝，一心要学岐黄术

我出生在一个书香门第，医学世家。高祖张甸基，字禹坪，号兰坡，又号棠阴逸人，道光二十五年太学生，同治九年贡生，奉直太夫军功五品衔，擅书法，莱芜境内多有所书碑碣匾额。曾祖父张嘉林，民国时莱芜县十大参议之一。光绪年间在鲁西村创建莱芜第一所民办小学，女学生也可入学学习。因此家中藏书较多，除四书五经外还有许多医书，如《图注难经脉诀》《医宗金鉴》《增补本草备要》等。祖父张淑玉，是爱读书的人，吾幼时就常常看到他读书，常对我讲一些典故及中医的奇闻逸事，至今记忆犹新。每年春节写对联，他都要写"春酒熟时留客醉，夜灯红处课儿书""事非经过不知人难，书到用时方恨少"的对联。他有一个治病绝招，就是给人"画瘝"，瘝是家乡俗语，其实就是今天说的"腮腺炎""痄腮"。每有家长领小孩子来诊，我就看到大都是中午时分，老人家即在地下画一"十"字，让孩子背朝太阳，然后他喝一口清水，朝外喷去，即以用醋研好的香墨，毛笔沾之，书一"虎"字于其肿大腮腺上，然后用墨涂满腮部，一般孩子来画两三次就消肿不痛了。伯父张伯凝是个军医，又自学了中医。后转业到铁路医院工作，每次回家探亲，好多乡亲们请他看病。记得有一次，一个男青年来看病，进屋还未开言，伯父就说"抓紧去医院透视一下，怕有结核病吧"，结果就是肺结核。后来我问他是怎么看出来的，他说这个男青年脸面白瘦，两颧艳红，又不时干咳，这是比较明显的结核表现，听后心中对伯父的技术啧啧称奇。平素祖父及乡里的老人也常对我说，家里有个医生了，这孩子上学，将来也学医吧。我便听进了心里，更有学医的冲动了。还有我的父亲张仲坚，早年参加革命，在莱芜县纪委工作，非常热爱中医和武术。他买了许多的医书，如《医学三字经》《药学三字经》《医学传心录》《汤头歌诀话解》等放在家中。正上初

中的我有空就翻看翻看。我 18 岁时，父亲带领一个工作队在农村吃住，参加春种生产，因劳累过度而患心肌梗死去世。这使我悲伤欲绝，更是铁了心要学中医。

高等学府，忝列门墙，知识天地任翱翔

1978 年恢复高考时，我已 28 岁，是三个孩子的父亲了。第一年即考入了山东中医学院（今山东中医药大学）中医系，多年的梦想变成了现实，学习的热情是没得说了，往来于教室、宿舍、图书馆，真是"三点一线"，一门心思要学好中医。在见习、实习期间更是刻苦虚心，向带教老师请教学习。五年后毕业，回莱芜市中医院工作两年，又考入山东中医学院中医基础理论研究生班学习两年。在这多年的学习过程中，先后在张珍玉、刘承才、刘持年、张奇文等老师的指导下，学习了写文章、做科研、编书籍，有了初步做学问的能力。先后在全国期刊杂志发表"胎胪药录议""《伤寒论》和《金匮要略》用药剂量初考""《伤寒论》和《金匮要略》用药剂量续考""《内经》二阳之病发心脾浅释""温胆汤方名新解""凡十一脏取决于胆刍议""孙思邈养生观探微"等论文十余篇。其中"《伤寒论》《金匮要略》用药剂量续考"一文的内容被全国高等中医药院校规划教材《伤寒学》附录所引用。著作有《实用中药鉴别学》（主编）、《长寿秘诀选注》（副主编）、《中医知识漫谈》（主编）等。

熟读经典，博采众方，忙活到老学到老

中医经典著作永远是临证的源泉活水，只有不忘经典，熟读经典，在临证时才能够左右逢源。这些年案头床头常放《内经》《难经》《伤寒论》《金匮要略》《神农本草经》《脉经》，不时翻阅，开卷有益，想古代医家，

能成一代之名医，不都是从其中学习而成吗？今天在临床丢了经典，临证就成了无源之水了，遇到疑难杂证或治而不效的患者，就束手无策。所以经典著作能背诵最好。记得临床碰到这样一位中年男性患者，天天自觉右半身冷，左半身热，已三年有余。诸医莫治，多次到省级医院神经科求治，皆以"植物神经紊乱"治之而无效，后延余诊治。吾望其舌淡红，苔薄稍黄，六脉亦较平和，方药虽用了很多，之所以无效，还是辨证不对，当即想到《难经》《脉经》都指出左脉候心肝，右脉候肺脾。左热者，心肝之热，右寒者，肺脾之虚。拟清心肝之热，补肺脾之气，处方用栀子、连翘、野菊花以清心肝之热，黄芪、炒白术、怀山药以补肺脾之气，百合、甘草补养心肺调合诸药，三剂而病瘳，又三剂以固疗效，使多年痼疾得除。

除医学经典著作外，各个朝代的医家名著，也要不时披览，如孙思邈的《千金要方》《千金翼方》，金元四大家，及明清各医家的著作，对于名家的论述、经验、名方，仔细阅读，并记了大量学习笔记，使得在临证中多有得益。如拙荆患咽痛咳嗽，昼间了了，夜发而甚，疼痛而干，难以入寐。初以清热解毒，养阴止痛之剂，数天不效，后查阅《石室秘录》有喉痛一节："雷公真君曰：凡人有咽喉忽肿作痛，生双娥者，饮食不能下，五日不食即死矣。但此证实火易治，而虚火难医。实火世人已有良方，如用山豆根、黄芩、黄连、半夏、柴胡、甘草、桔梗、天花粉治之立消。惟虚火乃肾火不藏于命门，浮游于咽喉之间，其症亦如实火，惟夜重于日，清晨反觉少轻，若实火清晨反重，夜间反轻，实火口燥，舌干而开裂，虚火口不甚渴，舌滑而不裂也。以此辨证，断不差错。此种虚痛若亦以治实火之法治之，是人已下井，而又益之石也。故不特不可用寒凉，并不可用发散，盖虚火必须补也。然徒补肾水，虽水能制火，可以少差，而火势太盛，未易制服，又宜于水中补火，则引火归原、而火势顿除，有消亡于顷刻矣。方用引火汤：熟地黄一两，元参一两，白芥子三钱，山茱萸四钱，

415

北五味二钱，山药四钱，茯苓五钱，肉桂二钱，水煎服。一剂而痰声静，痛顿除，肿亦尽消，二剂全愈。"遂照原方，改熟地黄为生地黄，以增凉血生津之效，一剂痛大减，二剂痛止，三剂而愈。又加养阴清热化痰之麦冬、天冬、知母、贝母，续用三剂病瘥。我自己深深体会到，中医学之博大精深，学无止境，工作再忙也要坚持读书学习，正所谓忙活到老学到老。

勤于临证，服务患者，中医根基在基层

俗话说："熟读王叔和，不如临证多。"只有勤于临证，善于思考，才能把理论和实践更有机地结合起来。我在数十年的基层医疗工作中，深深体会到这一点。而且要努力争取做全科中医大夫，只有这样，才能满足基层广大患者的医疗需求，这些年来除内科一些疾病外，我也努力钻研妇科、儿科、皮肤科、五官科的一些疾病。我觉得除了一些科别的特点外，隔科不隔理，其医理是相通的，是在一个理论体系框架之内的。由于在这方面的钻研努力，有许多儿科、妇科、皮肤科的患者也多慕名而来求治。

在多年的临证中，大胆探索，勤于学习，既刻苦钻研传统文献资料，又积极学习当代许多名家的经验，并订报刊杂志十余种，及时了解相关医学信息，不断提高自己的学术及医疗水平。经过多年的潜心探索，提出：气虚、痰、瘀、毒是时下许多疾病特别是心脏病、脑病的病理基础。并据此采用益肺健脾补肾、化痰祛瘀解毒等辨证施治原则，对中风、眩晕、头痛、胸痹心痛、胸胁痛等疾病，收到良好的效果。

对妇科经带胎产病的治疗，应以肝肾两脏为重。由于当今社会环境的改变，人文风化的翻复，致使现今女性过早的性生活，频繁的流产，使肾脏受伤而变生诸证。其次由于女性在工作、家庭、社会交往等方面较之男性有更大的压力，加之节奏快，冲突多，致郁怒伤肝，而生经带乳房病变，故滋补肝肾、舒肝解郁都是妇科非常重要的治疗原则。

现在的儿科患者，因多是独生子女，极易娇生惯养，饮食方面多无节制，贪食生冷、油腻、辛辣等厚味之品，损伤脾胃而生痰湿或湿热。故治小儿病勿忘调脾胃，祛痰湿，清化湿热。又小儿多重衣厚被，冬天室内温度过高、干燥，且常常汗出，而致卫气不固，易生外感。所以，益肺固表也是一个重要的治则。根据小儿服药困难的特点，制小方微剂，选择既有疗效又易于服用的方子，配合小儿推拿、中药外洗，治外感发热、咳嗽、哮喘、腹泻，每收良效。

临证多讲多说，积极宣传中医药知识，普及中医药知识，积极参加中医进社会活动，细心热情为患者服务，为推动基层中医药事业的发展做出了一定的贡献。获"莱芜市科技标兵"称号，于 2005 年被评为"莱芜市名中医"。

言传身教，薪火相传，杏林伟业有传人

岐黄伟业，生生不息，师徒相授，薪火相传是功不可没的，时至今天仍是传承的重要形式。二十余年来，在带教学生的过程中，也深深体会到这一点。中医应该传承的首先是思辨体系，其次是学术思想，再次是临床经验。而思辨体系来源就是中国传统哲学，当然首先是周易了，还有就是医学经典著作，五运六气学说等，只有这样才能高屋建瓴，得心应手地对疾病进行辨证施治。平常也经常告诫学生不要死记老师的一方一药，而要学习老师的思维方法、辨证思想，这就需要认认真真读书，深刻领会，才能将理论与实践结合起来。为此给学生制订指导性学习计划，列出读书目录，主要是医学经典著作，还有历代名家医籍。为提高古汉语水平，增强阅读能力，就要学习王力先生著的《古代汉语》。另外也要读一读周易、五运六气的书。

近来，奥巴马推出"精准医疗计划"倡议，即尝试通过收集基因组学

和其他分子信息，为患者提供个性化医疗。我认为真正的中医学就是"精准医学"，对每个患者提供的就是个性化的治疗。所谓整体观念，因人而异，辨证施治。这是思辨理论体系，是中医之魂。通过教师讲学、老师传授、刻苦自学的途径继承下来，发扬中医的"精准治疗"需要有大批真正的中医人倾注心血而不懈努力。

饱蘸浓笔写杏林

梁继荣

【医家简介】梁继荣（1950—   ），山东省枣庄市人。自幼酷爱中医，1968年从师当地名医孙茂淦，1976年12月毕业于山东中医学院。先后任枣庄市医科所副所长、枣庄市卫生局中医科科长、枣庄市中医药管理处处长、枣庄市中医院院长兼党委副书记，王开结核病防治院院长兼党委书记，主任医师。2008年元月作为中医专家赴英国从事中医诊疗三年，利用中医药、针灸推拿治疗万名患者。

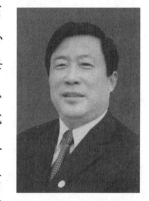

因弘扬中医学，取得很好疗效，受到国外患者好评。2011年元月回国后，受聘于枣庄市中医院名医堂。作为省、市级中医导师带徒弟3人。为全国中医药学会会员，全国医院报刊协会理事，山东省青年医协、山东省防痨学会常务理事，山东省中医管理学会理事，枣庄市青联副主席，枣庄市青年医协主席，枣庄市中医药学会副理事长，山东中医函授枣庄站副站长，《中医药信息报》《山东卫生报》记者，山东中医药大学兼职教授。

从事中医工作四十年，有扎实的中医理论基础和丰富的临床经验，擅长中医内、儿科，对肿瘤、胆石症、脾胃病、结肠炎、高血压、湿疹、小儿咳喘、厌食、心肌炎、癫痫等疾病的治疗，具有独到的经验。

先后主编、参编了《千家妙方》《医古文应试要览》《中医试题解答》《中医应试要览》《中医治病绝招》《中医诊疗辑要》等30余部近400万字的著作。在全国、省、市级刊物刊登或学术交流会议上发表和交流学术论文60余篇，完成中医药科研8项。参加工作以来，先后被评为市新长征突击手、富民兴鲁先进个人、山东省优秀青年中医，抗击非典时荣获市委市政府二等功，市优秀科技工作者，市优秀党员，多次受到省、市政府和卫生部门的嘉奖。

酷爱中医，从师孙茂淦

1950年十一月初七出生在枣庄市峄城区古邵镇邱庄村，自幼身体羸弱多病，常与医生、药铺打交道。在与医生打交道的时候，我仰慕以手搭脉的老中医，目光如炬，洞察秋毫，望闻问切，开方取药，背后散发着草药的清香的百宝箱似的药橱，精巧的小秤，精致的算盘，黄铜醒亮的药捣，灵动的手指在捻撮中取舍，机敏的心机在沉思中开方。

后来读了"言师采药去，云深不知处；鄙性常山野，尤甘草舍中"的诗句，眼前常常晃动身着布衣，脚踏草鞋，手持药铲，行走山川草泽，奔忙于街里巷内的那一个个普普通通、平平凡凡的身影。他们了解我们眼睛和舌头上的天象，掌握我们生命潮起潮落的规律，他们于云山雾霭之间解读大自然的秘密，在病痛疾苦中探究生命的密码，从蛛丝马迹中寻找病因，从人的整体上辨证析理。他们对自然、对生理、对生命有着深刻的体悟，对沉疴痼疾有着浓厚的兴趣，对病人的疾苦有着朴素的情愫，对瘟疫怪病有着独特的敏感。他们在一张小纸上写着：沙参三钱，杷叶四钱，陈皮三钱，甘草一钱……便成为一个个可以扶正祛邪的良方，像破解生命密码的钥匙。他们脑子里存着诸多的偏方、验方，是一句句关于生命的神秘暗语。

我喜欢中药房那种接近书香的气味，这是大自然气息的标本，对人有一种与生俱来的亲和力。在我眼里，中药房是风干的大自然，每一味药都是黄天厚土赐予芸芸众生的雨露天恩。甘草是自然界循循善诱的语言，如母爱般细声细唱；红山楂里，隐藏着关于人生的酸甜哲理；雪莲是一片冰心，那巍峨神奇的雪山之巅，有上苍无瑕的玉壶；而黄连最能代表大地的一片苦心，是一句最逆耳的忠言；徐长卿、刘寄奴既是中药名又是人名，有许多楚楚动人的故事；麻黄一棵植物，茎叶解表发汗，根却收涩止汗；藕全身都是药，藕汁、藕节、莲子、莲须、莲子心、荷梗、荷叶都是中药，且功效各有不同……记得在上小学时，有一年春天，我嗓子疼痛，去医院找医生看病，医生给我开了两剂中药，取药时我出于好奇，询问中药房杨药师"豆根"是否是农村种大豆之根。药师没正面回答我，却给我讲了一个故事：从前有一位教书先生要测试一下当地方圆百里有名的木匠，他取了一个黄豆根让木匠辨认是什么木料，木匠没有认出是什么树，先生见木匠辨认不出，难免要讥讽一番，于是就说："你是什么名木匠，连木料都分不清，这是豆根。"木匠人到中年，也十分爱面子，就给教书先生写了个字，让先生辨认，"自己"的"自"去里面两横，教书先生左看右看，摇头不认识，木匠反唇相讥："你识文解字，连字皮都不认识。"讲的虽然是笑话，我的心情却久久不能平静，若干年过去了，这个故事我一直没有忘记。

药师他们心中都有一本天地万物的陈年老账。巧指灵动，他们捡摘几个大自然的词藻，每一剂中药，苦涩中都有一种玄天高义，一片云水襟怀。反复煎熬的，是一种苦口婆心的劝诫。

后随着时间的推移，20世纪五六十年代农村缺医少药的现状较为普遍，在农村有不少病人因治疗不当、不及时而被夺去宝贵的生命。如我们一个生产小队的黄某，腹痛、发热，后转至东关医院（现区人民医院），诊为"化脓性阑尾炎合并腹膜炎"，抢救无效，死于医院，年仅58岁；二

梁继荣

饱蘸浓笔写杏林

生产小队陈某之妻，临产大出血，保住了双胞胎的生命，她却离开了人间，年仅 46 岁。若在今天，这两位病人得到及时诊治，进行手术和输血，就不至于被夺去生命。目睹了这些残酷的现实，从而增加了我学医的信心。

1968 年冬，雪下得特别早，又特别大，我母亲突患重病卧床不起。早 5 点天气十分寒冷，滴水成冰，我先后三次去卫生室叫大夫，大夫才去，结果用西药效果不明显，后又顶风冒雪到古邵卫生院和阴平分院求医生诊治，效果仍不佳，母亲危在旦夕，后到烟庄请当地老中医褚思良开了两剂中药而治愈。母亲的病愈又增加了我对中医的爱好和兴趣，进一步增强了我学中医的决心。我把这个想法告诉在上海工作的大伯父梁允诚，得到了他大力支持，他写信告诉我：由于"文革"，院校停课，上大学已无望，学习医学，做个医生可以济世救人。并给我一个日记本，写了四句话："胸怀百卷清囊书，成功运筹二竖斛，无争人间千蚨志，唯抱韩康济世术。"鼓励我学医，让我做一名受人民欢迎的好医生，还给我买了一些医书、常用药品和火罐、保健箱等，准备让我做一名赤脚医生。

1969 年冬，当时我在十四中读高中，经熟人介绍，我拜阴平东金庄孙茂淦老中医为师。当时孙老先生年过八旬，身体康健，鹤发童颜，原本在当地教私塾，28 岁开始学医、从医，从事中医工作 50 余年，学验俱丰。孙老先生从阴平分院退休后，他退而不休，在家中经常接诊附近乡镇疑难杂症病人。他为人谦虚谨慎，治学严谨，接诊病人问诊详细，四诊合参，辨证论治思路清晰，对学生循循善诱，起初先让我背诵《药性赋》《汤头歌》《脉诀》等，他经常给我讲，"学医如同盖房子一样，一定要打好基础，循序渐进"，千里之行始于足下，九尺之台起于垒土，学医切忌见异思迁、好高骛远。这样，白天我在十四中读书，晚上到离我们村 2 里多路的东金庄去学习，寒暑易节，风雨无阻，坚持学习一年余。并开始采集当地中药材如香附、薄荷、连翘、车前草、藕节、白茅根、小蓟、鸡冠花、半夏、柏子仁等近百种。有些病情相符合，配上几味药一熬，就能解决病痛，又不花钱，病人十分欢迎。

在此期间，我先后两次到上海参加全国中草药推广应用及赤脚医生经验交流会，会上聆听了来自全国各地优秀赤脚医生的经验介绍。参观了在中苏友好大厦举办的中草药土单验方成果展览，抄写了不少验方，开拓了视野，增加了许多感性认识，还到626针灸医院参观，专用针灸治疗中风后遗症、腰腿痛、风湿等慢性疾病治病，还曾借了一套李时珍编著的《本草纲目》，手抄了近20万字笔记，从上海回到家使用在上海学到的单方治好了两例病人。一位是本村二小队的袁某，男，46岁，他在给别人盖房子，胸前区钻顶样疼痛，大汗淋漓，痛得从草房上滚了下来，伴有恶心呕吐，疼痛放射至右肩及季肋处，症状像胆道蛔虫病，我让他的家人从门市部买了半斤食醋，略加温后让病人一气喝下，痛止而病愈。与他一起盖房子的人都说神奇，后来还闹出一个误治的病例，同他们一起盖房子的张某，其父胃痛，胃酸多，他也购了一碗醋加温后让其父喝下，不仅没有止痛，反而疼痛加剧。他跑来问我为什么不仅没效果，反而加重了，我说两个虽然都疼痛，但病因不一样，前一个蛔虫钻到胆道去，胆道蛔虫病，因蛔虫见酸则静，不再上窜，故服酸醋止痛；后一个病人后检查为胃溃疡病人，服酸醋不仅不止痛，反而加剧。第二例是我的一个亲戚，李某，男，19岁，经常腹痛，大便时便蛔虫。一天深夜，劳累一天的庄户人都进入了梦乡，一阵急促敲门声把我从梦中惊醒，我表婶说他儿子肚子疼，辗转不安，折腾一身汗，家中无他药。我让表婶用一两豆油加热放入10克花椒，将油冷却后将花椒壳捞出，让患者一口喝下，喝后半小时许，患者泄下十余条蛔虫而愈。六七十年代农村蛔虫、钩虫病很多，农村卫生条件差，经常见到大便内有蛔虫，医院蛔虫性肠梗阻的患者也比较多。通过这两例验案，我尝到了甜头，更增加了学习中医的信心和决心。

1970年春天，先生驾鹤仙去，享年85岁。噩耗传来，不胜悲恸，周

梁继荣

饱蘸浓笔写杏林

围村庄的村民，接受过治病的患者，从四面八方赶来吊唁这位德高望重、学验俱丰的老人。在众多花圈和挽联中我尚记得一副挽联："业医发岐黄，济世活人、成无算；寿期至耄耋，心旷神怡、溘然归。"恩师虽然离我而去，却留下了一笔宝贵的财富，他那博览群书、谦虚好学、诲人不倦的品格，胆大心细、行方智圆、贫富一视、一心赴救的作风，为我一生的行为规范和榜样。恩师留下了几十万字的临证病案，对启迪后学，指导临床，大有裨益。

乡里执教，实践岐黄术

正当做好各方面准备，踌躇满志想做一名赤脚医生，为乡亲诊疗服务的时候，公社教育组的领导两次来到大队，找大队负责人让我到古邵中学教书。当时由于极"左"思潮影响，许多外地老师被赶回原籍执教，一时古邵籍的老师极缺。于是就来到离家3公里的古邵中学教学，当了一名民办老师。当时的中学教师每月工资9元，还得交生产队5元买工分，自己剩4元零花钱，生活十分清贫。

当时初中共9个班，近500名学生，初中三年级三个班，共有12名老师任教，我教语文、历史，并担任一个班的班主任。班级中54位学生，有的年龄比我大，个子比我高，学习成绩参差不齐，由于几年"文革"的折腾，基础差，不守纪律，难以管理。有的老师被学生气得哭鼻子，我开始上课时心里打怵，准备了几个小时的内容不到半个小时就讲完了，其余的时间让学生提问，五花八门的问题都有，让人啼笑皆非，讲了几节课后就慢慢习惯了。除了当班主任教语文、历史课外，还承担了学校校医和宣传工作，学校的宣传主要是办黑板报、写广播稿、出专栏等。每天忙忙碌碌、紧紧张张，经常为给病人治疗而耽误吃饭，在接受治疗的病人中，除了中小学近千名师生外，还有临近庄上的病人也来就诊。学校卫生室没有单独的房间，更没有多少药品，保健箱内除了针灸针、消毒酒精、红汞、紫药水、APC、胃舒平外就没有什么了。

为了满足更多病人的需要和减少漏诊、误诊，我在每晚备完课后，挤时间阅读李时珍的《本草纲目》、杨继洲的《针灸大成》、张锡纯的《医学衷中参西录》等医学书籍。利用针灸、拔罐等简、便、易、廉的方法为腰腿痛，牙疼，胃脘痛，急、慢性腰扭伤，肠道蛔虫，风湿病，癫痫等疾病患者解除病痛。由于病人和学生的相互宣传，病人不断增加，就诊人员不仅局限在校学生、学生家长，邻庄和外公社的病人也来诊治。治疗时间大多集中在课间和吃饭时间，自己休息的时间很少；没有治疗床，只好在我们住的宿舍里老师睡的床上。三年下来，义务接诊病人近千人次。

在古邵教学的三年期间，教了三年的毕业班的语文，1973 年夏天经层层推荐，最后在枣庄师范参加全国统一考试，于同年 8 月正式被山东医学院中医系录取。

如愿以偿，山医读中医

1973 年 9 月 13 日我肩负着父老乡亲们的重托，怀着万分喜悦的心情，胸前戴着大红花，背着简易的行装，乘上了徐州至济南北去的火车。到磁窑站转至东去徂阳的火车，在徂阳站下了火车，有接站车把我们拉到山东医学院楼德分院，透过车窗可以看到墙壁上到处张贴着醒目的标语，"热烈欢迎工农兵学员"。楼德属于新太市的一个镇，隶属泰安地区，到处是待收割的玉米、大豆。山东医学院楼德分院当年招收三个系（中医、医疗、药学）10 个排（班）500 名新生，我们中医系 102 名同学为一个连，药学系两个班为一个连，医疗系六个班为三个连，我们班 52 名学员，除了部队学员来自外省外，其他都是来自本省，从工作岗位看，来自工厂、部队、学校、农村、医院等，各行各业都有。当时的流行语是："大家来自五湖四海，为了一个共同目标走到一起来了。"入校后经过简短的入学教育，紧张的大学生活就开始了。每天天不亮起床号就响了，大家急忙起床洗刷后就去跑操，实行军事化管理。第一学期中医系主要开设的课程为：医古文、日语、化学、物理、高等数学、政治、中医基础、体育等。一天8节课，不包括晚自习。上课有时合堂，有时分开。大家十分珍惜这来之不易的学习机会，学习都十分认真刻苦，分秒必争。我们这一级后来出类拔萃的人才很多，如山东大学医学院院长、医学院士张运，国家药品监督管理局局长邵明利，国家自然基金会天然药材组主任、博士后王昌恩，山东省政协副主席、山东中医药大学校长王新陆，山东省中医管理局局长于淑芳等。

我多年的夙愿以偿，更倍加珍惜这来之不易的学习机会，但由于"文革"的影响，高中的基础不牢，除了每天认真听讲、认真做笔记外，我采取笨鸟先飞的办法，每天早晨起床很早，跑十里路后，再借助微弱路灯灯光背医古文和中医经典条文，并且这一学期从来没有睡过午觉。以致若干年后在我编写的《36个怎么办？》一书，王新陆所写的序中还提到此事。由于当时的学习气氛好，大家的求知欲强，遇到难题又能及时解决（老师跟班上自习），在学习上大家见贤思齐、互帮互学、取长补短，期末考试大家都取得很好的成绩。

1974年2月初开学，就到济南上课了。1974年春节后下了一场大雪，开学时雪还没有完全融化，我们从济南火车站下车后，踏着残雪乘上接站的汽车，驶向久仰的山东医学院。济南是山东省省会，众多的大学所在地，也是我多年向往的地方。车很快来到了由舒同书写校牌的校门，经过一号楼、三号楼、八号楼曲径通幽的小路，来到操场东南角的南六排平房宿舍，按照已经贴好的名单我找到了属于我的床铺，放下行李与接站学兄谢别。

开学后不久就冬去春来，各教学楼和宿舍楼周围鲜黄的迎春花、粉红的月季花、紫红色的玫瑰花争相开放。在那鸟语花香的地方学习，心情舒畅，效果显著。这学期主要开设中医基础、中药、解剖学、日语、组织胚胎学、生理学等，任我们课的老师有周凤梧、张珍玉、杨林、李占文等资深教授。年近花甲的老师认真备课、讲课，同学们聚精会神听讲，教学秩序井然，尤其是西医基础课各种标本参观，便于理解记忆，大家的学习兴趣很高。为了多看会儿书，多学一点知识就想办法，当时学院规定教室晚上9点熄灯，我有时到位于学校南边的山东医学院附属卫生学校去看书（那边10点熄灯）；星期日大部分同学去逛街，走亲串友，我为了多学点知识，时常带着水和馒头爬到千佛山上的树荫下，或在黄河岸边找个安静处看书；有时头一天晚上在教室学习时最后一个离开，将窗户的插销有意不插死，第二天从窗户爬入，一学就是一天。6月中旬开设的中药课快要结束了，根据教学安排要到柳埠山区采集中草药。在李来田老师的指导下，我们压制了近300余种蜡叶标本，我还写了一篇近万字的济南地区中草药调查报告。

　　1974年暑假我回到老家，当时农村缺医少药的现象比较普遍，我从高等学府回来的消息不胫而走，前来看病的人络绎不绝。其中住我家南边的一位我叫二奶奶的老人，当时她已经八十多岁了，生病卧床一周，不吃不喝，神志恍惚，送老的衣服和棺材都准备好了。他的儿子邀我诊治，我诊其六脉滑利，舌苔黄，一问七天没有大便，腹部胀满，证属热结肠胃，腑气不通，我开了增液承气汤2剂，服一剂后泻下许多宿便，神志清，想进食，又服一剂，即痊愈。后又活了六年。使我感到辨证用药正确，效如桴鼓的真正含义，从此我能起死回生的名声在附近的村庄传开了，看病的人也越来越多。一个假期看了几百人次。

　　1975年第二学期上临床课，为响应国家号召，到章丘的埠村和秀惠开门办学，贴近群众，结合常见病上课学习。我们小组被分到埠村，共三个组25人左右，开设中医妇科和中医儿科。老师带着我们到老百姓家里诊病，送医送药上门，在此期间我和白善信、陶汉华等同学编印了《妇产科百问解》及《民间土单验方选》共有 20 万字，材料成稿后，由张志远老师亲自把关审订。当时天气较冷，张老师坐在炉子旁边，让我念给他听，遇到不合适的地方让停下来，他说怎么改我就用笔记下，改好后再让他看，他认为满意才定稿。利用晚上的时间加班刻钢板，油印后装订成册，我至今还保留一本，打开后还散发着油墨的清香。在开门办学期间，有两例典型患者给我留下很深的印象。一例是一位中年妇女患崩漏半年，先后看了三四位中医，有的按血热用清热凉血药，有的按气血虚弱治疗用补气养血的药，有的按血瘀用活血化瘀的药，都没有止住血，老师诊后让患者去县医院做妇科检查，经检查是子宫肌瘤，经手术切除后出血止，后用八珍汤加减治疗慢慢恢复。第二例是一位 70 岁老人，他腰痛经年，先后服中药近百剂，大都是活血通络、去湿止痛之品，后经老师建议去医院拍 X 光片，诊为腰椎间盘突出，骶椎隐裂，经牵引和针灸按摩疼痛消失。通过这两例给我留下很深的印象，我与陶汉华合写了一篇题为"从辨证和辨病相结合看中西医结合的重要性"的论文，刊于《新中医》杂志。

在 1975 年课程相继结束后，我发起还有白善信、陶汉华、朱静三人参加的一项活动，即，将新中国成立以来，《中医杂志》和各省的《中医药杂志》中刊登的对鼻炎、气管炎、哮喘、肝炎、肾炎、胃炎、肠炎、胆结石、心肌炎、关节炎、中风、牛皮癣、高血压、糖尿病、肿瘤等 15 种常见病、疑难病的中医治疗的经验总结，全部用复写纸抄录，一式四份，大家把最不清楚的一页留给自己。历时五个月，参阅了 2000 多本杂志和内部刊物，共订成三大本，足有 100 余万字。至今仍保存完好。

1976 年山东医学院与中医学院分家，我们的宿舍也搬到山上（山东师范学院的东邻），临床课已全部结束，进入毕业实习。我西医实习在山东医学院附属医院和章丘人民医院；中医临床在山东中医学院附属医院和泰安中医院实习。在泰安中医院实习期间，受到刘洪祥、吕学太、韩子江、安其纯、李心正等学验俱丰的老师的指导。实习把学到的理论知识加以验证，加深了对一些理论的进一步理解，晚上老师进行专题讲座，因此收获很大。

在中医学院附属医院实习内、外科时，一次在骨科门诊跟着梁铁民老师实习，他出身于中医世家，是《中医正骨学》的主编。在一上午诊治的30个病员中，有四个是膝关节疼的，第一个他给患者做了个"浮髌实验"，显示阳性，诊为化脓性关节炎；第二个他给做了"抽屉试验"，显示阳性，诊为十字韧带损伤；第三个他给患者做了个"研磨实验"，显示阳性，诊为膝关节软骨垫损伤；第四个他给患者做了"4字实验"，显示阳性，诊为骶髂关节炎，诊断非常明确，治疗各有侧重。一般的医生笼统地诊为腰腿痛，开一些活血通络止痛的中药就算了。

在山东医学院附属医院实习西医外科时跟着寿南海老师，一天晚上9点钟来了一位发热腹痛呕吐的病人，老师带着我检查病人的下腹部压痛反跳痛，老师让我说是什么病，我说是阑尾炎，推到手术室不到一小时就做完了手术。第二天仍是我的夜班，带教老师是胡老师，晚8点半一位腹痛的患者来外科急诊。老师让我查患者的腹部，也有压痛和反跳痛，老师问我是什么病，我说是阑尾炎，推到手术室做手术，打开腹腔后，发现阑尾没有发炎，只见阑尾附近的肠系膜淋巴结肿大发炎，把病人的阑尾拿掉然后缝合。回到门诊，老师给我讲了许多临床经验，告诉我做医生不可主观武断，在临证的过程中不断地丰富自己的经验，尽量把失误减到最小限度。若干年后我带学生时把这些讲给我的学生听。

1976年12月30日毕业典礼合影后，大家执手相别，离开了母校。

三年半的大学生活使我在知识的海洋中遨游，丰富了我的阅历，拓宽了我的视野，增长了知识和才干，坚定了我学中医、干中医、做一名受人们爱戴的好中医的信心。

梁继荣

饱蘸浓笔写杏林

重返煤城，就职医科所

离开母校，从泉城来到煤城，先到市人事局报到，报到后我被分到医科所。当时医科所在市立医院药厂的两间平房内办公，以市立医院药厂为依托，开展中草药治疗气管炎等疑难病的研究。医科所当时正开展"千日红治疗气管炎""715组织液治疗癫痫的研究""养胃丸治疗胃溃疡的研究"等项目，还负责编印《枣庄医药》、开展肿瘤的普查等工作。总共九人挤在这两间办公室，又是药厂、编辑室，还是职工宿舍。报到后让我先休息一天，就去甘沟医院参与715组织液治疗癫痫组的活动。事先预约的病人在医院的院子里等候，当我到达时，已足有五六十人。在学校读书时认为癫痫病不多，眼前一看癫痫病人真不少，同车的医生告诉我，每一个患者的背后都有一个故事。下车后分为两组，我和施主任一组，负责病人的诊疗和登记，另外两人负责治疗。医院的贺院长负责维持秩序和服务，施主任边诊断边给我讲解，我负责登记记录。他说，癫痫病主要症状是，突然昏倒，不省人事，口吐白沫，或尖叫一声，醒如常人，具有突然性、暂时性、反复性的特点。我们之所以选甘沟做点，是因为这边的病人较多，治疗方法是根据民间吃狗脑子治疗癫痫的验方，我们进行改进，将新鲜的狗脑子在无菌的环境中搅成组织液，经灭菌后给每位癫痫病人肌肉注射。由于效果较好，加之癫痫病没有很好的治疗办法，所以来这里治疗的病人越来越多，病人也不局限于本省，外省市的也来了不少。吃过午饭后他们三位回枣庄了，我住在甘沟医院帮助坐诊。第二次治疗患者后，所领导决定将此点撤到市中区疙塔埠医院，离枣庄近些。我仍然住在卫生院，这时市举办第四期西医学习中医班，让我教中医基础课，这个西学中班参加学习的都是区级医院以上高年资主治医师。这样每周接诊病人一次，做一些准备工作，其他时间可以备课，讲完课后骑自行车再回卫生院住。

后来给医科所批了13.5亩地，当时文化东路没有冲开，地势十分低洼，后冲路占了4亩多，在路北靠东边建了三排18间防震棚，中间建了药厂、门诊，人也随之增加；业务要拓宽，李所长又派我去上海购置医疗设备，先后购置了X光机、心电图机、病理切片机、电动呼吸机、基础代谢仪、安瓿自动灌装机等一大批医疗设备，先后在上海待了3个月。

1978年国家召开了全国科学技术大会，广大的科学技术工作者受到长期"文革"压抑的科研热情迸发了出来，各地的科研所如雨后春笋一般出现。科学技术是第一生产力，知识分子再不是臭老九，全国出现了"日出江花红胜火，春来江水绿如蓝"的科学的春天。全所人员一下子增加了30多名，分为临床组、药剂组、资料组和后勤组四大块，临床组10人，当时我任组长。年内的主要任务是开展门诊业务，配备了放射科、化验室、中药房、制药厂；开展了"脑宁注射液治疗癫痫病的研究""抗狂犬丸治疗狂犬病的临床研究""鸡骨散治疗牛皮癣的研究""翠云草治疗肾炎的研究"四个科研课题。为了配合癫痫病的研究，拟在全市范围内进行癫痫病的普查，在年初的全市卫生工作会议上下发了癫痫病调查表进行调查，最后的调查结果是3‰，比全国的平均发病率稍高。寻访病人两人一组，主要靠骑自行车，先后到兰城、唐阴、北庄、周营、陶关等地寻访病人。

1978年，市第五期西学中班在市卫生局新址二楼上课，这期学员较多，学习的风气好。我主要讲中药课，教室离我住的地方只隔一条路，很近，也很方便。期间还按排了几天的采药时间，由班长孙连德带队先后到抱犊崮、山亭等山区采药，压制了300多种中草药标本，而后又对全市五区的中药材进行普查，初步摸清了全市中草药的分布、产量、收购情况的底子，对全市中草药的开发和利用提供了信息，为中医药临床工作者对中草药的辨认和以后的西学中教学提供标本，也为全市《中药志》编写提供了素材。

为了帮助专业技术人员晋升考试，1979年上半年，我们牵头组织了相关的中医专家编写了《中医试题解答》一书，供晋升考试人员学习参考，并与兄弟地市进行了资料的交流。一直到若干年后，还有一些单位来信来函索要此资料。

1981 年我参加了市卫生局举办的为期一年的医用英语学习班，英语学习班未结束，所里又安排我参加为期一年的中医经典学习班。1985 年参加了在黄山召开的全国第六届医史会议，交流了学术论文，有幸见到了许多医史专家如李经纬、耿鉴庭等；1985 年先后还参加了在重庆召开的全国首届青年中医学术研讨会，交流了"青年中医成才之路"论文。1985 年起草了"枣庄市卫生 1985~2000 年发展规划"和"枣庄市中医药 1985~2000 年发展规划"，参加了朱关兴市长主持召开的枣庄市 1985~2000 年发展规划论证会；编写了《卫生专业技术职务改革与晋升指导》《中医应试要览》《医古文应试要览》等参考书，有效地指导了专业技术人员的晋升考试；撰写了"论职改的八大关系""枣庄市卫生系统中医药人员知识结构分析"等论文，并在《山东医药》杂志发表。我于 1987 年晋升为主治医师，1988 年破格晋升为副主任医师。

从事管理　描绘新蓝图

1989 年 6 月，因工作需要我被调入市卫生局工作，出任中医科科长；同年 9 月，根据全省振兴中医大会要求，结合各地实际，我市将中医科改为中医药管理处，我由科长改为处长。在市卫生局的领导下，主管全市的中医医、教、研和学会的工作，根据全市中医工作的现状和上级要求，提出了"三年初见成效，八年全面振兴"的宏伟目标；拟定了"以机构建设为基础，以人才培养为重点，以科技发展为先导，以开展学术为依靠"的指导思想。筹备召开了新中国成立以来规模最大、规格最高的全市振兴中医大会，山东省卫生厅副厅长张奇文、山东省中医管理局副局长王继寅参加大会并做了重要讲话。会上制定下发了《枣庄市中医药事业发展规划》

和《中医药人员奖励条例》，要求各区市卫生局成立中医科。会后各区相继召开了振兴中医大会，贯彻落实全市振兴中医大会精神，各区（市）卫生局都成立了中医科，形成了全市的管理网络。中医处牵头组织各区（市）中医科长先后去烟台、青岛、威海、潍坊等地参观学习，主要参观了烟台、威海、文登、乳山、青岛、诸城等中医院的医院管理、重点专科、中药制剂、人才培养等。借鉴外地经验，结合本地实际，努力开展工作，在全市范围内掀起了振兴中医事业的高潮。各区（市）借振兴中医大会的强劲东风，中医院的建设有了突飞猛进的发展，滕州市、峄城区、台庄区新建了门诊大楼，医院的院容院貌得到了很大的改观。中医的学术活动空前活跃，每年都举行几次中医学术会和笔谈；学习中医、热爱中医、发扬光大中医的风气在全市初步形成。

1989 年 8 月，我当选为市青联副主席，兼任青年医务工作者协会主席，青年医协的主要任务是团结和组织广大青年医务工作者钻研业务技术及交流学术经验。为青年医务工作者的健康成长搭建平台，先后组织了三次大型全国部分城市青年中医、护理等会议。第一次于 1989 年 11 月在市工人文化宫组织召开了"全国部分城市青年中医学术研讨会"，有 12 个省市的青年中医代表 120 余人到会，进行了学术交流。第二次是 1990 年 9 月召开的"护理专业学术研讨会"，在市科技馆会议室召开，有近 200 人与会，主要研讨在新的形势下如何做好护理工作，聘请了省立医院、山东医学院附属医院的专家进行了讲座。第三次是 1992 年 6 月在滕州召开了全国有 22 个省、市、自治区参加的"青年中医学术研讨会"，有 300 余名青年中医代表与会，大会由市青年联合会、市青年医协主办，滕州市卫生局承办，大会聘请了国家、省一级的知名专家与会，大会交流了 200 余篇学术论文，并编印了学术论文集。通过三次会议，扩大了枣庄与外地的交流，扩大了枣庄中医的影响，受到了省市领导的好评。

为了抢救名老中医的宝贵学术经验，更好地弘扬中医学，从 1990 年开始立项争取科技经费,利用两年的时间编写了枣庄市中医药的三集成,收集整理了枣庄市范围内的年龄在 55 岁以上的名老中医的成果和经验,编辑出版了《枣庄市老中医经验选编》。山东省人大常委会科教文卫委员会主任向克为该书题词:"老中医具有丰富的临床经验,其立意之奇、用药之妙要认真整理提高,为继承发扬中医学是有意义的。"市委副书记秦尧基为该书题词:"发掘中医中药宝库,振兴中医事业。"省卫生厅副厅长张奇文为该书作序。收集了枣庄市民间的土、单验方,编辑了《枣庄市民间验方秘方选编》。还收集整理了 1979~1989 年全市中医药人员在十年间发表的论文,编辑了《枣庄市中医药人员 1979~1989 年发表的论文题录》。

两年以来编辑人员跋山涉水,奔波于城乡之间,废寝忘食,收集素材,伏案于灯光之下,整理抄写采访资料,慎慎然唯恐遗一珍,冥冥苦思只怕谬一字。我市开创了全省集成整理老中医学术经验之先河,受到了山东省卫生厅和中医药管理局的肯定和好评。

事业发展,人才是关键。先后组织了两批老中医带徒,承办了中医自学考试辅导、山东中医学院的函授辅导、健康中医刊授辅导,与北京、济南等地的医院联系,选派本市技术骨干去进修学习。通过几年的努力,全市有 150 余名中医药人员拿到了大专文凭,中医药队伍的知识结构发生了变化,人员的素质也明显提高,受到了省、市自考办的表彰。

为了使中医药走出国门,适应改革开放的需要,扩大中医药对世界的影响,借鉴外地在国外开中医针灸诊所的经验,由国家经贸部牵头联系,我市就与匈牙利赛诺公司在匈牙利布达佩斯建立中医诊所事宜,我和中医院王兴勤院长、局计财科张铁民科长,在吕宜亮副局长的率领下,连同经贸部的两位领导,一行 6 人于 1991 年 5 月 12 日从北京坐国际列车赴匈牙利进行了为期 2 周的考察。

1993 年初秋,局领导让我带五家中医院院长去东北参观考察,先后参观了黑龙江省中医院、黑龙江省中医药研究院、长春中医学院附属医院、辽宁省中医院、大连市中医院、丹东市中医院等，重点学习他们突出中医特色，中医治疗急症，中医走出国门，中医院管理，中医特色制剂等方面的经验。

担任院长　创三甲医院

1994 年 2 月 7 日，组织上安排我到市中医院任院长兼党委副书记。上任后在局党委的领导下，带领党委一班人在调查研究的基础上，制定了"枣庄市中医院 1995～2010 年发展规划"，提出了"医疗上水平，管理上台阶，医院上等级"三上和"从严治院，科技兴院，勤俭办院，质量建院"十六字的指导思想，院领导班子带领全体干部职工以开拓拼搏的精神，积极投入到创三甲医院，创全省重点中医院的工作中去。从治脏入手，美化环境，1995 年被评为市级绿化先进单位；从治乱入手，编印了 15 万字的《中医院各项规章制度》，集中精力对乱收费、乱开药进行专项治理，强化了劳动纪律，从而保持了连续六年的市级精神文明单位的光荣称号；从治差入手，积极开展业务讲座，进行"三基"训练、处方联展、技术比武、知识竞赛，使处方、病历合格率分别达到了 98% 和 90% 以上，1994 年底被山东省卫生厅确定为省重点中医院建设单位之一。

创三甲医院是一项系统工程，有一千多个参数和指标，要达到规定的要求，其难度可想而知。我们从以下几个方面做起：

1. 层层召开会议，广泛宣传发动，把争创三甲的意义、要求及每个人在创三甲中的角色告诉职工，使广大职工提高认识，增强信心，形成了"千斤重担人人挑，个个身上有指标"的局面。

2. 查找缺项，拾遗补漏，找出了医院土地没有确权、供应室不达标、污水处理不合格、制剂室没有验收合格证、自制药品没有药监部门的批准文号、图书室藏书不达标、门诊病历不规范、中药使用率低、医疗设备达

梁继荣

饱蘸浓笔写杏林

不到规定要求等问题，我们把查找出来的问题一一解决。

3. 采取走出去、请进来的策略，先后去济南、淄博、临沂等中医院参观学习，聘请省级管理、医疗、护理、药剂专家来医院实际指导，找出差距，及时整改。

4. 认真抓了双十大工程："十大业务工程"即处方工程、门诊病历工程、住院病历工程、专科专病工程、"三基"训练工程、院内感染控制工程、科技兴院工程、责任制护理工程、制剂工程、五室（病案室、急诊室、手术室、图书室、供应室）建设工程；"十大效益工程"即再塑白衣天使形象工程、舆论宣传工程、开源节流工程、四周辐射工程、以副补主工程、借水行舟工程、设备优配工程、临边联姻工程、特色示范工程、拳头产品工程。

5. 开展了五方面教育，即理想前途人生观教育、三学三爱的爱岗敬业教育、爱国主义教育、法制教育、作风和纪律教育。

6. 开展了五方面建设，即班子建设、组织建设、队伍建设、制度建设、廉政建设。

通过领导和广大职工齐心协力，加班加点、夜以继日的工作，1996年元月上旬，山东省中医院分级管理评审团在王继寅副局长的带领下，一行19人分四组，对医院进行为期三天的评审，当省中医分级管理评审团宣布枣庄市中医院通过三甲评审时，会议室内掌声雷动，许多干部职工激动地流下了热泪，会议室外鞭炮齐鸣，不少的兄弟单位为之祝贺。创三甲的过程使我体会到：提高认识、统一思想是创三甲的前提，狠抓基础、加强内涵是创三甲的关键，增收节支、增强实力是创三甲的基础，坚持两手抓、两手硬是创三甲的保证。

《枣庄日报》以"苦心浇灌花自香"为题目，详细地报道了枣庄市中医院创三甲的经过，开头的几句话是这样写的："世界上最易的事莫过于空喊口号，世界上最难的事莫过于把口号变成现实。'患者第一、质量第

一、服务第一、信誉第一',这一串口号几行大字书写在大大小小医院最醒目的地方,然而真正实践这些口号的医院却更难能可贵,枣庄市中医院的可贵之处就在于将这些口号付诸现实。"这几句话是对枣庄市中医院创三甲的最好诠释。

在中医院工作的五年期间,枣庄市中医院先后获得了"爱婴医院""市卫生科技先进单位""老干部工作先进单位""三产先进单位""省市精神文明先进单位""全省卫生系统先进单位""省重点中医院"等称号;成为山东中医学院、曲阜中医药学校、莱阳中医药学校的教学实习医院。并与枣庄卫校合办了一个为期三年的中西医结合班。我先后被评为山东省青年优秀中医、富民兴鲁先进个人,荣立市三等功。

精勤不倦　看硕果累累

我经常牢记韩愈的"业精于勤荒于嬉"和华罗庚的"妙算还从拙算来,愚公智叟两分开,勤能补拙是良训,一分辛苦一分才"的诗句。在读书学习的过程中,发扬四勤(口勤多问、耳勤多听、手勤多写、脑勤多思)、三股劲(挤劲、钻劲、韧劲)的精神;从基础学起,从无字句处读书,养成了读书记笔记的好习惯。这些年来除通读了《内经》《伤寒论》《金匮要略》《温病条辨》《名老中医之路》《血证论》《临证备要》《傅青主女科》《临证指南》等150余部中医著作外,还阅读了200余部小说散文,写了40余本读书笔记。有一份耕耘就有一份收获,现将这些年来的科研成果、学术论文、著作介绍如下。

在科研方面:先后承担了"715组织液治疗癫痫临床研究""中药敷脐散治疗小儿泄泻的临床研究""氦氖激光血管内照射NH—08光针导引器临床研究观察""复肝宝抗肝纤维化临床和实验研究""益肝宝治疗脂肪肝的临床和实验研究""平心降脂茶治疗高脂血症临床及实验研究""小儿

梁继荣

饱蘸浓笔写杏林

退热口服液治疗小儿上感发热的临床及实验研究""参杞口服液治疗放疗后白细胞减少的临床研究"等8项科研课题。其中3项获市科技成果二等奖，5项获市科技成果三等奖。

在学术论文方面：先后在《枣庄卫生》《枣庄医药》《枣庄日报》《山东卫生》《山东医药》《山东中医药杂志》《中国中医药报》《陕西中医》《峄城文史》《时代》《抱犊》等杂志和全国、全省学术会议发表和交流的论文有："学习中药方剂的体会""从补中益气汤的应用谈同病异治和异病同治""乙脑诊治笔谈""高血压药谱""试论青年中医成才之路""枣庄市卫生系统中医药人员知识结构分析""枣庄市卫生系统防疫人员知识结构分析""论职改的八大关系""七情治病与中医的心理治疗""《金匮要略》中大黄的运用初探""血府逐瘀汤运用举隅""中医养生探骊""基层中医工作难点、原因与对策""小儿外治法证治举隅""影响中医发展的三因素""疑难病辨证刍议""解毒健脾汤治疗慢性腹泻80例分析""术高德超、誉满乡里""布达佩斯之行""走进南韩"，"试论中医与地理环境的相关性""中医的药外功夫""秦汉医学的哲学思维方法对现代医学哲学思维的影响""误补病案辨析"等60余篇论文，近百万字。

主编、参编、协编的著作有：《千家妙方》《保健手册》《中医试题解答》《中医应试要览》《医古文应试要览》《枣庄市卫生志》《枣庄市老中医经验选编》《枣庄市民间土单验方选编》《实用医学伦理学》《时代病》《当代中医绝技荟萃》《中药治病的故事》《董阶平医案》《继续医学教育读本》《中医医院管理与实践》《中医科研思路与方法》《杏林诗稿》《杏林诗联》《中医诊疗辑要》《百家养生锦言集》《碧野流香》《36个怎么办》《域外风情》《广沛上池》《运河医话》《运河药话》《妙悟岐黄》等35部著作，共300万字。

良方济世　如春雨膏田

　　从1968年学医迄今40余年，先后从事过教学科研、编辑、临床和管理工作。40余年来，我从未因环境和工作的改变而改变对中医的初衷，不因工作的繁忙而推辞找我就诊的病人，不因身体的倦怠而影响诊疗质量。在乡镇医院，星期天坐诊，我坚持了7年，看病成为我的乐趣，治好一个病人，交一个朋友。在40余年的行医过程中，诊疗了数万病人。在辨证论治的过程中我力求做到四个重视：

　　一是重视实践，勤于论治。要想当一名好医生就要多实践、多诊治病人，只有在实践的过程中印证所学过的理论知识，才能再升华成为自己的经验。张仲景的《伤寒杂病论》不仅是张仲景勤求古训、博采众方的结果，更是观察其宗族死亡者"伤寒十居其七"，经过平脉辨证的结果。《瘟疫论》的形成，既缘于吴又可对"一巷百余家，无一家幸免"的身受，亦源于"以正伤寒法治之，未有不殆者"的反思，更基于平日所历验方法的临床总结。孙思邈的"读方三年便知天下无病可治，治病三年便知天下无方可用，"是在临床辨证论治的实践中总结出来的经验之谈。当今有个别医生夸夸其谈，争名于朝、争利于市，不愿意临床多诊病人，热心搞无临床病案积累总结的科研，编写无临床指导意义的书籍，孰不知"熟读王叔和，不如临证多"的道理。工作这么多年，我无论在繁忙的管理岗位上，还是骑自行车回老家，往返百里看望老母亲，疲惫不堪的时候，只要有病人看病我总是热情接待，认真诊疗，从未推辞。我坚信实践出真知，临证多了才能出经验的道理。

　　二是重视博学。做医生要博学多识，知识面要广，因为医学与自然科学和社会科学有着广泛的联系，要求做医生的要上知天文、下知地理、中晓人事，古人有"秀才学医犹如宰牛刀杀鸡"的名言。读书要不局限于一家之言，学会融会贯通、举一反三，力求做到博学与多思相结合，还要返约。博学之返约与浅学有质的不同，一则守一家之言而不排斥他家，二则孤陋寡闻拘泥一家之言而自以为是。

三是重视辨证与辨病相结合，牢记"他山之石、可以攻玉"之训，中医和西医在临床上互相学习、取长补短。西医是在现代科技基础上发展起来的医学，检测手段比较先进，辨病较深入、细致、具体，特异性和针对性强；中医的辨证论治是建立在经验的基础之上，是以临床表现为依据，而不同的疾病具有相同的临床表现有很多，因此，辨证起来不免显得笼统，我一直主张辨证与辨病相结合，坚持传统与现代研究相结合，取长补短，相得益彰。

四是重视民间的土单验方和特殊疗法。卫生部副部长兼国家中医药管理局局长王国强在"抢救挖掘民间中医药"时指出："民间中医药存在着许多很好的东西，包括许多大病和疑难病如肿瘤的治疗，民间也有一些高人，我们不能穿上皮鞋忘了穿草鞋的。"清·赵学敏在《串雅》序中，对民间医生给予了很高的评价，列举了昔日欧阳修暴绝求药于牛医的故事。我在中医药管理处工作期间，利用一年多的时间，深入五区一市收集整理民间的土、单、验方，编印出版了《枣庄市民间土单验方选编》，还先后对肝病的贴敷疗法，治疗咽炎的火针疗法，治疗面瘫的塞鼻疗法，治疗高烧的放血疗法等进行了实地考察，虚心向有一技之长的医生学习，不断丰富自己的经验，启迪思路，收到较好的效果。

在治疗的病种上也要随俗而变，起初以中医儿科为主，对小儿的咳喘、厌食、癫痫等疾病的治疗积累了一些经验。后来在中医门诊，尤其是基层医院的门诊，来什么病人就得看什么病人，内、外、妇、儿、皮肤都得看。经过多年的临床实践，对汗证、结石、水肿、中风、瘿瘤、肾病、肝病、脾胃病、湿疹、牛皮癣、斑秃、月经病、带下病、不孕症等常见病、多发病的治疗用药做到心中有数。近年来开始对老年病和肿瘤的治疗进行学习和研究，并积累了一些经验。

远涉重洋　悬壶英格兰

2008年元旦刚过，瑞雪初霁，我离开了故乡，在首都机场乘上北京—伦敦的938次波音747空中客车。我怀着弘扬民族文化、振兴中医事业的愿望，怀着开阔视野、增加阅历、了解异国他乡对中医药和针灸需求情况的心情，远涉重洋到英国去从事中医工作。飞机起飞后，告别了蜿蜒曲折的八达岭长城，千里冰封的内蒙古草原，途经苏武牧羊的贝加尔湖和水色湛蓝的芬兰海湾。经过了11小时的飞行，到达了伦敦的希斯罗机场，下机后早有公司的王振经理接机。机场离公司所在地有35公里，小车在车水马龙的闹市穿过，用了近1小时的时间到了公司的招待所，安排好住处后已经是晚上九点了。

第二天时差还未倒过来，就去总部培训，总部办公地点在伦敦北六区伯汉姆伍德切斯特路4号德文郡商业园内。培训由王振经理主讲，重点讲了三方面内容。①公司的基本情况。公司1996年成立，老板是天田孙健，在英国开设100余家中医诊所，为英国较大的公司之一，公司的宗旨是"弘扬中医学，造福世界人民，以疗效促效益，以效益促发展"。诊所如同国内的坐堂医，小的诊所有一名医助（翻译），一名中医师，以诊疗及针灸推拿为主，大的诊所有2~3名医助，3~5名中医师，10张床左右。②对医生的要求。医生要树立中华民族的良好形象和团队精神，病案记录完整，注意个人卫生，增强法律意识和自我保健意识等。③介绍了英国和伦敦的情况及相关的注意事项。培训结束利用两天的时间，分别去警察局注册和银行办理开户手续，休息一天后又安排到伦敦的四家诊所见习，了解这些诊所的工作环境、模式和如何接诊病人。我因为初来乍到，加之语言不通，每天晚上都让同寝室熟悉地理环境的刘专大夫给我写好换乘的车次和诊所的位置以及联系电话，第二天一早天未亮就得起床赶车，行程路线

梁继荣　饱蘸浓笔写杏林

即便写得很清楚，遇到换成大站，火车、地铁线路多，还得反复地问，有些英国人很热情，亲自把我带到换乘的地点。

因工作的需要，元月底我被派到利物浦店。利物浦曾是英国的第二大城市，是驰名世界的国际商港。它位于英格兰的西北部，濒临爱尔兰海，与上海市结为姊妹城市。这里的华人很多，老华侨较多，唐人街建得十分气派，每年的大年初一到十五，唐人街举行各种活动，如龙灯会、书法绘画比赛、猜灯谜等，丰富多彩、热闹非凡。我住在利物浦大学附近的宿舍，离诊所有二里多路。诊所位于火车站附近的商场里，有两间房子大小，隔成三室，一间是药房，一间是诊室，一间是治疗室，诊室与药房相通。医助是北京人，名叫陈珊珊，女，28岁，清华大学毕业后到利物浦大学留学，她已在英国工作三年了，个子不高，老成持重。原来在此诊所工作的中医师嵇仲三，浙江中医药大学毕业，来英国三年了，家住杭州，爱人在杭州教学，因回国过春节所以让我来替班一个月。这里每天接诊8~10人，多数为腰痛、郁证、肥胖症、头痛、失眠、牛皮癣、不孕症等病种。来这里接受治疗的有45%是英国人，20%是印巴人，20%是中国留学生、中餐馆的中国人，其余的是美国、澳大利亚、日本等国旅游人士。这里上班的时间为每天早8：30到下午5：30，中饭在诊所里吃，每天工作8小时，每天接诊的新病人要写病历，老病人要询问疗效，在病历上如实记录。在接受治疗的众多病人中，有一位法国的科学家路易斯德，他患了重症肌无力，在法国治疗无明显效果，他每半个月来这里接受针灸推拿治疗一周，带一周的中药，病情得到了有效的控制，他很高兴，逢人便讲中医针灸的神奇。在他的宣传下又来了几位法国人到诊所接受治疗。2008年2月7日是农历春节，我是第一次远离亲人在异国他乡度过的。除夕夜这里没有家乡的鞭炮声的喧闹，没有春节联欢会的喜庆，加之大学放寒假，整个宿舍区十分寂静。这里的春节不放假，大年初一诊所的人很多，除了一些常规治疗的病人外，还有一些中国的留学生、中餐馆的华人，都聚在一起畅谈家中的春节如何热闹，英国过春节的无聊，他们把诊所当作华人的联络点。那天还来了一位刚到利物浦大学就读不到半年的温州小伙胡平，他患了急性腰扭伤，在别人的搀扶下来到诊室，经询问病情和检查后，我给他针刺了腰俞、委中、阿是穴，烤了半小时的神灯后，站起来能走了，他很高兴，后来他介绍他班里几位同学来这里接受治疗。病人和熟人渐渐地多起来，在他们的陪同下参观了利物浦港、英国最大的教堂、船舶博物馆、唐人街、利物浦大学、披头士纪念馆等地方。过了元宵节，正月十六探亲的嵇医生从国内回来了，我们进行了简单的交接，总部又把我派到曼彻斯特工作。曼彻斯特是英国第三大城市，在利物浦的东边，有一个小时的路程，正月十七那天，医助陈姗姗和另外的两位留学生开车将我送到长途汽车站，乘巴士去曼彻斯特，下车后公司安排曼彻斯特店来自大连的郭静接站，把我送到住处，并让我第二天去 TRAFLORDCENTRE 店上班。它位于市南区欧洲最大的商场 Trafforcentre 二楼，这是天田孙健的旗舰店，诊所面积 100 多平方米，设十张床，诊所设经理一人，四个医生，四个医助，一个按摩员，分早、中、晚三班，早班早九点上班晚六点半下班，晚班十点下班，因为这个商场是欧洲最大的商场，每天的顾客熙熙攘攘，川流不息，这个店也是公司最大的店，每天每人接诊平均 13～16 人次，来自不同的国家和地区，有着不同的肤色，来按摩的人很多，一个按摩员根本忙不过来，多数医生都在按摩，有的病人一按就是两个钟头。我在国内以开中药为主，针灸按摩都是理疗科的事，来这里经理不管你的年龄大小，尤其是新来的总让你去按摩，我只好边学边干，开始不得要领，手指关节肿胀，一顿午饭有时要中断 2～3 次才能吃完，一天下来肩膀都抬不起来。"推拿推得两膀酸，按摩按得手生茧，天天往返百余里，日日披星戴月还"是当时的真实写照。一个月的时间接诊了 2000 多人次，给我留下较深印象的有两位患者。一位是曼彻斯特警察署的负责人，因不小心扭伤了脚，肿胀得厉害，行走困难，来诊所治疗。经过五天的针灸按摩，中药外洗，肿胀消除，效果显著，他十分高兴，连说"Good！Good！"另外一位是南非的一位叫巴氏的艾滋病带毒者，就诊时他就直言不讳地告诉翻译，他是艾滋病带毒者，抵抗力差，经常感冒。接诊时有点犹豫，经理鼓励我，放心治疗，专床专用，针灸时要带手套，治疗后将床单枕巾一起烧掉。除了针灸外还用了参、芪、虫草以扶正，治疗半月后没有感冒，自觉体力、精力恢复，回国前带了一个月的中药，还给店里写了感谢信，赞扬中国医生医德高尚、医术高明。一个月下来，我的体重下降10斤，肩背疼痛，手指关节肿胀，经理考虑我年纪大不太适应，建议总部给我调整一个不太忙的小诊所工作。总部把我安排到曼彻斯特南边一个小城市曼斯菲尔德坐诊。时值春天，空气清新，到处鸟语花香，景色迷人，田野里的草丛由冬天的深绿变成嫩绿，住处对面是公园，周围分布着错落有致的别墅，住宅的前后院长满了花草。每天上班，经过花园，百花开放，姹紫嫣红，令人目不暇接，报春花最早，依次为灿如云霞的樱桃花，皎白如雪的汉水仙，高雅脱俗的白玉兰，如霞似火的楠木花，卉红蕊黄的郁金香，素艳相宜的海棠花，鲜红的杜鹃，粉红的月季，深红的玫瑰……把小城装点得绚丽多彩，分外妖娆。我被这浓艳含娇的神韵和沁人心脾的清香所陶醉，那素有翡翠三岛之称的英国的确名不虚传。

从住处到诊所不到三里路，每天早饭后沐浴阳光步行上班。诊所在商场的一头，有三张诊床、一把按摩椅，医助是沈阳的张义辉，女，37岁，来英国四年，嫁给一位英国铁路工程师，刚从国内度假回来。和他们住得很近，上班一起来去。诊所每天接诊6~7个病人，工作量要比曼城少得多，人际关系也不复杂，工作较轻松，心情舒畅。春去夏来，转眼间到了5月，5月12日一上班，家中发来短信："四川汶川发生7.8级地震，伤亡惨重。"我听后心情十分沉痛，不由得想起32年前在山东中医学院就读，毕业前夕，参加唐山抗震救灾惊心动魄的一幕，破碎的河山、扭曲的铁轨、坍塌的楼房、哭泣的母亲、嗷嗷的婴儿、断水、断电……震灾让无数安宁的人们远离幸福的彼岸。5月13日诊所一开门就来了十多位患者，有的不是当天预约的病人，因为他们出于友好和关心，把他们从收音机听到的、从电视上看到的汶川地震的消息急于告诉我，并关切地询问我家乡是否被波及，这种友好的举动使我深受感动。我通过公司和慈善机构分别捐了款，并从媒体了解到旅英华人、华侨和英国各界积极参与抗震救灾，用爱心架起与震区桥梁的情景。使我深深感受到震灾无情人有情，苦难有尽、大爱无疆。在这里工作四个月，整个夏天在这里度过的。这里的夏天比较凉快，平均温度23℃左右，没有苍蝇，没有蚊子，不用撑蚊帐，夜晚睡觉还得盖被子。

英国的气候像小孩的脸多变，早上上班时晴空万里，中午就下起雨来，一会儿就雨过天晴，很少有连阴雨，因为英伦三岛四周是海，空气较为潮湿，为了防止潮湿大巴车和住宅区，夏天常开暖气以除湿气。在此期间治疗的典型病例有很多，仅举两例。

例一，Mollard，男，76岁，他是一位从事邮递工作近50年的老邮递员。主要症状为：双脚板痛，行走无力，头晕耳鸣，舌红少苔，脉细数。患者从事邮政工作近50年，久行伤筋，筋为肝之余，肾主骨，证属肝肾不足的筋痹。治以补益肝肾，口服杞菊地黄丸一日两次，每次15粒，针灸足三里、三阴交、太冲、涌泉、地机、悬钟等穴位加足疗，每周两次，经治疗15次，痛疼好转，嘱其在脚底板垫海绵垫，治疗结束后病人满意，执意要请我们吃饭，被婉言谢绝了。

例二，Brian，男，65岁，农场主，因高血压、前列腺炎、双下肢麻木，在此诊所诊治三年，他与诊所的医生、翻译都很熟，接诊时血压140/90毫米泵柱，双脚麻木，舌体胖苔黄，脉弦。治疗：活血通络，平肝潜阳。处方：丹参15克，木瓜15克，苍术、白术各12克，钩藤15克（后下），黄柏10克，独活12克，黄芪18克，泽泻10克，知母12克，牛膝10克，伸筋草30克，陈皮10克，甘草6克，水煎服，日一剂，每剂服两

梁继荣

饱蘸浓笔写杏林

汁后，再煎水泡脚；针刺风市、阳陵泉、悬钟、三阴交等穴，加足疗，先后治疗三个月，血压降至正常，麻木减轻，改服小活络丹以善其后。后我调至纽克斯尔坐诊时 Brian 开车专程去看我。

7 月底我又被调到达令顿，这里的诊所因欠房租被关门。据说因老板把钱投入国内房地产开发，资金占压较多，外欠诊所房租两年多而被关。诊所一关就没有地方上班，原来签的合同就失效了，达令顿租的房子已交一个月的房租，房东也不退款，只好住在这里再联系其他公司。这时认识了一位马来西亚的华侨李卓群，他得知我没地方上班后，主动邀请我到他家做客，一边安慰我，一边找中文报纸上的招聘广告。在他家看完了奥运会的开幕式，还给我做了一些豆沙包让我带回宿舍做晚餐，在最困难的时候，有朋友伸出援助之手使我终生难忘。在朋友的帮助下，我转签到永乐公司，公司老板是台湾人，名叫王台生，在全英国开了 40 家诊所，大多集中在伦敦。我从达令顿又南下返回伦敦，在伦敦的诊所跑店，有时光在路上就得 6 个小时，倒好几次车，天天紧紧张张。通过近两个月的跑店，对该公司的情况有了了解。他的经营模式与天田孙健不同，他不讲究诊所的装修和室内的陈设，中药以自制 NO 号为主，如 NO1 是治疗湿疹的，NO2 是治疗牛皮癣的，一共 35 号。每大盒有 7 小包，每包 20 克左右，为中草药粗末，每天一包，水煎服，日一剂，一盒 35 英镑。此外还有一些自制中成药，如黄柏膏、珍珠膏、虫草胶囊、丹参片等。其管理模式为家族式，公司的主要部门都是他的亲戚把持。

2008 年 10 月 3 日，我被派到英格兰北部纽卡斯尔东侧的盖茨赫德，欧洲第二大商场中的诊所工作。这里有一个经理，6 个医助，两位医生，一个大诊所一个小诊所，大诊所有四张床，小诊所开始没有床，后来设了两张床，两边统一核算。我在这里一干就是一年半，先后调换了 8 位医生，30 位医助，5 位经理。来这里就诊的患者当地居民和游客各占一半。这里医生和医助集中居住，轮流做饭，北方人多的时候就以面食为主，如一周内吃两次面条、一次水饺、两次油饼，其他为米饭，买菜到纽卡斯尔批发市场，批发一次够一周的，每周一算账，每人20英镑左右，吃得很开心。遇到节日或职工的生日，要到纽卡斯尔的大酒店会餐。在那里过了两个圣诞节，一个春节。

在纽卡斯尔工作期间，我先后去爱丁堡、德姆等地代班。爱丁堡为苏格兰的首府，去那里饱览了素有"北方雅典"之誉的山川风情。爱丁堡三面环水，风景秀丽，碧海蓝天，彩云朵朵，雄伟的古城堡屹立在山城的中心，这是17世纪古老王国的都城，南挡陆敌的要塞，从18世纪中叶起这里曾是欧洲文化艺术和哲学的中心，英国著名的作家司各特、诗人兼小说家史蒂文森、电话发明家贝尔都在这里工作和生活过。这座古希腊式的城堡，高地湖水，吸引着成千上万的游客。1947年以来，每年初秋，历时三周的爱丁堡国际艺术节在这里举行。据说7~8月来这里，如不事先订房就很难找到住处。这里诊所接受的病人80%是游客，以美国、澳大利亚、加拿大等国家为多，以按摩、购中药保健品为主。

还到德姆代班两月，从我住处去德姆坐车一小时。德姆大学的法学很有名，在全英国排前十名，德姆城居民以大学的师生为主，其他的居民很少。我去的时候正赶上欧洲百年不遇的大雪，学校放寒假，到处冰天雪地，诊所就在大学的附近，一放假，学生、老师多数回家或旅游，就诊的病人就寥寥无几。每天上班都顶风冒雪，在德姆下了汽车后还得走一段上坡路，路由石头铺成，一结冰路特别滑，一不小心就会摔倒，每天上班小心翼翼，提心吊胆。有一次从中午就开始下雪，鹅毛般的大雪越下越大，地上的积雪有40厘米厚，下班时间还没有停下来，市内的公交、的士全停了，我和医助只好改乘火车坐到纽卡斯尔，然后又打的回家，我回到家已经快到夜间12点了。老板为了稳定情绪，给我安排了一场庆贺六十大寿的宴会，两个诊所的经理、医生、医助12人参加，老板从伦敦捎来好酒，并电话预祝我生日快乐，每位同事都送了一份贺卡，使我颇受感动。我写下

梁继荣

饱蘸浓笔写杏林

了："六十回首沧桑情，异国他乡友谊浓。海外赤子思国壮，躬耕杏林盼邦兴。喜闻承办奥运会，笑观神七探太空。国盛方有华人位，交杯论盏乐融融。"

在我的要求下，2010年春节前把我调到东海边的一个小城市——斯卡伯。斯卡伯的位置如同山东的蓬莱，东临北海，与荷兰隔海相望，城市人口不足三万，多数是老人。药店在商场内，两人的店，每天下班走不到10分钟就可以到海边，经常借退潮到海滩捡海带、紫菜、小海鱼等。附近的山坡上长满了山韭菜。从山坡采来的山韭菜加上在海边采来的紫菜，鸡蛋皮包饺子新鲜可口，医助和同宿舍的留学生都喜欢吃，像吃了山珍海味一样。在这里工作了半年，先后到了约克、利兹、兰开斯特等地代班。接诊的病人以风湿疼痛、老年病、湿疹、牛皮癣为主。我在这里治愈了一位牛皮癣患者，英国人，女，46岁，因在短时间内家中两位亲人相继去世，精神打击太大，身体的免疫力下降，头部和双肘关节出现片状皮损，揩之脱屑、出血，如铜钱大，伴有心烦失眠，舌红少苔，脉细数。经针灸、中药治疗三个月后皮损全部清退，精神状态改善，每晚能睡7小时。还治疗了一位乌克兰人，女，31岁，跟丈夫同居三年未孕，前来就诊。询问其病情，得知服用避孕药而导致月经紊乱，月经来潮前精神紧张、乳房胀痛，治以疏肝解郁调经，用逍遥散和桃红四物汤加减，配合针灸治疗三个月，月经按月而至，后怀孕，夫妇专程去诊所致谢。

2010年9月，我去兰开斯特代班一周后就去伦敦了。这是第三次到伦敦，在伦敦的中心居住，到西部温莎古城堡坐诊一月，参观了英国的避暑山庄——温莎城堡，这里是英国女王居住的地方，经常有国家元首来这里访问。这里地面光洁如镜，城内的商店大多陈列着高档名牌商品。住在诊所里，生活也算方便。接诊病员以游客为主。由于离西塞罗机场较近，起落的飞机很多，噪音较大。突然黑斯廷斯的医生有事请假，临时动意让我去那里。黑斯廷斯位于英国的最东南部，如同中国的福州，正常的情况下从温莎到黑斯廷斯3~4小时的火车。那天是星期天，有一段铁路维修，还有罢工的，从早上5点起身，带着三个行李包和一个大箱子，先后倒了12次车，晚5点才到目的地。由于上下车一共四大包行李，劳累过度，住下后洗完澡手连衣扣都不能扣了。第二天上班双手不能写字，针灸针也不能拿，我选穴让前台给我扎针，烤神灯，这样三天才好。诊所就在海边，住的地方离海很近，又是冬天，阴冷潮湿，周身的关节痛疼，有时按摩半个小时都坚持不下来。来英国三年没有回家过春节了，萌生了回国的念头，家中的子女也盼我回家。我于2011年一月中旬乘伦敦至北京国航937次航班，返回北京，这样在英国整整工作了三个年头。

三年来，我利用工作和节假日，游历了英国的15个城市和很多风景区，了解了英国的风俗人情、医疗教育、生活习惯、交通状况、气候环境的变化等，写下了11万字的笔记，曾在《枣庄晚报》连载。

梁继荣

饱蘸浓笔写杏林

带着感情当医生

山东中医药大学附属医院主任医师、博士研究生导师　王静波

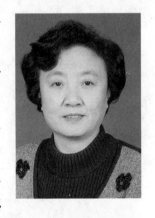

【医家简介】王静波（1950—　　），山东莱
州市人。1971年3月进入山东医学院中医系学习，
1974年8月毕业后留校任教，1976年12月至1984
年12月任山东中医学院中医系眼科教研室助教；
1985年1月至1991年2月任山东中医学院附属医
院医教科主任、主治医师；1991年3月至今任山
东中医药大学附属医院眼科副主任医师、主任医
师、博士研究生导师。曾担任眼科副主任、主任职
务。从事中医眼科专业医教研工作40年。为首批全国名老中医药专家衣元
良主任医师学术继承人，第五批全国老中医药专家学术经验继承工作指导
老师。兼任世界中医药学会联合会眼科专业委员会理事，中华中医药学会
山东分会常务理事，中华中医药学会眼科专业委员会常务委员，中国中西
医结合学会眼科专业委员会委员，山东中医五官科专业委员会第二、第三
届主任委员。擅长中医、中西医结合治疗青光眼、弱视、结膜炎、角膜炎
及各种眼底疾病。主持设计科研课题6项，完成科研课题5项，并分别获
省厅级二、三等奖，在省级以上刊物发表专业学术论文50余篇，主编、副
主编著作7部，参编著作9部。

幼年志向　潜心学医

中学时代的一堂语文课上，"你的志向是什么"的作文题目摆在了十几岁的我的面前。20 世纪 60 年代的中国尚处在一种要解决温饱问题的状态下，没多少未来的路可供选择，但我还是小心翼翼写下了："我的志向是当一名医生。"当时就认为"治病救人"是最崇高的职业。

命运给了我美梦成真的机会。1971 年，作为第一届工农兵大学生，我被推荐进入了山东医学院中医系学习中医。三年的学习生涯，我很珍惜，从不轻易浪费一分一秒的时间。每天学习到晚上的熄灯号吹起，然后躺在开始静谧下来的黑夜中回味一天的所得，也使一身的疲乏安歇在睡梦中。我那时想的最多的就是，我以后是要给别人看病的，我要是学不好，万一哪一天出现了失误，那得给病人带去多大的痛苦啊！1974 年，我从山东医学院顺利毕业，留在了山东医学院的眼科教研室做老师。到 1985 年，又进入山东中医学院附属医院任医教科主任一职。

相较于临床医生的辛苦和奉献，医教科主任的职位实在算是安逸平稳了，但六年之后的我还是做出了一个让许多人有些难以理解的选择：到眼科一线工作。不做医教科主任不是放弃，而是我成为一名真正意义上的眼科医生的开始。想起当年的决定，我从没有丝毫后悔。而我也庆幸，多亏那时无悔的选择，使我成为了一名真正的眼科医生。

从主任"降格"成为一名普通医生，从行政管理到临床一线，这对我来说，无论从心理上还是从技术上说，这样的转折并没有产生什么落差。在我还做医教科主任的时候，医院眼科医务人员正处在青黄不接的状态，年轻医生很少。而我正年轻，也是干事业的时候，所以，科里有什么手术，老主任总会喊我一起上台。我也会定期在眼科看门诊，个人订阅了中医、西医眼科的各种杂志，平时没事的时候就翻翻眼科杂志，那时的眼

王静波

带着感情当医生

科,就是工作的第二"阵地"。六年来的"不放松",使得在跟随衣元良老教授学习时没有感觉多吃力。

衣元良老教授是著名的中医眼科专家,也是全国第一批师带徒传承的名老中医。1991 年,因对眼科的热爱,我郑重地向衣老报上了自己的名字,以精勤不倦的态度再次开启了一个与众不同的三年学习生涯。三年后以优异的成绩毕业,也从此开始真正以一名眼科医生的身份展现在患者眼前。南怀瑾在《南怀瑾谈心兵难防》中说:"学问最难是平淡,安于平淡的人,什么事业都能做好。"到如今,从事中医眼科专业医教研工作已跨进了第 40 个年头的门槛,兢兢业业治学,谨谨慎慎医病,是几十年来未变的坚持。

现在的我还是每天要看书、要学习,这不是一种迫不得已,而是已经成为一种追求的习惯。为了学习,已经年过花甲的我手机上开通了微信,"齐鲁青光眼论坛""国际眼科时讯""尖峰眼科"等,都是我每天所高度关注的。这样就能随时了解眼科发展新动向,毕竟这一块儿的学习是终生的。

热爱眼科　潜心研究

工作中的门诊、病房、教学、科研的循环几乎成了我几十年全部的记忆。与专业研究人员相比,大夫做研究更难。这是我的真实体会,大夫太忙了,要看门诊,要查病房,还要教学,然后才能挤时间做研究。母亲在世的时候,总说我:"你怎么这么忙? 整天加班。"但为了我热爱的这份事业,我始终无怨无悔。

在山东中医学院附属医院发展初期,各种设备都比较落后,没有足够的资金买先进医疗、科研机器,但作为眼科发展的必需,我们不断提出申请,医院也努力调度经费,那时候是真不容易啊,我们都是创造条件搞科研。经过不懈的努力，我们医院的眼科在中医眼科界声誉鹊起，几十年下来，在中医药治疗小儿弱视、青光眼、葡萄膜炎等领域进行了研究和探讨，近十余年又主要对小儿弱视、青光眼的病因病机、临床治疗方药及其作用机理进行了相关研究。

在继承衣元良老教授学术思想的基础上，首先对衣老应用30余年的处方"视明宝"进行了一系列临床研究，观察了各年龄组患儿"视明宝"治疗前后的变化情况。研究结果表明，基本治愈率为73.2%，有效率为96.3%，治愈三年后视力保持在0.9以上者占88.1%。该研究领域在20世纪90年代是无人涉及的，处于国内领先水平，"中药治疗弱视的临床研究"课题也获得了1995年山东卫生科技二等奖。

不过，虽然大量的基础研究工作充分证实了"视明宝"的开发价值，但由于中药汤剂服用不方便，不利于推广应用，我们也陷入了为难境地。到底该怎样使这项工作更有意义？我们与山东中医药研究院协作，在中医药理论的指导下，根据处方中各味药主要活性成分的性质，确定了合理可行的提取工艺，将汤剂改为颗粒冲剂。完成了颗粒冲剂弱视治疗观察，其临床基本治愈率为72.6%，有效率为94.7%，与汤剂比较无显著差异。而"视明宝颗粒治疗弱视研究"课题也获得了2004年山东中医药科技进步二等奖。后期我们课题组又进行了深入的实验研究，探明了中医药治疗弱视的机理，这些成果在全省乃至全国都处于领先地位。我们的这些研究成果在全国中医眼科是被公认的，集合了在各学科、各领域全国领先的知名专家编写的《今日中医》之分册《今日中医眼科》，特别邀请我撰写了"斜视、弱视"章节，而此后的新世纪本科生全国统一教材的"弱视"章节也是邀请我们编写的，并且采用了我们对弱视的辨证分型及治疗方案。

益气养阴 独特见解

青光眼是致盲的主要疾病之一，是不可治愈性的，而且在提高青光眼手术后患者的视功能和预防其术后眼压再升高方面，目前仍然没有有效、可靠的方法。如何保护和提高青光眼病人的视功能是每一个此眼病患者期待解决的疑难问题，也是摆在我们面前的重要课题。

经过大量研究，用"益气养阴开窍法"治疗青光眼取得初步成效后，便立即进行了深入研究。结果显示，此治疗方法对中晚期青光眼的提高视力、稳定眼压、扩大视野都有很好的作用，青光眼全国重点专病的研究将我们的研究成果列为青光眼中医辨证的主要证型之一。可以说，"益气养阴开窍法"开创了中医药治疗青光眼的新思路，在国内尚未见同类研究报道。对于中晚期青光眼"益气养阴开窍法"的提出，源于我个人多年来对青光眼的一些认识和分析：

1. 治疗手段的变化 原发性急性闭角型青光眼之急性发作是造成目盲的急症，目前多中西医结合治疗，在急性发作期多以缩瞳药及局部全身降压西药为主，因其能在短时间内降低眼压，控制症状。虽然 20 世纪 80 年代初期也曾有"丁公藤碱""槟榔碱"等中药滴眼液问世，但因与毛果芸香碱比，无优势及开发利用等问题而未被临床广泛应用，其研究成果被束之高阁。另外，现代西医手术方法的改进，有效地预防了并发症的发生，大大提高了手术成功率，亦使能早期就诊的青光眼病人避免了目盲的发生。同时中西医结合治疗手段的开展，许多中医师掌握了青光眼手术技术，辨证治疗因其许多不确定因素目前在闭角性青光眼，特别是急性闭角性青光眼已被弃用，仅在手术后或视功能严重损害时应用。

2. 中医药治疗青光眼治则的变化源于治疗病种的不同 如前所述，目前闭角性青光眼多用西药或手术治疗，而中医药的治疗则多用于开角性青光眼、正常眼压性青光眼及青光眼手术后或各种出现视神经萎缩、小视野的晚期青光眼等。本人认为，青光眼属中医"五风内障""雷头风""偏头风"范畴，对本病中医认识多为情志不舒致肝胆火炽，风火升扰，或由阴虚火旺等，其诱因与七情有关，多为气郁，日久化火，火动阳亢则风自内生。而引起阳亢还与其他脏腑功能失调有关，如肾水不涵肝木，心血不濡肝木及肺气虚不能制约肝木，土壅侮木等。又因瞳孔属肾，肝肾同源，肝肾阴阳偏盛，肝脾气机郁滞，痰浊内生，导致气血不和，目内气血阻滞，玄府闭塞，神水瘀滞为患。所以肝经阴阳失调是主要发病机理。在其治疗上应分缓急，别虚实，辨证施治。病急者多属实证，风、火、痰饮为病，治当平肝息风、清肝泻火、化痰降浊。病缓者，多属虚中夹实或虚证，以气血失和、阴阳失调、肝肾亏虚为主。治疗多用养血疏肝、滋阴潜阳、补益肝肾之法。对术后视神经萎缩、小视野等晚期青光眼，近年来多从益气活血、健脾利水治之，认为术后多有瘀滞。本人认为，晚期青光眼主要是因为肝风耗伤阴液，阴虚阳亢日久，气阴双亏，气阴亏损，目之窍道无力以通，无物以养而视物不清，所以制定了益气养阴开窍治则。益气药可提高视神经的耐缺氧、抗损伤能力；养阴药可增加视网膜功能，提高视网膜敏感性，增加视网膜抗损伤功能。中医学认为，青光眼是玄府闭塞，而广义的"玄府"指所有的窍道，目为肝窍，目内房水流通之道亦为窍道之一，《外台秘要·卷二十一·眼疾品类不同候》在论五风内障病因时曰："此病之源，皆从内肝管缺，眼孔不通所致。"本人认为，佐以开窍药可配合益气药开玄府闭塞之气道不通，与养阴药配合可通过开通之窍道以濡养眼目。现代中药药理研究实验证实，滋阴药能改善血液中环核苷酸，能使甲高模型脑及肾中升高的 β 受体数降低。肾上腺素能 β - 受体阻断剂有降低房水生成率，增加房水流出率而降低眼压的作用。我们曾用本治则在临床对术后晚期青光眼的低视力、小视野患者进行了观察，结果显示，对晚期青光眼的提高视力、稳定眼压、扩大视野有较好作用。

中医学以重功能、轻形质为特点，"神水"一词不仅指眼内水之形质，还包含维持此水正常生成和运行的多因素在内。因此，不能将消除神水瘀滞单纯理解为机械性的提高眼内水液的排除量，而是具有调节脏腑功能紊乱、消除眼内气血瘀滞、改善局部营养的作用。因此，中药治疗青光眼的巨大潜力有待进一步挖掘。

关心患者　以心交心

带着感情做医生，是我取得患者信任的根本。我给他们治疗，他们就是我的病人；我去帮助他们，他们就是我的朋友。

记得有一次，一个外地的患者晚上回家后，发现拿的药比病例上所写的要少，便给我打了一个电话。后来弄明白了，原来是医院自从启用 HIS 系统后，病人交钱拿药的信息都在就诊卡上，这位患者开始使用时并不熟悉流程，也没有询问导医，药没拿全就回家了。但患者打电话时已经在几百里之外的家里了，来回拿药花钱不说，还耽误工作。第二天一大早，我就赶到了医院，让一位学生陪着去窗口询问解决办法。但该窗口的药学人员告知，如果没有就诊卡，不知道具体的药物信息，就没法拿药。犯愁之际，一旁的另一位药学人员提了个醒：如果重新办一张就诊卡，将患者的信息调出，或许就能解决这个问题。我一听，赶忙跑到挂号缴费窗口，此时已经有很多人在排队了，我只能排在最后面等着。排到后，却又被告知需要患者本人的准确信息，又赶紧和患者联系。一顿紧张的忙碌之后，终于办好了一张和患者原就诊卡一样的新卡，然后又返回取药窗口继续排队。药学人员刷卡查询后，总算得到了患者的用药及缴费信息，这个时候，我已经忙得满头大汗了。患者是一个小孩子，先天性弱视，为了给她治病，家里求医问药已经产生了很大的经济负担。加上孩子的母亲所在单位管理比较严格，请假困难，如果再跑一趟，既浪费时间，又多了一些不必要的开销。我为她跑这一个多小时，免去她一天的奔波。拿到药后我让学生帮自己一个忙，尽早把药给患者寄过去，并坚持自己出邮费。

还有一个家长给孩子看病，希望孩子不要耽误上课，说下课以后 5 点左右到医院，让我等她一下，但路上堵车，一直到 7 点多才急急忙忙赶到，她以为我一定下班走了，跑到诊室看见我还在等她，激动万分。病人在我眼里没有高低贵贱，全部一视同仁，我的手机 24 小时不关机，常常是晚上在电话中解答患者的疑问；为了不让需要按照病情变化调药方的患者来回跑医院，让患者把拍摄的眼部、舌苔及当地的检查结果图片发过来，然后再把调好的药方发过去。有的病人还替我着想，说："你这不是把你的处方秘密都让别人知道了吗？"我说："没关系，只要你们的病好了就行。"

四十年医生的职业生涯，我认为就是在干一个良心活儿。其实，患者是最讲感情的，你对他们好一分，他们会对你好十分。我认为医患关系，就是件以心交心的事儿！

教书育人　甘为人梯

作为研究生导师，近年来培养了 6 名博士研究生，近 20 名硕士研究生，现在都是各个医院的业务骨干。最近见到毕业多年的学生，在下面干得很有成绩，我表扬她时，她说"没有给老师丢人吧？我可记住老师的话了，不论什么时候不给你丢人"，因为我经常对学生说"不论什么时候，什么地方别给我丢人"。这当然指人品和学术两个方面。前几年遇到了一所眼科专科医院的院长，这位院长在了解到自己医院几个技术过硬的青年医生竟是我的学生时，说道："你的学生真是个顶个儿的棒！"我认为对于研究生而言，有时身传重于言教，你的一言一行，他们会深深牢记心中，并将影响他们的终生。我对学生的要求不仅是学术上有所建树，还要求做人也要端正。学生跟老师上临床，要求他们一点一滴系统地学习，在门诊上碰到典型的病人会让他们仔细观察症状，再回去看书，然后下次上门诊的时候会提问他们。在病房查房之前，要求他们将每个病人的病例准备好，自己理解的、该做的检查做好。到了查房的时候进行提问，所以有的学生说怕我，我常说："医疗本身就是严谨的，作为学生，在学习阶段不能稀里马虎的。我的学生不能混！"我常以自己点滴的严谨学术态度影响着学生，如为学生修改论文，最多的时候曾改到七遍。严以律己，督学严厉，才能培养出优秀的学术人才，也才能为我们的中医事业尽一点微薄之力。我时常将自己认为好的学习资料推荐给学生，也将自己成才之路的一些体会讲述给学生，希望他们青出于蓝而胜于蓝。

金氏脉学概述

山东省中医药研究院脉学研究所　金伟

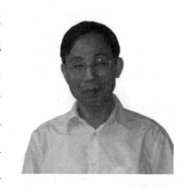

【医家简介】金伟（1950—　），中共党员，生于山东淄博。现为山东省中医药研究院脉学研究所所长（二级研究员），全国名中医专家，全国老中医药专家学术经验继承工作指导老师，国家"十二五"支撑项目——"金氏脉诊仪的研制"首席课题负责人。享受国务院政府特殊津贴。兼任世界中医药学会联合会脉象专业委员会荣誉会长，世界华人医学会常务理事，山东省中医药学会脉象专业委员会副主任委员，滨州医学院及南京中医药大学客座教授。

金伟自幼跟外祖父学习中医，1973年至1978年在东北工作期间，又在几位老教授的指导下系统学习了血流动力学、血液流变学、应用数学和模糊数学，之后他把数理知识跟脉学融合在一起进行了深入研究，历经四十年不断努力，创立了"金氏脉学"。

金氏脉学是以中医理论为基础，吸收和借鉴现代科学研究的成果与思想，以脉诊为手段，以数学为量化工具，按照血流动力学和血液流变学的基本规律，建立发展起来的一种无损伤诊断理论。金氏脉学确定了198种常见疾病的脉象数学模型，提出了"以特征定性、以脉点定位、以周程特征密度及其离散系数定量"的三定方法,解决了传统脉学无法精确定性、定位、定量诊断的难题,改变了几千年来脉诊只能作为证候诊断参考依据的被动局面,基本实现了只用脉诊就能对疾病做出三定诊断的目标。

截至目前,金伟用这些数学模型诊断病人近20万人次,诊断准确率在70%左右。

自1989年以来,金伟先后在国内外发表、宣读论文72篇,19篇获奖。1990年出版《脉诊新法》(盲文版,15万字);1993年出版《金氏实用脉学》(汉、盲、英三种版本,29万字);2000年出版第三本脉学专著《金氏脉学》(汉文版,130万字);2006年出版第四部脉学专著《我的脉学探索》(36万字);2010年,他的传记小说《执著光明》也已出版发行。

鉴于他在脉学研究方面取得的成绩,先后被人事部和中国残疾人联合会授予"全国自强模范",被卫生部和人力资源与社会保障部授予"全国卫生系统先进工作者",被山东省卫生厅评为全省卫生系统"服务好,质量好,群众满意质量明星""全省卫生系统两好一满意示范标兵"和"全省卫生系统为民服务创先争优服务标兵",被淄博市政府授予淄博市"专业技术拔尖人才"等荣誉,曾受到过党和国家领导人的亲切接见。

脉诊是中医诊断学的核心内容之一,是数千年来中医诊断的基本手段,时至今日仍广为使用。但由于传统脉诊理论过于玄奥,历朝历代只有少数医学大家能够真正掌握其精髓,一般医生只能根据指下的感觉,结合临床经验对病人进行诊断,不仅脉诊结论笼统模糊,而且大多数病人对这种模糊的评价、诗文附会的描述不能理解,很难对自身的疾病准确地掌握。

随着国家的发展强大,人们的生活水平不断提高,从简单的物质需求转向了对健康的渴求,对自身的健康也越来越为重视。众所周知,任何一种医学的发展都离不开患者这一群体的推动,谁得到了这一群体的信任,就等于得到了发展的机会。在科学飞速发展的今天,医疗设备越来越精微准确，对于现代医学的发展来讲是一个推动，对中医更应该如此。近百年来，中医药虽然得到了一定发展，脉诊却越来越显得落后，已无法满足患者的需求。

1973 年至 1978 年在东北下乡期间，我跟一位老教授系统学习了血流动力学、血液流变学和模糊数学，并从一个全新角度对脉学进行了深入研究，历经四十多年不断努力，创立了"金氏脉学理论"。

金氏脉学的形成背景

脉诊从其起源到形成脉学，是经过历代医家长期的探索、研究、整理、总结而发展起来的，也是由实践到理论的升华过程。传统中医脉学的发展大致可分为三个阶段：第一阶段为《内经》成书以前，这一阶段为脉学的萌芽阶段；第二阶段为《内经》成书到晋代王叔和《脉经》成书，这一阶段为脉学的发展和理论成熟阶段；第三阶段为《脉经》成书至今，这一阶段为脉学充实和完善阶段。

中医传统脉学的发展，就时间而言，第一阶段用了多长时间已无法考证，第二阶段用了大约四五百年，第三阶段至今已有一千七百多年。在这期间，著名医家王叔和在《脉经》中首先确定了独取寸口的诊脉方法，并明确提出了"二十四脉"，自此以后，脉诊发展就十分缓慢。后世医家都是宗法《脉经》，后人所做的只不过是一些对《脉经》的修修补补，虽然有些医家也提出了一些不同脉法，但大同小异，各有优劣，基本上没有超出《脉经》的范围。一直到了明代，著名医药学家李时珍才总结了自己的临床经验，在《濒湖脉学》中把《脉经》中的软脉改为濡脉，并在原二十四脉基础上增加了长、短、牢三种，称为"二十七脉"。后来李世才又在《诊家正眼》一书中增加了疾脉，共计二十八种病脉。

尽管中医在漫长的发展过程中曾有过金元时期的学术争鸣，明清时期的伤寒、温病学的发展,以及临床各科、各种新疾病新问题的提出和解决等重大进步,但脉诊却未能与之同步,以致影响了中医诊断学的发展。到现在为止,我们的《中医诊断学》上仍是"二十八脉"。

新中国成立以来,中医名家跟医学科学家们走到一起,共同为探索证明脉学的科学性付出了大量艰辛的劳动,取得了许多科研成果。但实事求是地说,由于受到多种局限因素的影响,在形式上具备象征意义的成果比较多,而对脉学能够产生实质推动作用的成果则较少。即所谓的"有进步,无突破"。

与之相反,现代科学技术和西医学发展却是日新月异,新技术不断涌现,B超、CT、核磁共振都是近几十年先后问世的先进的诊断仪器,一直在临床上广泛使用。一开始,只是西医使用,后来许多中医,尤其是年轻的中医医生也开始使用,而且渐渐养成了对仪器诊断的依赖——患者来了,不是仔细检查、认真分析病情,而是象征性地摸摸脉、看看舌象,就让患者做化验,做B超,或是做CT。岂不知,这些先进的设备,只能辨病,不能辨证。中医讲的是辨证论治,只辨病不辨证开出的药方就很难对症,这样以来,不仅会影响疗效,自己的脉诊技术也会越来越生疏,这也就是近代以来脉诊不进反退的主要原因。

另外,中西医理论体系的差异也是脉诊发展的瓶颈。中医学有着独特的天人形神合一的模式,从宏观上以整体观念为主导思想,以阴阳五行为论理工具,以脏腑经络、气血津液为生理病理基础,以辨证论治为诊治特点;整体恒动观和辨证论治是中医学的两个基本特点,更由于望、闻、问、切四诊的简便易行、无损伤,深受广大患者的喜爱。但随着现代医学的普及,人们越来越习惯用数字了解自己的健康状况,如谷丙转氨酶是多少,血压是多少,胃火炽盛、肝阳上亢之类的笼统结论已无法满足人们的需要。加之脏腑经络、气血津液理论与现代人对人体生理和病理的理解不尽相同,也与现代医学的生理学、病理学等描述的客观存在不够一致,使患者难以认同。

西医理论是建立在现代科学理论基础之上的，以解剖学、生理学、生物化学、病理学、诊断学等为基础的微观科学理论。西医从微观上以具体问题具体分析为原则，以生理、病理、解剖为物质基础，采用各种精密的诊断仪器，对机体和疾病进行细致入微的探察，从而得出分子水平上的认识，并能针对病因治疗。西医具有断病科学、明晰，治疗针对性强的特点，这是现代西医得以飞速发展的重要原因。不过，西医的诊治过于注重局部和微观，对人体是一个有机整体这一客观现实有所忽略，这往往导致"头疼医头，脚疼医脚"的片面性，人为地割裂了整体与局部的关系。而且，由于西医的诊断手段多依赖于各种仪器，一方面易对机体造成损伤或使患者痛苦，另一方面因为诊断仪器大多制造精密、操作繁琐、价格昂贵，所以诊断起来不但复杂，且成本较高，增加了患者的经济负担。

如何把现代西医的微观理论和传统中医的宏观辨证结合起来，建立一种新的无损伤诊断理论体系，从而真正实现中西医的优势互补，在诊治过程中既强调人体是一个统一的整体，又能就局部疾病进行具体分析，这是摆在医学工作者面前的一项重大而艰巨的任务。金氏脉学正是根据这一要求发展起来的一种脉诊方法。

金氏脉学的特点

金氏脉学是以中医理论为基础，吸收和借鉴现代科学研究的成果与思想，以脉诊为手段，以数学为量化工具，按照血流动力学和血液流变学的基本规律，建立发展起来的一种无损伤诊断理论。

金氏脉学通过对传统脉学的深入研究，提出了"脉元"和"脉象空间"的新概念。脉元即构成脉象的基本要素，以不同脉元为不同的维度构成的多维空间称为脉象空间。金氏脉学以数学为量化工具，将传统脉学的脉象表示为由八个脉元构成的八维脉象空间中的不同空间区域。也就是说，金氏脉学就是在传统脉学基础上，引入新的概念、进行理论创新而发展起来的。由于引入了新知识，产生了许多新概念，从而打破了传统脉学封闭的理论体系，建立了一个开放的理论体系，使传统脉诊理论更系统、更完善、更客观。

金氏脉学不但从宏观上论证疾病的整体性，也从微观上探讨病灶的具体性，从而在临床上对疾病的诊断既考虑机体的统一性，也考虑疾病的特殊性，做到了宏观和微观、整体和局部的有机结合，为从根本上实现中西医的真正融合走出了一条新路，提供了新的发展方向和空间。

金氏脉学建立了198种常见疾病的脉诊数学模型，提出了以特征定性、以脉点定位、以周程密度及其离散系数定量的三定方法，解决了传统脉学无法精确定性、定位、定量的难题，改变了几千年来脉诊只能作为证候诊断参考依据的被动局面，基本实现了脉和病的统一。

金氏脉学的理论基础及支持理论

金氏脉学是一种无损伤诊断理论，其建立发展的物质基础是脉搏的搏动，没有脉搏的搏动，就无所谓脉学。脉搏波产生的机理、传递的方式、包含的物理及临床诊断的意义，对金氏脉学而言是非常重要的。故阐述脉搏波产生机理及其发展变化和血液在脉管中流动情况的血流动力学和血液流变学是创立金氏脉学的基础，而解剖学、生理学、生物化学、病理学、诊断学是脉诊中根据脉搏波的空间形状及其变异来诊断疾病的依据，可以说，金氏脉学是中医传统脉学理论与现代科学理论有机结合的产物。

同时，金氏脉学认识到脉搏是一个有机组成的系统，所以，在研究脉学时，必须用系统的全局观和层次观来考虑脉病之间的对应关系，把人体信息系统和脉搏信息系统，由脉病对应关系联接起来组成一个脉病统一的脉诊系统。系统学是金氏脉学理论建立和临床应用的方法论，系统学的观点和方法贯穿于脉学理论和实践的始终。

信息是以物质为载体，表征某一抽象的，有待传递、交换、存储以及提取的内容。在物质世界中，无处不涉及到信息的传递、交换和利用。人体是物质世界的一部分，机体的生命活动无时无刻不与内、外环境进行着信息的传递、交换和利用。血液循环是人体生命得以维持的关键，在进行物质交换的同时，实际上也进行了人体各种信息的传递和交换，这种信息随着心脏的舒张和收缩沿血管传播到全身。当携带着人体各种信息的脉搏波呈现于腕部桡动脉时，医者通过对其上携带的信息的采集识别，即可得出有关人体生命状况的结论，这就是金氏脉学研究的核心。如果说血流动力学和血液流变学是金氏脉学的理论基础，则信息论就是从广义角度阐述脉诊诊病原理的科学。

马克思认为，一种科学只有当它达到了能够运用数学时，才算真正发展了。康德（E·Kant）也认为，任何一门自然科学，只有当它能应用数学工具进行研究时，才能算是一门发展渐趋完善的科学，而且一门科学对于数学工具的应用程度，就是这门科学渐变为真实科学的发展程度。

金氏脉学是一种新的脉诊理论，自然也离不开数学。可以这样说，这一理论揭示出脉学理论中的数学内涵，是运用物理学、化学、生物学乃至现代医学认识和研究中医脉学的基础。因此，脉学理论内在数学机制的发现，将会给脉学的现代研究开辟新的领域。

经过四十多年的临床实践，金氏脉学建立了有关脉形确诊疾病的理论确诊率公式、肿瘤恶性度判定公式、根据脉形权值判断疾病的预向度和实向度的数学模型，以及计算肿瘤体积、溃疡面大小的数学模型等，这是数学在金氏脉学理论中得到广泛应用的前奏。现在所应用的数学知识大致为概率论和数理统计及模糊数学，还较浅显。随着实验手段的强化，以及对脉搏、脉象、脉诊认识水平的提高，相信在不远的将来，数理方法、时间序列分析、数论、图论、混沌论等数学理论将会对脉学的研究提供更多的帮助。

唯物辩证法是关于联系和发展的科学，是了解事物、分析事物的认识论和方法论。物质世界的普遍联系和永恒发展，是唯物辩证法的两个总的特征、两个基本原则。在唯物辩证法看来，普遍联系和永恒发展是物质固有的根本属性或物质的存在方式，事物总是同时既作为系统又作为过程而存在的。从普遍联系来看，事物总是作为系统而存在的；从永恒发展来看，事物又总是作为过程而存在。揭示事物如何既作为系统又作为过程而存在是唯物辩证法的根本任务。脉搏波从其联系的角度来看，是作为脉搏系统存在的，这个系统的整体反映了机体的整体生命状态；从其发展的角度来看，脉搏波是随着人体的生命活动而不断变化的，这种变化提供了通过脉诊来诊断疾病的可能性。因此，金氏脉学的研究、建立和发展，必须以唯物辩证法为指导，以普遍联系和永恒发展的观点来认识脉搏，只有这样，脉学研究才能有突破。

金氏脉学的基本内容

（一）金氏脉学的核心内容

金氏脉学的核心内容可以用一、二、三来概括。一是一个基本原理，二是两对基本规律，三是三对基本概念。

1. 一个基本原理 一个基本原理是脉病统一原理，是指"有其病必有其脉，有其脉必有其病"这一客观事实。

人体是一个有机的整体，机体内的组织、器官的功能状态或器质性改变都会在心血管系统得以体现，并能通过脉搏反映出来，这就是脉病统一，也是金氏脉学的基本原理。脉即脉搏，是人体各种生理病理信息的载体。大量试验资料证明，脉搏信息完全能够真实、全面地反映机体的生理、病理状况——人体健康，脉搏就呈现生理信息；人体有病，脉搏就呈现病理信息，正所谓"有其病必有其脉""有其脉必有其病"。中医所谓的"舍症从脉"或"舍脉从症"，主要是因为受当时历史条件的限制，对脉搏认识还不够透彻，对脉搏携带的信息还无法全面采集、正确识别所致。若通过血流动力学和血液流变学知识充分认清脉搏的物理本质，换一种新的脉诊方法对脉搏的信息全面采集、正确识别，人体所患的疾病应该都能通过脉诊诊断清楚。

脉病统一的观点不仅在临床实践中不断地得到验证，同时又是符合唯物辩证法原理的。从辩证法来看，脉病的统一实际上是本质和现象的对应。本质是内在的、主动的物质存在，现象则是外在的、被动的物质表现。现象的产生是由本质决定的，没有无本质的现象；同时，现象又是本质的外在表现，也没有无现象的本质，对本质的认识必须通过对现象的认识来实现。本质和现象是互相依存的。

2. 两对基本规律　两对基本规律是：病变与脉应的对应规律、脉点与组织器官的对应规律。

（1）病变与脉应的对应　血液循环的主要功能是完成营养物质的运输和代谢产物的排出，使机体新陈代谢能不断进行；体内各内分泌腺分泌的激素及其他体液物质，通过血液的运输，作用于相应的靶细胞，实现机体的体液调节；另外，机体内环境理化特性的相对恒定和血液防御机能的实现，也都依赖于血液的不断循环流动。当血液的性状或血管的性状出现异常时，就会影响血液的流动，致使速度波性状发生改变，这些改变造成的脉搏变异就是脉搏特征。

血液循环的意义在于物质交换。物质交换正常，机体功能和体液的理化性质才能保持相对稳定，此时脉搏呈现的特征就是生理特征。血液流经每个组织器官时，都要进行物质交换，因为物质是信息的载体，所以，物质交换的同时也进行了信息交换。所谓信息交换，就是通过组织器官的物质交换造成了血液理化性质的改变。在正常情况下,血液的这种理化性质的变化较小,对心血管系统的功能无明显影响,故脉动流中蕴含的信息(脉搏特征)较弱,呈现于脉搏即为生理特征。在病理情况下,某一组织器官功能遭到破坏,血液流经这一组织器官时无法进行正常的物质交换,致使血液的理化性质发生改变,这种理化性质的改变直接或间接地影响了心血管功能,使脉动流运动发生异常变化,影响了速度波。这些变化从脉搏上反应出来,就是病理特征。

从宏观上看,人体的运动,机体内部肌肉的收缩与舒张,神经兴奋的传导,各种体液以及各种脏器的运动,骨、关节、韧带在外力作用下的变形,一直到微观的细胞膜内外的物质交换,细胞表面的黏弹性和变形性,细胞质的流动以及红细胞、血小板的聚集与分散等,都与血液流变学有着千丝万缕的联系。

近年来的研究表明,严重威胁人类生命健康的疾病(如心脑血管病、恶性肿瘤、糖尿病等)和许多常见的全身性病理过程(如休克、发热、炎症及创伤等),患者均存在着明显的血液流变学障碍。这些障碍将通过对循环尤其是微循环功能产生一定影响,如肾功能不全时,一方面因肾小球细胞增生肿胀,压迫毛细血管,致管腔狭小,肾血流受阻,肾小球滤过率降低,可引起少尿,使钾随尿排出减少;另一方面因肾组织破坏,释放大量钾至细胞外液,从而导致高血钾,血钾过高时,可引起心传导阻滞和心律失常,致使脉动流运动出现异常变化。这些变化从脉搏上反应出来,就是高血钾症的病理特征。

同样,血管性状的变化也会使脉动流中的速度波发生变异,导致脉搏出现异常变化,呈现病理特征。例如,当局部血管狭窄时,血流受阻,流动速度降低,压力上升。管壁边界层处的流体必定克服压力梯度而运动,在一定距离之后,边界层变得不稳定及紊乱,并且,流体离开壁面而形成射流,而分离区发生涡漩运动。这种射流在脉搏上表现为冲搏,这是占位性病变的典型特征。

正常情况下，各脏器功能形态正常，则脉动流正常，脉搏波无变化，经腕部桡动脉呈现出来就是生理特征，由这类特征构成的脉形叫生理脉形。当机体的某脏器或某系统发生病理倾向性改变，但尚未形成病理变化时，造成脉动流出现异常，通过脉搏波呈现于腕部桡动脉就是中介特征，由这类特征构成的脉形称中介脉形。当机体的某脏器或某系统发生病理变化时，其原有的形态或功能遭到破坏发生变异，这种变异导致心血管系统发生改变，这些改变呈现于腕部桡动脉脉搏时就是病理特征，由这类特征构成的脉形叫病理脉形。

不同疾病中可能会有相同的病理变化，这些相同的病理变化对心血管系统的血流动力学和血液流变学造成的影响相同，在脉搏波上的性状也相同，即有相同的特征；同样，心血管系统的血流动力学和血液流变学的相同改变在脉搏上呈现的特征对应的病理变化也相同。这就是脉应和病理变化之间的对应规律。

（2）脉点与组织器官的对应　机体内不同脏器的结构、功能不同，对布满自身的毛细血管的影响肯定相异，因为血液循环流经某一特定脏器的途径、顺序是固定的，故特定脏器的信息在脉搏波上的体现一定会出现在固定的位置，这个位置就应该是脏器在脉搏波上的对应点，即脉点与脏器之间存在着一一对应关系。

我们知道，脉搏波的脉点与组织器官之间有着紧密的、一一对应关系，这种对应关系以血液循环为纽带，把动点和各组织器官紧密地联系起来。在快速射血期，心室肌处于强烈收缩状态，室内压迅速升高并达峰值（历时约 0.11 ~ 0.12 秒），由于血液在短时间内大量迅速地进入主动脉，远远大于由主动脉散向外周的血液，血管壁显著扩张，形成脉搏波的上升支，即为 A 组。A 组包括 A1、A2、A3 三个动点。根据主动脉的充盈情况我们把快速射血期分为前期、中期和后期，分别对应着 A1、A2、A3 各点。

因为快速射血期血流的平均动能较大，能够克服本身的重力势能向心脏上部的器官供血，故与心脏处于同一或较高水平面上的组织器官的信息多反映在 A 组。具体说来，快速射血期前期主动脉内血液充盈度相对较小，管腔内压力相对较低，信息传递能力也相对较弱，只能传递心脏的信息，故与快速射血期前期相对应的 A1 点只能获得心脏的信息；快速射血期中期主动脉充盈度相对较大，管腔内压力相对较高，信息传递能力也相对较强，所以与快速射血期中期对应的 A2 点就能反映肺脏的信息；快速射血期的后期主动脉的充盈度最高，管腔压力最大，信息传递能力也最强，所以与快速射血期后期相对应的 A3 点就能反映处于人体最高位置的脑部信息。减慢射血期，由于心室内血液减少及心室肌收缩强度减弱，室内压由峰值逐步下降至低于主动脉压，室内血液依其惯性（因为此期室内血液仍具有较高的动能）仍能继续射入主动脉，但较快速射血期射血量已明显减少，动脉壁的扩张幅度开始减小，形成脉搏波的下降支，即为 B 组。B 组包括 B1、B2、B3 三个动点。根据主动脉内压力的变化将减慢射血期分为前期、中期和后期，分别对应着 B1、B2、B3。因为此期血液动能较小，向高于心脏水平的脏器供血量明显减少，而向低于心脏水平的器官和组织供血增多，故低于心脏水平的位置上的组织、器官的信息多反映在 B 组上。

另外，动点、点位、层位、层面应该是与血液循环流经脏器的顺序有关。先流经的脏器对应的动点、点位在后流经的脏器对应的动点、点位的前面。血液进入某一脏器时，是由外及里，故浅层面对应着脏器的外层，深层面对应于脏器的内部。但是这种说法仅仅是一种假说，是对脉应和病变性质对应、脉点和脏器对应这两个规律的尝试性的解释。因现有的实验条件有限，尚无法验证。

3. 三对基本概念　三对基本概念是脉动与脉点、脉应与脉象、脉搏特征与脉形。

（1）脉动与脉点

1）脉动：脉动，又称脉搏，是指在每一心动周期中，随着心脏的舒缩，动脉压力及容积发生周期性变化产生的机械波传播而引起的动脉管壁周期性的搏动。脉动有四个层位，即浅层、中层、深层和底层。根据桡动脉管腔内各液层的流动特点，可将脉管纵向搏动空间分为浅、中、深、底四个层位，各层位上呈现的脉动依次为：浅层脉动、中层脉动、深层脉动和底层脉动。每个层位又可分为浅深两个层面，即浅层浅层面、浅层深层面；中层浅层面、中层深层面；深层浅层面、深层深层面；因底层脉动搏动空间极小，很难分出两个层面，所以底层只有一个浅层面。从脉搏图上看，一个完整的脉动包括上升支、下降支和平台期，金氏脉学把脉搏的上升支称为 A 组，下降支称为 B 组，平台期称为 C 组三个动组，分别对应心脏泵血的快速射血期、减慢射血期和舒张期。每个动组都有各自的脉点，即 A 组的 A1 点、A2 点和 A3 点，分别对应于快速射血期的前期、中期和后期；B 组的 B1 点、B2 点和 B3 点，分别对应于减慢射血期的前期、中期、后期；C 组只有 C1、C2 两个动点，分别对应于等容舒张期和心室充盈期（因为脉搏图的平台期脉搏变异度较小，触觉很难分辨，故一般讲的脉点不含 C1、C2 两点）。

2）脉点：脉点是指脉搏上与机体组织器官相关的特定空间位置。大量研究资料证实，不同组织器官发生疾病时在脉搏上的反应位置也不同。应该说，人体有多少个组织器官，脉搏上就有多少个空间位置，只有把人体的各组织器官与脉搏上的空间位置一一对应起来，才能真正实现脉诊的定位诊断。另外还应指出，特征相同，点位、层面一样，但特征和点位所处的左右脉位不一，反映的患病脏器也不尽相同。左侧脉位主要反映位于左侧的组织器官（脑部则相反），当位于左侧的组织器官发生病变时，同侧的脉搏性状变异度较大，周程密度也较对侧为高；右侧脉位主要反映位于右侧的组织器官，位于右侧的组织器官发生疾病时，右侧脉位的脉搏性状变异度较左侧为大，周程密度亦较左侧为高；居于左右之间的脏器发生病变时，则两侧脉位显示的特征密度完全一致（如膀胱、子宫、直肠等）。

如前所述，一个完整的脉动包括四个层位、七个层面，每个层面按其径向变化分为 A1、A2、A3、B1、B2、B3 六个脉点，七个层面就有脉点 42 个。两侧脉位的脉点相加，就有 84 个脉点。这些脉点与人体各组织器官相互对应，就能基本建立起脉点与组织器官的一一对应关系。

（2）脉应与脉象

1）脉应：脉应是一种单一的生理功能或病理改变在脉搏上的反应。反映的是具有共性的某种确定的生理病理变异，按照脉应的表现形式可分为整体脉应和动点脉应。

系统功能变异或病理改变在脉搏上的反应称为整体脉应。整体脉应反映的是机体发生的整体生理病理变异中的一般性概括。单一组织器官的功能变异和病理改变在脉搏上的反应称为动点脉应。反映的是机体某一组织器官发生的局部的生理病理变异中的一般性概括。脉应的特点是只能给单一功能变化或病理改变定性和定量，但无法为其定位。（详见特征条）

2）脉象：一个或多个整体脉应与一个或多个动点脉应按照其内在的联系和规律综合起来，可以反映一种确定的生理状态或病理状态的共性，则称这个脉应的综合体为脉相。因为构成脉象的脉应未跟脉点结合，所以脉象也只能为疾病定性和定量，但不能为其定位。

（3）脉搏特征与脉形

1）脉搏特征：脉应与脉点结合称为脉搏特征。脉搏特征是指机体在生理、病理状态下呈现于脉搏相应点位上的性状变异，是指机体在生理或病理状态下，压力脉动和流量脉动在脉搏波上的具体反映，是描述机体生命状态的重要指标，是组成脉形的基本单位。

按照特征分布可将脉搏特征分为整体特征和动点特征。分布较广，反映人体整体状况的特征称为整体特征，分布面小仅限于一个脉点的称为动点特征。脉搏特征是对机体具体病理状态反应的最小形式，对应着机体的各种单一的变化，这种变化的根源在于病变导致的血流动力学和血液流变学的改变。当血液流经病变部位时，病变部位的异常导致血流发生动力学和流变学改变。改变产生两种作用，一种作用效果致使心血管系统整体性质异常，出现压力脉动和流量脉动的变化，造成脉搏波的整体变异，这就是整体特征；另一种作用效果是局限性的变化，使流经病变处的压力脉动和流量脉动发生突变，致使脉搏相应脉点发生变异，这就是动点特征。

2）脉形：一个或多个整体特征与一个或多个动点特征按照其内在的联系和规律综合起来，可以反映机体一种确定的生理状态或病理状态，则称这个特征的综合体为脉形。脉形是脉相的具体形式，反映的是机体存在的实实在在的疾病，是临床诊断疾病的依据；脉相是脉形的理论表现，反映的是实在疾病的一般性。两者之间以脉动和脉点为桥梁。脉相与脉动和脉点结合就成为脉形，脉形去掉脉点则为脉相。脉形是对机体全面完整的反映，既反映了整体性，又反映了局部性，是按照特征的外在联系和内在规律进行的有机结合，不是特征之间的简单相加或总和。根据组成脉形的特征的性质，脉形可分为生理脉形、中介脉形和病理脉形。

生理脉形是生理脉相和脉点的结合，包括生理整体特征和生理动点特征，反映机体处于健康状态，其变化常随人体内外因素的影响而发生相应改变，但这些变异是在生理健康范围之内的。

中介脉形是由中介脉相与脉点结合而成，包含中介整体特征和中介动点特征，反映机体处于亚健康状态，并且提示相应具体组织器官的病理倾向性改变导致的机体的亚健康状态。中介脉形的特点由中介特征决定，即极易变化，常随机体抵抗力和病因等影响因素的改变而改变，如影响因素增强或增加，中介脉形趋向或发展为病理脉形；如影响因素减弱或减小，中介脉形趋向于生理脉形，直至还原为生理脉形。

机体内外的环境条件无时无刻不在发生变化。通过神经系统和激素的调节，机体内环境的各种条件，不致于因为受体内外条件改变的影响而发生很大的变化，始终能保持在相对恒定的水平上，从而保证机体的新陈代谢过程和生理功能的正常进行，此时呈现在脉搏上的脉形，即为生理脉形。如果某一器官、系统或某调节机构功能减弱，就会导致机体内环境的相对恒定在某些方面受到影响，从而引起相应的变化。这些变化在脉搏上呈现的脉形，即为中介脉形。如果这一器官、系统或调节机构功能进一步减弱或致病因素增强，就会导致机体内环境的稳态受到破坏，从而引起相应的疾病，在这一状态下，呈现于脉搏上的脉形，即为病理脉形。若此时得不到及时、合理的治疗，人体的防御能力进一步减弱，致病因素进一步增强，疾病可进一步发展，病理脉形演进；若治疗得当，人体的防御能力逐渐增加，致病因素逐渐减弱，机体损伤开始修复，病理脉形演退，逐渐转化为中介脉形，直至还原为生理脉形。

中介脉形的转化过程可分为直线演变和迂回演变两类。

直线演变：是指脉形由生理脉形经中介脉形演进为病理脉形或病理脉形经中介脉形演退为生理脉形的过程。根据脉形演变方向的不同，又可将直线演变区分为进向演变和退向演变两种。所谓进向演变是指正常脉形在病理因素作用下，逐渐演进为中介脉形。此时，若致病因素持续增强或机体防御能力进一步减弱，中介脉形可进一步演进为病理脉形，这种由生理脉形演进为中介脉形，再由中介脉形演进为病理脉形的过程称为进向演变；退向演变是指病理状态下呈现的病理脉形，在及时合理的治疗下，病情逐渐好转，病理脉形逐渐演退为中介脉形，此时，若自身免疫力进一步增强，致病因素逐渐减弱，中介脉形又可还原为生理脉形，这种由病理脉形演退为中介脉形，由中介脉形还原为生理脉形的过程，称为退向演变。进向演变与退向演变相比，其发生几率大致相等。

迂回演变：是指生理脉形演进为中介脉形后未能继续演进为病理脉形反而又演退为生理脉形，或病理脉形演退为中介脉形后未能继续演退为生理脉形而又演进为病理脉形的过程。根据中介脉形的变向特点，还可细分为进向迁回演变和退向迁回演变两种。所谓退向迁回演变是指生理脉形在某些较弱因素影响下，可演进为中介脉形，此时，由于自身免疫力的增强或影响因素的减弱，中介脉形不再继续发展，重新还原为生理脉形，这一由生理脉形到中介脉形，再由中介脉形到生理脉形的脉形演变过程，称为退向迁回演变。进向迁回演变是指病理状态下，呈现的病理脉形，随病情的逐渐好转，逐渐演退为中介脉形，此时，由于机体自身免疫突然下降或致病因素的突然增强，中介脉形又可重新演进为病理脉形，这一由病理演退到中介，再由中介演进为病理的脉形演变过程，称为进向迁回演变。退向迁回和进向迁回通常均可见到，二者相比，前者较后者出现的几率高。

总之，中介脉形是生理状态与病理状态的中间环节，提示人体将要发病或疾病即将痊愈。中介脉形在临床上虽然不能直接诊断疾病，但通过中介脉形的强弱变化可以大体了解疾病的转归，对疾病的早期治疗、积极预防和防止病情复发起着极其重要的作用。

病理脉相和固有信息（脉点）结合构成病理脉形，包含整体特征和动点特征，反映机体的病理状态，并重点表明机体处于病理状态的根源——疾病中的具体病变和疾病整体状态及位置。病理脉形简称脉形，是金氏脉学重点研究的对象。在脉形中，按照疾病的病理改变或机体的功能变化情况可分为主特征和副特征。由疾病的病理改变产生的脉应形成的特征，称为主特征，包括整体主特征和动点主特征两类，在临床上还可根据主特征对疾病诊断贡献概率值的大小，分为一级、二级、三级等；机体或组织器官的功能变化产生的脉应形成的特征为副特征。

脉形是脉搏信息的综合体，是金氏脉学临床诊断疾病的依据，只有通过脉形，才能对疾病做出准确的定位、定性、定量诊断。

根据脉形的诊断特异性可将脉形分为缺陷脉形、基本脉形、标准脉形和最佳脉形。

缺陷脉形：组成缺陷脉形的主、副特征平均密度一般在 20% ~ 40%，离散系数均大于 40% 小于 50%，该类脉形诊断准确率一般不大于 30%。

基本脉形：组成基本脉形的主、副特征平均密度一般都在 41% ~ 50%，离散系数都在 30% ~ 40%。该类脉形诊断准确率一般不超过 40%。

标准脉形：组成标准脉形的主、副特征的平均密度均在 51% ~ 70%，平均离散系数一般在 30% ~ 40%。该类脉形诊断准确率一般在 50% 左右。

最佳脉形：组成最佳脉形的主、副特征平均密度都在 70% 以上，平均离散系数都在 20% 以下。该类脉形诊断准确率一般都在 60% 以上。

(二) 脉动周期与周程密度

在临床上，一般取一定次数的脉动为一个脉诊单位，这就是一个诊脉周期。同一脉搏特征在一个诊脉周期中出现的次数就称为该特征的周期密度。诊脉周期包含的脉动次数并非一成不变的，病情较轻，病理特征单一者，诊脉周期宜短，可以 50 次脉动作为一个诊脉周期；病情较重，病理特征较为复杂者，诊脉周期宜长，一般以 100 次脉动作为一个诊脉周期。实践证明，周期越长，误差越小。为减小误差，临床上常以 100 次脉动作为一个诊脉周期。这虽然满足了一般信息的采集，但对复杂脉搏特征的采集时间仍显不足，尤其在某些复杂的病理情况下，病情时进时退，脉搏特征呈现次数变化较大，几个周期采得的脉搏特征数量不一。如果按照某一个周期的脉搏特征密度诊断疾病，就会由于脉搏特征的突变而造成诊断失误，故临床上一般不以脉搏特征周期密度作为诊脉断病的重要依据。而是以周程密度作为诊脉断病的主要依据。

所谓周程是指几个诊脉周期构成的诊脉过程。诊脉周程的长短临床上亦无严格规定，主要与病情有关。病情较轻，特征相对稳定、脉形分辨率高者，周程宜短，一般以 3 个周期作为一个周程；病情较重，特征不够稳定、脉形难以分辨者，周程宜长，一般以 5 个周期作为一个周程；病情严重，病因复杂、脉搏特征极不稳定、脉形极难分辨者，周程应适当延长，可以 7 个或 9 个周期作为一个周程。根据病情的严重程度适当延长周程可有效地减少诊断误差。

一个诊脉周程中，所有周期密度的算术平均数称为周程密度，是疾病发展动向的量化指标，用 ρ 表示。其计算公式如下：

$$\rho = \frac{\rho_1 + \rho_2 + \cdots + \rho_n}{n} \qquad (n = 1, 2, \cdots)$$

其中，ρ_1，ρ_2，$\cdots$，ρ_n 分别为各个周期的特征周期密度，n 为周程中的周期数。一般来讲，特征的周程密度表示疾病的轻重程度。

（三）离散系数

一般脉搏信息离散系数（简称脉搏信息离散系数）是一个表征某一脉搏信息变异程度的指标，是指在一个诊脉周程中，某一信息周期密度的均方差与其算术平均数之比，用百分数表示。用公式可表示为：

$$\nu = \delta / \rho \times 100\%$$

$$\delta = \sqrt{\sum_{i=3}^{n} (\rho_i - \rho)^2 / n} \qquad (n = 1, 2, \cdots)$$

其中，ν 为信息离散系数，是反映疾病发展过程稳态的脉诊指标；δ 为均方差；ρ 为周期密度的算术平均数，即周程密度；ρ_i 为第 i 个周期密度。

例如，第一个诊脉周期中呈现冲搏的密度为40%，即 $\rho_1 = 40\%$；第二个周期密度为60%，即 $\rho_2 = 60\%$；第三个周期密度中为50%，即 $\rho_3 = 50\%$，则：

$$\rho = (40\% + 50\% + 60\%) / 3$$
$$= 50\%$$

$$\delta = \sqrt{\frac{(40\% - 50\%)^2 + (60\% - 50\%)^2 + (50\% - 50\%)^2}{3}}$$
$$= 0.0816$$

$$\nu = \delta / \rho \times 100\%$$
$$= 0.0816 / 0.5 \times 100\%$$
$$= 16.3\%$$

频变信息的离散系数是一个表征脉搏频率变异程度的脉诊指标，是指在一个诊脉时程的各时段脉搏频率的均方差与算术平均数比的百分数。用公式可表示为：

$$\mu = \delta / P \times 100\%$$

$$\delta_a = \sqrt{\frac{1}{n} \sum_{i=1}^{n} \frac{(P_i - P_a)^2}{n}} \quad P_a = \frac{1}{n} \sum_{i=1}^{n} P_i \qquad (n = 1, 2, \cdots)$$

其中，μ 为频变信息的离散系数，P_i 是第 i 个时段的脉搏频率，P_a 为平均脉搏频率，δ 为所有周期密度的均方差。

金氏脉学的三定诊断

疾病是一个整体，是病因作用于机体，使机体产生的异常反应，是由多个病理变化共同作用于机体，使机体呈现出的一种综合性的病理反应。此时，这些病理反应作用于心血管系统，从而形成相应的病理脉搏信息，通过对这些信息的采集识别就可构成脉形。脉形是由各种单一病理变化对应的特征组成，反映了机体在特定条件下生命的运动状态，是机体疾病的整体反映，是疾病在脉搏上的体现。机体不同的病理变化有不同的病理反应，不同的病理反应就有相应的脉搏信息呈现出来。根据对各种特征（也可以说是病理变化）的综合分析，可以判断疾病的性质、位置、程度、预后等。因此，利用脉形可以对疾病进行定性、定位、定量诊断，脉形是诊断疾病的依据。

（一）定性诊断

疾病的病理变化可引起器官的生理功能和组织结构的变化，从而产生相应的症状和体征。在现代西医或中医临床中一般采用询问病史、体格检查、实验室检查以及特殊检查等间接方法，将所获得的临床资料加以全面分析，以判断出病变的内在属性，即是定性诊断，是临床诊断疾病的关键。金氏脉学中所说的定性诊断是脉诊定性诊断，即根据对脉形中各个特征性质的分析，确定各种主要的和次要的病理变化，然后加以综合得出的疾病内在属性的诊断，较一般临床上的定性诊断简单、方便、无损伤。

金氏脉学的定性诊断在判断占位变方面有着极其重要的临床意义及独到的见解。冲搏是占位变的特异性特征。如果在脉搏中发现有冲搏（密度 $\rho \geqslant 20\%$，离散系数 $\nu \leqslant 40\%$），提示机体有占位变；如果冲搏伴有致密软涩搏，则说明占位变为炎性包块；如冲搏伴有致密硬涩搏，表征占位变为良性肿瘤；当冲搏伴有黏滞性涩搏时，若黏滞性涩搏密度 $\rho < 20\%$，离散系数 $\nu > 40\%$，仍可判定为良性肿瘤；只有黏滞性涩搏密度 $\rho \geqslant 20\%$，离散系数 $\nu \leqslant 40\%$ 时，才标志着占位变为恶性肿瘤，黏滞性涩搏一般为恶性肿瘤的特异性特征。

（二）定位诊断

金氏脉学的定位诊断较一般临床上的定位诊断简便易行。但由于指腹触觉的局限性和脉诊理论的不完善性，目前定位诊断的准确性仍不如现代医学诊断手段可靠。

在金氏脉学中，脉点和脏器之间建立了准确的对应关系。这种对应关系表达了脏器的位置在脉搏波上的某一确定的空间位置（脉点）的体现。根据脉应呈现的脉点，即呈现的动点、层位、层面，可以较为准确地确定病变所处的脏器，从而达到定位诊断的目的。

（三）定量诊断

疾病的程度不同、病灶的大小各异，其临床治疗亦有一定程度的差别，因此，对疾病的诊断除了定性、定位以外，还必须确定疾病的程度、病灶大小的数量化指标，从而对疾病进行准确的判断。金氏脉学的定量诊断是指根据脉形中各特征的表现度，利用经验公式来综合确定疾病的程度、病灶的大小以及对疾病发展的预测，做出较为准确的量化诊断。

1. 疾病的预向度和实向度 在脉诊中，通过对脉搏呈现特征的密度、离散系数大小的判断，完全可以预测疾病的轻重程度及发展变化的趋势。但是，使用单一特征来确定并不可靠，偏差较大。脉形由几个特征组成，特征又分为一级特征、二级特征、三级特征等，且各特征的表现度不尽相同，只有把各特征的表现度用类权的方法统合成脉形的密度及离散系数，利用脉形的密度及离散系数即可判定疾病的轻重程度及发展变化趋势。在金氏脉学中，将这一量化指标称为疾病预向度。

疾病预向度是一个了解病情轻重、预测疾病发展趋向的脉诊指标，是通过对脉形中各特征的周程密度及离散系数的权值 JW 的大小来判定的，用 D 表示。在临床脉诊中，用密度的权值判定疾病的轻重，用离散系数的权值判断疾病的发展状态。比如，若某患者脉搏呈现的密度及离散系数的权值为 $JW(\rho) = 57.00\%$，$JW(\nu) = 13.00\%$，则可以预测该患者的病情较重，且有发展趋势。

疾病的实向度是用来鉴定治疗效果以及指导临床用药的指标，指在任意两个相邻诊脉周程中，用周程密度权值增加量 $JW(\Delta\rho)$ 及对应周程密度离散系数权值增加量 $JW(\Delta\nu)$，来判定疾病发展动向及变化过程稳态的综合脉诊指标，用 F 表示。其中，$JW(\Delta\rho) = JW(\rho_i + 1) - JW(\rho_i)$，$JW(\Delta\nu) = JW(\nu_i + 1) - JW(\nu_i)$。

2. 病灶的大小及肿瘤的体积 临床上确定病灶的大小对于患者掌握自己的病情，医生采取有效的治疗措施是十分重要的。金氏脉学利用脉形中对应于病灶的特征密度的最大值和最小值，结合临床经验系数，就可以方便地确定病灶的面积。如确定溃疡面的大小，可以根据脉形中的断搏的密度值来确定。因为溃疡面一般为椭圆形，故溃疡面积的经验公式为：设周程中最小密度为 ρ_{min}，最大密度为 ρ_{max}，因大多数溃疡为椭圆形，故其短半轴 $a = 0.98\rho_{min}$，长半轴 $b = 0.98\rho_{max}$，则溃疡面面积为 $S = \pi ab$。其中，0.98 为经验系数。

对于肿瘤，了解其体积是确定治疗方案的重要参数，所以计算出肿瘤的体积有着非常重要的临床意义。由于冲搏是表征占位性病变的脉应，故根据冲搏密度的最大值、最小值和平均值即可确定肿瘤的体积。

若在某个诊脉周程（i 个周期）中发现冲搏，且冲搏对应的机体部位为胸腔（盆腔）部位，其周期密度分别为 ρ_1，ρ_2，$\cdots$，ρ_i，周程密度为 ρ（$\rho \geq 20\%$，$\nu \leq 40\%$），则有

$$L = k \times Max(\rho_i) \qquad (i = 1 \cdots\cdots n)$$

$$W = k \times Min(\rho_i) \qquad (i = 1 \cdots\cdots n)$$

$$H = k \times \rho_a$$

其中，$k = 8$（厘米）为金氏脉学中的经验系数，所得的 L、W、H 值即为占位性病变的长、宽、高；该模型我们称为胸腔（盆腔）模型，记为 $T - X$ 模型。

在临床中我们使用上述占位性病变体积模型时发现，因为颅腔为硬腔且生长空间较小，故同样的占位性病变在颅腔显示的特征密度高，约为胸腔占位性病变密度的两倍，因此在计算颅腔占位性病变体积时，应对 $T - X$ 模型加以修正，为

$$L = k \times \frac{1}{2} Max(\rho_i) \qquad (i = 1 \cdots\cdots n)$$

$$W = k \times \frac{1}{2} Min(\rho_i) \qquad (i = 1 \cdots\cdots n)$$

$$H = k \times \frac{1}{2} \rho_a$$

该模型我们称为颅腔模型，记为 $T - L$ 模型。

腹腔为软腔且生长空间较大，故同样的占位性病变呈现的特征密度较胸腔为小，一般应在实际采集的特征密度基础上增加 5%，因此腹腔占位

性病变体积模型应对 $T-X$ 模型加以修正，为：

$$L = k \times \left[Max\ (\rho_i)\ +5\% \right] \qquad (i = 1\cdots\cdots n)$$

$$W = k \times \left[Min\ (\rho_i)\ +5\% \right] \qquad (i = 1\cdots\cdots n)$$

$$H = k \times (\rho_a +5\%)$$

该模型我们称为腹腔模型，记为 $T-F$ 模型，通过这些数学模型，我们就可用脉诊对内脏肿瘤做出一个大概的诊断。

综上所述，金氏脉学融合了中医的整体观、辨证施治的合理性以及西医具体问题具体分析的辩证法思想，在疾病和呈现于人体脉搏上的信息之间建立了一种映射，通过对脉搏信息的分析处理评价，从而得出与机体状态基本吻合的诊断结论。

马克思曾指出，一门学科只有与数学相结合，才能称之为科学。现代医学是这样，中医学也同样如此。金氏脉学是中医诊断学的重要组成部分，当然也离不开数学，只有这样才能在现有的对脉象的认识水平上，通过数学的方式来揭示和量化脉和病之间的关系，并为金氏脉学的进一步发展提供有力的佐证。

金氏脉学研究的是脉诊，诊断时不仅要对疾病定性，也要对疾病定量，那么就必然要考虑脉和病的对应关系，这种关系在临床上是通过脉形理论确诊率来表示的，这样就把一种模糊的关系通过模糊数学的处理得出了定量的结论。脉形是复杂多变的，其变化与许多因素有关，如何评价脉形的好坏优劣，一般的数学方法是难以做到的，本研究通过模糊数学的综合评判模型考虑各种影响因素的权重，来确定脉形适用性的强弱，根据脉形适用性的强弱，判断机体发生某一病变的可能性。所以，模糊数学是金氏脉学从定性到定量诊断的桥梁。

笔者已经建立了有关脉形确诊疾病的理论确诊率的公式、肿瘤恶性度判定公式、根据脉形的类权值判断疾病的预向度和实向度，以及计算肿瘤体积、溃疡面大小的数学模型等，这是数学在金氏脉学理论中得到广泛应用的例证。现在所应用的数学知识大致为概率论和数理统计及模糊数学领域，应用得还比较浅显。随着试验手段的强化，以及对脉搏、脉象、脉诊认识水平的提高，相信在不远的将来，数理方法、时间序列分析、数论、图论、混沌论等数学理论会对脉学的研究提供更多的帮助。

医学生涯回眸

河南中医药学院主任中医师、博士生导师　丁樱

【医家简介】丁樱（1951—　），汉族，江苏南京人。1968 年河南卫校毕业，1977 年本科毕业于河南中医学院中医系，从医 46 年。为第四批全国老中医药专家学术经验继承工作指导老师，第二批全国老中医经验传承工作室专家，享受国务院政府特殊津贴，全国卫生系统先进个人，河南省教学名师。现任河南中医学院第一附属医院主任医师、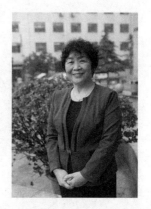二级教授、博士生导师，儿科医院院长，河南中医学院儿科研究所所长；为国家中医临床专科、国家中医药管理局重点学科、重点专科带头人，兼中国民族医药学会儿科分会会长，中华中医药学会儿科分会副主委，世界中医药学会联合会儿科分会副主委，全国中医药高等教育学会儿科分会副理事长，河南省中医、中西医结合儿科分会主任委员，全国中医重点专科小儿协作组组长、小儿紫癜专病协作组组长。主持国家"十一五"、"十二五"科技支撑计划重大疑难疾病项目课题 2 项，国家自然基金课题 1 项，省部级项目 8 项；发表学术论文 96 篇，主编、副主编、参编 11 部国家规划教材《中医儿科学》，编写专著 7 部；获省部级二等奖 4 项，三等奖 5 项；参与研发国家新药项目 1 项；先后被邀在国内

多所高校及香港大学讲学。

医学生涯

　　我是"文革"前的中专生，"文革"期间毕业的大学生，今天能成为二级教授、博士生导师，并被确定为国家名中医，享受国务院特殊津贴专家，抚今追昔，感慨万千。作为我这样一位学历不硬的临床医生兼大学教师来说，谈不上什么惊人的治学经验，但从学医、临诊到执教，确也走过了一段不平坦的路，仅以自己的一点体会与同道共勉。

　　"工农牌"大学生　我出身于江苏南京一个知识分子家庭，父亲是外语教师，系民国时期大学生，典型的"老学究"；母亲是医生。20世纪50年代，为响应国家号召，我们举家迁到河南。父亲教书，母亲做医生，一家人过着平静的生活。随着1957年全国反右运动的爆发，生性耿直的父亲因说了一些"不合时宜"的话而被打成了"右派"，年幼的我遂成了"右派子女"。1965年初中毕业后以优异成绩顺利考上省重点高中，后因"家庭出身不好"，加上家境困窘，为获得每月十元钱补贴，母亲做主让我转到西医卫校。上卫校一年半，解剖、生理、病理、药理等基础课刚学完，史无前例的"文革"波及学校而停课，我随即成为"黑五类"。更因我在校成绩名列前茅，年仅15岁的我竟被妒忌我的同学写了一张"走白专道路、不问政治的资产阶级小姐"的大字报。在这种境遇下成长起来的我，继承了父亲生性执着和母亲吃苦耐劳的特点，不仅学习成绩优异，课余常干家务活，虽在家排行老三，却被称为"管家婆"而深得父母信任。

　　1968年，卫校毕业，被分配到林县河顺公社医院（现今的乡医院）。我因性格开朗、勤快，眼里有活，看病、抓中药，甚至连护士打针的活儿也抢着干，很快就博得了领导和同事的一致好评。第二年就送我去当时已具有相当规模，且已成全国典范的林县人民医院进修，期间适逢国家医疗队（北京协和医院、阜外医院的医生组成）来县医院开展早期食管癌普查暨手术工作，人手短缺，由于我表现突出，把我留在县医院，这一干就是2年。在这2年中，我有幸与国家医疗队、河南省医疗队的老一代诸多专家朝夕相处，一起工作，这些专家如胸外科邵令方、张汝刚、刘方圆、梁遵时，病理专家沈琼等，后来大多成为国内外有重大影响力的著名学者，他们对医学事业的执着追求，以及严谨求实的学术作风影响了我一生。

1971年，全国大中专院校学生再分配之际，我调入安阳龙山化肥厂职工医院做临床医生。从内科到外科，身兼多职，从早到晚忙得不亦乐乎。医院领导和同事都对我这个"爱干活"的小姑娘印象非常好。1973年，国家实施了"文革"以来首次以推荐为基础的大学升学考试。为圆曾经的大学梦，我报名参加了高考，成绩在安阳地区200多名考生中位列第二。不曾想发生"白卷英雄"张铁生事件后，"这次高考无效"，这对我来说是个不小的打击。幸运的是，1974年单位领导和同事一致再次推荐我上大学，因此很荣幸地进入了河南中医学院中医系学习，成为"工农牌"大学生，从此改变了我人生的发展方向，与中医结下了不解之缘。

角色的转换　进入中医学院之后，深感理论知识欠缺的我非常珍惜这难得的学习机会，不仅全面系统地学习了中西医学知识，而且在课余"帮老师干活"。承担了既是学生又是老师的双重角色，遇到一些实践课程，老师因我有近6年的临床经历，经常让我给同学们补西医课。经过理论知识的系统学习，实践中那些知其然而不知其所以然的西医基础知识一一有了答案，但开始对中医却不入门甚至抱有怀疑态度，在学到"肺主气司呼吸"等与现代医学类同的知识还能接受，但遇"脾主运化"等反差较大的理论就感到费解，尤其认为科学已发展到原子、质子时代，怎么还在讲阴阳五行呢？医学是实践性很强的科学，当时学校经常组织医疗队下乡为农民看病，可谓"开门办学"。在此期间我有幸聆听当年的老师、今天的国医大师李振华的多次讲课，跟随石冠卿、赵清理、张磊、尚炽昌等中医学院著名教授、名医参与下乡巡回医疗。在为当地农民看病的过程中，发现中医确实能为病人解决实际问题，一个个典型有效的病例使我对中医有了一种豁然开朗的感觉和全新的认识，就在这种边学习边实践的过程中，逐渐喜欢上了中医并成为中医的虔诚信徒。

1977年大学毕业后，我留在了中医学院一附院儿科，从事中医临床工作，先后参加了青年教师学习班、河南省中医师进修班、全国第一届中医儿科高师班、全国中医高校骨干教师培训班等，有幸聆听董庭瑶、王玉润、江育仁等老一辈中医儿科学家的授课，中医理论水平有了质的飞跃。同时与国内、省内著名中医黄明志、苗培显、郑建民，中西医专家李宴龄、高智铭老师等朝夕相处十余年，在他（她）们亲自指导下进行查房、出门诊、走上讲台并参与科研，他（她）们把精湛的技术、丰富的临床经验，毫无保留地传给我这一代人，使我较快领略了中医药的精髓，掌握了辨证施治的基本思路与方法，积累了诊治儿科疾病的初步经验，为日后成为儿科学术骨干奠定了基础。

20世纪80年代末，已有10余年中医儿科临床工作经历和6年从事西医临床工作背景的我，因深受领导和患者好评，成为我院当年最年轻的科室副主任。后来医院又相继任命我为儿科研究所所长、儿科主任、儿科医院院长。通过"擂台"选拔，成为河南中医学院儿科学带头人。1990年后先后又成为中华医学会中医药学会儿科分会副会长，世界中医药学会联合会儿科分会副会长，国家临床重点专科儿科协作组组长，河南省中医儿科、中西医结合学会主任委员……这一个个不同角色的转换，一个个很有分量的学术职务，是多年来身边多位老前辈的支持，也与全国中医儿科学会张奇文、汪受传、马融等会长的帮助分不开。这些汗水的结晶，似乎是荣誉，更是压力和动力，造就了我既要做一名同行信得过的医生，还要把自己的学术团队带领到全国领先水平的决心。

以勤补拙，持之以恒　我于1974年大学毕业留校任教后，深感自己知识不足，曾一度面临被淘汰的危险，是退却还是努力？只能靠自己选择。古今中外，包括身边的许多前辈，自学成才的不胜枚举，我何不以他们为榜样？多年来，我始终以"勤能补拙"为信条，激励自己树立信心，拼搏上进。除"勤"之外，"恒"字是很重要的，无论书本知识或临床经验，由少到多，由易到难，一点一滴，日积月累，聚涓滴而成江河。数年来，无论临床、家务如何繁忙，我总要挤时间来完成预定的学习、科研计划，利用一切可利用的时间和机会，去做应该做的事。数十年如一日坚持下来，我才感到，正是在这种持之以恒的忙碌中自己才逐渐充实起来。

实践第一，重在思考　"将升岱岳，非径奚为，欲诣扶桑，无舟莫适。"要获得解决实际问题的才干和本领，成为一个优秀的中医儿科医生，需要正确的方法，即实践、思考和知识相结合。知识很重要，但知识不等于才能，知识只能在实践和思考中运用，并融会贯通，方可转化为才能。留校工作以来，我始终把临床实践放在第一位，工作在临床、教学第一线。临床工作虽十分辛苦，常加班加点，未曾享受过寒暑假，节假日也常被占用，但我却在临床实践中得到了锻炼，不但临床上能独挡一面，且较好地完成了教学、科研任务。

思考是创造性劳动，是从现象去探讨本质的一种基本功，面对一个病人或一个具体医疗问题，医生要思考的范围是很广的，只有培养全面、周密而认真的思考方法，才有可能把书本知识付诸临床实践，并在实践中检验自己的判断和处理方法是否正确。在我成长的过程中，遇到了一些老师，他们对病人整体诊查、严谨求实的工作作风和善于思考的工作方法对我产生了较大的影响，并使我终身受益，我一直努力把这种好的作风继承下来并传授给学生。

更新知识，跟上时代　在科学技术迅猛发展的今天，如何使自己跟上时代是每一个人面临的挑战。要跟上时代步伐，除要付出艰辛的劳动外，还必须掌握科学的方法。第一，要根据需要，有目的地去读有价值的书刊、杂志，以便在浩瀚的知识海洋中正确取舍，把有限的时间和精力最有效地用在知识更新上；第二，应中西医结合，取长补短。中医和西医的思维模式尽管不一致，但有其共同的研究对象和价值标准，共同的学科属性和发展方向。在这种前提和基础上，当一种医学不能圆满解决医、教、研中的全部问题时，两者结合起来取长补短是非常有益的。我个人之见，中医院校的学生，在学好中医的基础上，注意学习和掌握现代医学的新知识、新技术是跟上时代不可缺少的环节。也正是这种理念，造就了日后在采用中医、中西医结合的方法解决疑难疾病的临床特色和水平，适应了社会的需要，跟上了时代的发展，也促进了河南中医儿科临床专科的发展。

扎根学术，打造学科 我始终认为，作为一名导师，应深受学生的爱戴；作为一名中医儿科名医，应对小儿常见病和各种疑难杂症的诊治具有丰富经验；作为一名学科带头人，应把自己团队的学术带领到全国领先水平。我怀着这些理念坚定地去努力。

1999年，我刚刚接任河南中医学院一附院儿科主任的时候，全国中医儿科正处于低落期。那时我院儿科也出现了空前的不景气：床位只有25张，日门诊量不到100人。我下决心要扭转这种局面，开始进行深层次思考。首先分析了中医儿科面临的严峻形势，我认为随着社会的发展和医疗技术的不断提高，儿科常见病在基层医院完全可以得到较好的治疗，而前来省级医院就诊的多为疑难或重症患者，也就是说，在新的历史时期，省级医院面对的疾病谱已经发生了重要的变化。另一方面，医学专业的发展越来越细化，但中医儿科的发展仍停留在大儿科，即二级学科的粗放管理水平，没有鲜明特色，而且缺少高精尖的人才。还有，针对儿科疾病的特点，医护人员长期工作量大且收益低，具有高付出、高风险、低收益的特点，因此，导致中医儿科的人才流失，专科规模呈现日益萎缩的趋势。

对刚刚担任儿科主任的我而言，面对这种不容乐观的现状，面临着严峻的挑战。时代在发展，中医儿科专科设置也必须适应新形势下社会的需要,才能更好地发展壮大,为百姓服务。因此,在医院的支持下,在制定我院儿科发展规划时,我就针对专科专病建设、科研方向、人才培养等方面开始了"重新定位",在广泛调研和认真论证的基础上,制订了新的规划方案。从此,我院儿科走上了一条全新的发展之路。

我首先对儿科进行了三级学科分化,结合自身优势,突出了"发挥中医优势,突出龙头带动作用"的发展思路。利用我院儿科一批在国内知名的老专家如郑颉云、黄明志、李晏龄、高智铭等在儿科疾病诊治上积累的丰富经验,作为学科发展的坚实基础。此后的10余年来,我带领儿科医护人员以临床医疗为核心,充分发挥中医药治疗慢性疑难病的优势和传统中药散剂"简、便、廉、效"的特色优势,对小儿肾病、脑病、呼吸系统疾病等3个专业的疑难疾病进行了深入研究,取得了满意的临床疗效。近五年又拓建了小儿急危重症、感染性疾病等2个方向,突出了专科专病建设。在儿科疾病的诊治上,一手抓中医特色,一手抓现代诊疗技术,利用现代先进技术为中医诊疗服务,推动了中医儿科临床不断发展。同时,加大了三个特色专业的人才培养以及专科病区、科研项目、实验室基地、研究生培养等多方面的配套建设。在大力发展小儿肾病、脑病、呼吸系统疾病等重点专业方向发展的同时,还先后成立了小儿心血管、消化、内分泌、结缔组织病、精神心理、遗传等专业。经过不懈的努力和建设,各专业均成规模,并且均培养出了学术带头人,儿科一天天地在发展壮大,病人数量大幅增加。这些显著的成绩,是建立在对儿科学科发展方向和内涵不断把握的基础上。

从1999年开始,在不到十年的时间里,我院儿科得到了快速发展,发生了翻天覆地的变化。业务量整整翻了10倍。15年后的今天,床位由25张扩大到了355张,日门诊量由65人次增加到1700余人次,专科规模仍不断扩大,成为已具有五个大病区的院中院——儿科医院。近年,来我院就诊的小儿肾脏病人来自北京、新疆、广东等全国各地;小儿脑病病人来自全国各地乃至俄罗斯、法国等国家。国家级重点学科的评估标准之一是：科室床位数量必须达到全院总量的1/10，本区域以外的病人至少要达到20%以上。而今，我院儿科来源于本区域以外的病人已经高达82%，门诊量和床位数量已分别占全院总量的1/5。其中小儿难治性肾病、过敏性紫癜性肾炎、重症肺炎、哮喘、脑性瘫痪等疑难疾病及急危重症的收治率逐年增加，改变了"中医只能处理常见轻病、慢病"的观念。目前我科的年门诊量近40万，年出院9000余人次，开展的中医特色诊疗技术40余项，开设小儿肾病、脑病、肺病、感染性疾病、急危重症等独立专业病区，是惟一拥有小儿肾脏病理国家三级实验室、全国中医儿科疑难疾病会诊诊疗中心的单位。病房收治病人的数量，疾病谱的广度、难度，以及专业特色均位于全国中医儿科之首，在国内产生了重大影响。2001年以来，我院儿科先后被评为国家中医药管理局重点学科、重点专科，卫生部中医临床重点专科暨中医儿科全国协作组组长单位，河南省中医药管理局重点专科、儿科名科、国家名医工作室等，我个人也相继获得了国家名医、享受国务院政府特殊津贴专家、全国卫生系统先进个人、河南省教学名师等一系列荣誉。

随着实力不断增强和知名度不断提高，近年我先后承担了国家"十一五"、"十二五"支撑计划重大疑难疾病项目和国家自然基金项目，河南省重大科技攻关项目等多项课题，先后荣获省部级科研成果5项，成为多部国家中医高校规划教材编委、副主编、主编。应邀前往香港大学及国内多所高校进行讲学，并前往美国、加拿大、英国及西欧、北欧进行交流学习。我科还先后接待了来自北京儿童医院、江苏省中医院、天津中医药大学第一附属医院、长春中医学院附属医院、广西中医药大学、甘肃省中医院等多所高校附属医院和地方医院的科主任、医生前来进修学习，把河南中医学院一附院中医儿科的中医优势技术传播到了祖国的大江南北。

临证之鳞爪

(一)激素-中药序贯论治小儿肾病

小儿肾病是以大量蛋白尿、低蛋白血症、高度水肿、高脂血症为主症的临床综合征,分为原发性和继发性两类。中医学属水肿范畴。糖皮质激素为治疗本病的重要药物。基于30余年的小儿肾病中医临床和理论研究,发现了本病在本虚标实病机本质基础上,加服激素而致的阴阳失调序贯演变规律的中医病机特点,倡以调整阴阳失衡为目的的激素-中药序贯疗法,形成了自己独特的学术思想,部分经验编入"九五"国家级重点教材《中医儿科学》,得到了中医儿科界的认可。

1. 阴平阳秘,精神乃治,谨调阴阳,以平为期 阴阳学说是中医学的基础和灵魂。生理上,阴阳动态平衡是人体正常生命活动的保证,如《素问·生气通天论》曰,"阴平阳秘,精神乃治,阴阳离决,精气乃绝";病理上,阴阳的偏胜偏衰是疾病产生的根源,如《素问·阴阳应象大论》言,"阴胜则阳病,阳胜则阴病",即阴阳失调;诊断上,阴阳辨证是八纲辨证之首,是中医辨证体系的本源,如《素问·阴阳应象大论》云,"善诊者,察色按脉,先别阴阳";治疗上,如《素问·至真要大论》云,"谨察阴阳所在而调之,以平为期",达到阴平阳秘,为中医论治之总则和最终目的。我认为,小儿肾病,尤其是在激素治疗过程中,呈现典型的阴阳序贯演变,治疗也应以调整阴阳、力求阴平阳秘为要。

2. 序贯演变病机 小儿肾病病机本质属本虚标实,正气虚弱为本,邪实蕴郁为标。正虚是指气虚、阳虚、阴虚或气阴两虚,脏腑辨证表现为肺脾气虚、脾肾阳虚、肝肾阴虚等,为病之本。如《景岳全书》曰:"凡水肿等证,乃肺脾肾三脏相干之病……"邪实是指外感及水湿、湿热、瘀血及湿浊等病理产物,故为标。标本之间相互影响、相互转化,从而出现阴阳失调。

激素是治疗肾病的重要药物，为阳刚燥热之品，气味纯阳，故为"壮火"之品。肾病除本身标本虚实演变而导致阴阳失调外，还因服用激素而发生变化。小儿肾病在激素应用情况下，呈现为阳虚水泛、阴虚火旺、气阴两亏和阳气虚弱的序贯演变规律。首先，阳虚水泛证，出现在未用或用激素早期（2周内），此期未用激素或应用时间尚短，激素之壮火食气作用尚未显现，证候主要取决于肾病本身的本虚标实本质，表现为脾肾阳虚或脾虚湿困的证候，证属阳虚水泛。其次，阴虚火旺证，出现在用足量激素2周以后或长期用激素阶段，随着激素的大量应用，其火热之性显现，患儿多在阳虚基础上渐现阴虚火旺，从而表现为肝肾阴虚、虚火内盛的阴虚火旺证候，证属阴虚火旺证。再次，气阴两亏证，出现在激素巩固治疗期（减药阶段），随着激素减量，而出现壮火食气，耗气伤阴，患儿由肝肾阴虚、阴虚火旺证候渐转变为气阴两虚证。最后，阳气虚弱证，出现在激素小剂量维持治疗期，表现出脾肾气虚或阳虚证候。

3. 序贯论治 病机的序贯性决定了治疗的序贯性，临证配合激素序贯进行温阳利水、滋阴清热、益气固肾和温肾助阳四法。①温阳利水法：在未用或用激素早期（2周内），激素的副作用尚未显现，临床多表现为脾肾阳虚或脾虚湿困的证候。症见全身浮肿，神疲乏力，面色㿠白，畏寒肢冷，腰膝酸软，小便短少不利，口淡不渴，舌质淡，苔白滑，脉沉无力。治宜温阳益气，化瘀利水法。方选肾病序贯Ⅰ号方：生黄芪40克，太子参12克，菟丝子10克，桑寄生10克，大腹皮10克，猪苓12克，泽兰10克，茯苓15克，当归12克，丹参10克，桂枝6克，甘草10克。方中生黄芪、太子参、菟丝子、桑寄生等温阳益气；大腹皮、猪苓、泽兰、薏苡仁、桂枝通阳利水；当归、丹参等活血化瘀；甘草调和诸药。②滋阴清热法：用足量激素2周以后或长期用激素阶段，因激素的副作用渐显，患儿多在阳虚基础上渐显阴虚火旺，从而表现为肝肾阴虚、虚火内盛的阴虚火旺证候，为现代医学所说的医源性肾上腺皮质功能亢进症。症见五心烦热，面部座疮，心烦躁扰，食欲亢进，口干舌燥，满月面容，舌质嫩红，少苔或无苔，脉细数。治宜滋阴清热，兼以温肾补气。方选肾病序贯Ⅱ号方：生黄芪30克，太子参12克，菟丝子10克，桑寄生10克，生地黄15克，知母12克，黄柏10克，女贞子10克，旱莲草10克，当归12克，丹参10克，砂仁6克，甘草10克。方中生黄芪、太子参、菟丝子、桑寄生温阳益气；生地黄、女贞子、旱莲草、知母、黄柏滋阴清热；以当归、丹参等活血化瘀；砂仁防滋阴药碍胃；甘草调和诸药。③益气固肾法：激素巩固治疗期（减药阶段），随激素量的变化，阳刚燥热之品减少，激素的副作用逐渐减少，而"壮火食气"的副作用表现出来，火易耗气伤阴，可导致气阴两虚。患儿多由肝肾阴虚、阴虚火旺证候渐转变为气虚阳虚或气阴两虚的证候。另外，因大量外源性激素对下丘脑－垂体－肾上腺皮质轴的长期反馈性抑制，致使肾上腺处于抑制性萎缩状态，皮质醇分泌减少甚至停止，故此期肾气虚或阳虚逐渐明显。肾气（阳）亏虚兼气阴两虚是本期的特点。症见气短乏力，手足心热，自汗出，易感冒，大便稀溏，纳呆腹胀，舌质淡有齿痕，脉沉细或细数。治宜益气固肾为主，兼以养阴。方选肾病序贯Ⅲ号方：生黄芪60克，太子参12克，菟丝子15克，桑寄生10克，巴戟天12克，肉苁蓉12克，生地黄10克，知母10克，黄柏10克，当归10克，丹参10克，砂仁6克，甘草10克。方中生黄芪、太子参、菟丝子、桑寄生温阳益气；生地黄、知母、黄柏滋阴清热；以当归、丹参等活血化瘀；砂仁防滋阴药碍胃；甘草调和诸药。因此期肾气、阳虚较突出，故临证要重用黄芪，多者可达60～90克，因小儿肾病病机本质为本虚标实，本虚为肺脾肾三脏虚弱，标实之水湿亦尤为关键，故生黄芪可大补肺脾之虚，又兼利水消肿，且通过临床观察，大剂量明显优于中小剂量，可谓标本兼治，故收到良效。大剂量生黄芪或许在缓解激素引起的阴阳亏虚，增强激素疗效和防治耐药方面有较好效果，值得临床进一步研究。另外，减少滋阴药物，增加温补肾阳药物也是本期特点。④温肾助阳法：激素小剂量维持治疗期，激素减量至小剂量维持阶段，激素的副作用逐渐消失，由于大量外源性激素对内源性"少火"产生抑制，所以"少火生气"作用减少，又逐渐表现出脾肾气虚或阳虚证候，即肾上腺皮质功能不全的表现。症见神疲倦怠，气短乏力，面色苍白，肢凉怕冷，纳呆便溏，舌淡胖，脉虚弱。治宜温肾助阳法。方选肾病序贯Ⅳ号方：生黄芪45克，太子参12克，菟丝子15克，桑寄生10克，白术12克，茯苓12克，砂仁10克，巴戟天12克，肉苁蓉15克，当归10克，丹参10克，甘草10克。方中生黄芪、太子参、菟丝子、桑寄生、巴戟天、肉苁蓉温阳益气；白术、茯苓益气；砂仁运脾；当归等活血化瘀；甘草调和诸药。此期脾肾阳虚逐渐好转，故生黄芪量稍减。另外，此期较少阴虚之象，故减去滋阴清热药物，或略佐一二，既防其伤阳腻胃，又顾及阴中求阳。

（二）中成药雷公藤多苷在小儿肾系疾病的应用

1. 正确认识雷公藤　雷公藤是从中医学宝库中挖掘出的一项疗效显著、用途广阔、极有发展前景的新药，是我国传统中草药中的一个瑰宝。雷公藤为卫予科植物，具有清热解毒、祛风通络、舒筋活血、除湿消肿止痛的作用。雷公藤多苷是从植物雷公藤根提取精制而成的一种极性较大的脂溶性混合物，既保留了雷公藤中药的免疫抑制等作用，又除去了许多毒性成分，是目前临床使用较多的免疫抑制剂。

雷公藤有毒，《神农本草经》中没有收录雷公藤，最早见于《本草纲目拾遗》："出江西者力大，土人采之毒鱼，凡蚌螺之类亦死，其性暴烈。"

我应用雷公藤近30年，经数以万计的患儿使用，未发现严重的不良反应，所谓"大毒者有奇效"。我经过数十年的临证经历，逐渐明确了这样一个道理，对中药的毒副作用不必谈"毒"色变。常见的副作用在停药或对症处理后都可以恢复，一般不影响治疗。正确认识、深入了解雷公藤的免疫抑制作用和毒副作用，是科学使用雷公藤制剂的前提，临床既要充分发挥雷公藤的治疗作用，又要最大程度地防治其不良反应。过分夸大或弱化其毒副作用都是不科学的态度。

2. 规范中成药雷公藤多苷（TWG）在儿科的应用 我近年一直致力于如何正确掌握 TWG 在儿科应用的剂量、疗程，使其在发挥治疗作用的同时，最大限度降低副作用的探讨。我认为，小儿用 2 倍剂量 [2 克/（千克·天）] 后，疗效确有增加，但副作用发生的几率也有上升，故临床用 2 倍剂量大多控制在 2 周内。当把 TWG 剂量减至 1.5 毫克/（千克·天）以下时，副反应很快减轻或消失，但若剂量过早减至 <1 毫克/（千克·天）时，病情常会有波动。故近年临床常采用的方法是：对各种原发性、继发性肾炎的轻度蛋白尿或兼血尿，以常规剂量 1~1.5 毫克/（千克·天）× 3 个月进行治疗。对原发性肾病、紫癜肾、乙肝肾、狼疮性肾炎的中等或大量蛋白尿者，多采用阶梯疗法：起始剂量可用 2 毫克/（千克·天）×2 周，继予 1.5 毫克/（千克·天）×（4~6）周，改为 1 毫克/（千克·天）×（6~8）周，或停药或减至 0.6~0.8 毫克/（千克·天）维持 1 个月后逐渐停药。疗程 3 个月左右，但据病情也可延长疗程。以该阶梯疗法为核心的方案目前已在北京儿童医院、北大妇儿医院、上海复旦大学儿科医院推广应用。

据多年的临床经验，我认为 TWG 治疗 HSPN 时，对除急进性肾炎外的各种类型均有较好的疗效，其中尤以轻、中度蛋白尿伴或不伴血尿，组织病理改变在Ⅲ级以下者疗效最好，对表现为肾病综合征、组织病理改变在Ⅲ级以下者也有满意效果，但对兼有小管间质中、重度病变者则疗效欠佳；治疗肾组织病理为轻、中度系膜增生的病例也有确切疗效，对于单纯性蛋白尿以 TWG 双倍剂量的用法优势突出，对于重度系膜增生或/和小管间质中、重度病变者的疗效较差。此乃 TWG 治疗肾小球疾病过程中的普遍规律。

3. 雷公藤实验和临床研究 由于认识到雷公藤多苷的确切疗效和应用前景，故开展了临床和相关的实验研究，并为此中标"十一五"、"十二五"两项国家科技支撑计划项目重大课题及一项国家自然基金课题。

历经近 20 年临床观察，雷公藤多苷副作用发生率与不同的厂家制剂有关，主要见于胃肠道反应、肝功能异常、急性粒细胞减少；长期应用可出现可逆性性腺损伤，如青春期女性患者月经紊乱、闭经，男性的精子数量减少，但停药后多可恢复。临床配合中药辨证治疗可减少其副作用的发生率。我对使用过雷公藤的患儿进行了 16 年随访，在 41 例至成年后的病例中，无论男女均未发现对生育有影响。对此有待进一步扩大病例数以深入研究。

丁樱

医学生涯回眸

我走的澳洲中医之路

世界中医联合会脉象研究专科委员会常务理事　崔倬铭

【医家简介】崔倬铭（焯庭）（1955—　　），
广东省江门市新会人。先后毕业于佛山区中医专
科班、中山医科大学肿瘤医科胸腔外科班。曾在
新会人民医院中医科、肿瘤科工作多年。1987年
移居澳大利亚，开设保康医疗中心。后又于辽宁
中医学院获硕士研究生学位，主攻颈椎病的手法
研究。其手法、针法、脉法为三大独门绝技。特
别是在微观脉诊法的研究上，吸收了许氏脉法和

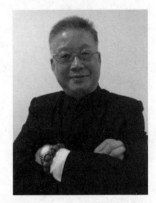

寿氏心理脉法，揉合并悟出了自己的一套心得。是世界中医联合会脉象研
究专科委员会的常务理事、客座教授，澳洲墨尔本五十位成功华人之一。
他将中医的脉诊法与现代人体的生理解剖结合，凭脉象准确地做出与西医
相同病名的诊断，震惊中外人士。手法方面，重视人体脊椎生理病理，吸
收西方的整脊特长，加入中医的轻手法技巧，疗效显著。针法方面，吸收
了名师大法，如经络激通法和脐针八卦法。用脉诊为导航，统领指导其他
方法，强调综合性、三维性。治疗奇难杂症，往往立竿见影，手到病除。

　　崔倬铭对儒、释、道均有涉学，又是澳洲3CW中文电台的医疗节目主
讲嘉宾。他经常义务在电台解答听众的医疗问题，常到世界各地做医学交

流、讲学，经常回家乡义诊，是一位爱国、爱乡的名中医。他也是澳洲江门总商会的创会会长，著名的侨领。

高中毕业典礼当天的巧遇

我生长在新会的一个小墟镇上。因为妈妈在妊娠期里不断渗血，所以我不足七个月便出生了，在那个年代能被养大真是万幸。母亲说我出生时虽然指甲未长出，但一双眼睛很有神气。由于父亲很早去世了，家庭环境很艰苦，我前面几个兄弟姐妹都无条件读书，只有小学毕业，家里惟一供我读高中。姐姐16岁出来打工，大哥14岁已独立维修钟表。母亲守寡将六个孩子抚养成人，可想而知有多艰苦。现每想起逝去的母亲，我心中总是充满敬意。

高中毕业典礼当天，我非常高兴，因为我是家中第一个能读高中的人。坐在同学的自行车尾去串门，由于与同学走散，迷了路，巧然看到一个盲人，坐在屋门口，桌面上插着一支香，烟雾随着香火的燃烧绕着卷上半空。我知道这盲人是替人算命占卜的，在当地还是有名气的，故上前要求代为算命，盲人叫我道出生辰八字。盲人略胖，约50岁，个子不高，家中一人住，无妻无子。家中只是一张木床、一张破椅、半张破床席、一个大水缸。屋里散发着难闻的气味。

盲人口中念念有词，时而用手指念动计算，一会儿对我说："先生命中有贵人相持，识字识墨，心地善良，但不能做官。"

"是什么官？"我问。

"这个官是在军队里的武官。你真去也会不成功，不要指望升职当官。"盲人道。

"那今后我应该做什么工作？"

"你的职业应该是做医生，与医有缘。"

我谢过盲人后便跟找回我的同学一同离开了。

当时我想这是天方夜谭。虽然我外祖父在印尼泗水一带是有名望的中医,但我从未见过他。那个年代有海外关系是一件麻烦的事,怕政治有牵连受影响,故只有心中默记。我二哥已下乡为知识青年。我有什么条件去当医生?如果不用下乡当知青,能够找到一份简单的工作已是幸运了。但在当时中国的小城镇,父母有权有面是非常重要的。我家的处境是非常弱势,什么好工作均轮不到我。

有时,上帝也是公平的。有谁想到一年后,邓小平复出,可以内部考试上大学。又有谁想到,已经安排工作的人均不能参加考试。整个镇子就剩下我一个城镇人口的高中毕业生。其他有头面的人都已安排工作了。冥冥之中有定数,让我去考读"中医",走上了一条中医之路。

走入岐黄之道

来之不易的学习中医机会,大家都很珍惜。全班50人都是从各地考试合格入校的同学,学习都很认真、刻苦。可以说,每天晚上老师不下令关灯,同学们都不会去睡觉。这是"文革"以来少有的学习风气。我对张仲景的《伤寒论》情有独钟,经常为一个条文和同学争论得面红耳赤。我记得争论得最热烈的是关于"阳明三急下"和"少阴三急下"的预后是否相同。我当时认为是不同的。前者是在正常的阴阳平衡上发生,后者在阴阳水平低下之际发生,所以预后不一样。为了表示自己见解,我把阴阳图线画出来,贴在墙上讨论。回想当年,年轻气盛,风华正茂。有幸实习时带教我的老师都是当地医院有名的伤寒派大家,言传身教。周日跟随各位老师到农村偏远地方逐一去追访重病患者,记忆犹新。

毕业后曾在县人民医院工作,有幸被推荐到广东省中山医科大学肿瘤医科胸腔外科班学习进修,受名教授、肝癌专家李国材重点培训。成绩优异结业，打下了扎实的西医基础，成为中西医多面知识的优秀人才。

闯江湖只身赴澳大利亚

尽管我当时在县城已小有名气，但仍不满现况。三十岁出头，年轻气盛，对外面的世界充满好奇。随着第一批出国留学浪潮，便来到了澳洲墨尔本。很快便开设了"保健医疗中心"——自己的第一个诊所，主要为华人朋友治病，靠口碑一个病人介绍另一个病人。当时英文水平很差，但凭自己在国内十多年的经验，以及望闻问切的功夫，就能治病。外国人知道我们是地道的中国中医，英文很差，但只要治好病，他们便永远相信你、跟随着你。

我是江门新会人，去了唐人街，拜见了侨社乡亲。整个唐人街共有三个会馆，三个会馆都是江门人建立的：一个是"四邑会馆"，是江门市的四个县合起来的名称（台山县、恩平县、开平县、新会县）；第二个是"台山会馆"；第三个是"新会会馆"。走进新会会馆，看见了镇馆之物。原来是新会梁启超的墨宝诗词真迹。梁启超是清末维新派名人，改革失败后被慈禧追杀，走避坐船到澳洲墨尔本，寄住在新会会馆多年。这里老乡多，同情改革的华侨多，反清复明的海外力量都聚集在墨尔本。相传现在的洪门派便是反清复明的旧团队。感慨万千，睹物思人，对先侨前辈肃然起敬，发誓"不为良相，也为名医"。

颈椎病的独特手法

澳洲人喜欢运动，包括各式各样的运动，如足球、网球、橄榄球、游泳、单车等。每有大型运动比赛，街上便无人走动。人们不是去体育馆观赛，便是在家中看电视直播。所以，运动型损伤的病人特别多。我在国内主要看内科和针灸科。手法方面学过冯天佑的分筋四部法，但仍不能应付各种损伤病人，所以我就重视学习手法的研究。

后有幸到辽宁中医学院研究颈椎病手法，并考取硕士学位。颈椎病的病人太多了，而且误诊率非常高，尤其是交感神经型、椎动脉型。

有一天，一位华人女士慕名把六十多岁的父亲带来找我诊病，诉她父亲眩晕、双下肢无力。很多医生均考虑脑部疾病，照了 X 光片、核磁共振片、CT 片等一大堆，但所有的检查均未发现异常，在澳洲、中国两地医院近两年多时间均无效。我脉诊时发现寸脉异常，寸桡侧有边脉。经过认真检查后，告诉她，她父亲就是中枢型颈椎病，很严重。他半信半疑，因为病人从没感觉颈部不舒服。我将他们带来所有的照片都看过，全身的所有照片均有做，大脑照片共三份，而且刚刚又做完核磁共振照片，惟独颈椎照片一张都没有。我告诉他们：如果你去与西医大夫说，中医大夫说是颈椎病，要求再照片检查，西医肯定不同意，面子放不下。因为澳洲是公费医疗，看西医不用交钱，医疗费用由政府付出，也是由家庭医生控制资源分配的。我建议他，告诉西医大夫你自己感觉颈部不舒服。临走时我再三提醒，病人不能自己开车，非常危险。此时病人才告诉我，几天前突然下肢无力，不能刹车，已经撞车了，但不严重，没告诉家人。结果病人照完颈椎片，尚未回到家便接到医院紧急电话，要求立即去医院做手术治疗。他颈椎已压迫脊髓神经，非常危险。这个病人后来非常感激，特意上门感谢。

我凭脉诊手法、针灸法去诊治颈椎病，成为墨市的一面旗帜，口碑相传。特别对于一些非骨质性病变，由于其多由软组织劳损所致，多见于颈椎侧凸、小关节紊乱的中青年颈椎病。凭着三门绝技综合治疗，手到病除。曾经在江门市人民医院做过颈椎病义诊，得到好评。

得天独厚的澳洲中医立法

中国以外的国家承认中医，第一个便是澳大利亚维多利亚省了。在林子强会长的带领下，在各位中医同仁的努力下，中医终于立法了。随之世界各地中医名家，中国国内有名气的医家都愿意赴澳洲交流讲座。十几年来，墨尔本接待了大批中医专家，专家各有所长，有脉诊专家、有针灸各门派的高手，还有手法治疗的奇人能人，都来交流讲学。让我有机会与各位大师交流学习，与志同道合的中医师交流医术，受益匪浅。

虚心学习，不耻下问，亦师亦友。如果知道国内某地有能人、学者，我都直接去拜师求艺。为学艺、求医技走南闯北，关上诊所门去求学。有时朋友问：花那么多金钱和时间去学习中医的技术，值得吗？关上诊所一天损失多少钱？但我总认为学好了医技是无价的。如国宝失传，那损失更大。十多年的辛勤努力，每一个技能，都是一点点积累而成的。临床上运用起来，才得心应手，医技才有了飞跃的发展。讲句老实话，只有对知识的尊重，对老师、专家的尊重，谦虚和坦诚，敞开心扉，真心交流，老师才会将好经验交流给你。这是我的深刻体会。澳洲立法后有那么多好专家来澳洲访问交流，造就了这样一个良好条件。

走上脉学研究的"不归路"

大约在十多年前，有朋友说脉诊可以诊断出与西医诊断一样的结果。当时确实不大相信。但是临床上脉诊中亦经常有这种的感觉。认为传统的二十八脉有不足之处，但又无从说出。直到我拜读了安徽许跃远老师的《中华脉神》一书后才豁然开朗，有一种似曾相识的感觉。一下子便迷上了"微观脉诊"法，经常电话联络、请教。

当时我有一个朋友，刚做完左肾切除术。但我诊脉时，他左尺脉一点也不弱。我百思不解，因为我也做过外科医生，肾全切除，血管结扎后，肾脏这部位血液的灌注便会减少、空虚了，怎么会不变弱、双尺脉对比大小差异不大呢？后来深入了解后才知道，原来这位朋友所做的肾切除术是由澳洲最出名的肾科医生做的，不是简单的肾切除术。医生将每一条血管均进行接驳术，花的时间是一般手术的三倍，所以才能出现以上的脉象变化。确实一般切除脏器手术后，微观脉象是非常清楚地表现缺凹的脉象变化，特别在术后三年内较为明显。

我太太常常称我为"脉痴"，因为我吃饭在候脉、饭后也在候脉。有时去卫生间一去大半天，她以为有什么事推门进来，见我仍在候脉，看大便前后的脉象，观察心情好坏的脉象变化。每时每刻均三个手指不离候脉，故被称为"脉痴"。只有这样不断地努力探索，才会候到脉中的神气、脉中的奥妙。

有幸学习了寿小云老师的心理脉诊法，从脉诊上直接感知人的心理情感活动。再结合前面的微观脉诊法，这样候脉便知道病人各个部位、器官的生理病理变化。人体的气血流注哪里，某部位有肿瘤、结节、气结，都如一张立体图展现在眼前。再运用心理脉学去分析，可以感知病人的性格、心理活动状态，属某种类型的基因，情感的受挫折、忧郁成病均可以诊断出来。

记得 2013 年在烟台参加国际医学会议，第一次到烟台，朋友派车接到一个高级酒楼参加晚宴洗尘。北方朋友好客、豪爽我是知道的。坐在一桌上都是企业家、新老朋友。安排第一个诊脉的坐在我左边，我三指搭上，发现这位朋友脉动不安，犹如只老鼠窜在洞口外窥探不安，肝胆脉气小。心理脉上诊断，此男士绝不是企业家。大企业家的胆气豪气，心理素质均达不到，最多是个领班，或是搞某项技术工作的。但按广东人习惯，坐在我左边的肯定是最重要的客人，而且是第一个诊脉者，脉与现实是相矛盾的。我最后凭脉讲："你不具备老总的性格，身体只是小毛病。你适合担当协助老总的工作，不要担大旗，不适合自己做大生意。"开处方后，病人只坐一会儿便离去了。离开后他的老板敬佩不已，说："对不起，之前没有介绍，刚才这位便是跟随他工作多年的一个技术人员，因有事去处理，故第一个诊脉开方便离去。他性格确实如你所述一样。因为听说你候脉很神，故做验证一下。"然后大家大笑一场。

在门诊中，我要求所有新病人诊脉时不要开口，先让我候脉，从脉中寻找病因病位，去分析病人是什么病，是内科病还是外科病，将病人的症状说出来。这样确实花时间费精力，这样有什么好处呢？其实，在澳洲看西医不用花钱，病人经西医治疗无效最后才找中医，诊中医要自己花钱的。所以凡找中医诊病的都是一些难治的病。你如果不凭脉诊功夫说出病人的症状，病人不会轻易相信你。另外，现代病人都有大量的化验检查报告，病人把其他医生的诊断结果告诉你，原来的诊断可能便是误诊，那你很容易也被误导，继续误诊了。所以我将中医传统的"望、闻、问、切"，改成"望、闻、切、问"，效果更好。

病人进门坐下，望诊和闻诊已经做了。通过切脉，分析属哪个器官出现毛病，去诊断出病人的症状是什么，告诉他，再让病人去证实你讲的是否正确，或者是否相关。初时说得不十分准确，问题不大。用这种方式去训练自己，水平会渐渐便提高。很多时候，病人告诉你的诊断是误诊。你会发现脉象里面的信息太多了。虽然有"舍症从脉"和"舍脉从症"之说，脉里面的信息假的成分很少，但症状经常有假象。脉诊好像开车时车上多了一个导航器，准确快捷，用脉去统领其他诊疗方法。这样很多的奇难杂症，疗效一下便上去了。在脉诊里尝到了甜头，临床上得心应手，其乐无穷。

有一天，一位新病人来求诊。病人是一位四十多岁的香港妇女，坐下一言不发伸手候诊，我知道肯定是朋友介绍，慕名而来考我了。我认真地给病人诊脉后，告诉她：

"你有颈椎病，约 C5 – 7 椎有增生。"

"是的。"她说。

"你子宫有个肌瘤，约 2 厘米大小，但属良性的。"

"错了。"她答我。

"错在哪里？"

"子宫肌瘤有 20 厘米！"

我再一次候脉，再告诉她：

"你肯定搞错了，不可能 20 厘米。"

她马上从口袋里拿出两张报告单。一张是 X 光的颈椎照片报告单，证明是颈椎第 5、6 椎增生病。第二张是 B 超报告，子宫肌瘤 20 毫米。她说是 20 厘米了。我一看是 20 毫米，即是 2 厘米。病人当时十分感动，感动的同时也感到不好意思这样考验我。这一回总算让我为中医脉诊争光了。她也成为中医的忠实拥护者。

门诊上经常会碰到此类专门去考验中医脉诊的事情。随着技术的不断提高，"望、闻、切、问"很有用处，也很受病者的欢迎。四诊合参不能丢失，让一些外国人刮目相看，也让很多国人感叹。

愉快的云南之行

几年前，受云南民族学院张超院长的邀请，去云南宝地考察云南少数民族的医疗土法技术和民间草药。刚巧北京乔教授来广东探望我，于是我顺邀乔老一起同行云南。乔教授学术成就高，桃李满天下。我们到云南的昆明、丽江、香格里拉三个地方，拜访了很多民间医生，诊治了不少病人。

我们拜访了丽江当地出名的民间医生杨馆长。杨馆长非常热情好客，下飞机后迎接我们到他的大屋参观。云南丽江的白族屋造型很漂亮，青砖白缝，屋顶两边前蓬翘起，有点像苏州民居风格。杨馆长大屋有大前庭，正门前有一个金鱼池，流水浮桥，左边两间为治疗室，中间一间为自制的草药成药陈列室，还放着专治结核病的资料。杨馆长专治结核病，他向我们介绍他的外治法：外搽自制的山草药酒法、梅花针点刺法、拔火罐排毒法。所谓"下问铃串，不贵儒医"，民间医生也有独到一招。

杨馆长听说我的脉诊非常有特色，故要求为他诊脉。我候杨馆长的脉象，发现他胆中有小毛病，胆经不通。我在他脐上的穴位只扎一针，他马上感觉右上腹部酸麻，如有电流在流动，半小时后全身非常舒服，杨馆长对中医更有信心了。临别时杨馆长告诉我，他确实患有胆囊结石多年，此病一直让他感到困扰。他拿着我开给他的处方深情地告别。体验民间医生的热情款待，让我久久难忘。

治病时我和乔老二人分工合作。我在诊脉时，乔老就看病人的病历和检验报告。我用"望、闻、切、问"法去给病人看病，诊脉后说出的症状和诊断，与乔老看的报告结果非常一致，让乔老非常惊讶和好奇。

"崔教授，你脉诊很神，准确度那么高，你给我候脉说说我吧！"乔老有一天清晨提出要求。

我认真地给乔老候脉。此前，我和乔老只是见过两次面，相互了解不深。

"乔老你今年75岁了，但脉好像别人60岁的年龄一样，一定会长寿。"我告诉他。

"我母亲将近100岁才去世，生前身体一直很健康。我身体也一直很健康。"乔老分析说。

"还有，你几天都没排大便，肠里有很多积便。"

"那什么时候会有大便？"乔老惊讶地问。

"你现在大便仍在右侧升结肠和横结肠，你今天内都无大便排出，起码明天下午才有大便排出。"我给他分析。

果然，乔老在次日下午三时才排出大便。乔老很高兴，告诉我在北京他大约一至两天大便一次，一出外地便两至四天才能有大便。他当时确实几天都无大便，全让我候脉说准了。所以他对微观脉很信服，介绍了不少他的中医学生来向我学习脉诊。云南之行虽然只几天时间，但让我得到丰厚的收获。

我的针法运用

我在临床上经常使用针法和灸法。真正让我惊喜的针法，还是李庆教授的经络激通疗法。经络激通疗法源于《黄帝内经》的"缪刺"。中医有上病下治、下病上治，左病右治、右病左治，后病前治、内病外治的方法。此针法确实不同于十二经络的方法，见效特快。对于一些经络不通的痛症、淋巴结肿大、结节等疾病，效果立竿见影。同时我又学习了齐永教授的脐针八卦法，运用易经医易的思维方式去治病。吸收消化了经络激通疗法的特点，运用洛书术数方位去分析，用易经的思维方式将脐针与经络激通针法联系起来运用，有时出现意想不到的效果。

有一天，一位西方人来诊，告诉我他患有右侧淋巴肿大10多年，近期淋巴增大，开车转头会感觉非常不方便，西医已替他约好手术切除。患者由朋友介绍来诊，想尝试中医的方法。我给他检查，他右侧颈部结节约3厘米×3厘米大小，质中，无压痛。我用经络激通方法，先打开大椎穴主开关，然后在相应洛书图的对应部位行"缪针"术，留针约20分钟后检查。治疗后3厘米×3厘米的结节块基本上消失，我和病人均再摸不到有结节。三个月后复诊，病人很高兴，说肿块消失后没见复发，奇迹般地一次治疗便痊愈。临床上，激通针合脐针对于痛症疗效也非常好，病例多不胜数。

再谈以上的两种针法运用，我非常重视人体督脉、任脉的作用，深刻认识到疾病皆因阴阳失调所致。

任脉为阴经之海，是脐针的部位。脐乃先天和后天的连接点，很多奇难杂症均与先后天有关联。调脐部的针法，就是调任脉、调先后天。脐部形如八卦，所以用易经、易医理法去分析研究人体疾病，真是博大精深。自古以来，古人就指明："不学易不可为将相，不学易不能言大医。"

用易经思维去分析疾病及任何事物，要从宇宙观、从天地人的角度去分析。例如，一个病人治好病后又复发，出外旅游便好转，一回到家里问题又出现。这时候你应考虑是否与环境因素有关。这是环境学，在易经里面又叫风水病。其实风水是环境的风向、湿度、磁场、温度、空气的循环流通等之外在因素的总称。影响到人的健康，就是风水病。你去调整一下家居便能解决很多问题。你去研究一下河图洛书，河图就是研究人体与宇宙的关键。宇宙中存在极其深奥的学问，人类掌握的知识是极其有限的，极其玄妙的便称神鬼关系了，所以前人称"河图通神鬼"。洛书是研究人体的内外关系，所以在神龟上刻有"戴九覆一，二四为肩，左三右七，六八为足，五居于中"，以说明人体在母亲子宫里的坐姿全息图。所以河图数又称"先天八卦数"，洛书又称"后天八卦数"。学习脐针就是运用易医的思维方式在脐上行针，同时也可以运用于其他的治疗方法。

督脉为阳经之海。大椎穴是督脉的主穴，也是经络激通针法的主开关。如果一个医生对任督二脉均能打通，刚好形成另一个"小周天"。气功师练一辈子气功便是将任督二脉打通，疗效成几倍提高。这也是中医学的"整体观念"。

澳洲行医的特点

在未立法前，澳洲中医的管理很松散，不规范，也可以说很容易。想开一间中医诊所，到市政厅报办一下，在商业注册处注册一个名字，营业执照很快便办下来了，通常不超过四个星期。诊所地址可以在办公楼上，可以在商店地铺，也可以开设在家。只要你符合当地市政厅的卫生要求，如针灸室与洗手盆不超过一定的距离等。

行医关键是你有没有病人，你的手下功夫如何？

病人不认你是什么教授、主治医生等名衔，只看你疗效。一次无效还会再来一次，两次无效便无第三次的可能了。相比在国内大医院里的中医师，病人排着队，一层一层的，对于医师的技术要求没有这么严格，一个病人看不好，还有大量的病人在排队。因为医院的大名在上面罩着，农村的病人都是往城市大医院里挤。不求质量、不求技术提高的问题往往容易出现。医生的职称是靠论文发表为依据，不是靠临床水平考核。

我有一个医师朋友在墨尔本开了一间中医专家诊疗中心，聘请了十多位教授坐诊，地点在市中心，装修正规有气派。结果两年下来，赔了十多万澳元。其原因是，有些医师教授在学院几十年做医学研究和讲课，对科研很有经验。但一方水土养一方人，这里的病例、体质、病种、气候不同于国内，而且科研水平和临床实际水平还是有差距的。结果那诊所病人越来越少，最后只有关门了。

中医立法以后澳洲行医便规范很多了。中医师可以在名片上写医生名衔（需注明是中医医生）。未立法前如写是医生是违法的。现在中医基本上与西医的权利一样，在法律上地位是平等的。例如，中医可以开病假条。但是西医在澳洲还是老大。政府的医疗保健卡只有在西医家庭医生可以刷卡免费诊治，若做 B 超、X 光等检查也是通过西医医疗保健科刷卡由政府缴费（买西药要自己付钱）。如果有急症、需要手术等，入院治疗全由政府负担。但是澳洲居民就诊中医不能用国民保健卡，只有买私人保险才可报销一部分费用。

在澳洲，病人有病首先去看西医，西医治不好的病人才转来看中医，所以凡来找中医的都是比较严重和复杂的疾病。往往西医的短处便是中医的长处。例如病毒性感染、慢性病、功能低下的病等，中医就是把病人的阴阳五行调好，便治好了他的病。

西医在治疗运动性损伤、伤筋动骨方面效果远不及中医的手法效果佳。但骨折病人一定是以西医的手术为首选。基本上中医的接骨门诊病人极少，因为涉及到工伤保险各方面的因素，而且中医不能用麻醉药。政府规定，中医只能使用中医传统的方法治病，如针灸、中药方剂、刮痧、拔罐、手法按摩、艾灸等，但不能使用注射器、埋线、手术缝合等西医专属的方法。

脉诊技术很受欢迎，病人都非常喜欢用三个指头的脉诊法来诊病，既快捷，又无副作用。虽然澳洲病人去医院做检查不用付钱，但是他们也知道放射性检查有副作用。

澳洲的中药基本上算齐全，能向当地批发商购药。但由于中医管理局大多是外国人，而且不懂中医，所以进口中药仍是很严格。虫类药及有毒药物，例如附子、麻黄、细辛等都不能使用，很不方便。本来上届立法是同意这些药可以使用了，但未签文件，本届新任官员上台，一拖再拖也未能通过，相信总有通过的一天。

中医管理局的责任是以病人的利益为主。病人有什么投诉，中医师有什么过错，全由他们处理。中医师的权利只能由各个中医学会去维护、去争取。故执业中医师大部分加入各个中医学会，形成一股力量、一个整体去保护自己。澳洲的中医学会很多，希望今后有人能将中医所有学会统一起来，只有一个中医公会便更团结，力量更大。

我的脉法运用

近年来，微观脉诊法异军突起，以安徽许跃远、云南黄传贵、北京寿小云为代表。以《内经》"上竟上""下竟下"的构思，结合现在人体解剖,以脉气、脉位、长短、频率、节律、粗细、流利度、张力、独异九个方面加以认识。在寸口脉上,以"脉人"进行脉诊定位定性,在脉学上是一个飞跃。

诊脉时要注意三方面:脉动、脉气、脉象。脉动以诊寸口脉为主。教科书上指明要从脉动部位,根据势、形、位分为28种脉象(浮、沉、迟、数、虚、实等)以察知身体各部的病变。除此之外,还需要注意脉气。何谓脉气?脉气就是在28脉动的基础上,积累提升出来的一种感知性的东西。它是脉诊中的灵魂。准确的脉气感应是要通过实践的磨合才能取得,与医生本人的悟性有着密切的关系。扁鹊是脉诊的始祖,他提出来的"脉象"便是在脉动的基础上提升为脉气,由气成影成像。在心中有影像的出现,故称之为"脉象"。

在临床上,我经常遇到一些患有严重"忧郁"症、心理有创伤的病人。其脉动中有一股"郁气",候脉时手指感到胀麻,心里有难受的感觉。这种气感现象称为脉气,重者也可以称为病气。

脉气临床应用广泛。三部脉,从寸关尺和浮中沉三部各分浮上、浮下、中上、中下、沉上、沉下六个层次,左右手便是三十六部脉了。将人体各个器官分布在寸口脉中,犹如一个缩小的人体,我们称为"脉人"。从边脉、脉晕点,左右对比,再用脉气去感应人体各脏腑的病变,与现代人体解剖一一对应,所以诊断的结果与西医的诊断相一致,其准确率一般在80%以上。例如脉诊有子宫肌瘤,按脉气、脉晕的大小可以说出肿瘤大约多大。从脉气医生可直接诊断出三高症和颈椎病,甚至于第几椎、左或右侧均可以准确告诉病人。这种诊断可以在传统的阴虚、阳虚基础上飞跃发展。

上述准确率约80%,还有20%左右为何不准确?无法显示出来呢?近年来我一直研究这个问题。这种脉气的感应,有很多因素在里面。第一,与医生的精神状态、心情和环境有关。同样病人也存在与医生类似的因素，还加上一个恐惧心理因素。第二是病人的病灶有关。有些病人的病灶当时呈现一个固封期，脉气释放不多，所以医生脉诊时候不到此病灶的脉气。比如妊娠期候男候女是什么时候脉气最清晰，我认为是 2~12 周最强，脉气最清晰，以后便递减。每个病体在各个时期，散发的脉气强弱不一致，有活跃期和固封期的变化。因为以上等因素的存在，故无法达到100%的准确性。

我总结病灶固封期脉气举例如下：子宫肌瘤虽然不是很大，但脉气非常清晰，非常之强烈，说明肌瘤是在活跃期、发展期，要注意其变化；子宫肌瘤虽然较大，但脉气不清晰，说明它是处于一个固封期，萎缩期，如果年龄也进 50 岁了，可以不考虑手术切除。

脉气具有双重作用：①感知性信息传播。何脏何腑有病变，提示医师。②肉眼不可见的可传导的有害气流。病情重则病气重，特别是恶性肿瘤。脉气中兼有病气，会感应给医生的手指及身体，令医生有异样感觉。

人有人气，病有病气。健康人有健康之气，我们称为"正气""宗气"等。不健康的人也有不健康之气，我们称之为"病气""邪气"。人的气与形是不可分割的，有形就有气，这是生命；有形无气便是死尸。这个气不仅是呼吸之气，而且是生命的组成部分。

人生病了，会产生一种不良之气，叫病气。病重则病气重。严重的糖尿病病人，身上有一种臭苹果气味，人人皆知。肿瘤病，有癌的气味散发出来。2011 年我去北京开会，有位澳洲的朋友知道我去北京，便提前在北京等我，说帮助他姐姐诊病。当他和他姐夫来酒店接我上车时，我便问他，你姐姐是不是乳腺癌晚期病人？当时他们二人惊呆了，问我如何知道的。我笑而不答。其实我还没上车，车门一开，我便闻到乳腺癌的一股强烈病气味。

病气是存在的，但会不会病气上身到医生身体呢？为了这个问题，我研究多年，走访过很多位中医前辈。大部分前辈认为存在的。个别医师也认为天方夜谭,不可能存在。近几年来,寻师访友,自己亲自试验和不断研究,结果是非常明确,病气确实存在,而且对每个医生均有一定的影响。这种影响因人而异。体壮者,特别是阳气足者、气盛者,影响不大。而对于气虚、阳虚的医生,性格及体质比较敏感的医生影响较大。特别是医生自己生病时,最好休息,别接触病人。凡是与病人接触,不管是候脉、扎针、按摩,病气均有上身的机会。尤其微观脉诊者,医生全神贯注去候脉气,特别耗气伤神,容易病气上身。特别是激通针法——在督脉处行针,脐针法——在脐部行针,尤其是脐部在人体的任脉和带脉的交汇点,病气很强。

一位澳洲的华人妇女,40多岁,乙肝多年,一直在我诊所治疗。肝功能各项指标都不断改善,能工作,体力也恢复很好。三年没见,突然有一天来找我诊病,一言不发,伸手便要候脉。我候脉时,发现病人的右关脉脉晕点非常清晰,而且顶指,提示肝肿瘤。我的左右手顿时感到发麻难受。我知道她已是患晚期肝癌了,很心痛,很难启齿。病人见到我欲言又止的样子,明白了自己病情严重。她讲,我三年都不诊病,是因为买了一个烧鸡店,做小生意,非常忙碌,早晚都干,非常辛苦。现在好了,生意卖掉了,精神轻松,但身体感到难受,故第一个见的是你。因为我相信你,既然你的表情已告诉我患什么病了,你就不要明确说出来,就治疗吧!我不去大医院做什么检查了,检查结果告诉我,我心里也承受不了。我便开了三剂中药,嘱过几天后再来进一步治疗。第二天后晚上9点多她突然来电话,告诉我,她在医院的急诊室里,因胃大出血。急诊检查结果:晚期肝癌,门静脉高压,胃底大出血。我问她有没有服中药,她说中药已煎好还未服,晚饭后即大出血。

病气的表现如下:

(1)脉诊时,医生手指或手肘有麻胀等不适感。

(2)在手法治疗时,或行针运针时,闻到一股难闻的异味。

（3）进针时，特别脐针入针时，在"震"位，即肝经、肝脏，以及"艮"位，即胃经、肿瘤位，针体有往外顶出的现象，很难入针。

（4）诊治完一个重病人后，整天或几天内均非常疲劳。

如何预防和排除病气：

（1）诊室、诊所通风透气要好。

（2）医者保持一个良好的心态，非常重要。最忌焦虑，患得患失。

（3）练气功很有效，尤其是站桩功和慢走功，打通自身的气化之路。

（4）应及时做甩手功及抱大树动作。

（5）碰上病气重的病人时，学会"闭气"法。方法是：双手大拇指顶住掌心劳宫穴，其余4指握住拇指，屏住呼吸，好似"金钟罩"。

敢与世界高手过招

我每年都参加中医学术交流，如世界中医联合会脉学研究交流大会等。在这个国际级的中医交流会议里学习别人的长处，展示自己的特色。大会台上有公开授课，个别房间里有私人相约的绝技交流。别人的经验绝不会轻易告诉你的，用钱也买不回来，你只有用你的绝招与他交换。你教他两个绝招，他也教你两个绝招。这种方式非常有效，既交到新朋友，又学到了新技术。

有一天，悉尼一位朋友郑医师来电告我，有一位著名的藏医活佛从印度过来宣扬佛法。该位藏医弟子极多，脉法和针法均很有名望。郑医师推荐我去与藏医交流脉诊和针法。我便立即乘飞机去悉尼，次日早上六点便去拜见藏医活佛。首先跟着一班信徒念佛经，坐在一个小垫上盘着双腿，三小时后把佛经念完，双脚有麻木感觉。经郑医师介绍认识了藏医仁波切高僧，互赠礼物后做简短的交流，互相候对方的脉。

我候高僧脉是传统的寸关尺，用微观脉诊法。高僧候我脉则用藏医的寸关尺（中医寸关尺三指往上移一指），即传统中医的关脉相当于藏医的寸脉，命名为"水火风"。我脉诊候出高僧左寸及左尺脉均有边脉，并尺部有小脉晕点，边脉弦紧。我诊断高僧左腰部及颈部都有伤、有瘀，而且是20年以上的旧患。高僧说左腰部确实是"文革"时在西藏被人吊在树上打伤的，而且每天均有痛楚，虽然打坐吃药，但积疾难愈。既然我能用脉诊诊断出他的旧患，是否有方法能治疗？当时在佛堂上有几十位信徒，亦有好几位是中医师和西医师。他们都想知道我用什么方法去治疗，一致要求给予帮助。幸好我带来一个皮箱，里面备齐针灸出诊的用具。

首先在高僧的大椎穴打开主开关，点刺哑门穴，行缪刺法，听到如擦沙粒的沙沙声。然后在高僧左腰部痛点处找出右胸侧的反应点，进行激通点刺，并引导高僧气机到痛点左腰处，约操作20分钟完毕。再候高僧左尺脉脉晕点明显减小，然后叫高僧走动看看腰痛如何。高僧感觉腰痛减少。随后的几天，郑医师均一直询问高僧的反应，效果一直保持着。郑医师将整个中医与藏医交流的过程和感想发表到中医师微信群里，引起不少中医师的兴趣。

高僧面慈心善，仁心仁术，每到一处都行医施药，受信徒爱戴。高僧从小生长在西藏高原，学习藏医藏药。藏医来源于印度，相传由达摩禅师的密宗法传承。

藏医候脉三手指往后一移从桡骨棘突处为寸部，分"水、火、风"，与云南黄传贵老师的千步脉候法一样。高僧用的针法纯是道家针法，斜入针法。在佛堂中所治的病人都是隔着衣服入针的。针法很快，用针也多，但以四肢为主。施完针后便将自己秘制的藏药小丸送给病人服用。高僧很谦虚，与他交流坦诚无保留。相聚甚欢，可惜时间不足，答应下次再与高僧处理颈椎病。我相信有缘再次聚，再相互交流学习，我还想学习一下道家斜入针法的关键处。

这次与高僧相处只有一天，但收获不少。既看到了高僧的慈善心，脉法的不同点和道家的入针法，也认识了很多朋友，提高了我的佛性开悟。

好的中医师应具备多种医技

自古中医师都来自民间。《扁鹊仓公列传》里论："扁鹊名闻天下，过邯郸，闻贵妇人，即为带下医；过雒阳，闻周人爱老人，即为耳目痹医；来入咸阳，闻秦人爱小儿，即为小儿医，随俗为变。"

中医传统有六艺："砭、针、灸、药、导引、按跷"。一个好中医一定要掌握2~3样技巧，熟识运用，对疾病有一个总体的认识。有些疾病不是明确的内外科界定，临床上出现的症状，有时会连医生都搞不清病因。如颈椎病，有五种类型。如交感神经型颈椎病，出现的症状就是心慌、心动过速、心律失常。病人往往去就诊内科，结果心电图等检查均发现不出问题，只能诊疑"冠心病？""心律失常原因待查"等。折磨了几个月时间，最后才发现是颈椎病所致。

如果一个医师具有全科水平、又会内科候脉处方、又能分筋整骨、针灸推拿均有一定水平，很多疾病都会很快得到正确诊断和有效治疗。现代的大医院分科分得很细未必是好事。很多医师只会开方候脉，不会针不会灸。懂手法、针灸的医师又不懂开方候脉。妇科、儿科、五官科等，分得很细，河水不犯井水。明明病人一至两次可以治愈，最后要治疗十次八次才好。所以，老年人进医院不知找甚么科看医生，因为老人生病绝不是单独某一个病，这是一个很实际的问题。浪费医疗资源，浪费时间和金钱，不能发扬医生的聪明才智。

中医不能分科太细，中医师应懂六艺，是多面手，每个中医师均应具有两至三样看病本领。现在的病人往往病情复杂，治疗一定综合性，诊断一定全息性。针法、脉法、手法三样不可缺，才能把中医发扬光大，才能与西医比拼。西医的短处，便是中医的长处。在技术上为互补长短。关键是发挥中医的特色，继承和发展。

调动病人的潜能

"道之尊，德之贵，夫莫命而常自然。"讲述了万物的变化运动根本上是靠自己的运动，这种运动是有组织、有纪律的。人是天地的产物，一生要和天地保持着一种良好沟通关系来维持生命。一个人的心脏收缩、舒张，胃肠蠕动，呼吸开阖，细胞运动等，都有组织纪律。在生命体中，虽然每个器官运动形式不同，他们都协调地配合同一个生命程序，彼此之间都搭配得极其和谐。

我非常重视"顺其自然"，以及相信人体天生有一种微调功能。每个人都有一个潜能，发挥病者的潜能在治病中非常重要。治病时，医生要遵天道，对自然界的纪律要遵守。"人道行于天道。"不管身体强健还是体弱多病，都已形成了独一无二的生命系统。这套系统结成了内在力量，互相扶持也互相制衡，最终形成了自身的一种独特平衡状态。

在针灸治疗时，往往要强调病人的潜能，去引导、调动身体本身的阴阳力量。我喜欢让病人做有意识地活动病灶部位。用针的同时，强调病人的意识配合，调动内气，效果明显提高。特别是使用脐针、八卦平衡针、经络激通针法。这是"天人合一"的东方文化。

目前医生过度使用抗生素和激素，对抗性的治疗方法，如止痛药、降压药、降血糖药，人为取代自然组织性运动，导致很多严重后果。这里不是排斥使用对抗性药物，而是说明要了解病的根本原因是非常重要。过度强调对抗性治疗，原来的发病因素未解除，身体会发生另一种不平衡而产生其他系统病变。我认为很不合理，有违大自然天道。

我相信在十多年后，西医使用的对抗法，大量抗生素、激素、化疗、降压药等会被停用、修正。比如二十五年前西医常使用的氯霉素、四环素、链霉素等抗生素，现因副作用太大而已被停止使用。中西医我都学习过，在人与自然方面的治病方法，中医比西医优胜很多。所以《内经》提到"人以天地之气生，四时之法成""阴阳平和，精神乃治"。

我相信看中医的病人会逐渐增加，中医的医术也会日以精湛。现美国、澳大利亚、新西兰、日本等国家的中医队伍越来越壮大，技术越来越好。挖掘并整理早年失散的中医技艺，真正发扬中医的就是这群人为主，因为这群人未被西医同化，原汁原味。学中医的外国人越来越多，加上中国很多有识之士、能人的觉醒推动，中医前景日渐光明，将成为世界的主流医学。

传承岐黄之道　弘扬新安医学

安徽中医药大学校长、教授、博士生导师　王键

【医家简介】王键（1956—　），男，安徽省歙县人，中共党员，安徽中医药大学校长、教授、博士生导师。出生于新安王氏医学世家，学识渊博，德艺双馨。具有扎实的医学、文学及哲学功底，学贯中西，博采众长，源溯《灵》《素》，广探汉唐，尤对明清医家的学术思想和经验深有研究，并致力于长期的临床实

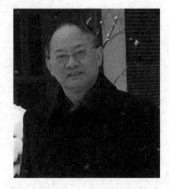

践，可谓学验俱丰，称誉杏林。他长期潜心于《黄帝内经》、新安医学及中医治则治法理论与实验研究，对中医药学和中国传统哲学有深刻的理解、把握和独到的见解。他高尚的人格魅力、卓越的领导才能、严谨的治学态度和立志传承光大中医的胸襟抱负，深刻地影响着他周围的人们。王键教授1993年被评为全国优秀教师，1995年被评为首届中国百名杰出青年中医专家，1996年被遴选为安徽省高校首批学科带头人，1997年被确定为省首批跨世纪学科与技术带头人，1999年享受国务院政府特殊津贴，同年被北京中医药大学聘为博士研究生导师，2009年被遴选为安徽省学科与技术带头人、评为安徽省杰出专业技术人才。现为教育部中医学教育指导委员会委员、全国高等中医药教材建设研究会副理事长、全国中医药院校

规划教材专家指导委员会委员兼秘书长、教育部本科教学工作评估和中医学专业认证专家；科技部"973"计划中医基础理论研究专家组成员、国家自然科学基金项目终审专家；国家中医药管理局中医药文化建设专家委员会委员、国家中医药改革发展专家咨询委员会委员；世界中医药联合会中医药国际教育委员会委员，中华中医药学会常务理事、中医基础理论委员会副主任委员，中国中西医结合学会基础理论分会副主任委员，安徽省中医药学会理事长，安徽省科学技术协会常委；省部共建新安医学教育部重点实验室主任、安徽省中药研究与开发重点实验室主任、国家中医药科研三级实验室——细胞分子生物学（脑病）实验室及新安医学研究中心主任。作为国家中医药重点学科中医基础理论学科、安徽省重中之重学科中医学学科、安徽省重点学科中医基础理论学科带头人，以及安徽省高校新安医学研究创新团队带头人、安徽省"115"产业创新团队——"新安医药研究与开发"带头人，王键教授先后主持完成省部级以上科研项目 10余项，其中主持国家科技支撑计划项目 1 项、国家"973"计划课题 1 项、国家自然科学基金资助项目 2 项，荣获国家优秀科技图书一等奖 1 项，中华中医药学会科技进步一等奖 1 项、三等奖 1 项，中华中医药学会优秀著作一等奖 1 项，安徽省自然科学二等奖 1 项、科学技术二等奖 1 项，安徽省社会科学成果三等奖 1 项，安徽省高校自然科学优秀成果一等奖 1 项。

名门世家　当代儒医

新安江流域的古徽州地区，北倚风光秀丽的黄山山脉，新安江水自西向东横贯其中，域内山奇水秀，人杰地灵，古往今来，文风昌盛，名贤辈出。发源于此地的新安医学，文化底蕴深厚，地域特色明显，学术成就突出，历史影响深远，为中医药学传承发展做出了重要贡献，自古就有"天下名医出在新安"之说。徽州更是程朱理学的发源地，宋代理学家二程、朱熹的故里，故新安医家信奉儒学，习医行事"一以儒理为权衡"，同时又能融儒、释、道于一体。历代医家在传承的基础上又都能提出自己新的见解，名医云集、学派纷呈却又都能和谐融通，使得学术精华代代相传、生生不息。当代著名中医药学家、教育家、安徽中医药大学校长、博士生导师王键教授，就是新安歙县王氏医学流派的传人。

歙县"新安王氏医学"又称"富堨王氏内科"。起源于 1820 年，其始祖为新安歙县王学健（名履中）。王履中受业于清嘉道年间的名医程敏之，子王心如、孙王养涵得其所传。王养涵传子王仲奇，王仲奇光大家学，为徽郡名医。王仲奇传医术于三弟王殿人、四弟王季翔、七弟王弋真，子王樾亭、女王蕙娱、女王燕娱、侄王任之等。王季翔传子王乐匋，王乐匋传子王键，至今相传六代。

王履中为歙县富堨（王家宅）人，冯塘程有功弟子，长于杂病及虚劳病治疗，晚清重臣张之洞、左宗棠常约其治病，名著江、浙、皖、赣间。《王氏家乘志略》载："据《歙县志》载，冯塘程思敏医术精湛，名重一时，门弟子受业者数十人，履中公最为先生所赏识，立雪程门，代应诊务有年。"

王养涵秉承家学，医名卓著。民国方志学家许承尧先生所撰《歙县志》载称其"研习经史子集，独精于医，远近求医者皆归之"。

王仲奇幼承家学，并能博采众长，其学远宗张仲景，近效程杏轩，旁及叶天士、吴鞠通、王孟英诸家，对李东垣、王好古、徐灵胎之学，用功甚勤，而于乡先辈吴谦服膺尤深。平昔诊务繁忙，无暇著述，所遗医案由后人整理成《王仲奇医案》出版。擅治内伤杂病而驰誉沪上，与寓沪名医丁甘仁并称为上海医界"丁、王"二氏，著名学者胡适先生言："唐代神医孙思邈尝说胆欲大而心欲小，今日科学家所用方法有大胆地假设、小心地求证之说，即是此意。仲奇先生家世业医，我曾观察他的技术，有合于此者。"

王殿人从二兄王仲奇学医，悬壶歙县，后在杭州行医，多受病家依赖。在歙县以治时邪为多，在杭州以调理内伤为著。著名画家黄宾虹先生评价其云："谒然其容，医道活人，世业克隆，新安望族，武林寓公，宇量高雅，器范可风。"

王季翔早年行医屯溪，后迁旌德。除继承家学而外，于徐洄溪、叶天士两家用功最勤。尝以《兰台轨范》诸方治内伤，卓有成效。又善于运用叶天士调冲和络法治妇人经带胎产，每建奇功。且文笔犀利，宣传抗日，抨击汉奸卖国行径，在泾县、旌德、绩溪一带群众心目中，不仅视其为名医，还被称为"文化人"。时乡里所谓"文化人"，乃指有底蕴、有思想、学养深厚而受人尊敬之人。

王弋真行医于浙江湖州。1929 年受吴兴中医界委派，与当地名医许佩斋、宋鞠舫等三次赴京沪请愿，要求国民党政府取消"废止旧医案"。

王任之为新安王氏医学第五代传人。因属"广"字辈，其父王殿人取"仁以为己任"之意，取名王广仁，字任之。曾任安徽省卫生厅副厅长兼中医研究所所长、卫生部医学委员会委员等职，致力于中医事业的传承与弘扬，大力加强后继人才的培养，毕生坚持临床，诊病不分亲疏贵贱，誉满杏林。

王乐匋为首批全国名老中医药专家学术经验继承工作指导老师，安徽省新安医学研究会首任会长，国内新安医学和温病学科带头人之一，首批享受国务院政府特殊津贴专家，荣获国际医学教育基金会林宗扬医学教育家奖，在中医内科学的开拓发展上卓有建树。主编有《新安医籍考》《新安医籍丛刊》《续医述》等，均是中医学术界瞩目的传世之作。其学术思想与临床经验被后学收集整理成册，出版有《中国现代百名中医临床家丛书·王乐匋》。其创制的治疗心悸的新药心肌尔康和治疗中风的新药脑络欣通，临床疗效显著，为王氏医学领头人。

王键教授为王乐匋之子，幼年跟随外祖父学习中医，成年后随父亲王乐匋和伯父王任之临证学习并研读中医经典理论，于 20 世纪 70 年代接受正规院校教育并获得中医硕士学位，从事中医教育、临床、科研工作近 40 年，长期致力于新安医学发掘整理和新安王氏内科流派特色治法及其临床应用研究。他熟读中医经典，精研现代医学，努力汲取前辈经验，得以嫡传，学验俱丰，并有所发挥，临床治疗以中风为代表的各种疑难杂症，疗效显著。

"新安王氏医学"父子相袭、兄弟相授、祖孙相承，每一代传人都在传承的基础上有所创新，临证各擅其长，既有师承影响，又有自己的探索；诊断重脉诊，审证重求因，立法重温补，用药倡轻灵，做到传承"新安王氏医学"之衣钵，创新发展家学理论之精髓，善取诸家之长，自成一家之论。

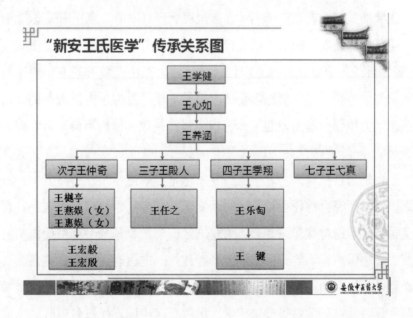

治学广博　根基厚实

王键不仅出生于"新安王氏医学"世家，而且父母双方都出生于医学世家。童年的王键除了父亲王乐匋的亲炙外，还是跟随行医的外祖父长大的。而外祖父也是一位远近闻名的中医，师从于丁甘仁之孙丁济万先生。实际上，王键自幼受到"新安王氏医家"和民国另一位"海上名医"丁甘仁两派根基的熏陶。家风熏陶，乡儒发蒙，王键从小就养成了勤奋好学、喜爱医籍的良好习惯。还是在小学的时候，王键就在父母和外公的引导下，开始学习中医药基础知识，背诵汤头歌诀和药性赋。据其本人回忆，童年时清晨即起，自己自觉地带上一只小板凳，迎着一轮刚刚升起的红日，坐到小河边上去背书。一个可爱的蒙童，一只低矮的小凳，一条清冽的小河，一缕和煦的阳光，此情此景，恰似一幅山村水乡里的书香童蒙晨读早课的经典画面。但凡经历过的人都会感同身受，心中萌生出一丝惜惜相怜的情愫和感动。

到了读中学时，王键的父母和外祖父又提高了要求，嘱咐其诵读《灵》《素》等经典医籍。《黄帝内经》等之所以能作为经典留传下来，是几千年来浪里淘沙筛选出来的精华，是历代先贤智慧的选择。"将升岱岳，非径奚为；欲诣扶桑，非舟莫适"，熟谙和研习经典，是历代医家成长的重要方式与途径，也是历代新安王氏医家传承下来的一项基本功。谨遵长辈的嘱咐，少年王键晨诵暮读，不知甘苦，由此练就了一身的童子功，至今他背诵起药性赋、汤头歌诀、《黄帝内经》原文来，仍然熟稔于胸。"书读百遍，其义自见"，朱熹也说过"不记则思不起"，虽然当时背诵未必能完全理解，甚至是囫囵吞枣、先死记硬背下来再说，但熟读熟诵为其今后的深入思考和研究打下了扎实的基础。王键教授认为，经典文简、意博、理奥、趣深，随着年龄和学识的增长，每每重新温习时都会有不同的体会和感受。"旧书不厌百回读，熟读深思子自知"，一直到走向教学、临床的工作岗位后,他还每每反复熟诵经典,细心参悟,口诵心惟,咀嚼得烂熟,透入身心,至今不忘,受用无穷。在其临证治案中常引经据典,加以引申说明,思路十分清晰。

"新安王氏医家"讲究通过抄录整理医书学医,王键父亲王乐匋就亲手抄录过《丁甘仁医案》《陈良夫医案》《张聿青医案》等,装订成册。受父亲影响,王键养成了读书学习手抄笔录的习惯。1973年下放农村,除了继续系统研读《内经》《伤寒》《温病》《本经》等经典著作和知识外,他还在父亲和外祖父的要求和指导下,从《医学心悟》和《医宗金鉴》入手,先手抄一遍,眼到、口到、手到、心到,苦在其中也乐在其中,还曾先后完整地抄录了《医学心悟》《叶熙春医案》两部书,以后在实践中逐渐烂熟于心。由此形成勤于动笔的习惯,凡看书有得即随手记下。在他的书柜里,随手翻开其所读过的书,以往所做的读书心得和批语依晰可见,或阐发己见,或引证前人之论加以评析,字里行间,极见功力。其中许多成熟的见解,已经撰写成学术论文发表,并融于自己的医学实践之中。

著名学者朱光潜说过:"世上没有孤立绝缘的学问,不能通则不能专,不能博则不能约。先博学而后守约,这是任何学问所必守的程序。"而王键教授更认为,文是基础医是楼,打好文化的功底,是学好中医学的金钥匙。《内经》《伤寒》《温病》《本经》等中医经典著作,文词古奥、晦涩难懂,要精确把握与深刻领悟其理论精髓,就必须要有文史哲的修养和功底。事实上,"新安王氏世医"有刻苦攻读中华文化经典的传统,他们博览群书,吸纳百家,几乎历代医家都文理兼通,通晓中华传统哲学思想,有深厚的中华文化根基,其医学学术思想形成都有其深刻的人文背景。王键幼承庭训,不仅继续刻苦钻研中医知识,而且对科学文化知识的兴趣十分广泛,爱好古今中外文学,尤其喜爱散文,从古代唐宋八大家,到现代沈从文、郁达夫、朱光潜、钱钟书、傅雷,再到国外巴尔扎克、托尔斯泰,古今中外文学大家名著都广泛阅读过。对文学艺术的爱好不仅没有影响到他的学业，反而拓宽了他的视野，促进了基础学科知识的提高。早在中学时代，王键门门功课都十分优秀，当时徽州地区（辖八县一市）开展中学生学业竞赛，语文、数学、化学等几乎所有课程的成绩都是一等奖；到1972年高中毕业时，各门成绩都90分以上，是全班惟一的"一等优秀生"。1975进入安徽医学院读大学，系统学习了中医学基础、中医各家学说和中医各学科知识，他对中国医学史曾经用心研究，可以说凡出版的著作都认真地看过；而学业之余，又根据复旦大学蔡尚思教授所列出的年轻人研读国学与中国传统文化必读书目录，广泛通读了古今文、史、哲、艺各方面的经典著作，做了大量的读书笔记。可以说大学期间是他各方面知识不断积累、拓展、优化的阶段，全面打下了文史哲的基础和中医学术背景。1980年参加安徽中医学院硕士研究生考试，在100多位考生中，他以第一名的成绩被录取。徜徉于知识的海洋里，王键就像海绵一样如饥似渴地吸取各种养分，拓展了视野、拓宽了知识，不仅打造了全面系统的知识结构，而且还形成了不平凡的思路与胸襟，为其后来的中医学临床、教学、科研和学科管理工作奠定了雄厚的理论和思想基础。

攻读硕士研究生的三年，则是王键系统研究能力的培养阶段，他在导师吴素行教授的指导下，深入学习和研究了版本学、文献学、目录学知识，尤其专门研究过《说文解字》，陆宗达《说文解字通论》可以说熟透于胸。由于在文字、音韵、训诂上打下了前期的功底，再进一步攻读《内经》原文，把握起来就十分准确了。他十分注重方法学、方法论的学习和研究，为增强所学知识的思想性、条理性和系统性，他在做笔记、做卡片上下了很大功夫，就像植物学家采集标本那样做卡片，分门别类，各入其位，条理井然，融会贯通。譬如《黄帝内经》《景岳全书》《医宗金鉴》等都做有大量的卡片，将各家学说中的基础理论贯穿起来，形成系统。读研究生期间他还在现代医学领域下了很大的功夫，生理学、病理学、分子生物学等同样务求系统学习和掌握，中西合参，汲取西医知识为我所用，为其以后的中医药学现代实验研究工作做好了知识储备。今天我们走进他的办公室、工作室，无论是家中还是单位，在他的工作环境中，最多的是书籍，书柜里医、文、史、哲的书整齐划一，可见其积淀深厚，也可以看出他严谨缜密的治学作风。要学到真知、取得真经，必然是要下一番苦功夫的，学习知识、钻研学问的甘苦自不待言，还是青年时期的王键，就能够苦在其中，乐在其中，怡然而自得，已经达到了很好的思想境界。

多读书、广涉猎，治学严谨、精勤不倦，博览医书、学识渊博，取径多门、视野宽广，是"新安王氏医学"治学上的一个显著特点，王键教授当然也不例外。他通过大学和研究生阶段的历练，打下深厚全面的国学与中西医学的根基，在如此丰厚的土壤环境下，再专注于中医药学术这个中心，显然就得心应手、游刃有余了。1983年王键研究生毕业并获得中医硕士学位，不久就参加了他父亲任主编的《新安医籍丛刊》和《医述》《王仲奇医案》等的校注整理和《续医述》《新安医籍考》的编著工作。《续医述》不仅搜集了程杏轩之后的新资料，以前未收而确属精要者亦予以补充，浓缩类聚，缩龙成寸，资料之"齐"，剪裁提炼之"精"，神似《医述》，医界瞩目。在总结程杏轩等新安医家学习实践张景岳学说时，他指出，为医者对前人各家著作，只要可取者，亦当兼收并蓄。他十分重视历代名医名著，尤其是代表性的医家医案，认为历代医家的经典著作是前人日积月累留下来的遗产和宝库，尤其是医案，客观真实地记录了疾病的诊治过程，备受务实求真的新安王氏医家关注。重视医案的学习、整理、领会和运用，是王键教授治学上一个显著的特色。在继承家学基础上，他进一步博览广涉、博采众长，上至《黄帝内经》，下至草药、单验方，更及诸子百家之说、历代医家之著，都有涉猎。对《灵》《素》等经典钻研颇深，理论修养十分深厚。在各家学说中，远宗张仲景，中及金元四大家，近效程杏轩，对杨上善、张景岳、吴昆所注《内经》用功甚勤、研究最深，而治杂病乃至外感均独具慧眼，推介张景岳之论，亦遵温病四大家和雷少逸之法，又喜读朱丹溪、徐洄溪、叶天士、尤在泾、王旭高、柳宝诒之书，旁及吴鞠通、王孟英诸家，尤其服膺先辈乡贤吴谦、程钟龄，《景岳全书》《医宗金鉴》《医学心悟》等数十种医籍的精彩论述，至今皆能引用自如，信手拈来。"读书而不能医者有之，决未有不读书而能医者"，王键教授重古籍、重读书、重学术传承，好学覃思，自童蒙迄今过目万卷，博古通今而留心医药，在几十年的医学生涯里，日积月累，把几千年来中医的学术思想和经验，古今中外文史哲艺诸般道术凝聚于一身。文、史、哲结合生命科学和医学科学，构成王键教授学术理论的五根柱子，五根柱子始终贯穿。

中医强调心悟、心法、灵感、直觉等体验功夫和思维方式，医家诊疗经验包含慧观悟性的成分和内容，"只可意会，不可言传"。新安王氏医家父子相承，兄弟相授，尽得家传秘术，接力棒式地传承着鲜活的学术精髓。王键认为，传承是中医学发展历程的主旋律和主基调，师承是中医薪火相传最有效的方式，也是名医成长成才最直接的途径。世医家族链每支每脉或多或少都有秘不外传的绝技绝招，家传师授，润物无声，灵犀一点，醍醐灌顶，这是书本学习无法比拟的，可以说是古代社会"知识产权保护"的一种特有方式。他青少年时期常常跟随父亲和外祖父应诊，耳濡目染，耳提面命，潜移默化之中，逐渐领悟了王氏和丁甘仁两派的辨证思维方式、思辨特点。在上大学之前已打下入门的基本功，在家乡初立应诊，就得到了患者的充分认可。上大学以后及读研期间，除了家父的言传身教之外，又跟从二伯父王任之侍诊抄方，学医多年，历经了许多疑难病症的诊治处理。厚积薄发，1978 年 22 岁时撰写了第一篇学术论文"关于火的若干理论探讨"，1983 年在《安徽中医学院学报》发表，之后陆续总结了多篇王任之治疗肝病等的临床经验，以及有关中医方法论、内经学、体质学说、痰湿病机、脏象（肝）理论、治则治法研究等多篇论文，20 世纪 80 年代在《安徽医学》《安徽中医学院学报》《辽宁中医》杂志上系列发表，得到了二伯父的赞扬和肯定。伯父对这个聪慧出众的侄子褒奖有加，一招一式，口传心授，答疑解惑，相机点拨，把自己的辨证思维方式、处方用药方法、操作手法技能，毫无保留地传承给了他。务临床之本、求疗效之实，是"新安王氏医学"最富生机、最为鲜活的灵魂，幼承庭训的王键教授，始终坚持参加诊疗实践，即使走上大学的领导岗位后也从不脱离临床，工作再忙，每周都要抽出时间上门诊，或利用节假日和下班休息时间应诊，从未中断。重读书、重经典、重吸收、重传承、重临床，王键秉承王氏心法家风，传心术、传家法，博览医籍、勤于实践，读书、临证两不偏废，跟名师、读经典是其成长成才的最根本因素。

既有家传师承的影响，又接受了正规学院的全面教育，家传师承与院校教育自然完美的结合，培养了王键广阔的视野和胸襟。所以他学术上善取诸家之长，而无门户之见。多年来，他曾专门拜访过、请教过国医大师邓铁涛（与其父王乐匋为故交）、任继学、路志正、陆广莘、班秀文、李今庸、张灿玾、张学文、孙光荣、王琦等，平常与北京余瀛鳌、孟庆云、鲁兆麟，上海陈苏生、严世芸、王庆其，南京孟景春等诸大家名流均有学术上的交流交往。勤于临床，转学多师，故临床上能撷采众长，灵活地运用《内经》经典、各家各派的理论和经验，张仲景伤寒论与叶天士温病说兼收，服膺乡贤先辈之学与取径江浙医家之说相融，善于古为今用、灵活地运用古法古方，不拘于一方一法一派而随机周变，兼顾彼此、多法并举。学古方而能入细，学时方而能务实，熔经方、时方及单方于一炉，择效而从、并举并用，用药轻灵之中有谨慎，平稳之中有灵动，疏密有致，进退从容。既有院校师承的双重优势，更有自身的探索，引古发新但不刻意标新立异，融会贯通而每每有真知灼见隐含其中。

王键教授治学涉及领域广，不局限于一个点、一个面，而是全面的、综合的、一体化的，中医学从理论到临床，从教学到科研，从传统学术到现代实验研究，从文献上升到文化，史学功底、文学修养、书画篆刻艺术、中医理论学术，每个方面都有深厚的造诣、都达到一定的层次，这在中医药学界可以说是十分难得的。

潜心学术　传承创新

　　王键教授早期致力于新安医学的系统整理和研究，对新安医学的相关文献进行了梳理，对新安医家的学术思想进行了凝练，既为新安医学做了大量的宏观调研工作，又做了大量的基础性、铺垫性工作，功绩卓著、厥功甚伟。进入 21 世纪，新安医学研究开始向纵深方向发展，这主要也得力于王键教授不遗余力的推动。作为安徽中医药大学校长，王键在学校成立了新安医学研究中心，建立了省部共建新安医学教育部重点实验室、省"115"新安医药创新团队，承担了包括国家科技支撑计划、国家自然科学基金项目在内的一系列科研项目，开展新安医学流派学术成就、特色与临床研究。2009 年领衔主编《新安医学精华系列丛书》并出版，内容包括学术思想、医论医话、方药、内科、外科、骨伤科、妇科、儿科、五官科、针灸、名医医案精华 10 册，计 260 余万字，对新安医学流派的结构体系和形成发展规律进行了全面的剖析梳理，对新安医学的学术特色和优势进行了全面总结归纳，荣获 2012 年度中华中医药学会学术著作一等奖。同时点校出版《新安医学名著丛书》14 册，系统整理了新安名著的学术精粹和各科临床成就。两套丛书将新安医学的魅力所在，全方位、多角度、深层次地展现在了人们的面前。2011 年"新安医学传承与发展研究"入选国家科技支撑计划项目，这是我国首次将中医地方特色学术流派研究列入该计划，其后"基于新安医学特色理论的继承与创新研究"又荣获 2013 年度中华中医药学会科学技术奖一等奖。在文献研究上，搜集并建立了新安医学文献书库，对新安医著开展了发掘、整理、校注、编撰等工作，并利用现代信息技术建立了新安医学文献数据库。在学术研究上，对新安医学的

531

发展历史、源流脉络、学术流派、学术思想、学术特色以及对中医药学发展的影响进行考证研究，总结并提炼出汪机"营卫一气说"、孙一奎"动气命门说"、方有执"错简重订说"、罗周彦"元阴元阳说"、汪昂"暑必兼湿说"、叶天士"卫气营血辨证说"、程钟龄"医门八法说"、吴澄"外损致虚说"、郑梅涧"养阴清肺说"、余国珮"燥湿为纲说"等新安医学十大学说，揭示了新安医学中风病"气虚血瘀"、消渴病"阴虚燥热"、肺胀"肺失治节"、痹病"脾虚湿盛"等病机理论。研究成果以《新安医学系列讲座》十二讲等形式，在《中华中医药杂志》2013 全年和 2014 年 1～2 月发表，产生了很大的影响。

在新安医学整理研究领域，王键教授的一系列成果，从形成到发展、从突出成就到当代价值等多方面，向世人展示了新安医学的魅力所在。他总结了新安医学的六大特色，即继承与创新的有机统一和结合，学派纷呈与和谐融通的有机统一和结合，家族传承与学术传承的有机统一和结合，以儒通医与融合道佛的有机统一和结合，"地理新安"与"医学新安"的有机统一和结合，中医科学与徽学文化的有机统一和结合。站在继往开来的高度，道出了新安医学所蕴藏的宝贵之处——在传承中不断创新。中医药作为我国最具原始创新潜力的领域，其系统性、复杂性等关键问题的突破，都将会为医学科学、生命科学乃至整个现代科学的发展产生重大影响。中医学术流派是中医学术经验传承与发展的重要形式，研究有代表性的中医学术流派，对继承中医学术经验、挖掘原创思维、促进中医学术发展、提高中医临床水平有重要意义和价值。基于此，王键教授在制定新安医学团队中长期科研方向与规划时特别强调，当下开展新安医学研究，一定要在继承的基础上，围绕新安医学文献、特色理论、道地药材、名方验方与诊疗方案等方面，运用现代技术方法，结合临床研究，总结经验，阐明内涵，提高临床疗效与学术水平，提升中医药科技创新能力，丰富中医药文化建设内涵，在创新中不断促进新安医学的发展。

近年来，王键教授以新安医家治则治法作用机理及其临床应用为主要科研方向，重点开展病证结合动物模型研究、缺血性脑血管疾病的临床辨治规律及其新安医学有效方药的筛选与作用机制研究，以及新安医家化湿法运用的研究工作。新安王氏历代医家兼收并蓄、博采众长，在长期的医疗实践中，通过代代积累叠加，在疾病的不同层面形成了多种独特的治疗方法，如"寒温并用，扶阳护阴"治疗外感温病，条达木郁法治疗内科杂症，培补肝肾、条达木郁法治疗心脑系病症，辛香行气、辛润通络法治疗瘀血病证，益气活血通络法治疗脑病，益气宁心和络法治疗胸痹，益气养阴、活血宁心法治疗心悸，疏肝理气化湿法治疗胁痛，苦辛通降法治疗脾胃病，化湿法治疗湿邪为患的疾病，运脾化湿、疏木和胃、清补兼施之法治疗肿胀，清热渗湿、活血行瘀、坚阴通淋法治疗前列腺炎，温肾利湿、分清化浊法治疗淋证等，并由此创制了一系列富有特色的方药制剂，临床疗效显著。在总结前人经验的基础上，王键教授在益气活血治法及其中药新药脑络欣通的研究中取得一系列成果。在科学理论创新方面，结合新安医学治则治法特点，首次系统提出缺血性中风"气虚血瘀"的病机学说，丰富发展了缺血性卒中气血相关病机理论，为益气活血法提供了理论依据。在科研方法创新方面，创建了多因素复合制作气虚血瘀证局灶性脑缺血动物模型，并初步建立了气虚血瘀证局灶性脑缺血动物模型评定标准。同时带领团队对新安医家诸多治疗中风的经典治法方药进行了筛选，并开展了机制探讨，如从基因的角度探讨其作用机理，采用体外培养大鼠胚胎神经细胞的方法，探索益气活血、补肾生髓与化痰通腑法各自的作用机理，并对疗效进行比较。已在分子生物学水平上，初步阐明了脑缺血中神经细胞凋亡多元调节、脑缺血后内源性神经干细胞增殖分化规律及有效方药的干预机制，为提高缺血性中风的中医药临床疗效提供了理论与实验依据。在临床研究方面，基于新安医家学术经验，研制出了治疗缺血性脑血管疾病的脑络欣通制剂，已作为新药开始临床验证，受到学术界高度评价;结合临床实际,在对新安医家应用化湿法的文献进行梳理的同时,着重于健脾化湿法的实验研究,建立了脾虚湿困型大鼠模型,从分子水平探讨健脾化湿法的作用机理,为临床更好地应用这一特色治法提供了科学依据。此外,致力于新安医家诊疗技术与诊疗规范化研究与应用,为提高疾病防治水平及临床规范化诊疗,进一步提高临床疗效发挥了重要作用,提高了防治重大疾病及难治性疾病的能力。

在以王乐匋教授等为代表的老一辈新安医家的执着追求和影响下,在王键教授的带领下,新安医学研究历经几十年发展与壮大,现在已形成了稳定的团队、先进的平台和明确的方向。新安医学科技创新团队,集聚了一支学科、专业、学历、年龄等结构合理的人才队伍,其中安徽省学术与技术带头人1名,安徽省学术与技术带头人培养对象4名,安徽省教育厅、卫生厅学术与技术带头、拔尖人才10人,安徽省高校中青年学科带头人6人,安徽省高校优秀中青年骨干教师11人。新安医学实验室是安徽省和教育部共建的重点实验室,新安王氏医学工作室是国家中医药管理局首批中医学术流派传承工作室。新安医学创新研究团队充分发挥了这两个高端平台的作用,通过持续的严格管理,形成了良好的科技创新氛围,取得了一大批有影响的研究成果,为地方社会经济发展和中医药传承创新事业做出了重要贡献。

临证实践 活变不滞

在几十年的医疗实践中,从理论到临床,王键教授积累了许多宝贵的经验。他认为治病之道,要明阴洞阳,而用药以酌盈济亏,补偏救弊。辨证应以脏腑经络学说追本穷源,阐发脏腑病变机理。临证上各擅其长,长于使用调肝和络、活血化瘀、滋肾柔肝、条达木郁、寒温同用、温运诸法,擅用成方,注重配伍,轻重相宜,巧用对药,其运用附子治外感热病有独特的经验和风格。擅长内科心血管病、脾胃病、呼吸系统疾病的诊治，对内科疑难病及妇科、皮肤科常见病也有独到的见解。

如对心脑系病证有着较深入的研究，在辨证上重视"整体观"与"素体禀质"，注重情绪变化对疾病的影响而辅以心理疏导，重视节气变化对心脑疾病的影响。他根据心脑病证以老年人居多的特点，在治疗用药上倡"慎""轻""巧"。王键教授十分注重湿邪对临床疾病致病的重要性，把化湿法广泛应用于临床各科疾病，或健脾以化湿，或化湿以健脾，或健脾与化湿兼顾；选择药物方面，或芳香化湿，或淡渗利湿，或苦寒燥湿，多灵活运用。健脾化湿法是王键教授的一个特色治则治法。王键教授认为，治疗脾虚湿邪为患的疾病，湿病之本、本于脾虚，健脾化湿不可忽视调畅气机，必要时应兼顾肺肾，辨治湿病应重视舌苔。在常用治法运用无效的疑难杂症中，可以考虑是否存在脾虚、是否有湿邪存在。其运用健脾化湿之法治疗汗证、水肿、黄带、面肿、溃疡性结肠炎、痰证、黄疸、淋证等，多收奇效。在处理内伤杂病时，注意照顾脾胃和肾气，但不一味强调进补，常施以调理气血之剂，使气机升降正常，血随气行，以通为补。在内科肝病治疗过程中，通过辨析肝病阶段性及其内在联系，善用清热解毒、调肝和络、活血利水、滋肾柔肝、条达木郁之品，并注重调节情志。

王键教授临证用药时，喜用五味药以下的小方剂，以配合整个处方的治法治则，有时以小方体现治法，有时以小方对症治疗特定证候群。如常用瓜蒌薤白半夏汤治疗胸闷、胸痛、咳嗽、胃脘胀满等心、肺、胃、胸中，气机不畅，痰饮停滞之证；用《医学心悟》半夏白术天麻汤治肝阳上亢、风痰上扰之眩晕头痛；用《韩氏医通》交泰丸治心肾不交之失眠；用《局方》失笑散治瘀血疼痛；用半夏秫米汤治疗痰食阻滞、"胃不和则卧不安"之不寐等。他认为，这些小方历经多年而不衰，其独特的疗效不容忽视，往往有意想不到的效果；况且药味少则易学易记易用，是初学者必不可少的临证"绝招"，不可不用心学用。

在应用内服方剂的同时，王键教授也十分重视疾病的合理外治方法，尤其是一些危急证、局部病变、皮肤病、妇科病，恰当的外治法具有起效迅速、主要作用于局部、效果确切明显等优点。如针对前列腺增生所致尿潴留，以炒山栀30克研末醋调外敷关元穴；针对慢性阑尾炎迁延不愈，以生大蒜捣泥外敷阑尾压痛点；以祛风止痒方剂煎汤外洗治疗手部红疹瘙痒等。

王键教授很重视药材质量与煎服方法，首先要求尽量使用道地药材，如台乌药、怀牛膝、金钗石斛、草决明、竹节白附子、粉甘草等；其次，要求不同用途药材采用不同炮制方法，其处方中很多药物的炮制很少见于教材，如竹沥半夏（不同于清半夏、法半夏、姜半夏）、清炙枇杷叶（不同于蜜炙枇杷叶）、蒸百部、漂苍术、洗腹皮、煨川楝子、沉香曲、炙远志肉等；并对病人详细说明不同药物的煎服方法，如熟附片、生龙骨、生牡蛎、制磁石等先煮，钩藤、砂仁等后下，西琥珀、田三七研末分吞，西洋参、红晒参另炖，车前子、蒲黄包煎等。针对目前中药材市场的混乱，中药贮藏、炮制中的不科学行为，某些医师的敷衍从事等现象，他深感痛心疾首，认为中医药行业的整顿势在必行。

王键教授认为，面对病人时必须全身心投入，仔细询问病情症状，耐心倾听病人诉说，并巧妙运用语言安慰病人，解开其心中郁结，调畅其情志，具体应用好中医"以情治情"的方法。原因有二：《素问·疏五过论》《素问·征四失论》早已为医家敲响警钟，不仔细询问病人的贫富贵贱、少长勇怯等情况，及发病始末过程，很有可能遗失一些重要的线索，导致辨证论治的失误；当今社会身心疾病广为流行，很多病人按现代医学应归属心理医学或精神医学范畴，但既来中医门诊就必须对其进行药物治疗和心理调护，而且这也是中医学的特长。方法亦有二：首推专心全意的倾听艺术，可使病人感到被关心，从而放松紧张的心情，通过语言释放焦虑、担心、恐惧、不安等不良情绪，重新燃起对生活的信心与希望；其次是合乎情理的语言开导，以局外人的清醒头脑替病人做出理性的判断，以同情安慰的语言帮助、支持病人面对生活中的困难。这种调节情志的方法，如果运用得当，对于大多数病人的病情转愈都有帮助，对于某些非器质性病变如神经官能症等，有药石所不能替代的奇效。王键教授曾治一精神紧张、时常焦虑的退休老教师，除普通药物外，耐心倾听病者的诉说，并予以安慰开导，成为每次诊疗过程中的一个重要内容；又治一情绪低落、意志消沉的青年男性，每次长达半小时的鼓励、劝说与分析、指导，对病人最终好转起到了决定性因素。

王键教授医术高超，医德高尚，屡起沉疴，深孚众望。今从其多年临证实践心得中选出几则，以飨同道。

中风：王键教授认为，"气虚血瘀"是中风病的主要病机特点，气虚为本，血瘀为标。气虚则无力行血而为瘀，瘀血阻滞脑之脉络，上气不足，脑脉气血运行不畅，气血无以濡养、温煦元神，使脑髓失养，神明失用，而致"气虚血瘀"之证。针对这一病机特点，治疗理应益气活血，使气盛而脉络通利，治法上主张"益气活血"。近年来，王键教授率领的研究团队对益气活血法及其有效方药脑络欣通展开了深层次的研究，从多角度探讨了其多靶点、多环节的作用机制。脑络欣通是新安王氏内科代表医家王乐匋教授针对缺血性脑血管病的临床验方，主要由黄芪、川芎、三七、蜈蚣等组成，益气活血、息风通络，临床疗效显著。既往的实验研究已经证实，该方能够综合作用于血液流变学、血栓形成相关因素、血管舒缩影响因素、兴奋性氨基酸、NO 及 NOS、细胞因子、自由基损伤，及神经细胞凋亡、神经营养因子、信号转导通路、神经干细胞等多个环节，从而达到改善脑血液循环、保护神经元的目的。

心悸：王键教授指出，心悸病因病机在于气阴不足为本，痰瘀互阻为标，治疗时须辨证与辨病结合，审度虚实偏重，益气养阴治其本，化痰逐瘀治其标。中医治疗心悸不外乎"补"与"通"，其治法虽有益气、养阴、化痰、逐瘀之分，但总以"通"为第一要义，益气则心气得振，养阴则心脉得复，化痰则痰浊得消，逐瘀则瘀血得散，诚可谓"大气一转，其气乃散"，而心悸自平。在具体应用时，须审度证候之虚实偏重，予补中寓通、通中寓补、通补兼施等法，切不可一味补，或一时猛攻，总以祛邪不伤正、扶正不碍邪为要务。同时应注意心悸"证"和心律不齐"病"的规律性联系，在用药中力求辨证与辨病的有机结合，在辨证的基础上，参考辨病调整用药。

胸痹：王键教授认为，胸痹病位在心，气阴不足为其本，痰瘀互阻为其标，治宜益气养阴治其本，化痰逐瘀治其标，临床用药应虚实兼顾。针对胸痹的三种常见证型，分别采用温阳益气化痰通络法、益气养阴宁心安神法、化瘀豁痰通络止痛法，临床疗效显著。心阳不振、阴寒滞脉型系胸阳不运，津液不布，凝聚为痰，痰阻气机，遵"形不足者，温之以气，精不足者，补之以味"之旨，用瓜蒌薤白半夏汤通阳开痹、行气祛痰。气阴不足、心神失宁证则遵《玉机微义·心痛门》"病久气血虚损及素作劳羸弱之人患心痛者，皆虚痛也"之旨，认为此证虚为本，气滞、血瘀、痰浊、寒凝为标，标本虚实不容倒置，辨证当谨守病机，明辨虚实，根据具体情况灵活运用扶正祛邪之法。痰瘀互结、阻滞心脉证应着重于"通"，但因病机多本虚标实，故应标本兼顾，治疗时既化瘀祛痰又补益心气，根据病因不同，选用瓜蒌薤白汤加红花、三七等活血化瘀之品，以及黄芪、党参等补气之品，共奏行气通络之功。

眩晕：王键教授指出，眩晕不仅与肝、脾、肾相关，亦与脑密切联系。脑为元神之府，精髓之海，诸阳之会，亦为清静之窍。今时之人，多为嗜欲劳心，不知持满，起居无节，故而耗散阴精。肾精亏虚，则生髓不足，脑海失养；欲壑难填，肝气郁滞，郁久伤阴，肝阴不足，则阴虚无以制阳，风阳循经至巅入脑，扰清静之窍。故临床常见肝肾阴亏之本虚或本虚标实之证，多以滋水涵木为法，或兼补肾生髓，或兼行气活血化瘀，或兼化湿祛痰等。重视经方，根据具体病情，辨证选药，常用炙龟甲、干地黄、白芍、生龙骨、牡蛎以滋阴潜阳；天麻、钩藤平肝息风；虫类药如蜈蚣、僵蚕等搜风通络；川芎、鸡血藤、红花、桃仁等行气活血化瘀。

杏林育人　润泽桃李

　　王键教授作为安徽中医药大学的校长，有着一种令人敬重的威严和魄力，同时有着新安医家独有的与生俱来的儒雅和风范。他是一面旗帜，带动了一方热土，创造了安徽中医药大学一个又一个壮丽的辉煌！

　　作为校长，王键教授带领安徽中医药大学全校师生深入贯彻落实科学发展观，亲自拟定了"至精至诚、惟是惟新"的校训理念，秉承了"南新安、北华佗"的医学传统和坚定的中医信念，弘扬中医精神，走在了"质量立校、人才兴校、科技强校、特色弘校、文化塑校、和谐融校"的路上。在组织协调、科学研究、人才培养、平台建设等方面做出了重大贡献。由他领衔的中医基础理论学科教学团队成为国家级教学团队，中医基础理论课程成为国家级精品课程。他所主编的两部《中医基础理论》教材，均被评为教育部规划教材。针对高等中医药院校中医学专业人才培养模式单一趋同、缺乏特色、经典功底不深、临证思维弱化、临床能力与综合素质有待进一步提高等问题，他通过认真分析后在本校采取了一系列切实可行的措施。在他建议下，安徽中医药大学开办了新安医学特色班，开展了以培养具有地方医学特色的高素质应用型中医人才培养模式的改革，经过十余年的不懈实践，逐步形成了具有安徽地域特色的"院校、师承与新安医学特色教育"相结合的中医学人才教育培养模式；制定了"厚基础、强能力、重个性、显特色"四个理念为特征的中医人才培养方案；构建了"传统与现代相结合、医学与人文相结合、基础与临床相结合、共性培养与个性发展相结合、传承与创新相结合"五个结合并赋有新安医学特

王键

传承岐黄之道　弘扬新安医学

色的课程体系；在人才培养过程中，注重强化经典功底、强化中医思维、强化实践能力、强化综合素养、强化新安特色、强化传承能力。由他主持的"弘扬新安医学特色，培养高素质应用型中医学人才"教学项目获安徽省教学成果特等奖，"院校－师承－地域医学相结合，培养新安医学特色卓越中医人才的研究与实践"教学项目获国家教学成果二等奖。

作为教师，王键教授教过内经学、各家学说、中医基础、中医内科学、中医防治总论等多门课程，充分发挥了自己博学多识、医文并茂的特长，将自己的学习感悟、学术思想和临床技巧倾囊相授。他深知教师传道授业解惑的责任，以培养合格的中医后继人才为神圣使命，每上一堂课都给自己定下质量追求的目标，每天晚上都要学习备课到深夜，从不会在12点前熄灯，费尽心思地列提纲、写讲稿、改教案，形成了逻辑严密、富有感染力、鼓舞人心的独特教学风格。凡听过王键教授讲课、讲座的师生都会心动神仪，如沐春风，折服不已。20世纪80年代，曾有一位学生为了能听到王键教授的《内经》课，在外地特意"打面的"赶到学校（当时学生打的是极为奢侈的）。他自己也觉得，在医教研各个领域，教学最有成就感、自豪感。呕心沥血、披肝沥胆，现王键教授已成功培养30余名博士、硕士研究生，学生的2篇论文获省优秀硕士学位论文，多篇获校优秀论文一等奖。学生中已有6名成为教授，2名成为国家中医药重点学科中医基础理论学科与技术带头人后备人选，1名成为安徽省学术与技术带头人后备人选，2名成为安徽省高校优秀骨干教师。

作为医生，每次门诊王键教授总是全身心地为病人看病，仔细询问病情，耐心倾听患者的诉说，用药精当，无不效如桴鼓，屡起沉疴。妙手医治顽疾痼疾之余，对于很多情绪焦躁的患者，王键教授更是常常安慰开导，劝说其以平常心面对生活。对于处方用药，王键教授总是在保证疗效的情况下，尽可能减轻患者经济负担，让患者了解中医的简便廉验，也让中医药更加深入人心。很多患者宁愿排队等待数个小时，也要挂王键教授的门诊号，让其亲自诊病，这是靠人格魅力、工作作风建立起来的信任。师徒如父子，形影相随，王键教授用他的一言一行、一方一药、一招一式告诉学生：凡大医治病，必当安神定志，无欲无求，先发大慈恻隐之心，誓愿普救含灵之苦。

作为学者，王键教授深知基础理论、基本技能对临床医生的重要性，他常常语重心长地嘱咐师生：做学问要从做文献开始，要熟悉、读懂中医经典的原貌。同时他极其注重科研作风和科研能力的培训，科研应该密切结合临床，不可弄虚作假。治学上深思熟虑，十分缜密，对待科研工作严谨到一个标点符号都不放过。平日里，无论是读书、查文献、写论文，还是选课题、做实验，抑或是临床门诊，青年教师和同学们都能得到他明确而耐心的指导和传授，让从师者感受到一个铁杆中医人对于中医学的探索和研究。

在同学心中，他的话语真诚而坚定，人们无不被他渊博的学识、缜密的思维和铿锵有力的语言所折服；在同事心中，他的目光敏锐而沉着，可以洞察业界的发展机遇，竞争的突破点以及医学以外的哲理和智慧；在病人的心中，他的双手灵巧而有力，可以通过脉象的细微变化而破译生命的密码，让许多山遥路远而来的患者看到了生命的希望和转机。

文化传承　铁肩道义

医为百艺之一，中医学发源于悠远的中华优秀传统文化，本身具有文化和科学双重属性，新安医学就是徽学文化的杰出代表。中医自古以来就有"大医者必大儒"之说，新安医家就是典型的儒医。近代名医秦伯未先生曾言：专一地研讨医学可以掘出运河，而整个文学修养的提高则有助于酿成江海。新安王氏历代医家，世以医名，而诗、书、画更是几掩其医名。王键教授的父亲治医而外对文字、训诂、目录、版本考据等均有涉猎，医事之余还喜爱诗词书画，擅长行、草、篆书，精于画竹，作品处处

王　键

传承岐黄之道　弘扬新安医学

能入古、常常出新意，自成风貌，展现了文化人一种超凡脱俗的意境。王键教授承乃父风范，喜爱书法，医文兼通，对于文史哲、诗书画均有研究，涉猎广泛，尤重学术，行文流利，出口成章，一般人难以望其项背。除对新安医学研究外，还主编有《中医基础理论》等中医学术著作、教材16部，发表学术论文100余篇。在他的论著中，文化内涵丰厚是一个显著的特点。其门诊处方遒劲而工整，常常被患者珍藏，叹为艺术品。有真性情，须有真涵养；有大识见，乃有大文章。王键教授更是常常用郭沫若老先生的"好事流芳千古，良书播惠九州"之语，嘱咐后学应该含英咀华，广闻博识，医文并茂。

"文化是民族的血脉，是人民的精神家园"，王键教授认为，文化修养能够陶冶情操，也是一个人生活品位和处世方式的具体体现，事关人生情趣和人格尊严，是涉及"形而上"之人生哲学的大事，不可等闲视之。所以，他对人文科学就格外偏重偏爱，十分注重中医药文化传承，亦儒亦医，底蕴深厚，其在临床、教学、科研和日常言行举止所散发出来的中医药文化的气韵和魅力，即使在文化气息深厚的中医学界也是十分突出、难出其右的。他在开展和指导"新安王氏医学"的传承研究时强调指出，除了要继续开展药理实验、临床试验等现代科学研究，着力提高其科技硬实力外，还有必要加强其人文思想研究，充分发挥其文化软实力的作用，自觉地承担起传承中华优秀传统文化的重任，更好地为社会主义物质文明和精神文明建设服务。他所发表的关于《徽州文化背景下的新安医学》《论中国传统文化与中国传统医学的互动关系》等多篇论文，很受学术界的好评。

多临证、多读书、勤实践、广涉猎，注重传承家学心法、领悟医学原理；治学严谨，取径较宽，无门户之见，伤寒与温病兼收并蓄，扶阳与养阴调燮并举，博取折中而自成一家；处方用药以轻巧灵动为风格，经方、时方及单方择效而从、并举并用；致力于新安医学研究，尤重医案整理；注重中医药文化传承，自觉传扬中华文化精髓，是"新安王氏医学"的五大共同特点，这在王键身上体现得尤为突出和明显。

结束语

在徽文化的影响下，在家族世代行医的耳濡目染中，王键教授揣着一颗"上医医国"的赤子之心，醉心于新安医学和中医药学研究，循着当代医者的轨迹不断前行。他用自己的实际行动描绘了新安医学的美好春天，将静静流淌在新安江水旁的新安医学家族绽放出新的光芒！他相信，历经千年辉煌历史的新安医学，在下一个百年、千年，必将会迎来更加辉煌灿烂的明天！

他是校长，以德服人，殊荣不断，为学校明天的发展竭尽心力！他会在教师会议结束后，准时到达学生的讲座论坛，用掷地有声的语言坚定每一个安中学子的信念和理想；他会在下午近一点的门诊结束后，匆匆赶往教室为学生上课；他会在室外温度高达40℃以上，赶往新校区调研建设进展情况，为新生入住提供保障……

他是老师，勤于笔耕、乐于著述，为中医事业薪火相传添柴加油。凡是听过他讲课的人，无不钦佩他的远见卓识。他常说，老师应该"传道、授业、解惑、启悟"，要做到"有条有理，有根有据，有板有眼，有声有色"；王键教授还以"台上十分钟，台下十年功，三尺讲台小天地，教学水平大文章"来勉励青年教师……

他是医生，德术兼修，普施仁义，向每一个生命致以崇高敬意！他会痛心疾首于中药材市场的混乱；他会顾不上喝水、休息，只为让每一个等待的患者尽早结束病痛的折磨；他会不厌其烦地劝藉患者，全心全意地为他们着想，让他们感到被关心，从而放松紧张的心情……

一室医籍，两袖清风，三尺讲台，四季门诊。王键教授以其文献、临床、教学、科研、文化五位一体的杰出成就，成为当今新安医学各学科领域的一面旗帜和标杆。

（新安王氏医学传承工作室）

已故去的名老中医

吴佩衡医学学术思想及临证经验介绍

云南中医学院主任医师、教授 吴生元

【医家简介】吴佩衡（1888—1971），名钟权，原籍四川省会理县鹿厂红岩子乡。自幼受父吴兆瑞（号堃，字子祥）庭训，诵读过《三字经》《百家姓》《龙文鞭影》，稍长，又读了四书、五经等书。由于吴佩衡在学术上有一定的造诣，以及他对中医事业的献身精神，深受医界同仁和广大群众的敬重。1930年被昆明市中医界选为昆明市中医师公会（民办群众性学术团体）执行委员，同年冬季，代表云南中医界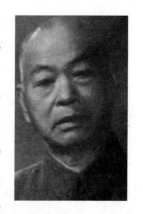应邀赴沪出席全国神州中医总会，抗议汪精卫取缔中医之反动条例，其后留沪行医六载，于1937年2月返回昆明。1939年被选为昆明市中医师公会理事长，1942年成立云南省中医医师公会，又当选为公会理事长。并受聘兼任云南省中医考试主试委员及云贵考铨处中医考试襄试委员及检核委员。为进一步倡导中医学理，于1945年创办《国医周刊》以资促进中医学术交流。为发展中医事业，培养中医人才，于1948~1950年间创立了云南第一所中医学校——云南省私立中医药专科学校，任校长兼教师之职。新中国成立后，吴佩衡先后任云南省中医进修学校副校长、云南省中医学校校长、云南中医学院院长、云南中医学院党委委员、云南省政协常委、中华医学会云南省分会副会长、《云南医药杂志》副主编等职。1956 年、1959 年两次赴京，出席全国政协会议及全国文教卫生群英大会，1959 年加入中国共产党。

吴佩衡 18 岁时，到会理县城拜名医彭恩溥先生门下为徒，在彭师教诲之下，导入医学门径。从师卒业之后，回到乡间行医。禀承老师的学理，对外感内伤及各种常见杂病，每施以时方、验方而获得效果。但时值民国初期，农村经济落后，卫生条件很差，瘟疫疟痢等传染病流行。最初，他经验不多，遇到疑难重症，常感束手无策。他为了寻找行医创业的道路，也为了采风访贤，广开见识，务求在医学上的深入造就，于 1921 年离乡，从会理县来到了云南，一面临证实践，一面又研读中医经典，突破了当时的陈规陋俗，为滇省开创了经方学理，在医术方面逐渐显出了他超群的技艺和个人胆识。

吴佩衡积极响应党和人民政府的号召，欣然投身于新中国的中医保健及医学教育事业。当时他已年逾花甲，除坚持经常的诊务外，还承担起云南省中医进修学校、云南省中医学校及云南中医学院的教学任务，自编教材，亲自课堂讲授，毫无保留地把他数十年的经验传授给学生。晚年他曾深有感触地说："中医事业是一个伟大的事业，要为它做出一点贡献，必须付出艰巨的劳动，以至于毕生的精力。"吴佩衡从不放弃自己的信念，始终保持着坚韧不拔、百折不挠的精神，为祖国医学贡献了一生。

医学学术思想及临证经验

他生平治学，从不以一隅之得为满足，他曾言道："医之为人所不可不习，尤不可不精于斯道矣。"他出师业医多年，仍感到中医学理十分奥妙，不勤求古训，博采诸家学理之长，仅凭师传口授，单方独技，是不能运筹帷幄而更好地解除患者疾苦的。他深入研究仲景之书，深受《伤寒论》仲景序言的启迪，溯本求源，又遍索《内经》《难经》《千金要方》《外台秘要》等经典医籍，反复研究，并就唐、宋、明、清诸大家、名家的学说而参酌之，将其所悟，付诸实践，获得了不少可贵的临证治疗经验。归纳起来，大体上可以从以下四个方面扼要地加以介绍：

1. 外感病的治疗　对外感病的治疗，他首先注重表证的及时处理。强调贵在早治、急治，以免导致病邪转变入里之患。如伤寒表证初起，他能切实的把握住"太阳"这一关，采用桂枝汤、麻黄汤、麻黄杏仁甘草石膏汤或麻黄附子细辛汤等方剂分别施治，对证下药，往往一汗而解。并且根据人体正气的强弱，感邪的轻重，在方药配伍及剂量增减上灵活掌握，权衡变通，使之能多发汗、少发汗、微似汗出、不令汗出或反收虚汗，一方数用，均能奏效而不伤正。

（1）太阳伤寒表实证　王某，男，四十二岁，某厂干部。患者于昨夜发热，体温38.9℃，今晨来诊仍发热，头痛，颈项强直，肢体酸楚而痛，流清涕，心泛欲呕，食减而不渴，脉浮紧，舌苔薄白。此系风寒伤及太阳肤表所致。《内经》云"其在皮者，汗而发之"，照仲景法，当以辛温发散以解表邪，拟麻黄汤加味主之。

麻黄6克，桂枝10克，杏仁10克，法半夏6克，防风6克，甘草6克，生姜3片。

嘱温服而卧，取汗自愈。殊料病者家属畏忌麻黄一药之温，恐燥热伤津，自行将药中麻黄减除，服一碗，未得汗。见其躁烦，热势反增，体温升至39.7℃，继服第二碗，则头痛如裂，身痛如被仗，恶寒较昨日更甚，疑为药不对症，邀他急往诊视。脉来浮紧急促，苔白腻，呼痛呻吟，虽言失治，幸喜表寒证型未变，释明其意，即嘱仍用原方，万不能再去麻黄。经照方服药二次后，温覆而卧，稍顷汗出热退，表邪解，遂得脉静身凉而愈。

编者按：世有畏麻、桂如蛇蝎者，以为其性温而易伤津化燥，不知表寒实证无麻黄之辛散，何以开发腠理，驱邪外出。无桂枝之温通，何以助阳温经而散寒？不畏邪之伤于人，而畏药性之辛温，实为姑息养奸之弊也。盖用药不在医家之喜恶，而在于审证之明确，有是证用是药，用之得当则药到病除。用之不当，易变化莫测。阳热偏胜者，辛温固不宜用，营血不足，里虚内伤等证，亦不宜汗。倘确属寒邪束表之证，当用而不用，反以清凉苦寒抑其热，势必助邪伤正，表寒不解，热势更张，斯时宜以麻桂等剂因势利导，祛邪外出，切勿坐失良机而至表邪传里为患，此乃祛邪即所以扶正之法也。

麻黄开玄府，通达腠理。桂枝辛温通阳，助其疏泄。杏仁利肺气，降逆平喘。甘草保中气而生津液。方药化合，专发太阳伤寒肤表之汗，效如桴鼓。然服此方一二碗后，覆卧得汗即可，不必尽剂，更勿令其大汗淋漓以致伤津而耗气。俗云"方是死方，法是活法"。欲求其效，宜潜心钻研意旨，无异于炉锤之非易也。

（2）太阳表虚营卫不和证　柯某之长子，年一岁半，住昆明市原铁道分局。某年阴历九月初六日晨，寐醒抱出，冒风而惊，发热，自汗沉迷，角弓反张，手足抽搐，目上视，指纹赤而浮，唇赤舌淡白，脉来浮缓。由于风寒阻遏太阳经气运行之机，加以小儿营卫未充，脏腑柔嫩，不耐风寒，以致猝然抽搐而成急惊风证。此为太阳肌表之证，以仲景桂枝汤主之，使中于太阳肌腠之邪，得微汗而解。

桂尖10克，杭芍10克，甘草6克，生姜10克，小枣7枚，加入粳米一小撮同煎，嘱服后温覆而卧，使得微汗。一剂尽，即熟寐，汗出热退，次日霍然。

编者按：此证利在急治，倘迁延日久，别生变故，难以预料。案内桂枝全方，力量甚足，故效如桴鼓。

（3）太阳表热证　李某，男，25岁，昆明市人。某年2月19日，不慎感到外邪，初起头痛，肢体疲倦，恶寒，次日发热，体温38.5℃，口中燥，喜凉饮，咽痛不爽，无汗，食减，小便色黄，其脉浮数，舌薄而不少津，此系太阳表热证，拟麻黄、石膏、杏仁、甘草主之。服一剂后，俄顷汗出，遂得脉静身凉，再剂霍然。

编者按：外感表热之证，宜凉散而解之，方药对证，故而立效。

（4）太阳少阴两感寒证　李某，男，40岁，云南中医学院人事干部。10余年前因患门静脉高压症做过脾脏摘除术。其后体质素虚，易患伤风感冒，某日又因起居不慎受寒起病，初起恶寒，头痛，肢体酸痛，倦乏力，发热，体温39.5℃，饮食不进，辗转呻吟，虽厚衣重被，仍觉身寒而栗，咽痛口干，但不思饮，惟喜热饮一二口，刻诊面色晦暗，身无汗，舌质淡，苔白根部稍腻，脉象沉紧，此系少阴阳虚，复感外寒，寒邪束表，里阳无力抗邪外出，为太阳少阴两感寒证。《伤寒论》曰："少阴病，始得之，反发热，脉沉者，麻黄细辛附子汤主之。"照仲景法拟麻辛附子汤一剂以温热解表扶正祛邪。

附片30克，生麻黄15克，北细辛8克，加生姜3片。

附片先煎2小时，再入麻、辛、生姜煮沸一刻钟，温服一碗，覆被而卧，约一小时许，再服一碗，得汗出而身热遂平，次晨已脉静身凉，再以黄氏桂枝汤调理二日而痊愈。

2. 瘟疫与温病的治疗　他认为人身真阳之少火决不可损，而邪热之"壮火"必须消灭。瘟疫、温病"壮火食气"之证，对人危害匪浅，论治之时，决不能对瘟毒、热邪忍手而姑息之。他本着《素问·阴阳应象大论》曰："壮火之气衰，少火之气壮，壮火食气，气食少火，壮火散气，少火生气。"此邪证之迥异也。

他本着《内经》"亢则害，承乃制"的基本精神，对热盛灼阴之证，能够当机立断，施以"急下存阴"或"养阴制阳"的治疗方法。早年他曾创用白虎（汤）承气（汤）合方，经腑两燔并蠲，挽救了阳极似阴的垂危重证。针对疫邪盘踞募原而有弛张之势者，巧妙地在达原饮（吴又可《瘟疫论》方）中加用了石膏，杜绝了邪陷内传的不良后果。在这方面，他既汲取了前人的经验，又不墨守成规，体现了创新精神，这是他勤奋好学、勇于实践的成果。

（1）瘟疫病阳明急下证　陈某，四川省会理县鹿厂牛上坎农民。年虽六旬，体素健康。某年4月初，因事赴邻村，值村中时疫流行，遂被传染。返家数日，忽觉胸闷食少，头昏体困，口燥思饮而起病。初起即感凛凛憎寒，继则发热，渴思冷饮，头体疼痛，小便短少，其色如茶，病卧已七八日，自服发表消导药二剂无效，始请他诊视。脉来洪数，唇焦口燥，舌苔厚腻，边白中黄而生芒刺。但头汗出，余处无汗，壮热烦渴饮冷，时发谵语，小便短涩但又随时点滴遗出。大便已六七日不通，腹满而不能食。此乃瘟疫误于表散，大伤真阴，疫毒传入阳明之腑，邪热内蒸而呈是状，急宜凉下以救真阴，拟仲景大承气汤加石膏、寸冬，急下救阴，犹釜底抽薪之意，务将胃肠中之邪热疫毒下尽为度。

大黄16克（泡水兑入），芒硝3克（后放），枳实13克（炒，捣），厚朴13克（炒），生石膏30克（碎，布包），寸冬26克。

此方煎服三次后，畅下黑酱粪半小桶之多，臭不可当，身热约退七八，口津渐回，苔刺变软，谵语止，小便已不滴遗，稍见清长，色仍黄，仍渴喜冷饮，当即索取石缸内冰凉冷水一碗与饮之，饮后病者自云心中爽快，再饮一碗，顿觉全身清凉，竟得安卧熟寐片刻。余热未尽，继拟小承气汤加清热养阴生津之品以治之。

（2）瘟疫病热盛逼阴证　张某，男，川北人，年22岁，在四川会理县北街参将衙署当军士。1921年3月，值瘟疫流行，被染者多，张亦被传染而发病。发高热已十日，请他出诊，刚到该处，见另一军士搀扶病者出门外小解，小便清长如水，旋即目珠上视，其势欲脱。速诊其脉，沉数而细，唇焦口燥，苔黄黑而起刺，以手试之，则口气蒸手，仓猝之时，药石不济，恐阴液脱绝，急以冷水灌之，连喂二碗，目珠始返回如常，神识转清。询及由来，始知病已十日，壮热烦渴，大便不通，小便短赤，曾服发表退热药数剂，汗后身热不退，反见溺多清长。又述及前有两个军士，同患是病，发表之后，亦见小便清长，旋即死去。此系邪热内盛，复被发表劫汗，重伤阴液，逼阴外脱之险象，幸喜急灌冷水以救之，水源不枯竭，真阴未致立亡，急宜凉下以救真阴，主以承气白虎汤治之。

生石膏30克（碎，布包），知母13克，枳实13克（炒，捣），生大黄16克（泡水兑入），厚朴13克（炒），芒硝10克，川黄连10克，粳米10克。

次日复诊，大便已通，下出酱黑燥屎若干，身热已退六七，小便反见短赤，此邪热已经溃退，阴液尚未恢复，脉仍沉数，喜饮清凉，照原方去黄连加麦冬26克。

第三日继诊，病者已汗出热退，脉静身凉，烦躁止，口津生，唇舌转润，舌苔已退去大半，稍能进食，小便渐转清长，但仍喜冷饮，以生脉散加味养阴生津而清余热。

沙参15克，寸冬15克，五味子6克，当归16克，生地黄15克，杭芍15克，生石膏15克（碎，布包），甘草6克。

连服二剂再诊，舌苔已退净，津液满口，渴饮止，神食较增，小便已清利如常。遂照原方去石膏加黄芪26克，生地黄改为熟地黄15克，连服三剂而愈。

（3）瘟疫病狂汗　张某，男，四川人，年24岁，住四川省会理县北街，禀赋充盛。1920年4月感瘟疫病邪。病已三日，请他诊视，发热而渴不恶寒，小便短赤，大便三日未解，脉来洪数，舌苔白腻如积粉，舌尖绛红而燥，面部垢腻。此系募原疫邪有渐入于里化热之势，宜输转募原之邪，兼消入里之热，加味达原饮治之。

槟榔13克，厚朴10克，草果10克，知母13克，杭芍16克，黄芩13克，甘草6克，生石膏30克，葛根13克，大黄13克（泡水兑入）。

服一剂后，病者旋即发狂乱奔，病家以为误服凉药之咎，促他再行诊视，见其口舌转润，脉象已较前转平，且有微汗。当即告知病家，此乃"狂汗"，系病退之征，稍待汗出即愈，遂嘱再服前药。服药一碗，即令使覆卧。俄顷，大汗淋漓，约三刻钟后，狂躁止，脉静身凉，霍然而愈。

编者按：吴又可《瘟疫论》云："狂汗者，伏邪中溃，欲作汗解，因其人禀赋充盛，阳气冲击，不能顿开……"今得药力相助，输转募原之邪以达于表而解，邪随汗去，则狂证焉有再作之理？

3. 阳虚阴寒证的治疗　他对阳虚阴寒证的治疗经验尤为丰富，十分尊崇《伤寒论》"温扶阳气"的治疗大法，对于人体须当保存"元气"的重要意义有深刻体会。《素问·生气通天论》曰："阳气者若天与日，失其所，则折寿而不彰，故天运当以日光明。"李念莪《内经知要》注曰："此明人生全赖乎阳气也，日不明，则天为阴晦，阳不固，则人为夭折，皆阳气之失所者。"又曰："火者（即少火），阳气也，天非此火，不能发育万物，人非此火，不能生养命根。"他常言道："多一分阳气，便有一分生机；多一分阴霾，便多一分杀气。"他主张对于阳虚阴寒证的治疗，必须抓住温扶先天心肾阳气这一主要环节，方能获得阳复阴退，克敌制胜的效果。认为扶阳驱寒，宜温而不宜补，温则气血流通，补则寒湿易滞。临床上他擅用长沙诸方，很少用滋补药品，采用四逆汤、通脉四逆汤、白通汤、麻黄附子细辛汤等扶阳散寒之剂，治愈许多阳虚阴寒病证，时值阴寒危笃重证，敢于以温热大剂力挽沉疴。对附子一药，较有研究，在临床应用方面，具有独到之处。附子药性温热，能温中扶阳、散寒、除湿、止痛。

据他多年临证体验，但凡面色淡白无华，或兼夹青色，倦怠无神，少气懒言，力不从心，动则心慌气短，自汗食少，畏食酸冷，溺清便溏，诸寒引痛，易感风寒，甚或形寒怕冷，手足厥逆，恶寒蜷卧，喜暖向阳，多重衣被，口润不渴或渴喜热饮而不多，舌质淡，或兼夹青色，舌苔白滑或白腻，脉象多见沉、迟、细、弱、虚、紧等，都可以用附子进行治疗。只要谙熟其药性，配伍及用量适宜，炮炙煎煮得法，且不违背辨证论治的精神，附子的临床应用范围是很广泛的。临床上他常用附子加入辛温发散剂中治疗阳虚感冒，取其温经解表，辅正除邪，驱邪而不伤正气；用附子配合温里药，增强扶阳散寒除湿的效果；与补气药同用，以追复散失之元阳，与补气药共伍，以滋润不足之真阴。经验证明，依照他的理论和方法进行治疗，不仅能促使人体因各种原因导致的"阳虚""阴寒"病证得以恢复，而且用于治疗沉寒痼疾或某些危急重证，尤能显示出化险为夷之巨大作用。

（1）阳虚感冒　见外感病治疗中太阳少阴两感论寒证案例。

（2）伤寒病少阴寒化证　曾某，男，17岁，住昆明市环城东路。始因饮食后受寒起病，发热，恶寒，头体痛，延某中医诊视，以辛凉解表药二剂无效，当即送入本市西山脚下高硗某医院住院治疗。住院已十九日，施以针药，发热虽退，然病势则日益沉重，延请数医会诊，一致诊断为"肠伤寒"，且有肠出血或肠穿孔之虑，决定施用输血方法挽救。输血后病势未减，愈见危笃，竟宣告无救，遂于1943年10月25日请他诊视。他到达该医院，已是晚间九时，询知患者病已十九日，身已不发热，但腹中鼓胀，小腹疼痛，不时呻吟，小便短赤，大便有七八日不通，饮食不进，日夜眼不交睫，卧床身不能转侧，但见护士随时以矿泉水与饮之。舌苔白滑而厚腻，不渴饮，脉搏弦紧，重按则无力而空。诊毕，当即告以病势十分危重，系伤寒坏病，病邪深入少阴之脏寒证，阳气内虚，阴寒太盛，寒水阴气内结如冰霜，腹内阴霾四布，发热虽退但里寒已极。二便不通，乃系阴寒凝结，真阳大虚，无力运行，非热结之证可比也。一线生阳有将脱之势，病势垂危，颇为费治。惟有扶阳抑阴温化之法，使在上之寒水邪阴，由口中吐出，中下之寒水邪阴，由二便排泄使除，阳回阴退，方可转危为安。就以仲景通脉四逆汤加吴萸、上肉桂治之。并告知病家，倘若服药后发生呕吐涎痰或大便泻下切勿惊疑，为病除之兆，一线生机，可望挽回。

白附片160克，干姜30克，上肉桂16克（研末，泡水兑入），茯苓26克，吴萸6克，甘草6克。

10月26日再诊。昨服上方后，旋即呕吐涎水碗许，系病除之兆。脉搏弦紧已退而转和缓，大便溏泄一次，小便解三次，唯小腹尚痛，时作时缓。缘病程日久，阳神太亏，里寒太重，虽已见效，然病重药轻，力不胜病，犹兵不胜敌，犹幸气不喘，痰不鸣，手足温暖，脉和缓较有神，继以大剂扶阳温化，务使阳回阴退，渐可转危为安。

白附片260克，干姜60克，吴萸20克，上肉桂16克（研末，泡水兑入），公丁香6克，茯苓30克，西砂仁6克。

10月27日三诊。昨日清晨服药后，又呕吐涎水约两碗，下午服药后又吐一次，大便泻利数次，均属"冰霜化行"，病毒邪阴由上下窍道溃退。舌苔仍厚腻，舌质红活，面唇色泽亦转红润，体温如常，脉搏和缓较有神根，腹胀微痛，鼓胀已减去十之六七。大关已过，然病久阳神太亏，邪阴尚未除净，仍以大剂扶阳辅正主之。

白附片300克，干姜60克，上肉桂16克（研末，泡水兑入），甜马槟榔6克（去壳，捣），吴萸6克，台乌药4克，西砂仁6克，茯苓30克。

10月28日四诊，服药后昨日夜共排泄大便十六次，每次多少不一，今晨又大便二次，均为夹水分之稀薄粪便，始而色乌如酱，今晨渐转黄色，此系胃中生阳渐复之兆。体温37℃，脉搏每分钟80次。今日解小便六次，色淡黄而清，但于每次小便时，均觉茎中刺痛，良由病毒下泄刺激作痛，非热盛之证可比。昨夜见渴喜热饮者，缘腹中阴霾四布，水邪滔天，今得离照当空，阴霾四散，寒水化行，惟以阳神太虚，无力化气生津，滋润缺乏，故喜热饮灌溉滋养百骸，非热甚灼阴之渴饮也。偶尔喜食冷物者，厥阴之气不相顺接，阴阳不和也。矢气连连，腑道已通，浊气下降也。病状虽已大减，险象已脱，惟肝肾之阴气尚未肃清，元阳正气尚未全复，故左腹留有痞块作痛。最可欣慰者，今晨已略进食物，显见胃气转和，生阳来复，可期痊愈矣。大病初退，贵宜调护谨慎，勿使过食伤胃，过劳伤神，避受风寒为要。仍以扶阳辅正主之。

白附片 300 克，干姜 50 克，茯苓 30 克，薏苡仁 16 克，上肉桂 18 克（研末，泡水兑入），白蔻仁 3 克（捣），西砂仁 6 克（捣），甘草 10 克，白胡椒 2.6 克（捣），另合服乌梅丸 2 枚。

10 月 29 日五诊。脉已和缓，每分钟 72 次，体温 37.6℃，大便六次。小便已较清长而淡黄，茎中微觉刺痛，腹中痞块已全消，面色渐转红润，鼻准亦现光泽，舌苔已退去十之六七，胃口已开，食量较增，腹痛已愈。大病已退，元阳渐复，可逐步转入善后调养，病退药减，仍以扶阳辅正主之。并嘱其忌服生冷水果、酸寒食物、嫩鸡蛋、甜酒及一切黏腻之品，慎风寒、节饮食。

白附片 160 克，干姜 30 克，茯苓 16 克，上肉桂 10 克（研末，泡水兑入），白蔻仁 5 克（捣），薏苡仁 16 克，甘草 6 克，元肉 5 克，大枣 3 枚。

10 月 30 日六诊。今晨体温正常，脉搏和缓，舌根仍白腻，大便二次，稀溏量少，小便淡黄清长，腹中微感闷胀不舒，食量日增，考虑其脾胃尚虚，消化力弱，每餐均予定量粥食。因大病初愈，余寒邪阴尚未肃清，元阳正气亦未全复，仍坚守扶阳辅正之大法，数剂即克，决无生变之虑。拟方之后，书引四言一首以为志。

"阴云四合日光微，转眼真龙便欲飞，辛甘化阳离火现，何愁大地不春归。"

白附片 300 克，干姜 50 克，甘草 10 克，上肉桂 16 克（研末兑服），吴萸 6 克，白蔻仁 6 克（捣），茯苓 30 克，白胡椒 3 克（捣）。

10 月 31 日七诊。今晨体温、脉搏均正常，便泻已止，此乃腹中病毒陈垩已排泄殆尽，小便亦清长，腹中胀痛已全消，食量较佳，惟舌根尚白腻，寒温余邪尚未全清，元阳正气尚待继续温扶。拟方：

白附片300克，干姜30克，甘草10克，上肉桂10克（研末，泡水兑入），西砂仁10克（捣），薏苡仁10克。

11月1日八诊。舌腻苔已退，稍有薄白苔，脉搏、体温正常，小便清长，腹部宽舒，无他痛楚，食量日佳，每餐节制仅食至六七分，以免过食又伤脾胃，睡眠转佳，惟阳神初复，尚不能同守而多梦，正气未充，起坐感到头昏足软无力。仍以扶阳辅正，使真阳旺盛，邪阴消尽为度。温扶真阳绝不会伤其真阴，真阳回复反而有助于滋生真阴也。此即"阳生阴长""天一生水"的道理。阴阳调平则诸症可愈。

白附片300克，干姜36克，甘草10克，西砂仁10克，朱衣茯神30克，炙远志10克，上肉桂10克（研末，泡水兑入）。

11月2日九诊。脉搏、体温如常，舌根微薄白，舌质红活，睡眠佳，饮食增进，胃气大开，但仍须节制饮食，七八分为度。今晨起坐头已不昏，足尚软，仍以扶阳辅正。

白附片160克，干姜30克，上肉桂10克（研末，泡水兑入），小茴香3克（微炒），茯苓16克。

11月3日十诊。水气化行，腹中汩汩作鸣，眠食均佳，行动时两足尚感无力，足征阳神未充，仍守前法。

白附片160克，干姜30克，甘草10克，上肉桂10克（研末，泡水兑入），西砂仁6克，白胡椒3克（捣）。

11月4日十一诊。病已痊愈，精神饮食均佳，形神尚弱，拟四逆汤加味一剂，继以黄芪建中汤、桂附理中汤及归脾养心汤等善后调理十余日，精神渐复，出院回家休养。此后体质恢复如常。

（3）伤寒病少阴阴极似阳证　杨某，男，31岁，云南省姚安县人。某年3月，已病二十日。始因微感风寒，身热头痛，连进某医方药十余剂，每剂皆以苦寒凉下并重加犀角、羚羊角、黄连等，愈进愈剧，犹不自反，殆至危在旦夕，始请他诊视。斯时病者目赤，唇肿而焦，赤足露身，烦躁不眠，神昏谵语，身热似火，渴喜滚烫水饮，小便短赤，大便已数日不解，食物不进，脉浮虚欲散，此乃风寒误治之变证。缘由误服苦寒凉下太过，已将真阳逼越于外而成阴极似阳之症，外虽现一派热象，是为假热，而内则寒冷已极，是为真寒。如确系阳证，内热熏蒸，应见大渴饮冷，岂有尚喜滚饮乎？况脉来虚浮欲散，是为元阳有将脱之兆，昔寒凉下，不可再服，惟有大剂回阳收纳，或可挽回生机。病象如此，甚为危笃。急拟白通汤加上肉桂一剂治之。

附片60克，干姜26克，上肉桂10克（研末，泡水兑入），葱白4茎。

拟方之后，病家云及是晚因无人主持，未敢煎服。次晨，又急请他来诊，他仍执前方不变，并告以先用上肉桂泡水试服，若能耐受，则照方煎服，舍此别无良法。病家乃以上肉桂水与服之。服后旋即呕吐涎痰碗许，人事稍清，自云内心爽快，遂进上方。服一剂后，病情较减，即现出恶寒肢冷之象。午后再诊，身热约退一二，已不作烦躁谵语之状，且得熟寐片刻，乃以四逆汤加上肉桂主之。

附片100克，干姜36克，甘草12克，上肉桂10克（研末，泡水兑入）。

服上方后，身热退去四五，脉稍有神，小便赤而长，略进稀粥。再剂则热退七八，大便始通，色黑而硬，惟咳嗽痰多，痰中兼带有血。病家另延数医诊视，皆云热证，出方总不离苦寒凉下之法。由于前医所误之鉴，又未敢轻试。后因病人吃梨一个，当晚忽发狂打人，身热大作，又如前状，又急邀他诊治，始言吃梨之事。他视之，舌白而滑，仍喜滚饮，此阳神尚虚，阴寒未净，急欲扶阳犹不及，反与滋阴清凉之水果，又增里寒，病遂加重。即告以禁服生酸水果冷物及清凉苦寒之药为幸，他仍主以大剂回阳祛寒之剂治之。照第二方加倍份量，并加茯苓30克、半夏16克、北细辛4克，早晚各服一剂，共连服六剂。三日后再诊，身热已不作，咳痰渐愈，饮食增加，小便淡黄而长，大便转黄而溏。又照方去半夏、细辛，加砂仁、白术、黄芪，每日一剂，连进十余剂，诸病俱愈。后体健胜于前。

4. 内科杂病的治疗及寒热辨证要领 吴佩衡在内科杂病治疗方面不仅继承了我国传统医学的基本学术思想，还有自己的发挥和见解。他善于运用六经与脏腑密切联系的辨证论治法则，以明辨阴阳为纲，谨守病机，严格辨证，因人制宜，独创一格而又不离法度，故尔常能应手而奏效。创用四逆二陈麻辛汤治疗寒湿痰饮咳嗽；吴萸四逆汤治疗虚寒胃痛及血寒气滞的妇科疾病；以辛温扶阳之剂挽救了衄血、崩漏及寒闭危证；重用当归、杭芍治热痢下重，参麦阿胶适当配伍以收润燥养阴之功。他通过大量临床观察，结合前人的经验，从寒证、热证的各种临床表现中归纳了寒热辨证的基本要领，即热证为"身轻恶热，张目不眠，声音宏亮，口臭气粗"；寒证为"身重恶寒，目暝嗜卧，声低息短，少气懒言"。真热证兼见烦渴喜冷饮，口气蒸手，真寒证则口润不渴，或渴喜热饮而不多，口气不蒸手。临床上不论患者症状如何繁杂多变，疑似隐约，通过全面诊察之后，以此作为指导辨证的要领，则热证、寒证不难以确立，在他的临证治验中，始终贯穿着这个精神。

（1）耐药性金黄色葡萄球菌性急性严重型肺脓疡 海某，女，19岁，昆明人，因病住昆明某医院。1959年1月3日邀他会诊。患者行剖腹产失血过多，经输血抢救后，突然高烧40℃以上。经用青霉素、链霉素等治疗，数日后体温降低，但一般情况反见恶化，神识昏愦，出现严重呼吸困难，白细胞高达2万以上。因病情危重，不敢搬动，故未做X线检查。当时西医未做出明确诊断，继续以大量广谱抗生素治疗，并配合输液及吸入氧气，均未见效。延某医则投以麻杏石甘汤一剂，病情更趋险峻，西医会诊亦提不出有效方案，乃请他诊视。患者神志不清，面唇青紫灰暗，舌质青乌，鼻翼扑扑扇动，呼吸忽起忽落，似潮水往复，十指连甲青乌，脉弦硬而紧，按之无力而空。盖此病已入厥阴，肝肾之阴气内盛，非传经病，系真脏病，心肾之阳衰弱已极，下焦之真阳不升，上焦之阴邪不降，一线残阳将绝，已现衰脱之象，危殆费治。唯有扶阳抑阴，强心固肾，尽力抢救垂危。主以大剂回阳饮（即四逆汤加肉桂）。

附片150克，干姜50克，上肉桂10克（研末，泡水兑入），甘草20克。

因附片需要先煨三四小时，方能煨透无毒，故让患者先服上肉桂泡水，以强心急救之。并预告病家，服此方后可能有呕吐反应，如呕吐之后喉间痰声不响，气不喘促，舌质较前转红，尚有一线生机可以挽回。若不如此，则为难治。

复诊。昨日服上方后果如他言，呕吐涎痰后已见转机，神识较前清醒，嗜卧无神，已能缓慢回答询问，可以吃流汁，舌尖已见淡红色，舌苔白滑厚腻，口唇青紫较退，两颊紫红，鼻翼不再扇动，呼吸仍有困难，但已不再起伏如潮，开始咳嗽，咯大量脓痰，脉仍弦滑而紧，按之而空。衰脱危候大为减轻，仍以扶阳温化主之。

附片150克，干姜50克，上肉桂10克（研末，泡水兑入），半夏10克，茯苓20克，甘草8克。

三诊。神志清醒，语音清楚，面颊微转红润，指甲唇舌青紫已退十之八九，鼻头、目眶微青，午后潮热，喘咳气短，咯大量脓痰，惟喉间时有痰阻，脉弦滑，病情已有转危为安之象，再以上方加减主之。

附片200克，干姜100克，茯苓30克，上肉桂10克（研末，泡水兑入），公丁香5克，法半夏10克，橘红10克，甘草8克，细辛5克。

四诊。面颊微红润，口唇、舌质青紫已退，呼吸渐趋平稳，午后潮热已退，咳嗽、咯脓痰稍减少，胃气已开，能进食，人事言语已近常态。大便溏泻，系病除之兆。夜卧多梦，此系阳不胜阴，邪阴扰乱，神驰不宁所致。脉转和缓。

大病已初退，惟坎阳尚虚，寒温邪阴未净，再以扶阳温化主之。连服三四剂可望康复。

此时患者情况好转，可以搬动，经 X 线检查发现双肺有多个大小不等的圆形空洞，内容物已大半排空。

血液细菌培养报告，检出耐药性金黄色葡萄球菌。医院西医最后诊断为"耐药性金黄色葡萄球菌性急性严重型肺脓疡"。拟方：

附片 150 克，干姜 50 克，广陈皮 8 克，杏仁 8 克（捣），炙麻茸 8 克。

连服四剂，一周后诊视，患者喜笑言谈自如，精神、饮食业已恢复，病状若失，至此痊愈。

（2）阴瘅证（慢性胆汁性肝硬化）　方某，男，28 岁，未婚，河南省人，昆明军区某部战士。患者因肝脾肿大，全身发黄已八年，曾先后住昆明军区某医院及省市级医院治疗，效果不显著，继而出现腹水肿胀，腹围达 98 厘米，黄疸指数高达 100 单位，经军区医院行剖腹探查，取肝脏活体组织做病理检验，证实为"胆汁性肝硬化"。遂于 1959 年 7 月由市级某医院转来中医学院门诊部就诊。患者病体羸瘦，面色黄暗晦滞无光，巩膜深度黄染，周身皮肤亦呈深暗黄色，干枯瘙痒而留见抓痕。精神倦怠，声低息短，少气懒言，不思食，不渴饮。小便短少，色深黄如浓茶水，腹水鼓胀，四肢瘦削，颜面及足跗以下浮肿，两胁疼痛，尤以肝区为甚。扪之，肝肿大于右肋沿下约二横指，脾肿大于左肋沿下约三横指。脉沉取弦劲而紧，舌苔白滑厚腻而带黄色，少津。因阳虚水寒，肝气郁结不得温升，脾虚失其运化，湿浊阻遏中焦，胆液失其顺降，溢于肌肤，故全身发黄。阳虚则湿从寒化，水湿之邪泛滥于内，脾阳失其运化，日久则成为腹水肿胀之证。肤色黄暗不鲜，似阴黄之象。此病即所谓"阴瘅证"。法当扶阳抑阴，舒肝利胆，健脾除湿为治则。以四逆茵陈五苓散加减治之。

附片 100 克，干姜 50 克，肉桂 15 克（研末，泡水兑入），吴萸 15 克（炒），败酱草 15 克，茵陈 30 克，猪苓 15 克，茯苓 50 克，北细辛 8 克，苍术 20 克，甘草 8 克。

二诊。服上方十余剂后，黄疸已退去十之八九，肝脾肿大已减小，小便色转清长，外肿内胀渐消，黄疸指数降至 20 单位，面部黄色减退，已渐现润红色，食欲增加，大便正常，精神转佳。然患病已久，肝肾极为虚寒，脾气尚弱，寒湿邪阴尚未肃清，宜再以扶阳温化主之。

附片 150 克，干姜 80 克，茵陈 80 克，茯苓 30 克，薏苡仁 20 克，肉桂 15 克（研末，泡水兑入），吴萸 10 克，白术 20 克，桂尖 30 克，甘草 10 克。

三诊。服上方六剂后，肝脾已不肿大，胁痛若失，小便清利如常，面脚浮肿及腹水鼓胀已全消退，饮食、精神倍增，皮肤及巩膜已不见发黄色。到市级某医院复查，黄疸指数已降至 3 单位。脉象和缓，舌苔白润，厚腻苔已全退。此水湿之邪已除，元阳尚虚，再拟扶阳温化之剂调理之，促其正气早复，以图巩固效果。

附片 150 克，干姜 80 克，砂仁 15 克，郁金 10 克，肉桂 15 克（研末，泡水兑入），薏苡仁 30 克，佛手 20 克，甘草 10 克。

服上方七八剂后，患者已基本恢复健康。一年后随访，肝脾肿痛及黄疸诸症均未再发作。

（3）痰饮咳嗽　李某，男，年四旬余，昆明市人，患痰饮咳喘病已八九年。经中西医屡治未愈。诊其脉左弦右滑，两尺弱，心脉细短，肺脉滑大，按之则空，舌苔白滑而腻，面色青暗，目下浮起如卧蚕。咳痰气喘而短，胸闷痰滞，头疼目眩。食少无神，畏食酸冷，渴喜热饮而不多，小便短赤，咳时则遗。入夜难眠，行卧惟艰，值阴雨天寒尤甚。良由脾肾阳虚，饮邪内泛，脾不运化，寒湿水饮上逆犯肺则作痰作咳。肾虚不纳，则短气喘息而遗溺，痰湿阻遏，清阳不升，浊阴不降，肺肾之气不相接，遂成痰饮咳喘之证。《金匮要略》曰："病痰饮者，当以温药和之。"为痰饮病治本之法，拟方小青龙汤加减主之。

附片 20 克，北细辛 4 克，麻黄 3 克，干姜 15 克，法半夏 15 克，五味子1.5克，甘草3克。

次日复诊。昨服一剂，头疼、咳痰稍减，痰较易咯，乃照原方加倍分量。服后痰多咳吐如涌，胸闷减，喘息较平。

服二剂后，头痛若失，喘息减大半。服三剂后，稍能食，行卧已较轻便，惟痰多，气仍短，小便转长而色仍赤。盖湿痰饮邪得阳药运行，在上由咽喉气道而出，在下则随小便而去，乃病退之兆。仍照前方加减治之。

附片100克，北细辛10克，半夏10克，干姜40克，上肉桂10克（研末，泡水兑入），茯苓30克，桂尖20克，五味子3克，甘草10克。

服二剂后，喘咳平，痰已少。三剂后，胸闷气短均愈，饮食倍增，弦滑之脉已平，腻苔已退。唯精神未充，后以苓桂术甘汤加附子、黄芪，连进十剂，遂得痊愈。

附片150克，黄芪30克，茯苓20克，桂尖20克，白术20克，甘草10克。

（4）经行血崩及口鼻出血不止　过某之妻，年35岁，湖南籍，住昆明市东庄九十九号，素患经痛不调，经某医诊治，拟方以破气除癥之法，方中配伍桃仁、红花、三棱、莪术、川芎、当归等，并嘱可作常服，冀使经信通调。如是方药已服十年有余，攻破太过，致气血大伤。1961年6月下旬，因打骂小孩动气生怒，忽然经行血崩不止，急往某医院就诊，经治数日，子宫仍出血未止，又复鼻衄频仍及牙龈出血，身发紫斑，病势日重。

7月1日，家属主动要求出院改请某中医诊治。医者立案为"血不归经之候"，拟方二帖：内服以酒炒生地黄50克，醋炒侧柏叶30克，艾叶30克，炒杭芍30克，浙寸冬30克，姜炭30克，藕节二个，生草20克，点童便少许并加发灰为引，嘱服二剂。

外治用附子面100克，酒炒，包足心涌泉穴。殊料服药一次，上、下出血更甚，呻吟不已，气短欲脱，举家惶恐万状。7月2日清晨前来就诊，见患者面色淡黄、晦暗无华，唇舌亦淡白，苔白滑，唇、舌、口腔内两颊黏膜均有大小不匀之紫黑血泡，舌心血泡一枚，约拇指头大，鼻及牙龈仍见出血，色暗红不鲜，用物填塞鼻孔，则血块阻于咽喉，渐从口中咳吐而出，亦为紫黑血块及血水。四肢及胸背皮肤起青紫血斑，神情淡漠、声低息短，呻吟不已，但觉心中慌跳，气虚难接。日不思食，夜不能寐，唯少喜热饮一二日。六脉芤虚，重按若无。缘由攻破太过，气血两亏，气虚无力摄血，阳不守阴，血虚则气无所依，阴不恋阳，以致血不归经，游溢妄行，气随血耗，散漫无羁。如继续流血不止，恐血尽气亡，阴阳俱脱。盖气血两亏失血之证，当以治气为先，气足则血自能止，血止之后，方能言补益之法。当此证候，余主以扶阳收纳，固气止血，方用：

黑天雄 150 克，炮黑姜 30 克，黑荆芥 6 克，上肉桂 15 克（研末，泡水兑入），茯苓 20 克，桂尖 30 克，甘草 6 克，大枣 2 枚（烧黑存性）。

7 月 3 日复诊。服上方后已见效，出血减少。然气血太亏，一时难以尽复，口鼻及下部仍流出淡黑血水，心泛呕逆，仍不思饮食，神志尚弱。由于气血所亏，原患寒湿痹痛旧疾又复发，左手肩臂疼痛。照上方佐以温经散寒之剂治之。

附片 200 克，炮黑姜 10 克，干姜 10 克，上肉桂 15 克，甘草 10 克。

7 月 4 日三诊。脉象较有神根，各部出血减少十之八九，唇舌转红润，口舌血泡已瘪，昨夜得熟寐。小便转长，喜热饮，稍能进食。惟头部昏重作痛，左肩臂筋肉仍痛，然病势已见大减，渐可转危为安。处方：

附片 200 克，炮黑姜 10 克，干姜 15 克，上肉桂 15 克（研末，泡水兑入），桂尖 30 克，北细辛 7 克，法半夏 15 克，公丁香 5 克，甘草 10 克，麻黄根 10 克。

7 月 6 日四诊。上方连进二剂，口鼻出血已止，口舌紫黑血泡全退。舌质红润，苔尚薄白，下部仍稍流黑血，极腥臭。此系已离经败坏之血，得阳药温化而下行，非新出之血液也。腑气已通，数日以来始有大便，色黑而干。精神、食量均较佳，脉已和缓较有神，惟左臂仍稍掣痛，延及左侧头项，再以扶阳温化通经散寒治之。

附片200克，干姜50克，北细辛10克，桂尖50克，羌活5克，独活6克，薏苡仁15克，麻黄5克，上肉桂15克（研末，泡水兑入），甘草15克。

7月8日五诊。病状大减，头疼止，肩臂痛已大为减轻，遂照原方去麻黄，服二剂后，诸症已愈。再以四逆汤加黄芪、当归、白术、薏苡仁数剂调理而善后，遂得康复。

结语

吴佩衡临证六十余年，临床验案众多，以上仅概略介绍。他一贯认为，医学关系着人身生命安全，不认真研究疾病的规律，不探求它的至理，盲目从事，就会贻误后人。他坚持理论密切联系实际的治学精神，博览群书，从理论中得到启发，在实践中锻炼提高，临证时一丝不苟，他不仅认真总结自己的经验，也不回避以往失败的教训，正反两面都能立案备查。常言道："古今医理，极而难穷，欲得一守约之道，实未易也。"他所谓的"守约之道"，就是精益求精，博而约之的意思。

曾言道："盖凡一种学问，非寝馈其中数十年，断难知其精义之所在。"他亲身感受到党对中医事业的重视和发扬，更是信心百倍，精神焕发，年愈老而志愈壮。古稀之人还自编教材，亲自到课堂讲授，毫无保留地把他数十年的经验传授给学生，诚不愧为我省中医界之桃李天下者。吴佩衡从不放弃自己的信念，始终保持着坚韧不拔、百折不挠的精神，为中医学贡献了一生。他给我们留下了可贵的学术经验和医疗经验，应该加以继承并发扬光大。

扬州中医儿科名医郑汝谦

江苏省苏北人民医院副主任医师　张锡元

【医家简介】郑汝谦（1894—1978），名永安，号朴园，字子静，安徽郑家集人。扬州"谦"字门中医儿科第四代传人，副主任中医师，江苏省名老中医。16岁受业于扬州儿科医师陈景谦，8年后，应聘于南门街商办"乐善中医院"，任儿科医师约四年，后悬壶院东街。曾兼任江都县医师协进会主任委员、《江都国医报》编委。1938年，扬州沦陷，避寇于城北槐

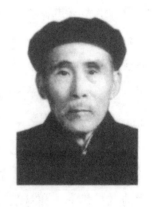

子桥行医济世。抗战胜利后回扬州，时霍乱流行，为贫民免费诊治。新中国成立后，被推选为扬州市第一届人民代表，并应市长扬祖彤之邀，参与市救济委员会工作。1956年应苏北人民医院聘请来院工作，创办了苏北地区第一个中医儿科，行医60余年，临证经验丰富，多有创见，提出了麻疹再发论，对痧、麻、痘、疹、痄、惊风等疑难杂证有独到之术，尤擅治小儿温热病，著作有《小儿临床急证荟萃》《郑汝谦晚年医案》。

勤奋攻读、博采众长

扬州中医儿科谦字门至今二百余年，誉满江淮大地。乾隆后期，徽医陈畿（里谦）先生将其医术传于刘佩谦，刘佩谦先生又传于扬州陈景谦等。郑汝谦先生师从陈景谦先生习医8年。白天随师侍诊，晚间整理笔记，学习经典，每日要背诵经典。春日学友都去郊游，先生仍孜孜不倦，在家学习。先生治学严谨，熟读了《内经》《伤寒论》《温病条辨》《温热经纬》等，后贤名著，如汪昂《素问类纂约注》，雷少逸《时病论》，江诚、程曦、雷大震共纂之《医家四要》，石芾南《医原》，钱乙《小儿药证直诀》，许豫和《许氏幼科七种》，叶天士《临证指南医案》，程钟龄《医学心悟》等，亦细心研读。先生常说"开卷有益"，其他科医书如《伤科补要》也阅读过。直至80多岁仍手不释卷，有一年夏天，到先生家中，先生正阅读《蒲辅周医案》，同我谈蒲辅周治疗梅核气的用方。

先生十分重视综合运用各家学说，认真实践"勤求古训，博采众方"的仲景精神，尤其重视清代温病学派几位大家的著作，特别重视叶天士先生的《温热论》和《临证指南医案》，先生诊所病人很多，且以治温病及疑难杂症为急务，几分钟就要诊治一位病人，不容有过长时间的思索。在苏北人民医院中医门诊部儿科，每日门诊量达一百人左右，如果对温病和杂病没有娴熟的诊疗方法和技巧，是难以完成任务的。诊病期间，常背诵各种医书的原文警句和方歌，先生在从医的过程中阅读过很多医书，并能采撷精粹而用于实践。

先生认为，作为临床医师，每日要诊治很多患者，遇到很多病种，要解决很多疑难病证，如偏执于一家之言，是不够应用的，要综合各学派的优点，把一切有用的治病方法拿来，解决病人的痛苦。临证坐堂，当机立断，如果拘泥于一家之言，难以解决面临的复杂而疑难的疾病。

注重临床实效

先生在治病过程中，很重视临床实效，先生认为前人说过"千方易得，一效难求"。中医历史悠久，方书"汗牛充栋"，一个方剂究竟有无疗效，须通过医生自己择优选用，治愈病人才是真正的有效，不能因某些书上讲的美妙动听而轻信。先生处方用药很审慎，常说：医生要认真审度病情，首先要识其常，才能知其变化。只要辨证准确，用药适当，小儿病易于速效。处方少则4～5味，多则9～10味，先生的观点是"轻可去实"，只要辨证准确，虽方小量轻亦能奏效。先生常说：看病要分清表里、寒热、虚实。辨证准确了再开处方，小儿病变化快，治病也要灵活运用。清代汪讱庵说的"加减临时在变通"成为他的一句口头禅。先生认为："温（药）为君子，凉（药）为小人。"温药运用，不偏不激，有伸屈余地，温药谓"中庸之道""小儿病多变化，用药不可连剂，中病即止，效不更方""用药不离乎常品，不要矜奇"，先生用药轻灵纯正，经常用平淡之药，治愈疑难重症。

高尚的医德医风和敬业精神

先生私人诊所收费较低，诊金随病家给，给得少从不计较，对穷苦人不收诊金，还施以药费。

1938年扬州沦陷，先生避寇于邗江槐子桥行医济世，抗战胜利后回扬州行医，当时霍乱流行，先生为贫民解除疾苦，实行免费医疗，还资以药费，救治了很多病人。

旧社会，有穷人家的小孩患暑温，他医认为无救，家人弃之于路旁，先生得知后，用金汁灌服紫雪丹，救活了小孩。

先生为人坦诚直率，临诊，不论患者是政府要员，还是平民百姓，是商贾巨富，还是贫寒之士，皆一视同仁，悉心诊治。

先生至苏北人民医院工作后，每天准时到班，上午开诊以后，常忙到中午12时左右，家中送饭到诊室，午间稍事休息，继续应诊直至傍晚。先生80多岁时仍坚持上班，直到卧病在床。在病中还为几位患重病的儿童诊治。"春蚕到死丝方尽"，先生为儿童的健康贡献了一生。

临证精于辨证，医术精湛

新中国成立前，有一富家子，因营养过甚，胃气壅遏，食后即吐，诸医从虫症治，病转剧，先生验其所吐之物，投以五味中药，病很快就痊愈了，从此先生医名大振。先生临证，精于辨证，医术精湛，名播扬城、镇江、无锡等地，妇孺皆知。国民革命军王柏龄军长曾赠送金字匾额，誉为"婴幼福星"。兹将其治疗小儿发热和疑难杂证的经验介绍给同道。

（一）擅长治疗小儿发热

1. 小儿发热，首重祛邪　先生概括小儿病因，"外因，风为百病之长；内因，百病多因痰作祟"。六淫中寒、湿、燥、热诸邪多依附风邪而侵犯人体，如风寒、风热、风湿等，痰则随气之升降流行，内而脏腑，外而筋骨皮肉，形成多种病证。病邪一日不除，发热一日不退。张子和指出："夫病之一物，非人身素有之也，或自外而入，或由内而生，皆邪气也，邪气加诸身，速攻之可也，速去之可也，揽而留之，何也？虽愚夫愚妇，皆知其不可也。"邪存体内是导致疾病的根本原因，先生在治则上，首重祛邪，称之为"开门逐盗"，邪去则正安，正安则热退。

2. 外感发热，轻清宣透　《素问·至真要大论》曰："风淫于内，治以辛凉，佐以苦，以甘缓之，以辛散之。"强调辛凉宣疏。先生治疗小儿外感发热尚在卫表时，辛凉解表之法使用较多，认为慎毋骤用寒凉，以免凉遏冰伏。若冬季或初春，天气寒冷，小儿外感风寒轻证，表现为发热不甚、鼻塞、喷嚏、流涕，先生多选用杏苏散合葱豉汤加减，以轻疏肌表。吴鞠通认为，杏苏散乃"苦温甘辛法"，用治外感凉燥之证，而燥为小寒之气。后世医家对葱豉汤多有推崇。王士雄说："叶氏春温篇，于新邪引动伏邪，亦主是方，盖此汤为温热初病开手必备之剂。"当代中医学家蒲辅周先生说："葱白气香味辛，色白中空，最能入肺卫以通阳气，再加豆豉挥发内外郁热，为表郁必用之方。"

若小儿发热5天以上，烦闹不安，夜不安寐，先生则选用栀豉汤。此方适于热在胸膈，既不居里之表，又未入腑之里，白虎、承气之法均不可行。独在半表半里，热在胸中，故烦而躁，小儿外感热病常见此等证候。先生选用栀豉汤宣发胸中郁热，即所谓"火郁发之"之义，往往效如桴鼓。

若小儿肺炎喘嗽，先生选用栀豉汤合上焦宣痹汤治之。上焦宣痹汤载于吴鞠通《温病条辨》上焦篇，原治太阴湿温，气分痹郁而哕者，方由枇杷叶、郁金、淡豆豉、射干、通草组成，功能宣肺解郁、清热化痰。先生于小儿肺热甚者加炒黄芩，喘者加桑白皮、生甘草，清热泻肺平喘。

《素问·五常政大论》曰："必先岁气，无伐天和。"先生治疗小儿发热，强调季节性。如夏季多选用新加香薷饮去厚朴，加六一散、荷叶等。先生认为，暑气宜升散，从汗而解。

3. 里滞发热，釜底抽薪 先生治疗小儿发热，强调要分清表里、寒热、虚实。对于里滞发热，多用釜底抽薪法。

当今儿童平日多进高蛋白、高热量的饮食，体内易蕴热。一旦感邪，外感与内在积滞相结合，风热相激，熏灼蒸腾，遂现高热、夜间热甚、腹胀、大便不通，甚至谵语，舌苔多黄糙。先生形象地将其形容为炉中煤多火旺，若撤去炉膛中燃烧的煤炭，则火熄热退。发热里滞重，若舌苔白厚腻，先生常用栀子厚朴汤、枳实栀子豉汤（里滞轻，则将枳实改为枳壳），取厚朴、枳壳合用理气以通便；若舌苔黄厚腻，则用栀豉汤加郁金、瓜蒌皮、杏仁、枳壳、莱菔子、槟榔，组成苦辛通降轻剂，以润肠行气通便，使邪热从下而去。夏季小儿发热，大便不通，常加入治外感暑湿致身热不退、大便不畅、小便短赤的七液丹（鲜萝卜、鲜佩兰、鲜侧柏叶、鲜藿香、鲜紫苏叶、生大黄、鲜荷叶、滑石）。先生用药轻灵，盖儿童不宜峻猛攻下，足可师法。

4. 治疗发热，重视脾胃　小儿发热往往影响脾胃受纳、运化的功能，常见饮食欠香，甚至不思饮食等脾胃症状。先生临证重视脾胃的调理。小儿发热初起，常在相应方剂中加葛根、焦山楂、生姜皮三味药。葛根归脾、胃经，甘润，性平而偏凉，有升散、退热、生津的功效，凡邪郁肌表，身热不退，不论口渴或不渴，有汗或无汗，都可应用。尤其是小儿出疹性疾病初起，疹未见时，与感冒症状类似，葛根又具透疹之作用。山楂归脾、胃、肝经，味酸而甘，微温不热，功擅助脾健胃，促进消化，为消油腻肉食积滞之要药。生姜皮味辛，性凉，有消浮肿、腹胀、痞满及调和脾胃之功。故此三药宜于小儿发热初起。在治疗过程中，根据脾胃不同症状用药，热退后调理脾胃以善后。脾胃健运，可防止病邪深入，增强抗病能力，促进病情早日康复。

5. 久热不退，顾护正气　小儿久热不退，先生擅用归葛饮（当归、葛根），以养血滋阴。若兼气虚，加炙黄芪、太子参，以顾护正气，正胜则邪自却也。归葛饮原为张介宾《新方八阵》中所载："治阳明温暑，大渴大热，津液枯涸，阴虚不能作汗等证。"王旭高云："此用当归养血，是助干葛以为汗也……此证表里俱热，故以药冷饮，所谓生津自能作汗，清里亦能解表，为治温暑之大法。此葛根汤之变局，又白虎汤之先著也。"张锡纯云："当归之性虽温，而血虚有热者，亦可用之，因其能生血即能滋阴，能滋阴即能退热也。"先生运用此方治小儿久热不退，屡用屡验。

（二）擅长治疗小儿疑难杂证

1. 宣上通下治愈中毒性肠麻痹　陈某，男，2岁，住院号15809。1968年10月2日初诊。

患儿于注射"白喉预防针"菌苗后，发热3天伴惊厥，腹胀如鼓，住本院西医儿科病房，入院后诊断为"中毒性肠麻痹症"，因经治疗无效，转请先生会诊。

患儿身热5日不解，少汗，无涕、无泪，舌苔腻，痰多，气粗不平，肚腹膨胀如鼓，呕恶时作，夜烦不宁，便解不爽，小溲黄少。此肺气失宣，腑气痹阻，有闭厥之险，且虑痉变，法以宣上通下。

炒山栀、射干、陈皮、黄郁金各5克，香豉、杏仁、大腹皮、猪苓、茯苓、炒莱菔子各6克，七液丹（包）10克，鲜枇杷叶（去毛布包）2片，桔梗3.6克。1剂急煎，频频饮服。

先生嘱咐：服药后肠鸣就有救治的希望，否则无效。

患儿服药后肠鸣矢气，解下酱色大便，气秒异常，腹胀略松，继则去炒山栀、香豉、茯苓，或加大豆卷、大贝母宣上，并用糖瓜蒌、苏子以润下，枯芩、赤芍清热，得大便畅解，诸症悉愈。

按：此例西医诊断为中毒性肠麻痹症，先生用《温病条辨》上焦宣痹汤为主方以宣肺，加入主治外伤暑湿，身热不退，大便不畅，小便短赤的七液丹等以通下，合而宣上通下，祛邪外出而获效。肺与大肠相表里。石芾南《医原》中说："若肺气未开，而里证又急，又必于宣通肺气之中，加以通润胃肠之品。肺主天气，天气通，地气乃行耳。"

2. 清宣温化法治疗深秋伏暑　戴某，男，8岁。1973年10月4日初诊。

病经两候余，身热不退，夜间热甚，烦躁少宁，时或谵语，舌苔垢，胃脘痛，腹膨胀，溲黄，邪滞互伏，气机不利。宜从宣通三焦，理气疏导法。

炒山栀、黄郁金、炒枳壳各5克，香豉10克，炒川朴3克，陈皮、杏仁各6克，建曲、法半夏各10克，生姜皮1.5克。

1剂药后，夜间仍发热，仍有谵言，舌苔厚腻，胃脘胀痛，大便稀溏，原方加炒苡仁、白蔻仁，取三仁汤意以宣化。服药8剂后，身热渐清，胸次按痛，邪滞尚重，用栀豉汤、栀子厚朴汤合瓜蒌薤白半夏汤宣化，次第选用炒莱菔子、海南子、黄郁金以通滞，身热退净。嘱慎饮食，调理而愈。

按：小儿温病有新感、有伏气（即"伏邪"），先生力主伏邪发病理论。对伏邪温病中的伏暑病，主张清宣温化。伏暑为时令病，雷少逸先生《时病论》中曾详论之："伏天所受之暑者，其邪盛。患于当时，其邪微。发于秋后，时贤谓秋时晚发，即伏暑之病也。是时凉风飒飒，侵袭肌肤，新邪欲入，伏气欲出，以致寒热如疟，或微寒或微热，不能如疟分清，其脉必滞，其舌必腻，脘痞气塞，渴闷烦冤，每至午后则甚，入暮更剧，热至天明得汗则诸恙稍缓。日日如是。必要二三候外，方得全解，倘调理非法，不治者甚多。"盖此症湿与热结，湿处热外，热处湿中，胶结不化，不若风寒之邪一汗而解，温热之气投凉则安。拟用清宣温化法，使其气分开则新邪先解，而伏气亦得随之而解也。先生认为：伏暑初起，既不可过用辛温以发其汗，亦不可过用苦寒以遏其邪，力主清宣温化，辄用三仁汤加减。若里滞重，外感轻者，需令其大便通畅，解下酱色大便，病即好转，瓜蒌薤白半夏汤或枳实导滞丸等可选择使用。

3. 开郁理气治疗"心肌炎"　　王某，女，13岁。1974年10月18日初诊。

患儿发热已2月，胸闷、心悸，西医诊断为"心肌炎"，曾用天王补心丹加青蒿、丹皮未见效，前来就诊。

刻诊患儿身热夜甚，心悸，太息不舒，脘次作痛，舌苔薄白，饮食欠香。邪滞互伏，香化为法。

炒山栀、陈皮、杏仁、藿香梗、黄郁金各6克，白蔻仁2.4克，苏梗、金橘皮各5克，香豉、法半夏各10克。3剂。

复诊时脘次已不痛，舌苔薄白，大便不畅，遂增入苏子5克，炒莱菔子6克以通滞，服药后身热渐退，仍见胸闷、叹气。前方加木香3.6克、金铃皮6克以理气开郁，诸恙悉愈。

按：经曰："必先岁气，无伐天和。"又曰："谨候其时，病可与期。"中医治疗外感热病，必须掌握季节性。患儿发热已2月，而初发于夏秋季节，太息不舒，脘次作痛。先生认为是夏秋暑湿遏伏，肺气失于宣降所致。痰邪扰心则心悸，心神受扰，脉行失调。重要的是要宣畅肺气，逐寇外出，以安内宅。故用栀豉汤宣解郁热，二陈汤化痰，复以杏仁、苏梗、黄郁金、木香、白蔻仁、金铃皮宣畅气机，行气以调血，三诊即愈。

4. 清血分热治疗"亚败血证"　吴某，女，9岁。1974年4月24日初诊。

患儿反复发热伴关节疼3年余，曾在上海某医院住院治疗1年，诊断为亚败血症，治而未愈。此次于3月前发热至今不退，当时检查：白血球38800，嗜中性分节90，淋巴球10，血沉50。先生诊视后意见：

病经3年余治而未瘥，身热不解，夜甚于昼，肌瘦体疼，舌苔白滑，饮食欠香，肤现红颗不痒。气血两亏，先予扶正，正胜则邪自却也。

太子参10克，当归、葛根、白术各6克，白芍、茯苓、苡仁、炙黄芪各10克，炙甘草3克，枯芩、木香各5克，红枣3枚。3剂。

服药后身热渐减，周身乏力，时而抽筋。蕴热未清，仍以归葛饮为主方加赤芍、丹皮、连翘、枯芩以清血分之热，葛根、苡仁缓解拘挛筋急，复加炒山栀、青蒿清热。治疗过程中，患儿一度手肢红肿疼痛，右足底红肿。前方加晚蚕砂（包）、忍冬藤、连皮茯苓各10克，生甘草5克。先后服药20余剂，身热净退，随访3载，未再复发。

按：经云："病发而不足，标而本之，先治其标，后治其本，谨察间甚，以意调之，间甚并行，甚者独行。"患儿反复发热 3 年，久热不退，气血已虚，正虚邪实，以正虚为主。先生先予扶正，继则清化蕴伏之热邪，3 年之痼疾，终于治愈，要在辨证准确。此病发热、汗出、肌肉烦痛，缠绵时日，多挟湿热内郁，湿郁久化热。薛生白《湿热病篇》云："郁甚则少火皆成壮火，而表里、上下充斥肆逆。"王士雄曰："日久已从热化，在气不能清解，必至逼营。"先生认为久热不退，多为热伏血分，先生用忍冬藤、连翘、枯芩、赤芍、丹皮、山栀、青蒿清热，用晚蚕砂、连皮茯苓、白术、苡仁化湿，用药层次井然，极有章法。

先生是扬州中医儿科一代名医，默默无求，奉献一生。先生去世时，江育仁、朱良春、周筱斋、耿鉴庭等，发来唁电、唁函悼念。扬州百姓至今仍在缅怀。我幸列门墙，成为先生的关门弟子。先生的医德、学术思想、经验使我受益终生，我常感念师恩，谨以此文纪念先生。

从龙川走出来的新安名医胡节君

安徽省黄山市中医院院长、党委书记、副主任中医师　胡为俭

黄山市中医院主治中医师　来雅庭

安徽中医药大学医史文献研究所主任、编审　黄辉

【医家简介】胡节君（1924—1991），名竹如，字节君，安徽省绩溪县人，龙川胡氏四十六世，新安医学世家——龙川胡氏医学第 11 代传人，副主任中医师，安徽省级名老中医。先生在 40 余年的临证生涯中，能中会西，医术精湛；仁心仁术，医德高尚，先后 9 次被省、地（市）、县评为先进个人，系绩溪县政协一、二、三届常委，中华中医学会徽州分会理事，绩溪县医学会副会长，省科协会员，县科协委员。

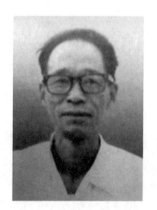

灵山毓秀　旺族盛医

　　皖南绩溪县龙川，自古文风昌盛，人才荟萃，是古徽州出名的"进士村""名医村"。仅在明代，该村共有 10 多人中进士。其中最著名的是明成化十四年（1478）中戊戌科进士、官至太子少保和南京户部尚书的胡富和明

嘉靖十七年（1538）中戊戌科进士、官至太子太保兵部尚书的胡宗宪。龙川现为安徽省历史文化保护区。胡氏族中盛行一支以医为业的支脉，世代相传。据史料记载，龙川胡氏宗族早在400多年前就开设了医馆。从胡氏24世太二公时起，便在医馆坐堂应诊，设药号"余庆堂"。胡氏25世士贵公行医于苏州，28世永泰公则在宫廷太医院供职。"连续五代行医，以正骨理伤、治蛇毒相传，医著有《正骨》传世。"（见《绩溪胡探秘》）其后，清嘉庆十五年《绩溪县志》载："胡仲伟，字环溪，龙川人，诚朴谨慎，世传外科，尤精方脉。"而1935年绩溪名士胡子谊先生撰写的名人举荐信，"龙川胡氏医学家真绩"一文，更详细记载了"龙川胡氏医学"的渊源。自清中期龙川胡氏36世胡仲伟而下，历经13代，代不乏人，成为新安名医世家中具有代表性的传承家族之一。胡仲伟自幼禀承家学，续外科祖业，精研岐黄术，并在内、妇、儿科方面积累了宝贵临床经验，医术名盛一时，为后世龙川胡氏医学世家，以内妇儿科为传承体系奠定了基础。到民国中期，第10代传人胡震来，医术医道，更趋精湛，广受乡里称赞，享誉邻省邻县。

承袭家学　潜心医术

　　在龙川村，有一幢三间两过厢的徽派建筑，耸立在与龙川"胡氏宗祠"（国家级文物保护单位）一墙之隔的左侧，门楣上由绩溪清末著名书法家程宗鲁先生题写的"是亦杏林"四个苍劲砖刻篆字，镶嵌在门楼上，这就是绩溪龙川胡氏医学世家第10代传人、胡节君的父亲胡震来的故居。胡震来生前医学超群，在学术上有独特之处。举凡内妇儿科的疑难急症，在临床上颇能解疑难，挽急重，决死生。据"龙川胡氏医学家真绩"一文载："其子震来，随伯父习医学，足不出户凡三四年，于百家医案无不融合贯通，妙手到处，无不成春。民国十二年，安徽桐城县陶润月患重疾求诊治，药到病除，赠其匾额首序云：'贵府世代名医，晚生到此有年，耳之已熟。今沾重疾，果蒙令郎震来先生妙手，药到病除，足征衣钵真传，后先媲美也。活命之恩，愧无以回报，今将回籍，留此以纪不忘。'"1934年时任绩溪县县长马吉笙对胡震来医术医德备加赞赏，赠匾"识超学粹，仙手佛心"予以褒奖。

胡节君先生就出生在这幢世医祖屋内。先生很小时候就随父亲胡震来诵读《医学三字经》《医学实在易》《汤头歌诀》《药性赋》等一类中医基础书籍，耳濡目染，接受家传教育。在芜关中学读书时，寒暑假日回家，也跟随父亲侍诊看病，帮助抄录医案处方，接受世医家族传统的临证教育和培养，初步了解中医药学的基本理论基础知识。

1942年冬至1943年春，绩溪县流脑暴发流行，胡震来先生一面日夜忙于治疗和抢救病人，一面又在报纸上呼吁民众用"防风通圣散"进行预防。终因数月未安枕席，昼暮出诊，接触病人过多，不幸染疫，加之12岁幼子亦染疫早夭，身心备受疲惫，于1943年4月14日逝世，享年48岁。先生父亲去世后，因家庭子女太多，日常支出难以为续，经济上已不容许继续在外求学了。1943年中学毕业，胡节君自己也有了继承家学、接父亲的班——做医生的决心。于是在原有家学基础上，加强对中医的学习，特别重视《内经》《伤寒论》等经典理论的学习，认为为医不读《内经》《伤寒论》，则学无根、医无本。先生说到做到，终日求知，名著名案不离手，边做边学不断提高中医理论功底，为临床诊治能力提高贮备营养。1943年，先生考入北平国医专科学校，系统函授学习了三年中医药学知识。功夫不负有心人，几年的勤奋学习为其日后的临证打下了坚实的理论基础。

1946年7月，胡节君受聘于浙江省余杭县黄湖镇宓天德堂药店，任坐堂行医。当时结识同堂道友郑学渊医师，郑先生是浙江医科大学毕业的西医生。胡节君趁诊余时间，虚心地向他求教西医理论。且勤学好问，努力探索，通过用西医知识审视中医，在中医临证时，对许多疾病就有了新的认识，医术亦日进。1948年便考取了浙江省卫生厅中医师执业证。1949年起，胡节君先生在临床上就能用中西两法，对病人进行诊断和治疗。由于较一般的纯中医又多了西医做协助诊疗，故而在内、妇、儿科方面，医名渐起，在余杭及邻近县市亦有影响。因此，先生成为邻近中医界中最早接触西医知识的人，也是周边地区世医家族中、懂得用中西医结合治病疗伤第一人。到了1952年，因家中老小需要照应，胡节君先生又返回原籍继续行医。1954年1月，他联合当地四名中医组建了瀛州乡联合诊所，不久又发展为瀛州乡卫生院。1979年，已为副主任中医师的胡节君通过了安徽省中医考核，被省卫生厅选定为名老中医。1984年，花甲之年的胡节君先生又被调往绩溪县创办中医门诊部（现县中医院前身），担负门诊业务。在40余年的临证生涯中，先生从龙川村到县城，始终遵从父教，医者仁心，无论诊务多么繁忙，对患者都是尽心竭力，故四方病人慕名求医，络绎不绝。医名远播浙江、上海、洛阳、芜湖、宣城、宁国、郎溪、歙县、祁门等地。

胡节君先生一生勤奋，好学不倦，一直不断探索求知。在对经典著作领悟上，总是怀着一颗虔诚的心，认为中医经典深奥，必须要潜心研读，对各名家经验要充分吸收活用。20世纪中后期，在阅读书籍难求的情况下，坚持不间断地长期订阅各类医学杂志，从中获得医学新知识、新方法。平时诊事再忙，也要挤出时间抄录名医名案和收集挖掘灵效单验方。身后为我们留下了王孟英及近代名医丁甘仁、王仲奇、秦伯未、萧龙友、叶熙春、蒲辅周等名家医案手抄本多部。特别是《王仲奇先生方案》，更是十分珍贵的新安医学文献资料。同时，将父亲胡震来生前遗留下来的医案加以归类，用毛笔小楷抄录，于1987年整理完成了未刊本——《胡震来医案》一书。并将自身多年看病处方装订成册，方便后人学习，获取治疗经验。胡氏父子两代故人留下的医案处方，都为世家增添了一份不可多得的文化遗产。真可谓：勤学奋进，用心备至。

能中会西　擅治重症

胡节君先生从医一生，在传承家学同时，敢于思辨，大胆创新，遵古而不泥古。在临证中不断地学习再学习，总结再总结，力求医术的再提高。对现代医学诊疗手段能较好接受，故而在诊治疑难急重症方面展示出中西医结合的魅力，临床中发挥出较好的疗效。他常说："西医要学习中医，中医同样必须学习西医，做到中西医学要融会贯通。"先生既是世家中西医结合的开拓者，也是耕耘者。因而先生成为远近世家中，运用中西医二法治病的第一人。凡其带教的学生弟子都能运用中西医两种方法诊治，在抢救治疗急重症中占有明显的效机。

先生不仅勤于学习吸收名家经验，还善于总结自己以往的得失。在系统学习父亲治疗时疫病经验基础上，十分重视分析总结自己的治病方法，留心于病案的积累。1948 年 9 月，在浙江余杭县治疗一例伏邪秋发的危重病人时，运用温病学说的理论，参照前人经验，一丝不苟地进行审证求因，药随证变，经过精心治疗，使这位九死一生的病人恢复了健康。这一病案，他一直完整珍藏于身边，为后来在治疗疫症方面积累了一定的临证经验。

1957 年夏秋，先生就遇到和诊治了很多类似后来诊断为钩端螺旋体病的病人。当时受诊断条件限制，对这些高烧咳血的病人，无法进行实验室诊断。医学资料也没有钩端螺旋体病例报道。依据患者的症状和体征表现，通过查阅大量的中医文献，认为这一类肺出血型钩端螺旋体病，酷似《温病条辨》所载"暑瘵"一证。其病机为暑热熏蒸，灼伤肺络，肺气贲郁，火载血上。以发病急骤，病情险恶，易于扰营动血、逆传心包为特点。先生在总结以往类似病人临床经验上，按卫气营血的辨证方法和暑、湿、热邪的致病特性，结合临床病症，将此病分为暑湿犯肺、暑热伤肺、热盛正虚三型，立方遣药，每获良效。以三仁汤、藿朴夏苓汤、宣痹汤化裁治疗暑湿犯肺型；以清营汤、玉女煎、清宫汤、清络饮等加鲜茅根、鲜藕节等治疗暑热伤肺型，神志不清，可酌情选用牛黄清心丸、安宫牛黄丸、神犀丹等清心醒脑之品；以生脉散、王氏清暑益气汤等加三七、童便、至宝丹等，扶正气以固虚脱，治疗热盛正虚型的病人。吴鞠通指出："暑兼湿热，偏于暑之热者为暑温，多是太阳证而宜清；偏于暑之湿者，为湿温，多是太阴证而宜温；湿热平等者，两解之，各宜分晓，不可混也。"因此，先生根据温与热的偏胜，肺金见证的轻重，以及津气盛衰存亡的不同情况，以卫气营血为纲，分为上述三型，辨证施治。通过审因明症求型，采取清暑涤热以熄燎原，滋阴化源以存津液，清络止血以制涌逆，宣窍宁神、捍卫宫城等治则，使邪热不致内陷，暑热外达，从而解决和治愈了不少较重病人。并认为对大量涌血的病人，加入童便一味尤显重要；对舌绛有瘀点、血色紫有块的患者，常以童便合三七粉同用，能起到止血化瘀的效果。朱丹溪谓："降火最速，莫过于童便。"此前辈用药之秘。到1962年10月《中华内科杂志》和《中医杂志》，才有了钩端螺旋体病的报道。此后，先生更加深对该病的认识。

1972年8月，该病又在邑中流行，先生根据以前的治疗经验和方法，胸有成竹，在临近的乡镇一带，治愈了不少病人，皆收到比较理想的治疗效果。经临床的治疗和总结，先后撰写"钩端螺旋体病的中医辨证论治"，和"中医治疗肺出血型钩端螺旋体病的体会"等多篇文章，分别在《徽州卫生》1977年第1期、《徽州医学》1979年第3期上发表，是20世纪50年代发现绩溪县首例钩端螺旋体病人的第一人。采用中医药治疗，使患者很快痊愈，为中医药治疗钩端病积累了一定的宝贵经验，产生了积极的影响。

20世纪70年代，农村卫生条件差，个人的防护知识缺乏，在当地时常发生较多急慢性肝炎病人，西医没有特别好的治疗方法，病人也多求中医治疗。而远道来诊者为数甚多，所以在瀛洲乡卫生院连年来，为了这些病人能住院隔离治疗费尽周折时，在先生的倡导下，小乡镇卫生院当时就设置病床20张，满足了从外省市县和当地三线厂病人住院治疗的需要。瀛洲乡卫生院也成为当地乡镇一级设立隔离病床最早的医院。在肝病治疗方面，先生采取了中西医结合的方法。认为急性肝炎要抓住病机，掌握治则，权衡用药。清热化湿是其治疗大法，但要辨清湿与热孰轻孰重，以确定清热化湿药物的恰当比例。采用凉膈散、三石汤、柔肝解毒汤等，辅以西药护肝、能量合剂治疗，效果比较理想。如黄疸型肝炎多因湿热蕴郁而成，清热利湿固然是治疗本病之大法，但先生认为，肝病病人本身身体虚弱，用苦寒清热解毒药更伤脾胃，身体就越虚。清热药多味苦性寒，过量易损伤脾胃之阳，克伐生发之气，于祛湿不利；化湿常须温振脾阳，药宜辛开温化，但辛温药品助热伤阴，于清热又相悖逆，临床常顾此失彼。他始终遵循肝病专家关幼波先生的"补治兼备"法则，扶正祛邪，重点补正。通过数十年的实践，先生在处方用药上形成了自己独特的风格，苦寒伐中的药品尽量少用或不用，即使病情需要，也是选择具有清热解毒作用而苦寒性味较轻，或选择既能化湿又不至伤阴助热的药品进行治疗，力求寒而不凝，温而勿燥。故其一生对黄连、龙胆草等大苦大寒类药物几乎不用。如治一胡姓患者，目黄色晦、上腹胀痛、不饥不食、头晕、全身软弱无力，且便溏、小便清长、脉缓、苔白，属阴黄证，先生根据证候投以绵茵陈15克，制川朴6克，炒谷芽、炒麦芽各12克，炒枳壳6克，生薏苡仁、熟薏苡仁各12克，炙鸡内金9克，片姜渣6克，生晒术9克，陈广皮6克，野茯苓9克，砂仁3克（后下），藿香梗9克，数帖而愈。

对慢性肝炎的治疗，先生强调注意肝与肾、肝与脾胃、肝与血气、肝与情志及饮食劳逸之间的关系。澄本穷源，知常达变。如肝肾之阴两亏者，要从滋养肝肾之阴入手，佐以清热利湿；对肝炎失治，或过用苦寒攻伐之品，导致木郁土衰，胃失和降，消化吸收功能减退，造成营养不良者，采用疏肝运脾健胃法，注重维护脾胃生理功能，增强病人的抗病能力；对久病血瘀络阻，形成肝脾肿大，皮肤黏膜出现瘀斑等症状病人，则以疏肝解郁、活血化瘀、软坚消积、逐水扶正治疗为重点；对肝病精神情绪不好，多愁善虑，烦躁失眠，肝区作痛，胃胀嗳气病人，选用逍遥丸、越鞠丸等，以解肝郁、定心志。并集多年临证经验，自制家用验方"肝炎糖浆"（由一枝黄花、绵茵陈、虎杖根、六月雪、车前草、半枝莲、板蓝根、楮苔树根、白茅根、垂盆草、淡黄芩、紫丹参、醋柴胡、生山楂、生大黄、白花蛇舌草等组成），作为肝炎流行时期治疗预防用药，一直沿用至今。1978 年 4 月，在原徽州地区老中医座谈会上，先生专题介绍了"中西医结合治疗急慢性肝炎的体会"，后又在 1979 年的《徽州医学文选》上刊登发表。

在医学领域里，李东垣、刘河间、朱丹溪、陈修园、吴鞠通、叶天士、王士雄等名家学说，对先生的影响较大。同时，先生也是运用他们的学术经验，来指导自己 40 多年的临床实践的。先生认为，自己出自农村，就要根植民间，服务好群众，洞悉百姓患病的痛苦。农村里的医生，看病是没法区分科别的，不论急慢性疾病，内妇儿科，肝肾、心脑、情志内伤等疾病，都得看。这就迫使他主动地向多学科去钻研学习，并要求在实践中，不断提高各科各类疾病的医疗技术，去为病人服务。农民一般小病多不求医，每到高烧不退或脘腹剧痛方来就治。先生不仅擅长中医中药治病，还不断吸取现代医学知识，协助诊断，明确病症。中西医两法并通并用，所开西药处方皆用拉丁文书写，老百姓称其为"大医生"（当时当地老百姓对大医院医术可靠的医生的称呼）。正由于能中会西，故而在内外妇科的疑难杂症治疗方面，信心倍增，方法更胜一筹。先生还十分重视乡村民间单方验方和农村易得药材的使用，使农村的病人都能得到简便廉验的实惠。故在治疗各种急危疑难病时，方剂中十分注重乡间单验方草药食物的配伍使用。如用童便治疗血热咳血病人；善用荷叶包饭，再煨炭入药，杵头糠、两头尖、大蒜秆、大蒜壳、尖头螺蛳壳、北秫米、陈米、葱白根、御米壳等农村常见食材，治疗各疑难杂症，取得较好效果。掌握药性，就地取材，体现出乡间医生应有的特征。另一特点是，在农村所遇奇症必用奇法治疗。一次一小孩误吞铁钉入腹，腹痛满地打滚。先生与胞兄胡树人出诊在该村，采用活磁石1钱、朴硝2钱，上药研细末，然后用熟猪油、蜂蜜调好服下，不久小孩腹内铁钉排出，见磁石末包附在铁钉外，奇法救治了小孩一命。还有采用黑田泥吞入腹中治疗蚂蟥入腹的病例。像这样的奇症用怪招治愈仍有较多的案例，可见单方验方有着无比潜在的效应，也是乡间医生所必备的本领。

传道育才　杏林满园

先生勇于担重任，传家学，一生传道授业，解惑释疑，造就合格中医人才。为医求精，待人以诚，行事务实，积极践行大医精诚的价值取向。在传医授业的同时，育人品成为带教中重要一环。他还打破中医世家传统的传内不传外、传男不传女的家规，广开师门，培育中医人才，建立平等的师生关系。一生亲传弟子9名，培训指导过的私淑子弟20多名，皆在中医药教学、医疗战线上，发挥积极的作用，呈现出桃李满园的景象。

现今先生后人皆禀承家业，不负师望，精医重德，事业有为，成为医中佼佼者。先生于1948年便携带小其5岁的胞弟胡瑝灼行医于浙江余杭、临安等地时，精心传道授业。胞弟1958年参加安徽省中医进修学校中医师资班学习，毕业后留任安徽中医学院教师。先后担任伤寒教研室主任、图书馆馆长、学位委员会副主任委员、职称评审委员会委员、省中医学会常务理事。1985年被评为教授。1976年起担任研究生导师，培养硕士生数十人。1990年起享受国务院特殊津贴的殊荣。长子胡鹏飞副主任中医师，历任绩溪县中医院院长、绩溪县人民医院院长、绩溪县卫生局局长。退休后自办绩溪县雨田医院，继续用家传医术为绩溪人民防病治病。次子胡任清1979年从"赤脚医生"直接通过全省优秀中医药人员选拔考试，此后又晋升为副主任中医师。三子胡为俭禀其学，继承世家精粹，现为黄山市中医院院长、书记、副主任中医师，安徽省非物质文化遗产项目新安医学代表性传承人，安徽省中医药学会心血管病专业委员会委员、养生保健专业委员会常务委员，安徽省医院管理学会中医院管理专业委员会常务委员，安徽省药学会膏方专业委员会常务委员，《中医药临床杂志》编委，黄山市中医药学会暨新安医学研究会副理事长。

先生学生胡顺强，1971年跟随习医，1974年考取安徽中医药高等专科学校，毕业后留校任教，为中医副教授、全国优秀教师、芜湖市名老中医。

现今，"龙川胡氏医学"已被列为黄山市非物质文化遗产名录；"胡震来临床经验整理研究"已列入2014年安徽省卫计委中医药科研课题项目计划；"胡节君医案"也已列入整理出版计划；胡为俭先生安徽省非遗传继承人工作室，设在黄山市中医院新安名医堂，传带学子，弘大医业。"龙川胡氏医学"后继有人。"龙川胡氏医学"世家已走出绩溪，行医传道，光大家学，仍在续写着"世家真绩"。胡节君先生虽已仙逝，但其传承的医术医德将永远留在人间。